U0745558

"十四五"职业教育国家规划教材

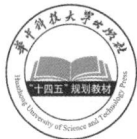

高等职业学校"十四五"规划药学类及中医药类专业新形态一体化特色教材

（供药学、药物制剂技术、药品经营与管理等专业使用）

药 物 分 析

主　编　徐　宁　蔡兴东　邓礼荷

副主编　方丽波　刘慧娟　魏新宇　黄　艳

编　者　（以姓氏笔画为序）

王文宇（合肥职业技术学院）

方丽波（合肥职业技术学院）

邓礼荷（肇庆医学高等专科学校）

付恩桃（合肥职业技术学院）

刘慧娟（安庆医药高等专科学校）

孙全乐（长春医学高等专科学校）

孙智勇（北华大学附属医院）

李玉婷（永州职业技术学院）

余　杰（乐山职业技术学院）

邹妍琳（重庆三峡医药高等专科学校）

徐　宁（安庆医药高等专科学校）

黄　艳（海南医学院）

蔡兴东（重庆三峡医药高等专科学校）

魏新宇（滨州职业学院）

华中科技大学出版社
http://press.hust.edu.cn
中国·武汉

内 容 简 介

本书是"十四五"职业教育国家规划教材、高等职业学校"十四五"规划药学类及中医药类专业新形态一体化特色教材。

本书分为理论与实验两个部分。理论部分共九个单元,内容包括药物分析与检测的基础知识、药物的鉴别、药物中杂质的检查、药典中常见定量分析方法概述、药物制剂分析、典型药物分析、中药制剂分析简介、生化药物分析简介、体内药物分析简介。实验部分包括十六个实验,帮助学生巩固理论知识和提高实验操作技能。

本书可供药学、药物制剂技术、药品经营与管理等专业使用。

图书在版编目(CIP)数据

药物分析/徐宁,蔡兴东,邓礼荷主编. —武汉:华中科技大学出版社,2022.12(2024.1重印)
ISBN 978-7-5680-9004-9

Ⅰ. ①药…　Ⅱ. ①徐…　②蔡…　③邓…　Ⅲ. ①药物分析-高等学校-教材　Ⅳ. ①R917

中国版本图书馆 CIP 数据核字(2022)第 239369 号

药物分析
Yaowu Fenxi

徐　宁　蔡兴东　邓礼荷　主编

策划编辑:史燕丽
责任编辑:李　佩
封面设计:原色设计
责任校对:王亚钦
责任监印:周治超
出版发行:华中科技大学出版社(中国·武汉)　　电话:(027)81321913
　　　　　武汉市东湖新技术开发区华工科技园　　邮编:430223
录　　排:华中科技大学惠友文印中心
印　　刷:武汉开心印印刷有限公司
开　　本:889mm×1194mm　1/16
印　　张:18.75
字　　数:579千字
版　　次:2024 年 1 月第 1 版第 2 次印刷
定　　价:59.90 元

高等职业学校"十四五"规划药学类及中医药类专业新形态一体化特色教材编委会

网络增值服务

使用说明

欢迎使用华中科技大学出版社医学资源网 yixue.hustp.com

1 教师使用流程

（1）登录网址：**http://yixue.hustp.com** （注册时请选择教师用户）

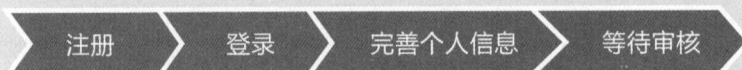

注册 〉 登录 〉 完善个人信息 〉 等待审核

（2）审核通过后，您可以在网站使用以下功能：

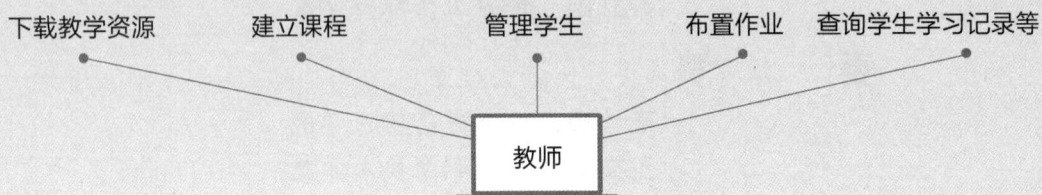

下载教学资源　　建立课程　　管理学生　　布置作业　查询学生学习记录等

教师

2 学员使用流程

（建议学员在PC端完成注册、登录、完善个人信息的操作）

（1）PC 端操作步骤

① 登录网址：http://yixue.hustp.com（注册时请选择普通用户）

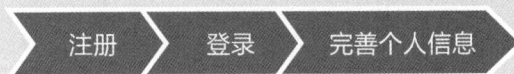

注册 〉 登录 〉 完善个人信息

② 查看课程资源：（如有学习码，请在个人中心 - 学习码验证中先验证，再进行操作）

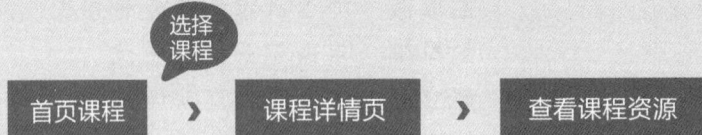

选择课程

首页课程 〉 课程详情页 〉 查看课程资源

（2）手机端扫码操作步骤

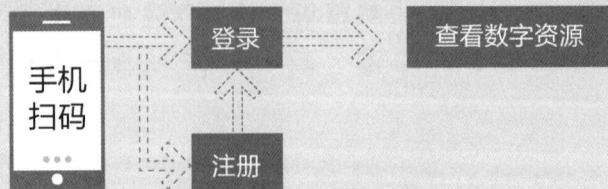

手机扫码　→　登录　→　查看数字资源

注册

前言

　　为全面贯彻国家教育方针,落实《国务院关于加快发展现代职业教育的决定》《高等职业教育创新发展行动计划》和《教育部关于深化职业教育教学改革全面提高人才培养质量的若干意见》等一系列重要指导性文件,本书将现代职业教育发展理念融入教材建设全过程,按照国家高职高专教育人才培养模式,积极推进高职高专课程和教材改革,适应新形势下高职高专药学类职业教育改革和发展的需要,坚持以培养数以万计的"高素质高端技能型专门人才"为主要任务,突出职业教育的特色,充分体现"以就业为导向、以能力为本位、以学生为主体"的教育理念。华中科技大学出版社组织有关专家、教师及临床一线人员编写了此本高职高专《药物分析》教材。本教材既可作为全国高职高专药学及其相关专业学生的教材,也可供医院、药厂、药品检验部门的药学人员参加各类职业资格考试复习参考之用。本教材同步进行了数字资源建设,着力打造融合型教材。

　　本教材的编写特点如下。

　　1. 遵循"五个对接、一个强调、两个突出"职教理念,教材与学生对接、与临床对接、与学科发展对接、与社会需求对接、与职业资格考试对接,强调培养学生的职业能力与职业素质,突出体现"工学结合""工作过程导向的课程设置"的理念,突出教材的针对性、适用性和实用性。

　　2. 全新的教材理论与教材结构,教材中加入"学习目标""知识链接""课堂活动""实例分析""同步能力检测题"等模块,内容新颖,重在导学,增强了教材的可实践性。

　　3. 在编写过程中以"贴近学生,贴近社会,贴近岗位"为原则,构建"理论—实验—训练"三位一体的卫生职业教育的教材体系,紧紧围绕"工学结合"的目的要求,参照国家职业技能鉴定"药物分析工"的考核标准,按照药品检验岗位所需的知识、能力和素质要求,以《中国药典》(2020年版)为指导,介绍药物分析的基础知识、基本理论和基本技能,实现学习内容"零距离"对接岗位实际操作,确保课证融通,使其成为一本既是学历教育的教科书,又是职业岗位证书的培训教材,实现"双证书"培养。

　　4. 开发立体化教材体系,本教材同步建设以纸质教材内容为核心的多样化的数字教学资源,从广度、深度上拓展纸质教材内容,同时还开发了图片、PPT、文档等媒体资源,进一步丰富纸质教材的表现形式,补充拓展性的知识内容,为多元化的人才培养提供更多的信息知识支撑。

　　5. 体现课程思政元素,注重素养教育,打造工匠精神,本教材更加强调要充分体现对学生职业素养的培养,在适当环节,特别是案例中要体现出药品从业人员的行为准则和道德规范,以及精益求精的工作态度,逐渐形成"劳动光荣、技能宝贵"的"工匠精神"。

　　全书分为理论和实验两个部分。理论部分共九个单元,实验部分包括十六个实验。全书编写工作分工如下:海南医学院黄艳(第一单元和实验十),安庆医药高等专科学校刘慧娟(第二单元、实验二及实验十一),乐山职业技术学院余杰(第三单元、第六单元第五节及实验十四),重庆三峡医药高等专科学校邹妍琳(第四单元及实验四),滨州职业学院魏新宇(第五单元、第六单元第八节及实验六),安庆医药高等专科学校徐宁(第六单元第一节),北华大学附属医院孙智勇(实验三),合肥职业技术学院付恩桃(第六单元第二节、第七单元及实验七),合肥职业技术学院王文宇(第六单元第三节、第九单元及实验九),重庆三峡医药高等专科学校蔡兴东(第六单元第四节及实验十二和实验十六),肇庆医学高等专科学校邓礼荷(第六单元第六节、实验十三及实验十五),永州职业技术学院李玉婷(第六单元

第七节及实验一),长春医学高等专科学校孙全乐(第六单元第九节及实验八),合肥职业技术学院方丽波(第八单元及实验五),徐宁和刘慧娟负责全书的校稿和统稿工作。

　　本书在编写过程中得到了各位编者所在院校的大力支持和帮助,参考了部分教材和有关著作,在此深表谢意。限于编者能力和时间有限,书中不足之处在所难免,恳请各位读者给予批评指正。

编　者

目录

药物分析与检测的基础知识

扫码看 PPT

学习目标

一、知识目标

1. 掌握我国药品质量标准与《中国药典》的主要内容、药物分析术语及药品检验工作的基本程序。

2. 熟悉药物分析的性质和任务。

3. 了解药物分析的发展和学习要求。

二、职业技能目标

1. 熟练掌握《中国药典》(2020 年版)的查阅方法,熟知药品检验工作的基本程序及要求、药物分析术语、《中国药典》的主要内容。

2. 学会运用药物分析基础知识,依据药品质量标准对药品质量优劣进行判断。

三、课程思政目标

通过本章的学习,使学生具有强烈的药品质量意识,树立药品质量第一的观念,有认真负责、实事求是的工作态度,做好实验记录,尊重原始数据的真实性,诚信出具药品检验报告,对药品质量严格把关,保证人民用药安全有效。

第一节 药物分析在药学领域中的地位与作用

药物是用于预防、治疗、诊断人的疾病,有目的地调节人的生理功能并规定有适应证或者功能主治、用法和用量的物质。药品是经过国家食品药品监督管理部门审批,允许其上市生产、销售的药物,是人们防病治病、保护健康的特殊商品。药品质量关系到人民的用药安全与身体健康,因此,必须全面控制药品的质量,以保证人民用药的安全、有效、合理。

药物分析主要是运用化学、物理化学、生物学以及微生物学的方法和技术,研究化学结构已经明确的合成药物或天然药物及其制剂质量的一门学科。药物分析在药物研发、药品生产、药品经营、药品临床使用和药品监督管理中均起着重要的作用。在药物研发过程中,药物结构或组成的确定、制定药品质量标准、研究药物在人体内的吸收、分布、代谢和消除的规律及药物的生物利用度,都需要采用各种有效的分析方法;在药品生产过程中,每一个环节都应进行严格的质量控制,从原辅料、中间产品到成品均应按照质量标准进行检验,优化生产工艺,保证产品质量;在药品经营过程中,要注意药物在储藏期间的质量与稳定性,有必要定期对药品质量进行检验;为保证临床合理用药,应积极开展临床药物监测工作,更好地指导临床用药,减少药物的毒副作用,确保临床用药的安全有效;另外,对药品进行监督管理是保证药品质量的必要手段,而药品检验是药品监督管理过程中的一个重要环节。

为确保药品的质量符合要求,在药物研发、药品生产、药品经营、药品临床使用和药品监督管理过程中应该严格执行科学的管理规范,因此,药品质量的全面控制不是某一个单位或部门能够独立完成的工作,而是一项涉及多方面多学科的综合性工作。

第二节　药品质量标准

一、药品质量标准制定的目的与意义

药品质量的优劣直接影响药品的安全性和有效性。为了加强对药品质量的控制及监督管理,保证药品的质量稳定均一并达到用药要求,保障用药的安全、有效和合理,需要制定药品质量标准。药品质量标准分为国家药品标准、药品注册标准和企业药品标准。

国家药品标准是国家对药品质量、规格及检验方法所做的技术规定,是药品生产、供应、使用、检验和药政管理部门共同遵循的法定依据。

《中华人民共和国药品管理法》(2019)规定:药品应当符合国家药品标准。经国务院药品监督管理部门核准的药品质量标准高于国家药品标准的,按照经核准的药品质量标准执行;没有国家药品标准的,应当符合经核准的药品质量标准。国务院药品监督管理部门颁布的《中华人民共和国药典》和药品标准为国家药品标准。

经国家市场监督管理总局 2020 年第 1 次局务会议审议通过的《药品注册管理办法》(2020)明确规定:药品应当符合国家药品标准和经国家药品监督管理局核准的药品质量标准。经国家药品监督管理局核准的药品质量标准,为药品注册标准。药品注册标准应当符合《中华人民共和国药典》通用技术要求,不得低于《中华人民共和国药典》的规定。

企业药品标准由药品生产企业自行制订并用于本企业相应药品质量的控制,属于非法定标准,该标准仅对本企业的产品有约束力,也称为企业内控标准。企业内控标准通过提高限度要求或增加检验项目来提高本企业产品的质量。企业内控标准通常对外保密。

二、药品质量标准的主要内容

药品质量标准的主要内容有名称、性状、鉴别、检查、含量测定、类别、制剂的规格和储藏等。

（一）名称

药品质量标准中药品的名称包括中文名、汉语拼音名、英文名或拉丁名、化学名等。

药品中文名称通常按照《中国药品通用名称》收载的名称及其命名原则命名,《中国药典》收载的药品中文名称均为法定名称;原料药英文名除另有规定外,均采用国际非专利药名。

有机药物的化学名称是根据中国化学会编撰的《有机化学命名原则》进行命名,母体的选定与国际纯粹与应用化学联合会的命名系统一致。

列入国家药品标准的药品名称为药品通用名称。已经作为药品通用名称的,该名称不得作为药品商标使用。

（二）性状

药品的性状在一定程度上反映药品的质量特性,性状项下记载药品的外观、臭、味、溶解度以及物理常数等。

1. 外观性状

外观性状是对药品的色泽和外表感观的规定,臭与味是指药品本身所固有的,可供制剂开发时参考。例如维生素 C 的外观性状:本品为白色结晶或结晶性粉末;无臭,味酸;久置色渐变微黄;水溶液显酸性反应。

2. 溶解度

溶解度是药品的一种物理性质。各品种项下选用的部分溶剂及其在该溶剂中的溶解性能,可供精制或制备溶液时参考;对在特定溶剂中的溶解性能需做质量控制时,在该品种检查项下另做具体规定。

药品的近似溶解度以下列名词术语表示:

（1）极易溶解:溶质 1 g(mL)能在不到 1 mL 溶剂中溶解;

（2）易溶：溶质 1 g(mL)能在 1～<10 mL 溶剂中溶解；

（3）溶解：溶质 1 g(mL)能在 10～<30 mL 溶剂中溶解；

（4）略溶：溶质 1 g(mL)能在 30～<100 mL 溶剂中溶解；

（5）微溶：溶质 1 g(mL)能在 100～<1000 mL 溶剂中溶解；

（6）极微溶解：溶质 1 g(mL)能在 1000～<10000 mL 溶剂中溶解；

（7）几乎不溶或不溶：溶质 1 g(mL)在 10000 mL 溶剂中不能完全溶解。

（8）试验法：除另有规定外，称取研成细粉的供试品或量取液体供试品，于 25 ℃±2 ℃下，一定容量的溶剂中，每隔 5 min 强力振摇 30 s；观察 30 min 内的溶解情况，如无目视可见的溶质颗粒或液滴时，即视为完全溶解。

例如阿司匹林的溶解度：本品在乙醇中易溶，在三氯甲烷或乙醚中溶解，在水或无水乙醚中微溶；在氢氧化钠溶液或碳酸钠溶液中溶解，但同时分解。

3. 物理常数

物理常数包括相对密度、熔程、熔点、凝点、比旋度、折光率、黏度、吸光系数、碘值、皂化值和酸值等；其测定结果不仅对药品具有鉴别意义，也可反映药品的纯度，是评价药品质量的主要指标之一。本书主要介绍熔点、比旋度和吸光系数。

1）熔点

熔点是指物质按照规定的方法测定，由固态熔化成液态的温度。它是多数固体有机药物的重要物理常数。熔距值可反映供试品的化学纯度，当供试品存在多晶型现象时，在保证化学纯度的基础上，熔距值大小也可反映其晶型纯度。"熔距"是指初熔与终熔的温度差值。"初熔"是指供试品在毛细管内开始局部液化出现明显液滴时的温度。"终熔"是指供试品全部液化时的温度。例如贝诺酯的熔点：本品的熔点为 177～181 ℃。

《中国药典》（2020 年版）四部通则 0612 收载的熔点测定法有三种。第一法用于测定易粉碎的固体药品；第二法用于测定不易粉碎的固体药品（如脂肪、脂肪酸、石蜡、羊毛脂等）；第三法用于测定凡士林或其他类似物质。在各品种项下一般明确规定应选用的方法，遇有在品种项下未注明时，均是指采用第一法。

2）比旋度

平面偏振光通过含有某些光学活性化合物的液体或溶液时，能引起旋光现象，使偏振光的平面向左或向右旋转。旋转的度数，称为旋光度。使偏振光向右旋转者（顺时针方向）为右旋，以"＋"符号表示；使偏振光向左旋转者（反时针方向）为左旋，以"－"符号表示。

在一定波长与温度下，偏振光透过 1 mL 含有 1 g 旋光性物质的溶液且光路长为 1 dm 时，测得的旋光度称为比旋度。比旋度（或旋光度）可以用于鉴别或检查光学活性药品的纯杂程度，亦可用于测定光学活性药品的含量。例如葡萄糖的比旋度：取本品约 10 g，精密称定，置 100 mL 容量瓶中，加水适量与氨试液 0.2 mL，溶解后，用水稀释至刻度，摇匀，放置 10 min，在 25 ℃时，依法测定（通则 0621），比旋度为＋52.6°至＋53.2°。

旋光度与比旋度的关系式如下：

对液体供试品：
$$[\alpha]_D^t = \frac{\alpha}{ld}$$

对固体供试品：
$$[\alpha]_D^t = \frac{100\alpha}{lc}$$

式中，$[\alpha]$ 为比旋度；D 为钠光谱的 D 线；t 为测定时的温度，℃；l 为测定管的长度，dm；α 为测得的旋光度；d 为液体的相对密度；c 为每 100 mL 溶液中含有被测物质的重量（按干燥品或无水物计算），g。

3）吸光系数

吸光系数是指在一定波长、溶剂和温度等条件下，吸光物质在单位浓度、单位液层厚度时的吸光度。常用两种表示方法：摩尔吸光系数和百分吸光系数，《中国药典》采用百分吸光系数（$E_{1 cm}^{1\%}$）（简称吸光系数),其物理意义:当溶液浓度为 1%(g/mL),液层厚度为 1 cm 时的吸光度。例如地西泮的吸光系数:取本品,精密称定,加 0.5% 硫酸的甲醇溶液溶解并定量稀释使成每 1 mL 中约含 10 μg 的溶液,照紫外-可见分光光度法(通则 0401),在 284 nm 的波长处测定吸光度,吸光系数($E_{1\ cm}^{1\%}$)为 440~468。

(三)鉴别

鉴别是根据药物某些物理、化学或生物学特性等所进行的试验,是对已知药物的真伪进行判断,而不是对未知药物进行鉴定。根据药物的化学结构或理化性质,证实某一类药物的鉴别试验称为一般鉴别试验,证实某一种药物的鉴别试验称为专属鉴别试验。

(四)检查

检查项下包括反映药品的安全性与有效性的试验方法和限度、均一性与纯度等制备工艺要求等内容。安全性检查包括"热原""细菌内毒素""无菌""异常毒素"等;有效性检查包括"崩解时限""释放度""溶出度""制酸力"等;均一性检查包括"重量差异""含量均匀度"等;纯度检查就是对药物中的杂质进行检查。

对于规定中的各种杂质检查项目,是指该药品在按既定工艺进行生产和正常储藏过程中可能含有或产生并需要控制的杂质(如残留溶剂、有关物质等);改变生产工艺时需另考虑增修订有关项目。

供直接分装成注射用无菌粉末的原料药,应按照注射剂项下相应的要求进行检查,并应符合规定。

(五)含量测定

含量测定是用规定的试验方法测定原料药及制剂中有效成分的含量,一般可采用化学、仪器或生物测定方法。采用化学、仪器的方法测定药物的含量时,测定结果一般以百分数($\%$)来表示;采用生物测定方法测定药物对生物或微生物作用的强度时,测定结果通常用"效价(国际单位 U)"来表示。药物的含量测定必须在鉴别无误、杂质检查合格的基础上进行,是保证药品安全有效的重要手段。

(六)类别

药品的类别系按药品的主要作用、主要用途或学科的归属划分,不排除在临床实践的基础上作为其他类别药物使用。

(七)制剂的规格

制剂的规格也就是制剂的标示量,是指每一支、片或其他每一个单位制剂中含有主药的重量(或效价)或含量($\%$)或装量。注射液项下,如为"1 mL:10 mg",是指 1 mL 中含有主药 10 mg;对于列有处方或标有浓度的制剂,也可同时规定装量规格。

(八)储藏

储藏项下的规定,是为避免污染和降解而对药品储存与保管的基本要求,以下列名词术语表示。

(1)遮光:用不透光的容器包装,例如棕色容器或黑纸包裹的无色透明或半透明容器。

(2)避光:避免日光直射。

(3)密闭:将容器密闭,以防止尘土及异物进入。

(4)密封:将容器密封以防止风化、吸潮、挥发或异物进入。

(5)熔封或严封:将容器熔封或用适宜的材料严封,以防止空气与水分的侵入并防止被污染。

(6)阴凉处:不超过 20 ℃。

(7)凉暗处:避光并不超过 20 ℃。

(8)冷处:2~10 ℃。

(9)常温:10~30 ℃。

除另有规定外,储藏项下未规定储藏温度的一般指常温。

第三节 药 典 简 介

一、《中国药典》基础知识

《中国药典》全称《中华人民共和国药典》，英文名称为 Pharmacopoeia of the People's Republic of China，英文简称为 Chinese Pharmacopoeia，英文缩写为 ChP。《中国药典》由国家药典委员会编制，国家药品监督管理部门颁布实施，是中国药品研制、生产、经营、使用和监督管理共同遵循的法定技术标准。

新中国成立以来，我国共出版和颁布了 11 版《中国药典》，分别是 1953、1963、1977、1985、1990、1995、2000、2005、2010、2015 和 2020 年版。目前，《中国药典》每 5 年修订一次，其版次用出版年份表示。《中国药典》一经颁布实施，其同品种的上版标准或其原国家标准即同时停止使用。除特别注明版次外，《中国药典》均指现行版《中国药典》，《中国药典》现行版为 2020 年版，自 2020 年 12 月 30 日起实施。

《中国药典》（2020 年版）由一部、二部、三部和四部组成。一部收载中药，二部收载化学药品，三部收载生物制品及相关通用技术要求，四部收载通用技术要求和药用辅料。《中国药典》主要由凡例、通用技术要求和品种正文构成。

（一）凡例

凡例是为正确使用《中国药典》，对品种正文、通用技术要求以及药品质量检验和检定中有关共性问题的统一规定和基本要求。

1. 检验方法和限度

《中国药典》收载的所有品种均应按规定的方法进行检验。采用《中国药典》规定的方法进行检验时，应对方法的适用性进行确认。如采用其他方法，应进行方法学验证，并与规定的方法比对，根据试验结果选择使用，但应以《中国药典》规定的方法为准。

《中国药典》中规定的各种纯度和限度数值以及制剂的重（装）量差异，包括上限和下限两个数值本身及中间数值。规定的这些数值不论是百分数还是绝对数字，其最后一位数字都是有效数位。试验结果在运算过程中，可比规定的有效数字多保留一位数，而后根据有效数字的修约规则进舍至规定有效数位。计算所得的最后数值或测定读数值均可按修约规则进舍至规定的有效数位，取此数值与标准中规定的限度数值比较，以判断是否符合规定的限度。

原料药的含量（％），除另有注明者外，均按重量计。如规定上限为 100％ 以上时，是指用《中国药典》规定的分析方法测定时可能达到的数值，它为《中国药典》规定的限度或允许偏差，并非真实含有量；如未规定上限时，指不超过 101.0％。例如阿司匹林的含量限度规定为"按干燥品计算，含 $C_9H_8O_4$ 不得少于 99.5％"。

制剂的含量限度范围，是根据主药的含量、测定方法误差、生产过程不可避免偏差和储存期间可能产生降解的可接受程度而制定的，通常用标示量的百分数表示。例如阿司匹林片的含量限度规定为"本品含阿司匹林（$C_9H_8O_4$）应为标示量的 95.0％～105.0％"。

2. 标准品与对照品

标准品与对照品是指用于鉴别、检查、含量或效价测定的标准物质。标准品是指用于生物检定或效价测定的标准物质，其特性量值一般按效价单位（或 μg）计，以国际标准物质进行标定；对照品是指采用理化方法进行鉴别、检查或含量测定时所用的标准物质，其特性量值一般按纯度（％）计。

3. 计量

（1）滴定液和试液的浓度，以 mol/L（摩尔/升）表示者，其浓度要求精密标定的滴定液用"XXX 滴定液（YYY mol/L）"表示，例如氢氧化钠滴定液（0.1 mol/L）；作其他用途不需精密标定其浓度时，用

"YYY mol/L XXX溶液"表示,例如0.1 mol/L氢氧化钠溶液。

（2）符号"％"表示百分比,是指重量的比例;但溶液的百分比,除另有规定外,是指溶液100 mL中含有溶质若干克;乙醇的百分比,是指在20 ℃时容量的比例。此外,根据需要可采用下列符号。

①％(g/g):表示溶液100 g中含有溶质若干克。

②％(mL/mL):表示溶液100 mL中含有溶质若干毫升。

③％(mL/g):表示溶液100 g中含有溶质若干毫升。

④％(g/mL):表示溶液100 mL中含有溶质若干克。

（3）液体的滴,是指在20 ℃时,以1.0 mL水为20滴进行换算。

（4）溶液后标示的"(1→10)"等符号,是指固体溶质1.0 g或液体溶质1.0 mL加溶剂使成10 mL的溶液;未指明用何种溶剂时,均指水溶液。

（5）乙醇未指明浓度时,均指95％(mL/mL)的乙醇。

4．精确度

《中国药典》规定取样量的准确度和试验精密度。

（1）试验中供试品与试药等"称重"或"量取"的量,均以阿拉伯数码表示,其精确度可根据数值的有效数位来确定。

实 例 分 析

称取"0.1 g":称取重量可为0.06～0.14 g。

称取"2 g":称取重量可为1.5～2.5 g。

称取"2.0 g":称取重量可为1.95～2.05 g。

称取"2.00 g":称取重量可为1.995～2.005 g。

"精密称定"是指称取重量应准确至所取重量的千分之一;"称定"是指称取重量应准确至所取重量的百分之一;"精密量取"是指量取体积的准确度应符合国家标准中对该体积移液管的精密度要求;"量取"是指可用量筒或按照量取体积的有效数位选用量具。取用量为"约"若干时,是指取用量不得超过规定量的±10％。

（2）恒重,除另有规定外,是指供试品连续两次干燥或炽灼后称重的差异在0.3 mg以下的重量;干燥至恒重的第二次及以后各次称重均应在规定条件下继续干燥1 h后进行;炽灼至恒重的第二次称重应在继续炽灼30 min后进行。

（3）试验中规定"按干燥品(或无水物,或无溶剂)计算"时,除另有规定外,应取未经干燥(或未去水,或未去溶剂)的供试品进行试验,并将计算中的取用量按检查项下测得的干燥失重(或水分,或溶剂)扣除。

（4）试验中的"空白试验",是指在不加供试品或以等量溶剂替代供试液的情况下,按同法操作所得的结果;含量测定中的"并将滴定的结果用空白试验校正",是指按供试品所耗滴定液的量(mL)与空白试验中所耗滴定液的量(mL)之差进行计算。

（5）试验时的温度,未注明者,是指在室温下进行;温度高低对试验结果有显著影响者,除另有规定外,应以25 ℃±2 ℃为准。

（二）品种正文

品种正文是根据药物自身的理化与生物学特性,按照批准的处方来源、生产工艺、储藏运输条件等所制定的,用以检测药品质量是否达到用药要求并衡量其质量是否稳定均一的技术规定。《中国药典》(2020年版)一部、二部、三部、四部的品种正文内容见表1-1。

表 1-1 《中国药典》(2020 年版)正文部分主要内容

部分	品种正文内容
一部	品名,来源,处方,制法,性状,鉴别,检查,浸出物,特征图谱或指纹图谱,含量测定,炮制,性味与归经,功能与主治,用法与用量,注意,规格,储藏,制剂,附注等
二部	品名,有机药物的结构式,分子式与分子量,来源或有机药物的化学名称,含量或效价规定,处方,制法,性状,鉴别,检查,含量或效价测定,类别,规格,储藏,制剂,标注,杂质信息等
三部	品名,定义,组成及用途,基本要求,制造,检定(原液、半成品、成品),保存、运输及有效期等
四部	品名,有机物的结构式,分子式、分子量与 CAS 编号,来源,制法,性状,鉴别,检查,含量测定,类别,储藏,标示,附图、附表、附注等

下面以苯巴比妥为例说明品种正文的主要内容。

苯巴比妥

Benbabituo

Phenobarbital

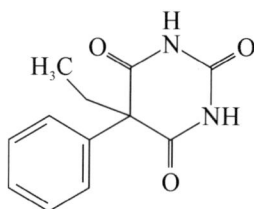

$C_{12}H_{12}N_2O_3$　232.24

本品为 5-乙基-5-苯基-2,4,6(1H,3H,5H)-嘧啶三酮。按干燥品计算,含 $C_{12}H_{12}N_2O_3$ 不得少于 98.5%。

【性状】　本品为白色有光泽的结晶性粉末;无臭;饱和水溶液显酸性。

本品在乙醇或乙醚中溶解,在三氯甲烷中略溶,在水中极微溶解;在氢氧化钠或碳酸钠溶液中溶解。

【熔点】　本品的熔点(通则 0612 第一法)为 174.5～178 ℃。

【鉴别】　(1)取本品约 10 mg,加硫酸 2 滴与亚硝酸钠约 5 mg,混合,即显橙黄色,随即转为橙红色。

(2)取本品约 50 mg,置于试管中,加甲醛试液 1 mL,加热煮沸,冷却,沿管壁缓缓加硫酸 0.5 mL,使成两液层,置于水浴中加热,接界面显玫瑰红色。

(3)本品的红外光吸收图谱应与对照的图谱(光谱集 227 图)一致。

(4)本品显丙二酰脲类的鉴别反应(通则 0301)。

【检查】　(1)酸度:取本品 0.20 g,加水 10 mL,煮沸搅拌 1 min,放冷,过滤,取滤液 5 mL,加甲基橙指示液 1 滴,不得显红色。

(2)乙醇溶液的澄清度:取本品 1.0 g,加乙醇 5 mL,加热回流 3 min,溶液应澄清。

(3)有关物质:照高效液相色谱法(通则 0512)测定。供试品溶液取本品,加流动相溶解并稀释制成每 1 mL 中约含 1 mg 的溶液。

(4)对照品溶液:精密量取供试品溶液 1 mL,置于 200 mL 容量瓶中,用流动相稀释至刻度,摇匀。

(5)色谱条件:用辛基硅烷键合硅胶为填充剂;以乙腈-水(25∶75)为流动相;检测波长为220 nm;进样体积 5 μL。

(6)系统适用性要求:理论板数按苯巴比妥峰计算不低于2500,苯巴比妥峰与相邻杂质峰之间的分离度应符合要求。

（7）测定法：精密量取供试品溶液与对照品溶液，分别注入液相色谱仪，记录色谱图至主成分峰保留时间的 3 倍。

（8）限度：供试品溶液色谱图中如有杂质峰，单个杂质峰面积不得大于对照品溶液主峰面积（0.5%），各杂质峰面积的和不得大于对照品溶液主峰面积的 2 倍（1.0%）。

（9）中性或碱性物质：取本品 1.0 g，置于分液漏斗中，加氢氧化钠试液 10 mL 溶解后，加水 5 mL 与乙醚 25 mL，振摇 1 min，分取醚层，用水振摇洗涤 3 次，每次 5 mL，取醚液经干燥滤纸过滤，滤液置于 105 ℃ 恒重的蒸发皿中，蒸干，在 105 ℃ 干燥 1 h，遗留残渣不得过 3 mg。

（10）干燥失重：取本品，在 105 ℃ 干燥至恒重，减失重量不得过 1.0%（通则 0831）。

（11）炽灼残渣：不得过 0.1%（通则 0841）。

【含量测定】 取本品约 0.2 g，精密称定，加甲醇 40 mL 使溶解，再加新制的 3% 无水碳酸钠溶液 15 mL，按照电位滴定法（通则 0701），用硝酸银滴定液（0.1 mol/L）滴定。每 1 mL 硝酸银滴定液（0.1 mol/L）相当于 23.22 mg 的 $C_{12}H_{12}N_2O_3$。

【类别】 镇静催眠药、抗惊厥药。

【储藏】 密封保存。

【制剂】 苯巴比妥片

（三）通用技术要求

通用技术要求包括《中国药典》收载的通则、指导原则以及生物制品通则和相关总论等。

通则主要包括制剂通则、其他通则、通用检测方法。制剂通则系为按照药物剂型分类，针对剂型特点所规定的基本技术要求。通用检测方法系为各品种进行相同项目检验时所应采用的统一规定的设备、程序、方法及限度等。

指导原则是为规范药典执行，指导药品标准制定和修订，提高药品质量控制水平所规定的非强制性、推荐性技术要求。

生物制品通则是对生物制品生产和质量控制的基本要求，总论是对某一类生物制品生产和质量控制的相关技术要求。

二、主要国外药典简介

（一）《美国药典》

《美国药典》（United States Pharmacopoeia，USP）与《美国国家处方集》（National Formulation，NF）合并出版，缩写为 USP-NF，2002 年（USP25-NF20）起每年修订一次，现行版本为 USP44-NF39。USP-NF 包含药物、剂型、原料药、辅料、医疗器械和食物补充剂的标准，是唯一由美国食品药品监督管理局（FDA）强制执行的法定标准。

（二）《英国药典》

《英国药典》（British Pharmacopoeia，BP）是英国药剂和药用物质的官方标准文集，包括出口到英国的药品标准，还包含了《欧洲药典》的所有药品标准。每年修订一次，现行版本为 BP2021。

（三）《日本药局方》

《日本药局方》（Japanese Pharmacopoeia，JP）是日本法定的药品标准，由一部和二部组成，一部收载凡例、制剂总则、一般试验方法、医药品各论（主要为化学药品、抗生素、放射性药品及制剂）；二部收载通则、生药总则、制剂总则、一般试验方法、医药品各论（主要为生药、生物制品、调剂用附加剂）等。现行版本为第十七改正版。

（四）《欧洲药典》

《欧洲药典》（European Pharmacopoeia，EP）是欧洲药品质量控制标准，现行版本为第十版，2019 年 7 月出版，2020 年 1 月生效。

第四节 药品检验工作的基本程序

一、药品检验工作的基本要求

药品检验工作是通过检验对药品的质量做出公正的、科学的、准确的评价和判定,保证人民用药的安全、有效。作为药品检验人员,要有药品质量第一的意识,严格执行国家的法律法规,按药品质量标准进行检验,坚持原则,依据检验结果客观、实事求是地做出判定;另外,药品检验人员必须不断提高自身的业务水平,以高度的责任心和科学的态度对待检验工作,严格执行检验标准操作规程,确保提供的检验数据真实可信、准确。

二、药品检验工作的基本程序

药品检验工作是按照药品质量标准对药品进行检验、比较和判定。药品检验程序一般分为取样、检验(性状、鉴别、检查、含量测定)、检验记录及报告、结果判定与复核。

(一)取样

进行药品检验首先要先取样。取样是从大量的样品中取出能代表样品整体质量的少量样品。取样应遵循随机、客观、均匀、合理的原则,并体现取样的科学性、真实性和代表性。

药品生产企业抽取的样品包括进厂的原料、辅料、中间体、成品、包装材料等。取样时必须填写取样记录,内容主要包括品名、日期、规格、批号、数量、来源、编号、必要的取样说明、取样人签字等,取样由专人负责。

1. 取样量

取样应根据被取样品的特性按批进行。若批总件数为 x,则:

当 $x \leqslant 3$ 时,每件取样;

当 $3 < x \leqslant 300$ 时,按 $\sqrt{x} + 1$ 随机取样;

当 $x > 300$ 时,按 $\dfrac{\sqrt{x}}{2} + 1$ 随机取样。

除特殊规定与要求外,一次取样量一般为检验用量的三倍,一倍量供检验用,另一倍量供复核用,其余一倍量则为留样保存,保存期至少一年。

2. 取样方法

(1)原辅料取样时,应将被取物料外包装清洁干净后移至与配料室洁净级别相当的取样室或其他场所进行取样,以免被取物料被污染。

(2)固体样品用取样器或其他适宜的工具从袋(桶、箱)口一边斜插至对边袋(桶、箱)深约 $\dfrac{3}{4}$ 处抽取均匀样品。取样数较少时,应选取中心点和周边四个抽样点,自上往下垂直抽取样品。

(3)液体样品用两端开口、长度和粗细适宜的玻璃管,慢慢插入液体中,使管内外液面保持同一水平,插至底部时,封闭上端开口,提出抽样管,抽取全液位样品。

(4)所取样品经混合或振摇均匀后(必要时进行粉碎),用"四分法"缩分样品,直至缩分到所需样品为止。

(5)将所取样品按规定的数量分装两瓶,贴上标签或留样证,一瓶供检验用,另一瓶作为留样保存。

(6)制剂样品和包装材料随机抽取规定的数量即可。

(7)针剂澄明度检查,应按取样规定每盘随机抽取若干,全部混匀再随机抽取。

(8)外包装按包装件 50% 全检。

(9)取样后应及时将打开的包装容器重新扎口或封口,同时在包装容器上贴上取样证,并填写取样记录。

（二）检验

检验是根据药品质量标准对样品进行检测,首先察看性状是否符合要求,再进行鉴别、检查、含量测定。

1. 性状

根据药品质量标准性状项下记述的内容进行观察与测定,包括药品的外观、臭、味、溶解度以及熔点、沸点、比旋度、吸光系数、相对密度等物理常数。

2. 鉴别

根据药品质量标准鉴别项下的方法对药品的真伪进行判断。鉴别方法必须准确、简便、灵敏、快速。不能将药品的某一个鉴别试验作为判断该药品真伪的唯一依据,鉴别试验往往由一组试验项目综合评价得出结论。

3. 检查

根据药品质量标准检查项下的项目进行检查,包括有效性、均一性、纯度要求和安全性四个方面。

4. 含量测定

根据药品质量标准含量测定项下的方法对药品中有效成分进行测定。含量测定是在药品经性状、鉴别、检查符合规定的基础上进行的。

综上所述,判断药物的质量是否符合要求,必须根据性状、鉴别、检查与含量测定的检验结果,综合考虑后给出结论。

（三）检验记录及报告

1. 检验记录

检验记录是出具检验报告的依据,是进行科学研究和技术总结的原始资料。检验过程中,检验人员应按原始记录要求及时如实记录,并逐项填写检验项目,严禁事先记录或补记。检验原始记录要求必须完整、真实、科学。记录的内容包括检验品名、批号、规格、数量、来源、取样日期、检验依据、检验项目、试验现象、试验数据、结果处理、结论等。记录应字迹清晰,不得任意涂改,记录错误需要涂改时划上单线或双线,使原数据仍清晰可辨,并在旁边改正并签名。检验原始记录由检验人、复核人签名。检验记录应保存至药品有效期后一年。

2. 检验报告书

检验报告书是对药品质量检验做出的定论,是反映药品技术指标的文件,要依法做出明确肯定的判断,应长期保存。

检验报告书包括的内容一般有品名、规格、批号、数量、来源、检验依据、取样日期、报告日期、检验结果、结论、检验人、复核人、负责人。

检验报告书应报告完整,无缺页损角,有检验数据,字迹清晰、色调一致,书写正确,无涂改,有依据,有结论,有检验人、复核人和部门负责人的签章,并加盖单位检验专用章,签章应写全名,否则该检验报告无效。

（四）结果判定与复核

将检验结果同质量标准相比较,判定是否符合质量标准的要求,进而对整批产品质量做出结论。检验结果不合格或结果处于边缘的项目,除另有规定以一次检验结果为准不得复验外,一般应予以复验。

检验原始记录和检验报告书,除检验人自查外,还必须经第二人进行复核。检验报告还必须交化验室主任或由其委托指定的人员进行审核。复核人主要复核原始记录与检验报告的结果是否一致,双平行试验结果是否在允许误差范围内。压限和不合格指标是否已经复验、指标是否有漏检、是否有异常数据、判断结果是否准确等。复核、审核接受后,复核人、审核人均应在原始记录或检验报告上签字,并对复核和审核结果负全部责任。凡属计算错误等,应由复核人负责;凡属判断错误等,应由审核人负责。凡属原始数据错误等,应由检验人负责。对原始记录和检验报告书上查出的差错,由复核人、审核人提出,告知检验人,并由更正人签章。检验报告书经检验人、复核人、审核人三级签章,并由审核人加盖质量管理部章后,方可外报。

凡符合以下情况之一者,必须由检验人进行复验:①平行试验结果误差超过规定的允许范围的;②检验结果指标压限或不合格的;③复核人或审核人提出有必要对某项指标进行复验的;④技术标准中有复验要求的;⑤原辅料超过储存期限的。对抽样检验的品种,复验时应加大一倍取样数重新抽样检验。如原样检验和复验结果不一致时,除技术标准中另有规定外,应查找原因,排除客观因素,使原检验人与复验人的结果在误差允许范围内,以两人(或多人)的平均值为最终结论。

平行试验结果的误差允许范围,规定:①中和法、碘量法、配位滴定法、非水滴定法,相对偏差不得超过 0.3%;②直接重量法的相对偏差不得超过 0.5%;③比色法、分光光度法、高效液相色谱法的相对偏差不得超过 1.5%。

知识链接

"亮菌甲素"事件:临床使用"齐二药"生产的亮菌甲素注射液后,导致患者出现急性肾功能衰竭症状,13 名患者死亡。经调查发现,采购人员购进了以二甘醇冒充的丙二醇,质检人员在红外光谱鉴别丙二醇试验中,由于没有红外光谱集,未能与对照的图谱对比,无法判断真伪;在"相对密度"测定试验中,测定值与标准严重不符,竟在相关主管人员示意下出具合格品检验报告书,导致假药用辅料投入生产,制造出假药"亮菌甲素注射液"。

药品质量与人民的生命息息相关,把握药品质量的真伪优劣是一项重大而艰巨的任务,药学工作者应具有强烈的药品质量意识,树立药品质量第一的观念,对药品质量严格把关,保证人民用药安全有效。

本单元知识点

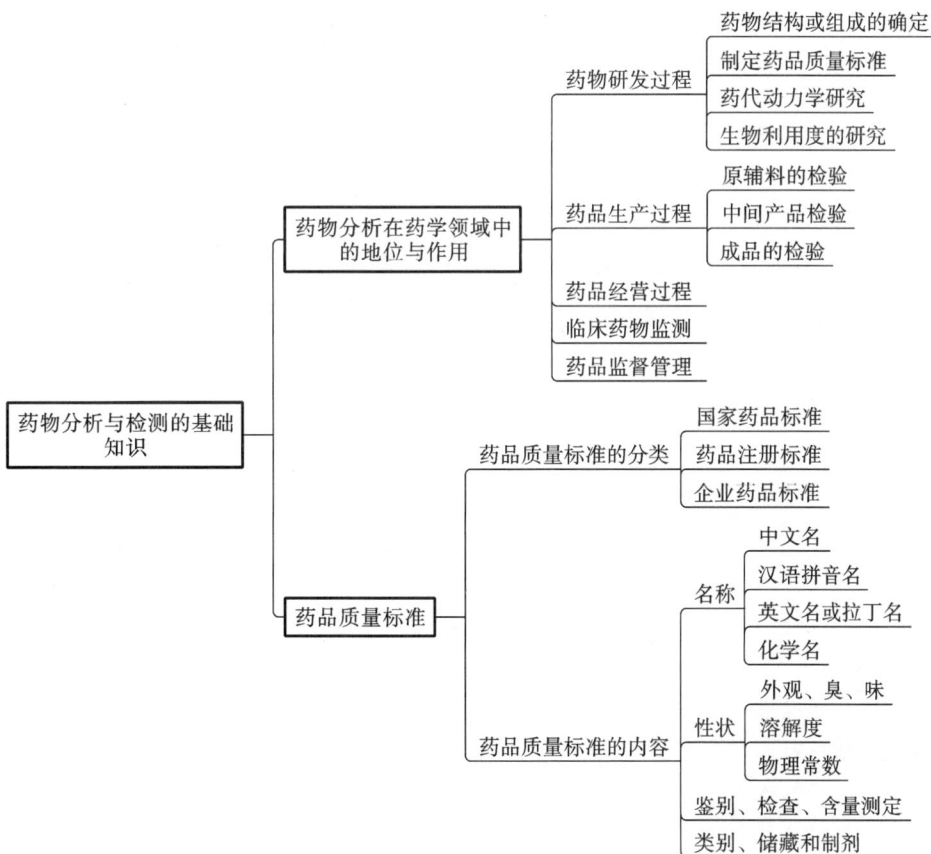

药物分析与检测的基础知识
- 药物分析在药学领域中的地位与作用
  - 药物研发过程
    - 药物结构或组成的确定
    - 制定药品质量标准
    - 药代动力学研究
    - 生物利用度的研究
  - 药品生产过程
    - 原辅料的检验
    - 中间产品检验
    - 成品的检验
  - 药品经营过程
  - 临床药物监测
  - 药品监督管理
- 药品质量标准
  - 药品质量标准的分类
    - 国家药品标准
    - 药品注册标准
    - 企业药品标准
  - 药品质量标准的内容
    - 名称
      - 中文名
      - 汉语拼音名
      - 英文名或拉丁名
      - 化学名
    - 性状
      - 外观、臭、味
      - 溶解度
      - 物理常数
    - 鉴别、检查、含量测定
    - 类别、储藏和制剂

```
                                                    凡例
                              《中国药典》          品种正文
                                                    通用技术要求
                  药典简介
                                                    《美国药典》
                              主要国外药典          《英国药典》
                                                    《日本药局方》
药物分析与检测的基础                                 《欧洲药典》
      知识
                                    取样
                                                    性状
                                    检验          鉴别
                  药品检验工作的基本程序                检查
                                                    含量测定
                                    检验记录及报告
                                    结果判定与复核
```

→ **同步能力检测题**

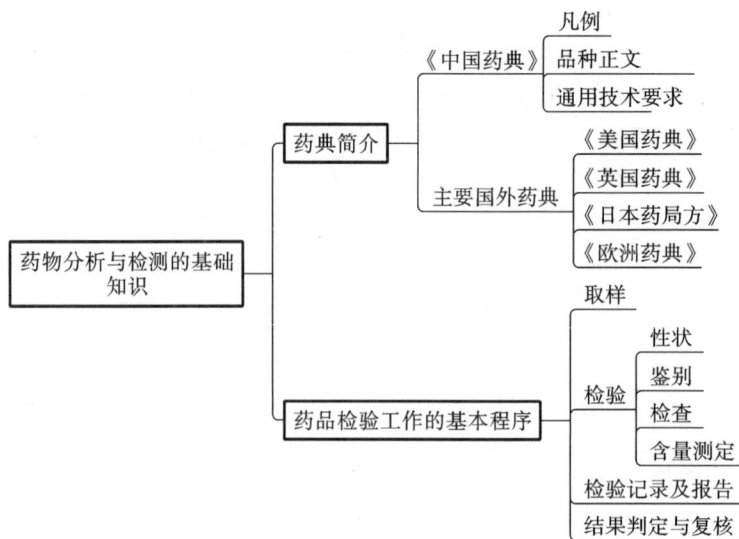

同步能力检测答案

一、选择题

（一）单项选择题

1.《中国药典》(2020 年版)规定"精密称定"是指称取重量应准确至所取重量的(　　)。

A. 百分之一　　　　　　B. 千分之一　　　　　　C. 十分之一　　　　　　D. 万分之一

2. 在《中国药典》凡例中,储藏项下规定的"凉暗处"是指(　　)。

A. 不超过 30 ℃　　　　　　　　　　　　　　B. 不超过 20 ℃

C. 避光并不超过 30 ℃　　　　　　　　　　　D. 避光并不超过 20 ℃

3.《中国药典》(2020 年版)凡例中规定"称取 1.0 g",所称取的重量应为(　　)。

A. 0.95～1.04 g　　　B. 0.95～1.05 g　　　C. 0.6～1.4 g　　　D. 0.96～1.05 g

4. 取用量为"约"若干时,是指取用量不得超过规定量的(　　)。

A. ±1%　　　　　　B. ±2%　　　　　　C. ±5%　　　　　　D. ±10%

5. 盐酸溶液(1→10)是指(　　)。

A. 盐酸 1.0 mL 加水 10 mL 制成的溶液　　　　B. 盐酸 1.0 g 加水使成 10 mL 的溶液

C. 盐酸 1.0 mL 加水使成 10 mL 的溶液　　　　D. 盐酸 1.0 g 加水 10 mL 制成的溶液

（二）多项选择题

1.《中国药典》(2020 年版)二部中,药品名称包括(　　)。

A. 中文名　　　　　　B. 汉语拼音名　　　　　　C. 英文名

D. 拉丁名　　　　　　E. 商品名

2. 药品质量标准中,性状项下记载的内容有(　　)。

A. 外观　　　　　　B. 臭　　　　　　C. 味　　　　　　D. 溶解度

E. 物理常数

二、简答题

1. 简述国家药品标准的定义。

2. 简述标准品与对照品的异同。

3. 简述药品检验工作的基本程序。

（黄　艳）

药物的鉴别

学习目标

一、知识目标

1. 掌握《中国药典》(2020 年版)收载药物的常用鉴别试验内容与方法,常见的一般化学鉴别试验原理与方法。

2. 熟悉《中国药典》(2020 年版)收载的物理常数测定方法和原理。

3. 了解药物鉴别的应用意义。

二、职业技能目标

1. 熟练运用药品质量标准中药物鉴别的基础知识和基本技术,能进行药物鉴别的基本操作和结果分析。

2. 具备进行药物物理常数测定的能力。

三、课程思政目标

通过本章的学习,树立起药品检验依法依规、科学严谨的工作态度,坚持在药物分析和检验中秉持药品质量第一的理念,确保民众用药安全。结合实例理解进行药物鉴别试验的目的,懂得如何运用质量标准去判断鉴别结果。明确药物鉴别为药物分析工作中的首要任务,建立工作有轻重之别、解决问题有先后之分的哲学思维。

药物的鉴别是药品质量控制的重要环节,是根据药物的分子结构和理化性质,依据物理、化学或生物学方法原理,依靠试验现象或者仪器分析指标来判断已知药物的真伪。药物的鉴别是药物检验工作中的首项任务,只有在确定药物真伪的前提下,进行药物的杂质检查和含量测定等分析才有意义。

各国药典所收载的药品鉴别项下规定的试验方法虽有一定的专属性,能反映该药品某些物理、化学或生物学等特性,但不能完全确证其结构,因此不能赖以鉴别未知物。通常需要依据不同原理的 2～4 种鉴别方法对同一种药物进行佐证。

药物鉴别试验内容通常包括对药物外观的性状检查和理化方法鉴别,其中性状检查包括外观、臭味、溶解度以及物理常数测定,理化鉴别方法主要包括一般化学鉴别、光谱法和色谱法。

第一节 药物的性状检查

一、性状检查概述

药物的性状检查不仅具有鉴别意义,在一定程度上也反映了药物的内在质量。《中国药典》(2020 年版)性状项下记载了药品的外观、臭、味、溶解度、稳定性以及物理常数等。

1. 外观性状

外观性状是对药物的色泽和外表感观的规定,包括药物的颜色、晶型、聚集状态等,其中臭与味指药物本身所固有的气味和特殊味道。

2. 溶解度

溶解度是药物的一种物理性质,各品种项下选用的部分溶剂及其在该溶剂中的溶解性能,可供精制或制备溶液时参考,溶解度也能在一定程度上反映药品的纯杂程度。如大多数药物呈现弱酸性或者弱碱性,常常通过成盐增加水溶性,若成盐不完全,则会影响其水溶性。《中国药典》(2020 年版)在凡例中对药品的近似溶解度的描述术语做了明确规定,以下列名词术语表示:极易溶解、易溶、溶解、略溶、微溶、极微溶解、几乎不溶或不溶。如易溶是指溶质 1 g(mL)能在不到 10 mL 溶剂中溶解,溶解是指溶质 1 g(mL)能在 10～<30 mL 溶剂中溶解等。

试验方法:除另有规定外,称取研成细粉的供试品或量取液体供试品,于 25 ℃±2 ℃、一定容量的溶剂中,每隔 5 min 强力振摇 30 s;观察 30 min 内的溶解情况,如无目视可见的溶质颗粒或液滴,即视为完全溶解。

3. 物理常数

《中国药典》(2020 年版)收载的物理常数包括相对密度、馏程、熔点、凝固点、比旋度、折光率、黏度、吸光系数、碘值、皂化值和酸值等,其测定结果不仅能够鉴别药物的真伪,还可用于药物的纯度检查,是评价药品质量的主要指标之一。

知识链接

《中国药典》(2020 年版)维生素 C

【性状】 本品为白色结晶或结晶性粉末;无臭,味酸;久置色渐变微黄;水溶液显酸性反应。

本品在水中易溶,在乙醇中略溶,在三氯甲烷或乙醚中不溶。

熔点 本品的熔点(通则 0612)为 190～192 ℃,熔融时同时分解。

比旋度 取本品,精密称定,加水溶解并定量稀释制成每 1 mL 中约含 0.10 g 的溶液,依法测定(通则 0621),比旋度为 +20.5°～+21.5°。

《中国药典》(2020 年版)维生素 E

【性状】 本品为微黄色至黄色或黄绿色澄清的黏稠液体;几乎无臭;遇光色渐变深。天然型放置会固化,25 ℃左右熔化。

本品在无水乙醇、丙酮、乙醚或植物油中易溶,在水中不溶。

折光率 本品的折光率(通则 0622)为 1.494～1.499。

吸光系数 取本品,精密称定,加无水乙醇溶解并定量稀释制成每 1 mL 中约含 0.1 mg 的溶液,照紫外-可见分光光度法(通则 0401),在 284 nm 波长处测定吸光度,吸光系数 $(E_{1 \text{ cm}}^{1\%})$ 为 41.0～45.0。

二、常用物理常数的测定方法

物理常数是表示药物物理性质的重要特征指标,在一定条件下是不变的常数值。因此,物理常数的测定可以反映药物分子的结构及聚集状态,对于药物鉴别有重要的指导意义,同时物理常数测定结果如偏离理论值可以为药物的纯度评价提供参考。本节主要对常用的物理常数相对密度、熔点、旋光度、折光率的测定和分析方法进行介绍,物理常数的测定方法均收载在《中国药典》(2020 年版)四部通则部分。

（一）相对密度测定法

1. 基本原理

密度是指在规定的温度下，单位体积内所含物质的重量，即重量与体积的比值；相对密度（relative density）是指在相同的温度、压力条件下，某物质的密度与水的密度之比。除另有规定外，温度为20 ℃。纯物质的相对密度在特定的条件下为不变的常数，可以用于药物的鉴别。物质的纯度不够，则其相对密度的测定值会随着纯度的变化而改变，因此，测定药物的相对密度，可用以检查药物的纯杂程度。相对密度测定均是指液体药物的相对密度。相对密度收载在《中国药典》（2020 年版）的性状项或者检查项下。

2. 测定方法

液体药品的相对密度，一般用比重瓶（图 2-1(a)、图 2-1(b)）测定；易挥发液体的相对密度，可用韦氏比重秤测定。

1）比重瓶测定法

用比重瓶测定时的环境（指比重瓶和天平的放置环境）温度应略低于 20 ℃或各品种项下规定的温度。本法优点是测得的相对密度准确，而且供试品用量少。常用比重瓶的容量规格为 5 mL、10 mL、25 mL、50 mL。

（1）取洁净、干燥并精密称定的比重瓶（图 2-1(a)），装满供试品（温度应低于 20 ℃或该品种项下规定的温度）后，装上温度计（瓶中应无气泡）。置于 20 ℃（或该品种项下规定的温度）的水浴中放置若干分钟（10～20 min），使内容物的温度达到 20 ℃（或该品种项下规定的温度），用滤纸除去溢出侧管的液体，立即盖上罩。然后将比重瓶自水浴中取出，再用滤纸将比重瓶的外面擦净，精密称定，减去比重瓶的重量，求得供试品的重量后，将供试品倾去，洗净比重瓶，装满新沸过的冷水，再照上法测得同一温度时水的重量，按下式计算即得。

$$供试品的相对密度 = \frac{供试品的重量}{纯化水重量}$$

（2）取洁净、干燥并精密称定的比重瓶（图 2-1(b)），装满供试品（温度应低于 20 ℃，或该品种项下规定的温度）后，插入中心有毛细孔的瓶塞，用滤纸将从塞孔溢出的液体擦干，置于 20 ℃（或该品种项下规定的温度）的恒温水浴中放置若干分钟（10～20 min），随着供试液温度的上升，过多的液体将不断从塞孔溢出，随时用滤纸将瓶塞顶端擦干，待液体不再由塞孔溢出，迅即将比重瓶自水浴中取出，照上述（1）法，自"再用滤纸将比重瓶的外面擦净"起，依法测定，即得。

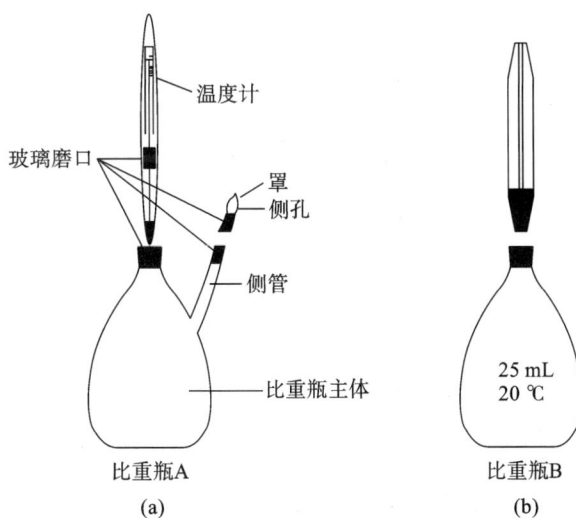

图 2-1 比重瓶

2)韦氏比重秤法

韦氏(Westphal)比重秤测定相对密度的原理是一定体积的物体(如比重秤的玻璃锤),在各种液体中所受的浮力与该液体的相对密度成正比。当供试品量比较大,足够供此法测定用时可选用,且样品易挥发时,此法测定结果准确可靠,而且程序简便,在秤上可直接读出相对密度值。

韦氏比重秤主要由支架、横梁、玻璃锤、游码和玻璃圆筒五部分构成(图 2-2)。

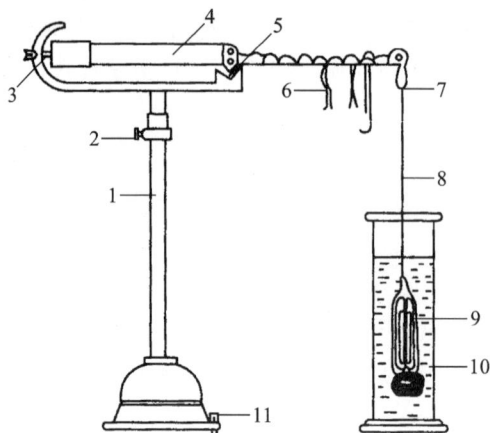

图 2-2　韦氏比重秤
1.支架;2.调节器;3.指针;4.横梁;5.道口;6.游码;7.小钩;
8.细白金丝;9.玻璃锤;10.玻璃圆筒;11.调节螺丝

韦氏比重秤的主要部分为玻璃锤(有的锤内附有 10 ℃、25 ℃ 的小温度计,可以观察测定时的温度),玻璃锤具有一定的体积,当沉入水中时,恰好能排开 5 g 水(一定温度时)。横梁的右半臂分为等距离的 10 等份,为 10 格,1~9 格处刻有 1~9 的字样。在第 10 格处有一秤钩,可以挂上玻璃锤及砝码,横梁的左端有一指针,当比重秤平衡时,可与固定支架左上方的另一指针对准,有 4 种游码,每种 2 个。各游码在横梁右端挂钩时,分别表示相对密度为 1、0.1、0.01、0.001。如果安放在横梁第 6 格位置上,则分别表示相对密度为 0.6、0.06、0.006、0.0006。每种砝码代表的相对密度数值见表 2-1。玻璃圆筒(若供试品较多时)可用 50 mL 比色管代替。

表 2-1　韦氏比重秤砝码代表的相对密度数值

砝码所在位置	砝码所表示的相对密度数值			
	5 g	500 mg	50 mg	5 mg
第 10 格	1	0.1	0.01	0.001
第 9 格	0.9	0.09	0.009	0.0009
第 8 格	0.8	0.08	0.008	0.0008
第 7 格	0.7	0.07	0.007	0.0007
...	...	...	...	...
第 1 格	0.1	0.01	0.001	0.0001

韦氏比重秤的使用方法:取 20 ℃ 时相对密度为 1 的韦氏比重秤,用新沸过的冷水将所附玻璃圆筒装至八分满,置于 20 ℃(或各品种项下规定的温度)的水浴中,搅动玻璃圆筒内的水,调节温度至 20 ℃(或各品种项下规定的温度),将悬于秤端的玻璃锤浸入圆筒内的水中,秤臂右端悬挂游码于 1.0000 处,调节秤臂左端平衡用的螺旋使平衡,然后将玻璃圆筒内的水倾去,拭干,装入供试液至相同的高度,并用同法调节温度后,再把拭干的玻璃锤浸入供试液中,调节秤臂上游码的数量与位置使平衡,读取数值,即得供试品的相对密度。

如该比重秤是在 4 ℃ 时相对密度为 1,则用水校准时游码应悬挂于 0.9982 处,并应将在 20 ℃ 测得的供试品相对密度除以 0.9982。

3．注意事项

（1）比重瓶必须洁净干燥（使用前依次用重铬酸钾洗液、自来水洗净，再以乙醇、水冲洗干净，干燥），操作顺序为先称量空瓶重，再装供试品称重，最后装水称重。

（2）比重瓶装供试品或水时注意不要有气泡。如有气泡则应稍放置，待气泡逸去后再调节称重，如糖浆、甘油等黏稠液体必须缓慢沿壁倒入，因黏度大产生的气泡很难逸去而影响测量结果。若产生气泡，必要时可以压缩空气而排除。

（3）测定时采用新煮沸数分钟并冷却的水，其目的是除去水中少量的空气。

（4）比重瓶测定法的供试品如为油类，测定后应尽量倾出油滴，必要时连同瓶塞用乙醚或石油醚冲洗数次，待油类完全洗去，再用乙醇、纯化水冲洗干净，方能测定水的重量。

（5）比重秤使用前，可用内附的等重砝码（大砝码）校正零点，即将等重砝码悬挂在秤端小钩处，调节调整螺丝，使指针与支架左上方另一指针对准，再以一定温度的水调平衡。装供试品的玻璃圆筒（或 50 mL 比色管）必须干燥，装水与供试品的高度应当一致，玻璃锤应全部浸入液面内，水调好位置不再变动，保证玻璃锤浸入液面的深度前后一致。

4．应用

相对密度测定法主要用于大多数液体药物的鉴别和纯度判断。将测定的结果与《中国药典》（2020 年版）中药物相对密度比较，看两者是否一致，以判断是否符合规定。如《中国药典》（2020 年版）布洛芬混悬滴剂的检查项下规定"本品的相对密度应为 1.090～1.270"（通则 0601），苯丙醇性状项下规定"本品的相对密度为 0.992～0.996"（通则 0601），用于药物的鉴别和纯度评价。

（二）熔点测定法

1．基本原理

熔点（melting point）是指一种物质按规定方法测定，由固体熔化成液体、融熔同时分解的温度，在熔化时由初熔至全熔的温度范围。融熔同时分解是指某一药物在一定温度产生气泡、气泡上升、变色或浑浊等现象。

某些药物或者其化学反应产物（如腙、缩胺脲等）具有一定的熔点，可通过测定熔点进行鉴别，辅助检查药物的纯净程度。熔点作为物理常数收载在《中国药典》药品正文部分的性状项下。依照供试品的性质不同，测定法分为三种：测定易粉碎的固体供试品、测定不易粉碎的固体供试品、测定凡士林或其他类似物质的供试品。各品种项下未注明时，均指第一法。

2．测定方法

1）第一法：测定易粉碎的固体药品

（1）传温液加热法：取供试品适量，研成细粉，除另有规定外，应按照各品种项下干燥失重的条件进行干燥。

分取供试品适量，置熔点测定用毛细管中，轻击管壁或借助长短适宜的洁净玻璃管，垂直放在表面皿或其他适宜的硬质物体上，将毛细管自上口放入使自由落下，反复数次，使粉末紧密集结在毛细管的熔封端。装入供试品的高度为 3 mm。另将温度计（分浸型，具有 0.5 ℃刻度）放入盛装传温液的容器中，使温度计汞球部的底端与容器的底部距离 2.5 cm 以上（用内加热的容器，温度计汞球与加热器上表面距离 2.5 cm 以上）或使用经对照品校正后的电阻式数字温度计；加入传温液以使传温液受热后的液面恰好在温度计的分浸线处。

将传温液加热，待温度上升至较规定的熔点低限约低 10 ℃时，将装有供试品的毛细管浸入传温液，贴附在温度计上（可用橡皮圈或毛细管夹固定），位置须使毛细管的内容物部分恰好在温度计水银球中部；继续加热，调节升温速率为每分钟上升 1.0～1.5 ℃，加热时须不断搅拌使传温液温度保持均匀，记录供试品初熔至全熔时的温度，重复测定 3 次，取其平均值，即得。

"初熔"是指供试品在毛细管内开始局部液化出现明显液滴时的温度。"全熔"是指供试品全部液化时的温度。"熔距"是指初熔与全熔的温度差值。熔距可反映供试品的化学纯度,当供试品存在多晶型现象时,在保证化学纯度的基础上,熔距大小也可反映其晶型纯度。

测定熔融同时分解的供试品时,方法如上述,但调节升温速率使每分钟上升 2.5～3.0 ℃;供试品开始局部液化时(或开始产生气泡时)的温度作为初熔温度;供试品固相消失全部液化时的温度作为全熔温度。遇有固相消失不明显时,应以供试品分解物开始膨胀上升时的温度作为全熔温度。某些药品无法分辨其初熔、全熔时,可以将其发生突变时的温度作为熔点。

(2)电热块空气加热法:采用自动熔点仪的熔点测定法。自动熔点仪有两种测光方式:一种是透射光方式,另一种是反射光方式。某些仪器兼具两种测光方式。大部分自动熔点仪可置多根毛细管同时测定。

分取经干燥处理(同(1)法)的供试品适量,置于熔点测定用毛细管(同(1)法)中。将自动熔点仪加热块加热至较规定的熔点低限约低 10 ℃时,将装有供试品的毛细管插入加热块中,继续加热,调节升温速率为每分钟上升 1.0～1.5 ℃,重复测定 3 次,取其平均值,即得。

测定熔融同时分解的供试品时,方法如上述,但调节升温速率至每分钟上升 2.5～3.0 ℃。遇有色粉末、熔融同时分解、固相消失不明显且生成分解物导致体积膨胀,或含结晶水(或结晶溶剂)的供试品时,可适当调整仪器参数,提高判断焰点变化的准确性。当透射和反射测光方式受干扰明显时,可允许目视观察熔点变化。自动熔点仪的温度示值要定期采用熔点标准品进行校正。若对(2)法测定结果持有异议,应以(1)法测定结果为准。

2)第二法:测定不易粉碎的固体药物(如脂肪、脂肪酸、石蜡、羊毛脂等)

取供试品,注意用尽可能低的温度熔融后,吸入两端开口的毛细管(同第一法,但管端不熔封)中,使供试品高约 10 mm。在 10 ℃或 10 ℃以下的冷处静置 24 h,或置于冰上放冷不少于 2 h,凝固后用橡皮圈将毛细管紧缚在温度计(同第一法)上,使毛细管的内容物部分恰好在温度计水银球中部。照第一法将毛细管连同温度计浸入传温液中,供试品的上端应在传温液液面下约 10 mm 处;小心加热,待温度上升至较规定的熔点低限尚低约 5 ℃时,调节升温速率使每分钟上升不超过 0.5 ℃,至供试品在毛细管中开始上升时,检读温度计上显示的温度,即得。

3)第三法:测定凡士林或其他类似物质

取供试品适量,缓缓搅拌并加热至温度达 90～92 ℃时,放入一平底耐热容器中,使供试品厚度达到 12 mm±1 mm,放冷至较规定的熔点上限高 8～10 ℃;取刻度为 0.2 ℃、水银球长 18～28 mm、直径为 5～6 mm 的温度计(其上部预先套上软木塞,在塞子边缘开一小槽),使冷却至 5 ℃后,擦干并小心地将温度计汞球部垂直插入上述熔融的供试品中,直至碰到容器的底部(浸没 12 mm),随即取出,直立悬置,待黏附在温度计球部的供试品表面浑浊,将温度计浸入 16 ℃以下的水中 5 min,取出,再将温度计插入一外径约 25 mm、长 150 mm 的试管中,塞紧,使温度计悬于其中,并使温度计球部的底端距试管底部约 15 mm;将试管浸入约 16 ℃的水浴中,通过软木塞在试管口处调节试管的高度使温度计的分浸线同水面相平;加热使水浴温度以 2 ℃/min 的速率升至 38 ℃,再以 1 ℃/min 的速率升温至供试品的第一滴脱离温度计为止;检读温度计上显示的温度,即可作为供试品的近似熔点。再取供试品,照前法反复测定数次;如前后 3 次测得的熔点相差不超过 1 ℃,可取 3 次的平均值作为供试品的熔点;如 3 次测得的熔点相差超过 1 ℃,可再测定 2 次,并取 5 次的平均值作为供试品的熔点。

3.注意事项

(1)测定用毛细管:简称为毛细管,由中性硬质玻璃管制成,长 9 cm 以上,内径 0.9～1.1 cm,壁厚 0.10～0.15 mm,一端熔封;当所用温度计浸入传温液在 6 cm 以上时,管长应适当增加,使露出液面 3 cm 以上。由于毛细管内装入供试品量对熔点测定结果有影响,内径大了,全熔温度会偏高 0.2～0.4 ℃,故毛细管的内径必须按规定选用。

(2)温度计的使用:分浸型,经熔点测定用对照品校正。

(3)传温液的使用:传温液必须按规定使用,也可选用确知对测定结果无影响的适宜的传温液。常用传温液有水、甘油、硅油以及硫酸钾-硫酸传温液。熔点在 80 ℃以下者,用水;熔点在 80～200 ℃

之间者,用黏度不大于 50 mm^2/s 的硅油;熔点高于 200 ℃者,用黏度不小于 100 mm^2/s 的硅油。传温液用后必须盖严,以免污染和吸收水分后不能使用。硫酸钾-硫酸传温液冷却后即凝固,再使用时必须在水浴内加热至周围大部分熔化,然后小火直接加热使其熔化,否则一开始用直火加热,受热太猛,固体迅速膨胀,会使烧杯炸裂,硫酸流出而造成事故。在硫酸钾-硫酸传温液中,温度计用完后,提出液面,冷却后再擦干,切勿立即用水冲洗,否则温度计水银球会破裂。

(4)供试品的使用:供试品必须研细并经干燥,才能使测定的结果准确,若该品种为不检查干燥失重、熔点范围在 135 ℃以上、受热不分解的供试品,可采用 105 ℃干燥;熔点在 135 ℃以下的或受热分解的供试品,可在五氧化二磷干燥器中干燥过夜或用其他适宜的干燥方法干燥,如恒温减压干燥。一般来说,除另有规定外,应参照各品种项下干燥失重的温度干燥。

供试品若为在空气中易被氧化的药品如维生素 C、维生素 E 等,应按规定"迅速压碎粉末后,置熔点管中,减压熔封,依法测定"。

(5)加热要求:升温速率对熔点测定结果有明显影响,所以应严格控制升温速率。一般供试品在加热到较规定的熔点尚低约 10 ℃时,温度以每分钟上升 1.5 ℃为宜;熔融分解的供试品,升温速率尽可能保持每分钟上升 2.5～3.0 ℃。仪器应有调压器,要反复调节好升温速率(宜用秒表计时),再开始测定供试品。

(6)熔点判断:应以熔点测定管内供试品开始局部液化(出现明显液滴)时的温度,作为初熔温度;供试品全部熔化(澄明)时的温度作为全熔温度。测定熔点应至少测定 3 次,求其平均值。

供试品在熔点测定用毛细管内受热出现膨胀发松,物面不平的现象(俗称"发毛");向中心聚集紧缩的现象(俗称"收缩");变软而形成软质柱的现象(俗称"软化")及形成软质柱状物的同时,管壁上有时出现细微液点,及软质柱尚无液化现象(俗称"出汗")。以上变化过程,均不用作初熔判断。供试品"发毛""收缩"及"软化"阶段过长时,说明供试品质量较差。

4. 应用

熔点测定法主要用于许多固体药物的鉴别和纯度检查。用测定的结果与《中国药典》现行版中药物的熔点比较是否一致,以判断是否符合规定。如《中国药典》(2020 年版)对乙酰氨基酚的性状项下规定"本品的熔点为 168～172 ℃"(通则 0612),用于药物的鉴别和纯度评价。

(三)旋光度测定法

许多有机药物含有不对称碳原子(也称"手性碳原子")等具有光学活性的结构特征,而具有光学活性的化合物液体或溶液能引起旋光现象,具有旋光性的物质称为旋光活性物质。利用测定药物的旋光度进行鉴别、杂质检查和含量测定的分析方法,称为旋光度测定法,能非常简便快速地对药物进行定性、定量分析。

知识链接

> 不对称原子使药物产生在空间上不能重叠,互为镜像关系的立体异构体,称为对映异构体。旋光活性物质的对映异构体之间,除了使平面偏振光发生偏转的程度相同而方向相反之外,在非手性环境中的理化性质相同,但在药理学与毒理学方面有差异。来源于自然界的物质,例如氨基酸、蛋白质、生物碱、抗体、糖苷、糖等,大多以对映异构体的形式存在。很多药物也存在旋光活性中心而产生不同药理作用的对映体,如,奎宁和奎尼丁作为化学元素组成完全一致的对映体,分别产生抗疟疾和抗心律失常的不同药理作用;天然来源的吗啡镇痛活性来源于其左旋体。某些化学结构的药物虽然分子内含有不对称的原子,但因对称因素而使分子内总旋光度为零,即无旋光性,称为内消旋体。另外,外消旋体一般由等量的对映异构体构成,旋光度净值为零,其物理性质也可能与其对映异构体不同。

1. 基本原理

平面偏振光通过含有某些光学活性的化合物液体或溶液时,能引起旋光现象,使偏振光的平面向左或向右旋转。旋转的度数,称为旋光度。在一定波长与温度下,偏振光透过每 1 mL 含有 1 g 旋光性物质的溶液且光路长为 1 dm 时,测得的旋光度称为比旋度。比旋度作为物理常数与旋光度之间存在一定的数量关系,因此测定比旋度(或旋光度)可以用于鉴别或检查光学活性药品的纯杂程度,亦可用于测定光学活性药品的含量。

2. 测定方法

除另有规定外,本法是用钠光谱的 D 线(589.3 nm)测定旋光度,测定管长度为 1 dm(如使用其他管长,应进行换算),测定温度为 20 ℃。使用读数精确至 0.01°并经过检定的旋光计。

测定旋光度时,将测定管用供试液体或溶液(取固体供试品,按各品种项下的方法制成)冲洗数次,缓缓注入供试液体或溶液适量(注意尽量勿使发生气泡),置于旋光计内检测读数,即得供试液的旋光度。使偏振光向右旋转者(顺时针方向)为右旋,以符号"+"表示;使偏振光向左旋转者(逆时针方向)为左旋,以符号"-"表示。用同法读取旋光度 3 次,取 3 次的平均值,照下列公式计算,即得供试品的比旋度。

$$液体供试品: [\alpha]_D^t = \frac{\alpha}{ld}$$

$$固体供试品: [\alpha]_D^t = \frac{100\alpha}{lc}$$

式中,$[\alpha]_D^t$ 为比旋度;D 为钠光谱的 D 线;t 为测定时的温度,℃;l 为测定管长度,dm;α 为测得的旋光度;d 为液体的相对密度;c 为每 100 mL 溶液中含有被测物质的重量(按干燥品或无水物计算),g。

旋光计的检定,可用标准石英旋光管进行,读数误差应符合规定。

3. 注意事项

(1) 供试品的液体或固体物质的溶液应充分溶解,供试液应澄清,一般应在溶液配制后 30 min 内进行测定。

(2) 配制测定溶液时,均应调节温度至 20 ℃±0.5 ℃(或各品种项下规定的温度)。

(3) 每次测定前应以溶剂进行空白校正,测定后,再校正 1 次,以确定在测定时零点有无变动;如第 2 次校正时发现零点有变动,则应重新测定旋光度。

(4) 物质的比旋度与测定光源、测定波长、溶剂、浓度和温度等因素有关。因此,表示物质的比旋度时应注明测定条件。

(5) 当已知供试品具有外消旋作用或旋光转化现象时,应采取相应的措施,对样品制备的时间以及将溶液装入旋光管的间隔测定时间进行规定。

4. 应用

旋光度测定法主要用于药物鉴别,也用于药物的杂质检查和含量测定,药物的旋光度参数收载在《中国药典》(2020 年版)的性状项或者检查项下。

(1) 药物的鉴别:药物的比旋度作为物理常数是进行旋光性物质鉴别的重要依据。通常在规定条件下测定供试品的旋光度,再根据供试品浓度计算供试品的比旋度,结果与《中国药典》现行版中旋光性物质的比旋度比较是否一致。例如,左氧氟沙星性状项下规定,取本品,精密称定,加甲醇溶解并定量稀释制成每 1 mL 中约含 10 mg 的溶液,依法测定(通则 0621),比旋度应为 -92°～-99°。

(2) 药物的杂质检查:某些药物本身无旋光性,而所含杂质具有旋光性,所以可通过控制供试液的旋光度大小来控制杂质的限度。例如,硫酸阿托品检查项下特殊杂质莨菪碱的检查:取本品,按干燥品计算,加水溶解并制成每 1 mL 中含 50 mg 的溶液,依法测定(通则 0621),旋光度不得过 -0.40°。

(3) 药物的含量测定:在规定条件下测定,根据旋光度与比旋度之间的关系,一定浓度范围内药物的浓度与旋光度成正比,因此可对旋光性药物进行含量测定。例如,葡萄糖注射液含量测定项下规定,精密量取本品适量(相当于葡萄糖 10 g),置 100 mL 容量瓶中,加氨试液 0.2 mL(10% 或 10% 以下规格的本品可直接取样测定),用水稀释至刻度,摇匀,静置 10 min,在 25 ℃时,依法测定旋光度(通则 0621),与 2.0852 相乘,即得供试量中含有 $C_6H_{12}O_6 \cdot H_2O$ 的重量(g)。

知识链接

"反应停"事件

1957年10月，西德一家制药厂生产的安眠药沙利度胺（又称反应停）因为能有效减轻妇女妊娠初期的恶心、呕吐等不适症状，上市后风靡欧洲各国和日本等国家，被广泛应用于治疗妊娠反应，投入使用不久，全球先后诞生了1万多名由沙利度胺造成的"海豹畸形婴儿"。

沙利度胺为一个手性化合物，其 R-（＋）构型具有抑制妊娠反应的活性，而 S-（－）构型有致畸性，可选择性地作用于胚胎，对胎儿的致畸作用可高达50％～80％，在妊娠第3～8周服用，其后代的畸形发生率可高达100％，对人胚胎的致畸剂量为1 mg/kg。沙利度胺事件堪称化学药物发展史上的悲剧和最大的药物灾难，给全世界敲响了药品安全的警钟。

（四）折光率测定法

折光率测定法是利用被测定物质的折光率进行鉴别和含量测定的分析方法。折光率（refrangibility；refractive index）是化学物质的物理常数，常用于某些药物、药物合成原料、中间体或试剂的鉴别，可以反映物质的纯杂程度。部分药物折光率与物质的量在一定范围呈现线性关系，因此折光率也可用于某些药物的含量测定。《中国药典》（2020年版）中某些挥发油、油脂和有机溶剂药物的性状项下列有折光率一项。折光率测定法具有操作简便、快速、消耗供试品少等优点。

1. 基本原理

当光线从一种透明介质进入另一种透明介质时，如两种介质的密度不同，则光线在这两种介质中的传播速率不同，使光线在两种介质平滑界面上发生折射。常用的折光率是指光线在空气中传播速率与其在供试品中传播速率的比值，在一定条件下为常数。根据折射定律，折光率 n 是光线入射角的正弦与折射角的正弦的比值。

$$n = \frac{\sin i}{\sin r} = \frac{v_i}{v_r}$$

式中，n 为折光率；$\sin i$ 为入射角的正弦；$\sin r$ 为折射角的正弦；v_i、v_r 为光线在两种介质中的传播速率，如图2-3所示。

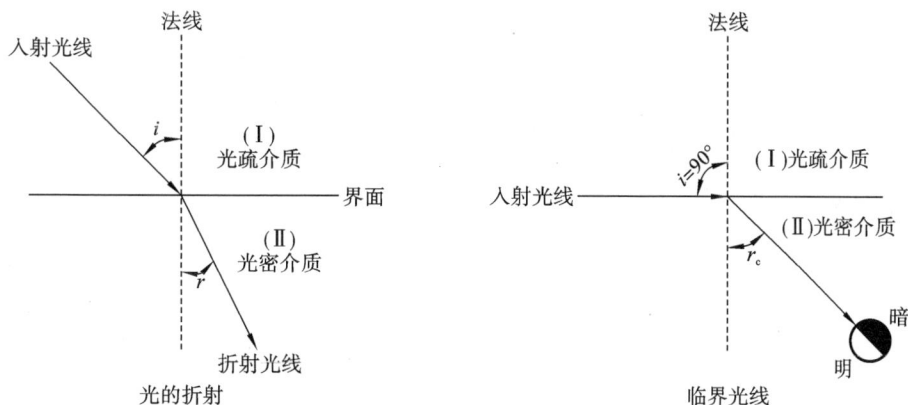

图2-3　光的折射和临界光线

当光线从光疏介质进入光密介质，它的入射角接近或等于90°时，折射角就达到最高限度，此时的折射角称为临界角 r_c，折光率可以计算得出：

$$n = \frac{\sin i}{\sin r_c} = \frac{\sin 90°}{\sin r_c} = \frac{1}{\sin r_c}$$

在临界角的状态下，折光计的圆形视野中显示出一半受光、另一半不受光，形成明暗各半的现象。折光计就是根据这一原理来测定临界角，再计算出折光率，即当折光计视野调节至明暗各一半时，光线的折射角即为临界角，并在折光计的刻度尺上可以读出物质的折光率。

2. 影响折光率测定的因素

(1) 物质的性质：物质折光率的大小是由物质的性质决定的。

(2) 物质的浓度：在测定折光率时，常要求在一定浓度的溶液中进行，保证药物溶液的浓度与折光率呈线性关系。

(3) 测定的温度：除另有规定外，供试品温度为 20 ℃。由于密度会随着温度变化，通常情况下，温度升高，折光率降低。只有严格地控制测定温度，才能准确地测量出折光率。对于普通液体，如果折光率准确度要求在 0.002，温度波动应在 ±3 ℃ 以内；如果要求在 0.0001，温度波动应在 ±0.2 ℃ 以内；如果要求在 0.00001，温度波动应在 ±0.02 ℃ 以内。

折光率测定需要在恒温下进行。但在实际工作中为了方便，一般采用同温度水的折光率来校正。在测定温度接近 20 ℃ 时，还可以用公式校正，即水溶液温度每增加（或减少）1 ℃，折光率降低（升高）0.0001；而油溶液的折光率温度校正值为 0.00038。不同温度下折光率的换算公式如下：

$$n_D^T = n_D^t + 0.0001 \times (t - T) \qquad \text{（水溶液）}$$
$$n_D^T = n_D^t + 0.00038 \times (t - T) \qquad \text{（油溶液）}$$

上述公式可以得到近似计算值，当测定温度与规定温度相差不大时，计算结果较为准确；当测定温度与规定温度相差较大时，计算结果误差较大。

(4) 波长：折光率的测定波长为钠光谱的 D 线（589.3 nm），光在物质中的传播速率与光的频率有关，通常情况下，波长越短，折光率越大；波长越长，折光率越小。波长对折光率的影响较大，所以在表示折光率时，要注明测定波长，通常在折光率 n 的右下角标出所用波长。

3. 注意事项

(1) 阿贝折光计用白光为光源，是因阿贝折光计结构中的补偿器能消除黄色以外的各种杂色光，因此所测得的数值，仍然相当于使用钠光谱 D 线时的折光率。

(2) 测定用的折光计须能读数至 0.0001，测量范围 1.3～1.7，若用阿贝折光计或与其相当的仪器测定，应调节温度至 20 ℃±0.5（或各品种项下规定的温度），测量后再重复读数 2 次，3 次读数的平均值即为供试品的折光率。

(3) 测定前，折光计的读数应用校正用棱镜或水进行校正，水的折光率 20 ℃ 时为 1.3330；25 ℃ 时为 1.3325；40 ℃ 时为 1.3305。

4. 应用

折光率是物质的一种物理常数，测定折光率可以鉴别药物和检查药物的纯度。

1) 药物的鉴别和纯度检查

一般通过在规定的试验条件下测定供试品的折光率 n，将试验结果与《中国药典》现行版收载的药物折光率比较，看二者是否一致。

2) 药物含量测定

一些药物的折光率随药物浓度的升高而变大，可以根据折光率与溶液浓度之间的关系，求出溶液浓度。尤其适用于折光率随溶液浓度升高而增大，且接近线性关系的药物。

(1) 标准曲线法：本法是先测定一系列标准溶液的折光率，以测得的折光率为纵坐标，标准溶液的浓度为横坐标，绘制折光率-浓度曲线，再在同样条件下测出供试品的折光率，从标准曲线上查得供试品的浓度。此法的优点是折光率-浓度曲线线性关系不太好，也不会带来很大误差。但应注意测定标准溶液与供试液的条件要一致，若要得到精确结果，需要调节至恒温再进行测定。

(2) 折光率因素法：本法适用于药物溶液的浓度与其折光率有较好的线性关系时的含量测定。在测定某些液体药物或制剂的浓度时，可以分别测定同温度的水的折光率和溶液的折光率，然后按下述经验公式计算溶液中的溶质的质量浓度。

$$n = n_0 + Fc$$
$$c = \frac{(n - n_0)}{F}$$

式中，c 为药物溶液的质量浓度，g/mL；n 为一定温度下（通常为 20 ℃）测得的药物溶液的折光率；n_0

为同温度时溶剂的折光率(溶剂为水时,$n_0^{20} = 1.3330$);F 为折光率因素,即药物溶液浓度每增减 1%时,溶液折光率的变化。

不同的物质,有不同的折光率因素,每种药物的折光率因素可以通过实验求得。即精密称取一定量的标准纯品,配成准确浓度的溶液,测定此溶液及同温度纯溶剂的折光率,根据下式计算 F 值:

$$F = \frac{n - n_0}{c}$$

由于有的物质在不同的浓度时 F 值可能不同,为了使测得的 F 值可靠,通常依据供试液的近似浓度配成不同已知浓度的标准溶液,分别测定其折光率及同温度溶剂的折光率,计算每份的 F 值,取其平均值为结果。

第二节 药物的鉴别方法

药物的鉴别是药物分析和质量控制的首要任务,鉴别方法要求具备一定的专属性,重现性好、灵敏度高、操作简便快速等特点。通常某一鉴别试验或鉴别方法只能体现药物的某一特征,故一般需要采用 2～4 种方法鉴别才能全面反映药物的结构,同时要结合药品质量标准中其他项目的检查结果来进行综合考察,达到最终确证药物真伪的目的。

常用的鉴别方法有性状检查、物理常数测定法、化学鉴别方法、光谱法、色谱法、生物学方法等,本节主要介绍化学鉴别方法、光谱法和色谱法。

课堂活动

学完本节内容,试着分析可以采用什么鉴别方法进行维生素 E 的鉴别。

【性状】 本品为微黄色至黄色或黄绿色澄清的黏稠液体;几乎无臭;遇光色渐变深。天然型放置会固化,25 ℃左右熔化。

本品在无水乙醇、丙酮、乙醚或植物油中易溶,在水中不溶。

比旋度 避光操作。取本品约 0.4 g,精密称定,置 150 mL 具塞圆底烧瓶中,加无水乙醇 25 mL 使溶解,加硫酸乙醇溶液(1→7)20 mL,置水浴上回流 3 h,放冷,用硫酸乙醇溶液(1→72)定量转移至 200 mL 容量瓶中并稀释至刻度,摇匀。精密量取 100 mL,置分液漏斗中,加水 200 mL,用乙醚提取 2 次(75 mL,25 mL),合并乙醚液,加铁氰化钾氢氧化钠溶液[取铁氰化钾 50 g,加氢氧化钠溶液(1→125)溶解并稀释至 500 mL]50 mL,振摇 3 min;取乙醚层,用水洗涤 4 次,每次 50 mL,弃去洗涤液,乙醚液经无水硫酸钠脱水后,置水浴上减压或在氮气流下蒸干至 7～8 mL 时,停止加热,继续挥干乙醚,残渣立即加异辛烷溶解并定量转移至 25 mL 容量瓶中,用异辛烷稀释至刻度,摇匀,依法测定(通则 0621),比旋度(按 D-α-生育酚计,即测得结果除以换算系数 0.911)不得低于+24°(天然型)。

折光率 本品的折光率(通则 0622)为 1.494～1.499。

吸光系数 取本品,精密称定,加无水乙醇溶解并定量稀释制成每 1 mL 中约含 0.1 mg 的溶液,照紫外-可见分光光度法(通则 0401),在 284 nm 的波长处测定吸光度,吸光系数($E_{1\,cm}^{1\%}$)为 41.0～45.0。

【鉴别】 (1)取本品约 30 mg,加无水乙醇 10 mL 溶解后,加硝酸 2 mL,摇匀,在 75 ℃加热约 15 min,溶液显橙红色。

(2)在含量测定项下记录的色谱图中,供试品溶液主峰的保留时间应与对照品溶液主峰的保留时间一致。

(3)本品的红外光吸收图谱应与对照的图谱(光谱集 1206 图)一致。

一、化学鉴别方法

化学鉴别方法是运用化学原理和方法,根据供试品的化学结构、理化性质,使供试品与适当的试剂发生化学反应,通过观察反应现象(如颜色、荧光、发生沉淀或产生气体等)或对生成物进一步分析(如测定生成物熔点),而对药物进行鉴别的定性分析方法。

(一) 常用化学鉴别法原理

1. 显色反应

显色反应是指供试品溶液中加入适当的试剂,在一定条件下生成易于观察的有色产物的反应,常见的药物鉴别中的显色反应有以下几种。

(1)三氯化铁的显色反应:含有酚羟基或水解后产生酚羟基的药物,一般具有此反应。如,水杨酸遇三氯化铁试液显紫堇色;肾上腺素遇三氯化铁试液显翠绿色,加氨试液后变紫红色。

(2)重氮化-偶合反应:具有游离或潜在芳伯氨基的药物,如,盐酸普鲁卡因分子结构中含芳伯氨基,滴加亚硝酸钠试液,加碱性 β-萘酚试液,振摇即显红色;对乙酰氨基酚结构中虽无芳伯氨基,但其水解产物含有芳伯氨基,在酸性条件下水解以后有此反应。

(3)异羟肟酸铁反应:芳酸的酯类、酰胺类等羧酸衍生物多具有此反应,如,氯贝丁酯加盐酸羟胺的饱和乙醇溶液与氢氧化钾的饱和乙醇溶液,置水浴上加热,冷却后加稀盐酸使成酸性,加 1% 三氯化铁溶液 1~2 滴,即显紫色。

(4)氧化还原显色或褪色反应:某些药物含有还原性结构,如肾上腺素有邻二苯酚,可被过氧化氢氧化显血红色;吩噻嗪类药物可被不同氧化剂氧化显色;马来酸氯苯那敏可使高锰酸钾试液褪色;含有甾环的药物可与浓硫酸显色以用于鉴别。

2. 沉淀反应

沉淀反应是指供试品溶液中加入适当的试剂,在一定条件下生成具有特殊的颜色或形状的沉淀的反应。常见的药物鉴别中的沉淀反应有以下几种。

(1)与生物碱沉淀试剂的沉淀反应:生物碱类药物或一些具有含氮杂环的合成类药物,一般可与生物碱沉淀试剂生成难溶于水的复盐或配合物,具有特征的颜色。常见的生物碱沉淀试剂有碘化铋钾、碘化汞钾、碘-碘化钾试液、氯化汞、氯化铂等。如,奥美拉唑溶于氢氧化钠溶液,加硅钨酸试液,摇匀,滴加稀盐酸数滴,即产生白色絮状沉淀。

(2)与重金属离子的沉淀反应:在一定条件下,药物和重金属离子反应生成沉淀。常用的重金属离子包括有铜离子、铁离子和银离子等。如磺胺类药物可与硫酸铜试液反应生成不同颜色的沉淀。

(3)氧化还原沉淀反应:具有强还原性的药物可与费林试液、多伦试液等氧化性试剂反应分别生成红色 CuO_2 沉淀、黑色的单质 Ag 沉淀等。如异烟肼水溶液加氨制硝酸银试液,即发生气泡与黑色浑浊,并在试管壁上生成银镜。

(4)无机盐离子的特征性沉淀反应:有机弱碱药物与无机酸成酸式盐作为药用时,可以利用无机酸的酸根离子的沉淀反应鉴别。如盐酸吗啡水溶液显氯化物的银盐沉淀反应;硫酸阿托品水溶液显硫酸根的钡盐沉淀反应。

3. 气体生成反应

气体生成反应是指药物与试剂反应生成特定气体,根据气体的性质进一步分析鉴别。

(1)反应生成氨气:大多数的胺(铵)类药物、酰脲类药物以及某些酰胺类药物,可在强碱加热条件下反应产生有特臭的氨气,并可使湿润的红色石蕊试纸变蓝。如盐酸普鲁卡因在碱性条件下加热水解产生的蒸气能使湿润的红色石蕊试纸变为蓝色。

(2)反应生成硫化氢:化学结构中含硫的药物经强酸加热处理后,产生硫化氢气体,有特臭,可使醋酸铅试纸变黑。如西咪替丁炽灼产生的气体能使醋酸铅试纸显黑色。

(3)反应生成乙酸乙酯:醋酸酯或乙酰胺类药物,经硫酸水解后,加乙醇可产生乙酸乙酯的香味。如醋酸地塞米松加乙醇制氢氧化钾试液水浴加热,放冷后,加硫酸溶液缓缓煮沸 1 min,即产生乙酸乙酯的香味。

4．测定衍生物的熔点

对于某些熔点过高、对热不稳定或熔点不敏锐的药物,可使供试品与某试剂反应生成不溶性衍生物,经过滤、洗涤、干燥后,再测定此衍生物的熔点,可用于该物质的鉴别。如羰基试剂与含有羰基结构的药物反应生成腙或缩氨基脲结构的衍生物,可供熔点测定分析。

（二）一般鉴别试验

药物的一般鉴别试验是依据某一类药物共同的化学结构或理化性质,通过化学反应来对药物进行定性分析。无机药物主要根据其阴、阳离子的特殊反应进行鉴别,有机药物则主要采用典型的官能团反应。因此,一般鉴别试验只能证实药物中含有某一离子或基团,而不能证实是哪一种药物,应结合《中国药典》(2020 年版)中性状项下的描述,以及其他鉴别试验尤其是专属鉴别试验结果进行综合判断。

《中国药典》(2020 年版)附录项下的一般鉴别试验包括的项目如下:水杨酸盐、丙二酰脲类、有机氟化物、亚硫酸盐或亚硫酸氢盐、亚锡盐、托烷生物碱类、汞盐、芳香第一胺类、苯甲酸盐、乳酸盐、枸橼酸盐、钙盐、钠盐、钡盐、酒石酸盐、铋盐、钾盐、铁盐、铵盐、银盐、铜盐、锂盐、硫酸盐、硝酸盐、锌盐、锑盐、铝盐、氯化物、溴化物、碘化物、硼酸盐、碳酸盐与碳酸氢盐、镁盐、醋酸盐、磷酸盐等。现以典型的无机离子及有机物官能团为例来简要阐明鉴别试验原理。

1．无机酸盐阴离子的反应

1)氯化物

(1)取供试品溶液,加硝酸使之呈酸性后,加硝酸银试液,即生成白色凝乳状沉淀;分离,沉淀加氨试液即溶解,再加硝酸,沉淀复生成。如供试品为生物碱或其他有机碱的盐酸盐,须先加氨试液使呈碱性,将析出的沉淀过滤除去,取滤液进行试验。

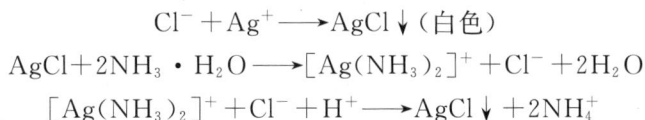

$$Cl^- + Ag^+ \longrightarrow AgCl\downarrow（白色）$$
$$AgCl + 2NH_3 \cdot H_2O \longrightarrow [Ag(NH_3)_2]^+ + Cl^- + 2H_2O$$
$$[Ag(NH_3)_2]^+ + Cl^- + H^+ \longrightarrow AgCl\downarrow + 2NH_4^+$$

(2)取供试品少量,置试管中,加等量的二氧化锰,混匀,加硫酸湿润,缓缓加热,即产生氯气,能使湿润的碘化钾淀粉试纸显蓝色。

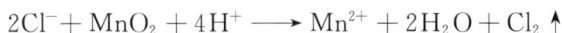

$$2Cl^- + MnO_2 + 4H^+ \longrightarrow Mn^{2+} + 2H_2O + Cl_2\uparrow$$

2)硫酸盐

(1)取供试品溶液,加氯化钡试液,即生成白色沉淀;分离,沉淀在盐酸或硝酸中均不溶解。

(2)取供试品溶液,加醋酸铅试液,即生成白色沉淀;分离,沉淀在醋酸铵试液或氢氧化钠试液中溶解。

(3)取供试品溶液,加盐酸,不生成白色沉淀(与硫代硫酸盐区别)。

2．无机金属盐阳离子的反应

1)钠、钾、钙的焰色反应

(1)钠盐:取铂丝,用盐酸湿润后,蘸取供试品,在无色火焰中燃烧,火焰即显鲜黄色。

(2)钾盐:取铂丝,用盐酸湿润后,蘸取供试品,在无色火焰中燃烧,火焰即显紫色;但有少量的钠盐混存时,须隔蓝色钴玻璃透视,方能辨认。

(3)钙盐:取铂丝,用盐酸湿润后,蘸取供试品,在无色火焰中燃烧,火焰即显砖红色。

2)钡盐

取供试品溶液,滴加稀硫酸,即生成白色沉淀;分离,沉淀在盐酸或硝酸中均不溶解。

3)铵盐

(1)取供试品,加过量氢氧化钠试液,加热,即分解,产生氨臭;遇湿润的红色石蕊试纸,能使之变蓝,并能使硝酸亚汞试液湿润的滤纸显黑色。

（2）取供试品溶液,加碱性碘化汞钾试液 1 滴,即生成红棕色沉淀。

3. 有机酸盐

1）水杨酸盐

（1）取供试品的稀溶液,加三氯化铁试液 1 滴,即显紫色。

（2）取供试品溶液,加稀盐酸,即析出白色水杨酸沉淀;分离,沉淀在醋酸铵试液中溶解。

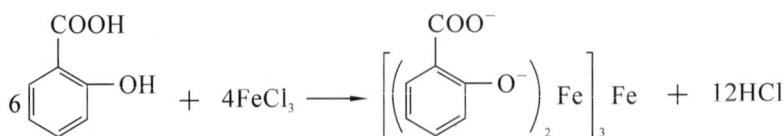

2）苯甲酸盐

（1）取供试品的中性溶液,加三氯化铁试液,即生成赭色沉淀;再加稀盐酸,变为白色沉淀。

（2）取供试品,置干燥试管中,加硫酸后,加热,不炭化,但析出苯甲酸,并在试管内壁凝结成白色升华物。

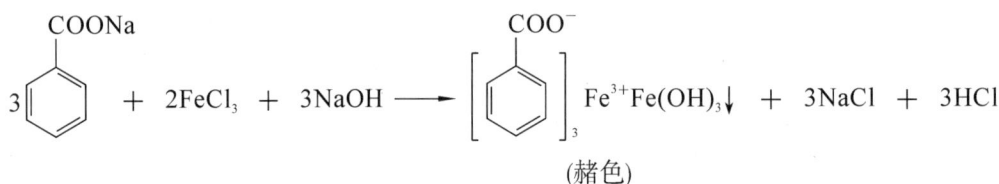

（赭色）

4. 有机氟化物

取供试品约 7 mg,按照氧瓶燃烧法进行有机破坏,用 20 mL 水与 6.5 mL 0.01 mol/L 氢氧化钠溶液为吸收液,待燃烧完毕后,充分振摇;取吸收液 2 mL,加茜素氟蓝试液 0.5 mL,再加 12% 醋酸钠的稀醋酸溶液 0.2 mL,用水稀释至 4 mL,加硝酸亚铈试液 0.5 mL,即显蓝紫色;同时做空白对照试验。

5. 芳香第一胺类

取供试品约 50 mg,加稀盐酸 1 mL,必要时缓缓煮沸使溶解,放冷,加 0.1 mol/L 亚硝酸钠溶液数滴,加与 0.1 mol/L 亚硝酸钠溶液等体积的 1 mol/L 脲溶液,振摇 1 min,滴加碱性 β-萘酚试液数滴,视供试品不同,生成粉红色到猩红色沉淀。

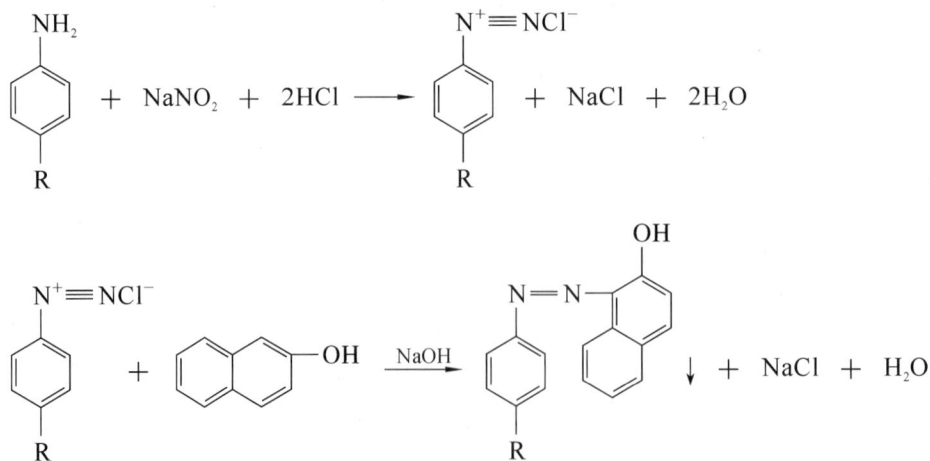

6. 托烷生物碱类

取供试品约 10 mg,加发烟硝酸 5 滴,置水浴上蒸干,得黄色残渣,放冷,加乙醇 2～3 滴湿润,加固体氢氧化钾一小粒,即显深紫色。

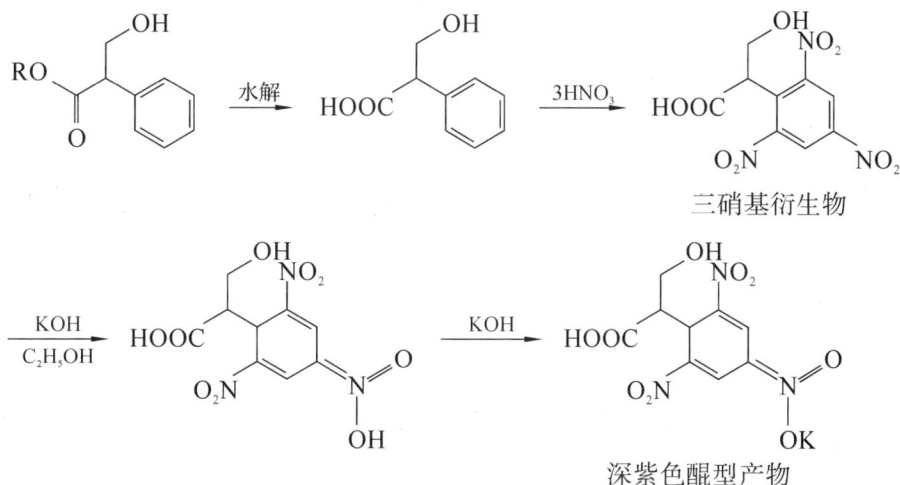

三硝基衍生物

深紫色醌型产物

7. 丙二酰脲类

(1)取供试品约 0.1 g,加碳酸钠试液 1 mL 与水 10 mL,振摇 2 min,过滤,滤液中逐滴加入硝酸银试液,即生成白色沉淀,振摇,沉淀即溶解;继续滴加过量的硝酸银试液,沉淀不再溶解。

(2)取供试品约 50 mg,加吡啶溶液(1→10)5 mL,溶解后,加铜-吡啶试液 1 mL,即显紫色或生成紫色沉淀。

(三)专属鉴别试验

药物的一般鉴别试验是以某一类别药物的共同化学结构为依据,根据其相同的物理化学性质进行药物类别的鉴别。专属鉴别试验是在利用一般鉴别试验鉴别某一类药物的基础上,进一步根据其中每一种药物化学结构的差异,选用某些特有的专属性定性反应,以区别同类药物或具有相同化学结构的各个药物单体。

如甾体激素类药物均含有环戊烷并多氢菲母核,主要的结构差别在母核上的取代基不同,可利用这些结构特征进行鉴别确证,如黄体酮含有 C17-甲酮基,可在碱性条件下与亚硝基铁氰化钠反应显蓝紫色;地塞米松含有 C17-α-醇酮基,具有强还原性,可与费林试液反应,生成红色沉淀;炔雌醇含有末端炔基,可与硝酸银试液生成白色沉淀等。再如巴比妥类药物均具有丙二酰脲结构的银盐反应,银盐反应即为巴比妥类药物的一般鉴别试验,在此基础上可以分别针对苯巴比妥的苯环、司可巴比妥的不饱和键以及硫喷妥钠的硫化氢反应设计每一种药物的专属鉴别试验。各药物的专属鉴别试验可见典型药物有关章节。

二、光谱法

光谱法(spectrometry)是基于物质与电磁辐射作用时,测量由物质内部发生量子化的能级之间的跃迁而产生的发射、吸收或散射辐射的波长和强度进行分析的方法。光谱法基于物质的结构特征,因此可以用于药物的鉴别,专属性强于化学鉴别方法。

分光光度法是光谱法的重要组成部分,是通过测定被测物质在特定波长处或一定波长范围内的吸光度或发光强度,对该物质进行定性和定量分析的方法。常用的分光光度法包括紫外-可见分光光度法、红外分光光度法、荧光分光光度法和原子吸收分光光度法等。

1. 原理和术语

单色光穿过被测物质溶液时,在一定的浓度范围内被该物质吸收的量与该物质的浓度和液层的厚度(光路长度)成正比,其关系可以用朗伯-比尔定律表述如下:

$$A = \lg \frac{1}{T} = EcL$$

式中,A 为吸光度;T 为透光率;E 为吸光系数,常用的表示方法为 $E_{1\ cm}^{1\%}$,其物理意义为当溶液浓度为

1%(g/mL)，液层厚度为 1 cm 时的吸光度；c 为 100 mL 溶液中所含物质的重量（按干燥品或无水物计算），g；L 为液层厚度，cm。

上述公式中吸光系数也可用摩尔吸光系数 ε 来表示，其物理意义为溶液浓度 c 为 1 mol/L 和液层厚度为 1 cm 时的吸光度。在最大吸收波长处摩尔吸光系数表示为 ε_{max}。

物质对光的选择性吸收波长，以及相应的吸光系数是该物质的物理常数。在一定条件下，物质的吸光系数是恒定的，且与入射光的强度、吸收池厚度及样品浓度无关。当已知某纯物质在一定条件下的吸光系数后，可用同样条件将该供试品配成溶液，测定其吸光度，即可由上式计算出供试品中该物质的含量，因此分光光度法可以用于药物的鉴别、杂质检查和含量测定。

2. 紫外-可见分光光度法

具有共轭体系的有机药物分子在 190～800 nm 波长范围内有明显吸收，通过测定物质的吸光度，可进行鉴别、杂质检查和定量测定。当光穿过被测物质溶液时，物质对光的吸收程度随光的波长不同而变化，因此，通过测定物质在不同波长处的吸光度，并绘制其吸光度与波长的关系图，即可得被测物质的吸收光谱。吸收光谱仅能反映药物结构中发色基团部分的特征，分子中其他部分的结构略有不同，对吸收光谱的影响不大，所以此法用作鉴别的专属性远不如红外光谱。

在吸收光谱中，可以确定最大吸收波长 λ_{max} 和最小吸收波长 λ_{min}，可以通过特定波长范围内样品的光谱与对照光谱或对照品光谱的比较，或通过确定最大吸收波长，或通过测量两个特定波长处的吸光度比值而鉴别物质。

（1）对比吸收光谱的特征参数：包括最大吸收波长（λ_{max}）、最小吸收波长（λ_{min}）、规定浓度的供试品溶液在规定波长处的吸光度（A）、吸光系数 $E_{1\ cm}^{1\%}$ 等，应符合规定。

（2）比较吸光度比值 $A_{\lambda1}/A_{\lambda2}$ 的大小：某些药物在不同波长处有特征吸收，而且不同波长处的吸光度比值呈现一致性，不随溶液浓度和物质的量发生变化。

（3）比较吸收光谱的一致性：即将供试品与对照品制成相同溶剂、相同浓度的溶液，在一定波长范围内测定其吸收光谱，要求两者的吸收光谱一致。

采用紫外-可见分光光度法鉴别药物时，紫外-可见分光光度计波长、吸光度的准确性直接影响着试验结果，故在使用过程中，应定期对仪器进行校验。注意溶剂的种类、溶液的浓度、pH 值等因素对试验结果的影响。

课堂活动

> 分析以下药物，分别利用紫外-可见分光光度法的相关参数进行鉴别。
>
> 布洛芬的鉴别：取本品，加 0.4% 氢氧化钠溶液制成每毫升中含 0.25 mg 的溶液，照紫外-可见分光光度法（通则 0401）测定，在 265 nm 与 273 nm 的波长处有最大吸收，在 245 nm 与 271 nm 的波长处有最小吸收，在 259 nm 的波长处有一肩峰。
>
> 盐酸异丙嗪的鉴别：取本品，精密称定，加 0.01 mol/L 盐酸溶解并定量稀释制成每 1 mL 中约含 6 μg 的溶液，按照紫外-可见分光光度法（通则 0401），在 249 nm 波长处测定吸光度，吸光系数 $E_{1\ cm}^{1\%}$ 为 883～937。
>
> 维生素 B_{12} 的鉴别：取本品，精密称定，加水溶解并定量稀释制成每 1 mL 中约含 25 μg 的溶液，按照紫外-可见分光光度法（通则 0401）测定，在 278 nm、361 nm 与 550 nm 的波长处有最大吸收。361 nm 波长处的吸光度与 278 nm 波长处的吸光度的比值应为 1.70～1.88。361 nm 波长处的吸光度与 550 nm 波长处的吸光度的比值应为 3.15～3.45。

3. 红外分光光度法

红外分光光度法是在 4000～400 cm⁻¹ 波数范围内测定物质的吸收光谱，用于化合物的鉴别、检查或含量测定的方法。化合物吸收红外辐射后，分子的振动和转动运动由较低能级向较高能级跃迁，从而导致对特定频率红外辐射的选择性吸收,形成特征性很强的红外吸收光谱,除部分光学异构体及长链烷烃同系物外,几乎没有两个化合物具有完全相同的红外光谱,在物质化学结构分析和药物鉴别中专属性很强。化合物对红外辐射的吸收程度与其浓度的关系符合朗伯-比尔定律,是红外分光光度法定量分析的依据。

《中国药典》采用标准图谱对照法进行药物鉴别,主要对照吸收峰的位置和强度,同时分析指纹区和特征区的峰形特点。比较供试品光谱与对照光谱全谱谱形,即首先是谱带的有与无,然后是各谱带的相对强弱,若供试品光谱图与对照光谱图一致,通常可判定两个化合物为同一物质(只有少数例外,如有些光学异构体或大分子同系物等);若两个光谱不同,在排除供试品存在多晶型现象以及纯度符合要求的基础上,则可判定两化合物不同。

如《中国药典》(2020年版)收载盐酸普鲁卡因的鉴别试验:本品的红外吸收图谱应与对照光谱(光谱集397图)一致,见图2-4。

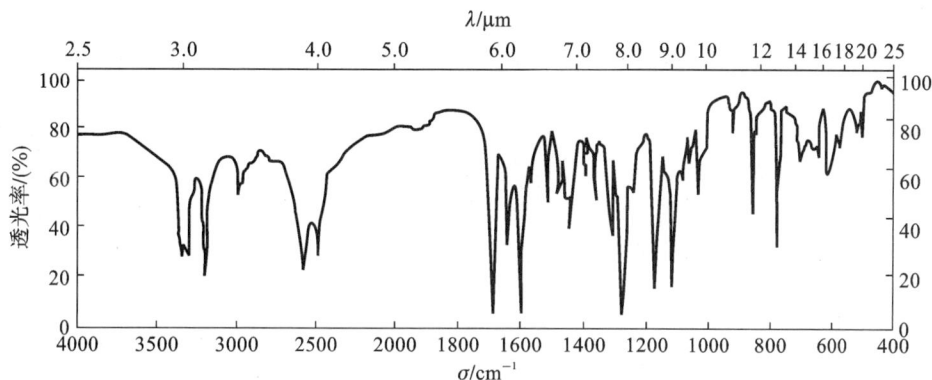

图 2-4 盐酸普鲁卡因的红外吸收光谱

三、色谱法

色谱法是利用物质在不同的两相中溶解、吸附、分配、离子交换或其他亲和作用的差异,使混合物中各组分达到分离的目的的方法。不同物质在不同色谱条件下,产生各自的特征色谱行为,以此可作为鉴别的依据。色谱法根据其分离原理可分为吸附色谱法、分配色谱法、离子交换色谱法与排阻色谱法等,根据分离方法分为纸色谱法、薄层色谱法、柱色谱法、气相色谱法、高效液相色谱法等。

1. 薄层色谱法(TLC法)

TLC法是用适宜的固定相涂布于玻璃板等载体上,制成均匀薄层板,将供试品溶液点样于薄层板上,经展开、检视(或显色后检视)后所得的色谱图与适宜的标准品按同法所得的色谱图做对比,亦可用薄层色谱扫描仪进行扫描,用于药品的鉴别或杂质检查。操作时需要按各品种项下要求对试验条件进行系统适用性试验,即用供试品和标准物质对试验条件进行试验和调整,应符合规定。

用于药物鉴别时,按各品种项下规定的方法,制备供试品溶液和对照标准溶液,在同一薄层板上点样、展开与检视,供试品色谱图中所显斑点的位置和颜色(或荧光)应与标准物质色谱图的斑点一致。必要时化学药品可采用供试品溶液与标准溶液混合点样、展开,与标准物质相应的斑点应为单一、紧密斑点。斑点位置以比移值(R_f值,比移值=从基线至斑点中心的距离/从基线至展开剂前沿的距离)表示,见图2-5。

2. 高效液相色谱法(HPLC法)

HPLC法是采用高压输液泵将规定的流动相泵入装有填充剂的色谱柱进行分离测定的色谱方法。注入的供试品,由流动相带入柱内,各成分在柱内被分离,并依次进入检测器,由记录仪、积分仪或数据处理系统记录色谱信号。

此法由于设备色谱柱、流动相、检测器均有多种类别可以选择,因此专属性较强,但操作较费时,故一般在"检查"或"含量测定"项下已采用HPLC法的情况下,才采用此法鉴别。一般按供试品含量

$$R_f = \frac{\text{从基线至斑点中心的距离}}{\text{从基线至展开剂前沿的距离}}$$

展开剂前沿

斑点中心

基线

图 2-5 利用供试品溶液和对照标准溶液进行药物的鉴别

测定项下的高效液相色谱条件进行试验,要求供试品和对照品色谱峰的保留时间(t_R)一致。

3. 气相色谱法(GC 法)

GC 法是采用气体为流动相(载气)流经装有填充剂的色谱柱进行分离测定的色谱方法。物质或其衍生物汽化后,被载气带入色谱柱进行分离,各组分先后进入检测器,用数据处理系统记录色谱信号。GC 法与 HPLC 法的测定原理、方法以及判定标准基本类似,但是 GC 法由于供试品需要具备易挥发、热稳定等性质,因此用于药物鉴别的适用范围比较有限。

4. 纸色谱法(PC 法)

PC 法是以纸为固定相载体,以纸上所含水分或其他物质为固定相,用展开剂进行展开的分配色谱法。供试品经展开后,可用比移值(R_f 值)表示其各组成成分的位置。用作药物鉴别时,供试品在色谱图中所显主斑点的位置和颜色(或荧光),应与对照标准物质在色谱图中所显主斑点相同。PC 法分离效能较低,在药物鉴别中逐渐被薄层色谱法等其他色谱法所取代。

知识链接

《中国药典》(2020 年版)中利用色谱法的鉴别示例

倍他米松磷酸钠的鉴别:取本品与倍他米松磷酸钠对照品适量,分别加甲醇制成每毫升中约含 1 mg 的溶液,按照薄层色谱法试验,吸取上述两种溶液各 10 μL,分别点于同一硅胶 G 薄层板上,以稀盐酸饱和的丁醇溶液为展开剂,展开,晾干,喷以硫酸-甲醇-硝酸(10:10:1),在 105 ℃加热 10 min,供试品溶液主斑点的位置应与对照品溶液的主斑点相同。

苯丙酸诺龙的鉴别试验:在含量测定项下记录的色谱图中,供试品溶液主峰的保留时间应与对照品溶液主峰的保留时间一致。

维生素 E 的鉴别:在含量测定项下记录的气相色谱图中,供试品溶液主峰的保留时间应与对照品溶液主峰的保留时间一致。

本单元知识点

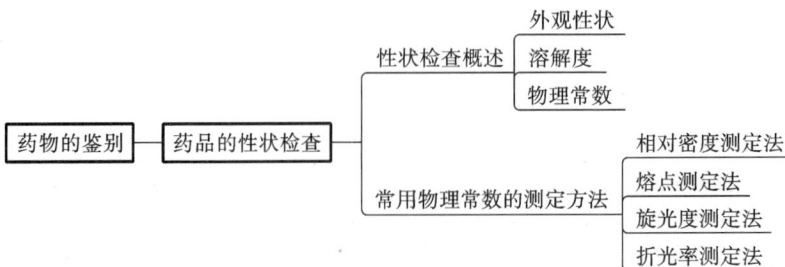

药物的鉴别 —— 药品的性状检查

性状检查概述 —— 外观性状、溶解度、物理常数

常用物理常数的测定方法 —— 相对密度测定法、熔点测定法、旋光度测定法、折光率测定法

常用化学鉴别方法原理
- 呈色反应
- 沉淀反应
- 气体生成反应
- 测定衍生物的熔点

化学鉴别方法
- 一般鉴别试验
  - 无机酸盐阴离子反应
  - 无机金属盐阳离子反应
  - 有机酸盐
  - 有机氟化物
  - 芳香第一胺类
  - 托烷生物碱类
  - 丙二酰脲类
- 专属鉴别试验

药物的鉴别 — 药物的鉴别方法

光谱法
- 原理和术语 朗伯-比尔定律
- 紫外-可见分光光度法
  - 对比吸收光谱的特征参数
  - 比较吸光度的比值 A_{21}/A_{42} 的大小
  - 比较吸收光谱的一致性
- 红外分光光度法 标准图谱对照法

色谱法
- 薄层色谱法（TLC法） 比移值（R_f值）
- 高效液相色谱法（HPLC法） 保留时间（t_R）
- 气相色谱法（GC法） 保留时间（t_R）
- 纸色谱法（PC法） 比移值（R_f值）

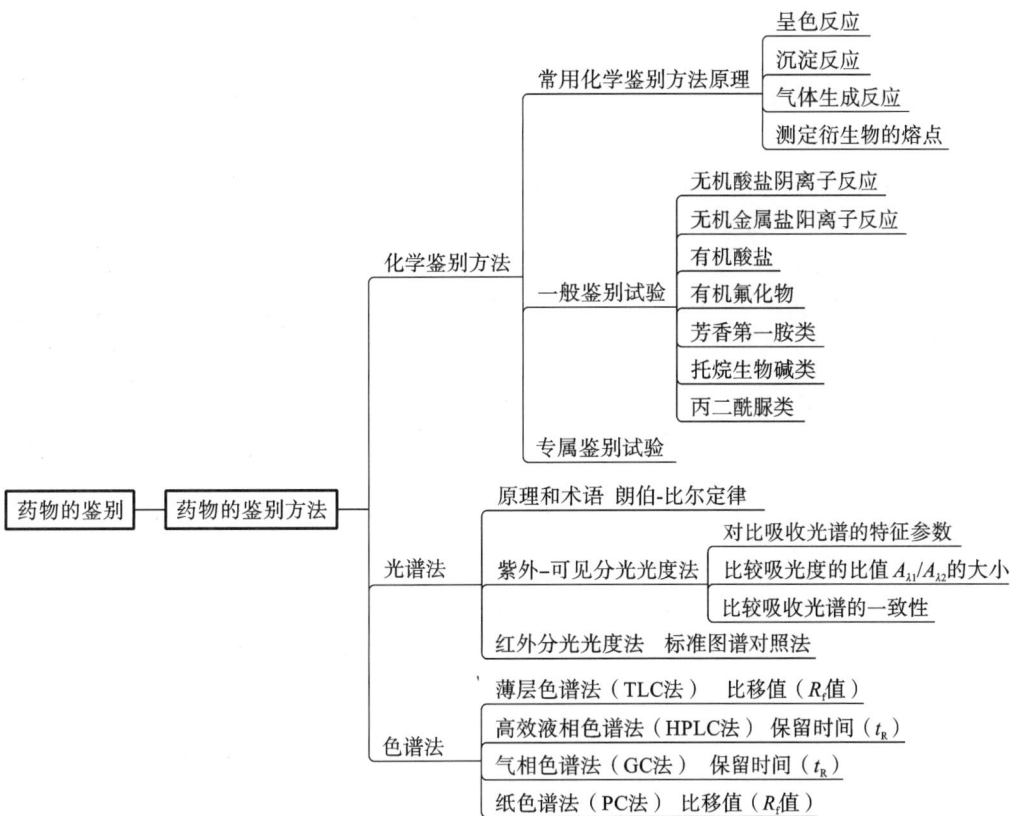

→ 同步能力检测题

同步能力检测答案

一、选择题

（一）单项选择题

A 型题（最佳选择题）每题的备选答案中只有一个最佳答案。

1. 托烷生物碱类的鉴别反应是（　　　）。

A. 异羟肟酸铁反应　　　B. 紫脲酸铵反应　　　C. Marquis 反应　　　D. Vitali 反应

2. 水杨酸盐可用下列哪种试剂鉴别？（　　　）

A. 三氯化铁　　　　　B. 硫酸铜　　　　　C. 氯化钠　　　　　D. 氢氧化钠

3. 以下哪项不是物理常数？（　　　）

A. 熔点　　　　　　　B. 吸光系数　　　　C. 旋光度　　　　　D. 比旋度

4. 苯甲酸盐可与下列哪种试剂反应生成赭色沉淀？（　　　）

A. 硫酸铜　　　　　　B. 三氯化铁　　　　C. 硫酸锌　　　　　D. 氯化汞

5. 药物的物理常数通常收载在药典的哪个部分？（　　　）

A. 性状项　　　　　　B. 鉴别项　　　　　C. 含量测定项　　　D. 检查项

6. 硫酸盐鉴别试验中,生成的白色沉淀溶于下列哪种试液中？（　　　）

A. 浓硫酸　　　　　　B. 浓硝酸　　　　　C. 浓盐酸　　　　　D. 氢氧化钠试液

7. 芳香第一胺的鉴别反应为（　　　）。

A. 异羟肟酸铁反应　　　　　　　　　B. 重氮化-偶合反应

C. Marquis 反应　　　　　　　　　D. Vitali 反应

8. 药物的鉴别是为了证明已知药物的（　　　）。

A. 真伪　　　　　　　B. 含量　　　　　　C. 优劣　　　　　　D. 纯度

9. 钙盐的焰色反应为（　　）。

A. 黄色 B. 绿色 C. 紫色 D. 砖红色

10.《中国药典》(2020 年版)中,比旋度的表示方法为(　　)。

A. α B. $[\alpha]_D$ C. $[\alpha]_D^{20}$ D. $[\alpha]$

B 型题(配伍选择题)备选答案在前,试题在后,每组 5 题。每组题均对应同一组备选答案,每题只有一个正确答案。每个备选答案可重复选用,也可不选用。

11～15 题共用备选答案

A. 硝酸银 B. 氯化钡 C. 亚硝酸钠 D. 硝酸亚铈 E. 发烟硝酸

11. 鉴别芳香第一胺类药物可用试剂(　　)。

12. 鉴别氟化物可用试剂(　　)。

13. 鉴别氯化物可用试剂(　　)。

14. 鉴别托烷生物碱类可用试剂(　　)。

15. 鉴别硫酸盐可用试剂(　　)。

（二）多项选择题

1. 可用于鉴别的紫外吸收光谱的特征参数包括(　　)。

A. λ_{max} B. λ_{min} C. R_f D. t_R

E. $E_{1\ cm}^{1\%}$

2. 重氮化-偶合反应中,所用的试剂有(　　)。

A. 硝酸亚铈 B. 亚硝酸钠 C. 茜素氟蓝

D. β-萘酚 E. 硝酸钠

3. 氟化物的鉴别试验中,所用的试剂有(　　)。

A. 亚硝酸钠 B. 盐酸 C. 硝酸亚铈

D. 茜素氟蓝 E. 醋酸汞

4. 下列关于 Vitali 反应叙述正确的有(　　)。

A. 可用于鉴别芳香第一胺类药物 B. 可用于鉴别托烷生物碱类药物

C. 所用试剂有氢氧化钾 D. 试验现象为紫色

E. 试验现象为红色

5. 可用于药物鉴别试验的色谱法有(　　)。

A. TLC 法 B. IR 法 C. UV 法 D. PC 法

E. HPLC 法

6. 下列哪些方法可以用于药物的鉴别？(　　)

A. 性状检查 B. 物理常数测定 C. 化学鉴别

D. 光谱法 E. 色谱法

二、简答题

常用的药物鉴别试验方法有哪些? 查阅药典举例说明。

（刘慧娟）

药物中杂质的检查

扫码看 PPT

学习目标

一、知识目标

1. 掌握药物纯度的概念、一般杂质及杂质限度的概念、限度检查的常用方法、限度的表示方法及有关计算，氯化物、硫酸盐、铁盐、重金属、砷盐、酸碱度等一般性杂质的检查原理、检查方法及检查条件。

2. 熟悉干燥失重、水分、炽灼残渣、易炭化物、溶液颜色、澄清度、灰分等的检查原理和方法。

3. 了解特殊杂质的概念、药物引入杂质的途径、引入特殊杂质的原因及常用的检查方法。

二、职业技能目标

1. 熟练应用药物分析的基础知识和基本技术，依据药品质量标准，完成对药物一般杂质和特殊杂质检查的基本操作。

2. 初步具备药物杂质质量分析方法的能力。

三、职业素质目标

通过本章的学习，能够依据药品质量标准，以实例释理论，对药物的杂质进行解析，具备药品质量检测的能力，坚持药品质量第一的观念，确保人民用药安全有效。

药物的纯度是指药物的纯净程度，是反映药品质量的一项重要指标，又称为药用纯度或药用规格。杂质是指药物中存在的无治疗作用或影响药物的疗效和稳定性，甚至对人体健康造成危害的物质。药物中杂质含量是影响药物纯度的主要因素。由于药物来源广泛、成分复杂、结构性质各异，药物生产和储藏过程中不可避免地会引入杂质。药物中含有的杂质超过质量标准规定的纯度要求时，可能使药物的外观性状、理化常数发生改变，含量明显偏低或活性降低等，不仅影响药物的质量，还能反映出生产工艺中存在的问题。因此，对药物纯度的评价必须综合考虑外观性状、理化常数、杂质检查、含量测定等多方面进行判断。杂质检查是药物纯度控制的重要手段，既可保证用药的安全有效，同时也为生产、流通环节中的质量保证和企业管理提供依据。

第一节　药物中杂质的来源及其种类

一、杂质的来源

药物中杂质的检查项目是根据可能存在的杂质来确定的，只有了解药物中杂质可能的来源，才能有针对性地制定出杂质检查的项目和方法。药物杂质的主要来源：生产过程和储藏过程。

（一）生产过程

生产中投入的原料不纯或被污染，或在药物合成过程中，未反应完全的原料、反应的中间体和副产物,未经过精制完全除去,都会引入杂质。例如:以水杨酸为原料合成阿司匹林时,如果乙酰化反应不完全,在成品中就会引入水杨酸;以工业用氯化钠生产注射用氯化钠,从原料中有可能引入溴化物、碘化物、硫酸盐、钾盐、钙盐、镁盐、铁盐等杂质;合成肾上腺素时的中间体肾上腺素酮,如果精制时没能除净会引入酮体。

在从植物原料中获取药物时,植物中常含有与药物结构、性质相似的物质,很难实现完全分离除去,可能引入成品中。如从阿片中提取吗啡,有可能引入罂粟碱及阿片中其他生物碱。从植物中提取的盐酸小檗碱也含有药根碱、巴马亭等其他小檗碱型生物碱。

通过微生物发酵提纯分离的药物,有可能受发酵条件和发酵阶段的影响产生不同的代谢产物而引入杂质,如治疗糖尿病的阿卡波糖是游动放线菌产生的一种代谢产物,随着发酵的进行,会产生多种类似阿卡波糖的杂质。

药物在制成制剂的过程中,也可能产生新杂质,如盐酸普鲁卡因注射剂高温灭菌过程,会水解产生对氨基苯甲酸和二乙氨基乙醇,而干燥的盐酸普鲁卡因原料则不会发生水解产生这两种杂质。

此外,在药物的生产过程中,常需加入一些试剂、溶剂、催化剂等。如使用酸性或碱性试剂处理后,可能使产品中带有酸性或碱性杂质;用有机溶剂提取或精制后,在产品中就可能残留有机溶剂,如利福昔明中需要检查残留溶剂乙醇、二氯甲烷、正己烷、正丁醇、甲苯、乙酸丁酯等。此外,在合成反应中起到催化作用的金属离子,生产中所用的金属器皿、装置以及其他不耐酸或碱的金属工具,都可能使最终的药物产品中引入诸如砷盐、铅、铁、铜、锌、锰等金属杂质。

知识链接

药物的纯度与化学试剂纯度的区别

药物的纯度主要从临床用药安全性、有效性以及对药物稳定性的影响等方面考虑。化学试剂的纯度是从杂质可能引起的化学变化对试剂使用范围和使用目的的影响来考虑的,并不考虑对生物体的生理作用及毒副作用。药品只有合格品与不合格品之分;而化学试剂可根据杂质的含量高低分为不同级别:优级纯(GR,绿标签)、分析纯(AR,红标签)、化学纯(CR,蓝标签)、实验纯(LR,黄标签)、指示剂和染色剂(ID 或 SR,紫标签)等。

因此,不能用化学试剂的规格代替药品标准,更不能将化学试剂当作药品直接用于临床治疗。

(二)储存过程

药品储存过程中,其储存环境非常重要,如在温度、湿度、日光、空气的影响下,或因微生物的作用,可能发生水解、氧化、聚合、分解、异构化、晶型转变、潮解和发霉等变化而产生有关杂质。酯、内酯、酰胺、苷类及环酰胺等药物在水分存在下容易发生水解反应,如阿司匹林水解为水杨酸和醋酸,阿托品水解生成莨菪醇和消旋莨菪酸。在酸性、碱性条件下或温度较高时,水解反应更易发生。具有酚羟基、巯基、亚硝基、醛基以及长链共轭多烯等结构的药物,在空气中易被氧化,引起药物变色、失效甚至产生毒性的氧化产物,如麻醉剂乙醚在日光、空气及湿气作用下,易氧化分解为醛及有毒的过氧化物;二巯基丙醇易被氧化为二硫化物。

此外,药物还可因外界条件的影响而引起异构化和晶型转变等。如四环素在酸性条件下可发生差向异构化生成毒性高、活性低的差向四环素;左旋体重酒石酸肾上腺素在温度升高时可消旋化;反式体的双羟萘酸噻嘧啶遇紫外线能转化为驱虫效果极弱的顺式体。重酒石酸去甲肾上腺素左旋体效力比右旋体大 27 倍,温度升高时可引起消旋化,从而降低疗效。药物的晶型不同,其理化常数、溶解性、稳定性、体内吸收和疗效也有很大差异。如无味氯霉素存在多晶型现象,B 晶型为活性型,易被酯酶水解而吸收,而 A 晶型则不易被酯酶水解,活性很低。甲苯咪唑有 A、B、C 三种晶型,其中 C 晶型的驱虫率为 90%,B 晶型为 40%~60%,A 晶型的驱虫率小于 20%。

二、杂质的种类

（一）按性质分类

1. 影响药物稳定性的杂质

某些杂质的直接作用是影响药物稳定性，发生物理或化学改变，如水分的存在常会使含酯、酰胺等结构的药物水解，水解产物常影响到药物的安全性和有效性；金属离子的存在，常催化氧化还原反应，如 Cu^{2+} 催化，使维生素 A、维生素 E 易被氧化等。

2. 有害杂质

药物中 Ag^+、Hg^{2+}、Pb^{2+}、Sb^{2+}、Sn^{2+}、Cd^{2+} 等离子的过量存在，常导致人体中毒，影响到用药的安全，故应该严格控制其限度。

3. 信号杂质

一些杂质（如少量的氯化物、硫酸盐等）不会对人体产生危害，但此类杂质水平可以反映药物的生产工艺和储存状况是否正常，有助于控制和提高生产水平，因此，此类杂质又称"信号杂质"，控制这类杂质的限度，同时就控制了有关杂质的限度。

（二）按来源分类

1. 一般杂质

一般杂质是指在自然界分布比较广泛，在多种药物的生产或储藏过程中容易引入的杂质。由于对此类杂质的控制涉及多种药物，故在各版药典的附录中均规定了它们的检查方法。《中国药典》（2020 年版）四部规定了氯化物、硫酸盐、硫化物、铁盐、砷盐、铵盐、重金属、干燥失重、水分、炽灼残渣、易炭化物、残留溶剂等项目的检查方法。

2. 特殊杂质

特殊杂质是指某种药物在生产和储藏过程中，根据药物的性质、生产方法和工艺，可能会引入的杂质。如阿司匹林中的水杨酸、肾上腺素中的酮体、硫酸阿托品中的莨菪碱等。一般来说，某种特殊杂质只存在于特定的药物中，故其检查方法收载于该药物的质量标准，即《中国药典》的正文中。

此外，还可按杂质结构特点分类，杂质可分为无机杂质和有机杂质两类。其中，无机杂质多来自溶剂、试剂、器皿等，如 Cl^-、SO_4^{2-}、重金属等；而有机杂质多是有机药物的中间体、副产物、分解产物等，如肾上腺酮、差向四环素、易炭化物、有关物质等。

在某些情况下，有些杂质到底是一般杂质，还是特殊杂质，并无严格区分。总而言之，不论哪种杂质，都要根据其特点、作用和实际状况与条件，在保证用药安全、有效的前提下，加以科学、合理、严格地控制。

（三）按结构分类

1. 无机杂质

无机杂质有氯化物、硫酸盐、硫化物、氰化物、重金属等。

2. 有机杂质

有机杂质是药物中引入的原料、中间体、副产物、分解产物、异构体和残留溶剂等。

三、杂质检查方法

药物在生产和储存过程中会不可避免地引入杂质，在大多数情况下，考虑到药物的成本以及生产工艺和条件的制约，没有必要完全除去药物中的杂质。实际上，在不影响药物的疗效和不发生毒性的前提下，允许少量或微量杂质的存在。药物中所含杂质的最大允许量，称为杂质限度。通常用百分之几（%）或百万分之几来表示。药物中杂质检查，一般不要求检查出杂质的准确含量，而只是检查杂质的量是否超过限度，这种杂质检查的方法称为杂质的限度检查。目前各国药典对绝大多数药物中的杂质都采取控制限度的方法。

药物的杂质检查方法按操作方法的不同,通常可分为三种。

（一）对照法

对照法是指一定量待检杂质对照品溶液与一定量供试品溶液在相同条件下处理后,比较反应结果,从而判断供试品杂质的含量是否超过杂质对照品溶液的量(限度)。应用此类方法时,要注意供试品溶液和对照品溶液的处理相互平行的原则,即两者在所用试剂、反应条件、反应时间、实验顺序等方面均要相同,以保证结果的可比性。各国药典主要采用本法检查药物的杂质,应用此法,可计算杂质的限度,按式(3-1)计算。

$$杂质限度 = \frac{杂质最大允许量}{供试品取样量} \times 100\%$$

$$= \frac{对照品溶液浓度 \times 对照品溶液体积}{供试品取样量} \times 100\% \tag{3-1}$$

$$L = \frac{cV}{S} \times 100\%$$

式中,L 表示杂质的限度;c 表示对照品溶液浓度;V 表示对照品溶液体积;S 表示供试品取样量。

实 例 分 析

利培酮中氯化物的检查

方法:取本品 0.20 g,加稀硝酸 10 mL 溶解后,依法检查(通则 0801),将与硝酸银反应所得白色浑浊液,与对照标准氯化钠溶液(10 μg/mL Cl^-)2.0 mL 所得的浑浊比较,浊度不得更大。利培酮中氯化物的限度为多少?

解:因为

$$L = \frac{cV}{S} \times 100\%$$

$$= \frac{10 \times 10^{-6} \times 2.0}{0.20} \times 100\%$$

$$= 0.01\%$$

所以利培酮中氯化物的限度为 0.01%。

供试品取样量的计算

《中国药典》(2020 年版)规定尿素中检查硫酸盐时,应取 4.0 mL 标准硫酸钾溶液(每 1 mL 相当于 100 μg 的 SO_4^{2-})制备对照品溶液,依法检查尿素中的硫酸盐。《中国药典》(2020 年版)规定含硫酸不得超过 0.010%,应取尿素多少克?

解:因为

$$L = \frac{c_{标} V_{标}}{S_{供}}$$

故应取供试品的重量为

$$S_{供} = \frac{c_{标} V_{标}}{L} = \frac{100 \times 10^{-6} \times 4.0}{0.010\%} = 4.0 \text{ g}$$

所以应取尿素 4.0 g。

（二）灵敏度法

灵敏度法是在供试品溶液中加入试剂,在一定反应条件下,不得有阳性反应出现。如纯化水中检查氯离子,是在 50 mL 水中加入稀硝酸 5 滴及硝酸银试液 1 mL,要求不得产生浑浊。该法就是利用氯离子与银离子生成氯化银沉淀的反应的灵敏度来控制蒸馏水中氯化物的限度。本法的特点是不需要对照品溶液,以不出现阳性反应为标准。

（三）含量测定法

本法是指取供试品一定量依法检查,测得待检杂质的含量或与含量相关的指标(如吸光度、旋光度等)不得超过规定的值,如注射用盐酸四环素中杂质吸光度检查,在 20～25 ℃时用 0.8％氢氧化钠溶液配制成 10 mg/mL 的盐酸四环素溶液,在 4 cm 吸收池中,在 530 nm 波长处测定,从加 0.8％氢氧化钠溶液起 5 min 时,吸光度不得超过 0.12;又如头孢噻吩钠吸光度检查,用水作溶剂,将头孢噻吩钠配成 20 μg/mL 溶液,采用紫外-可见分光光度法(通则 0401),在 237 nm 波长处测定,其吸光度为 0.66～0.72。

凡是影响疗效和对人体健康有害的杂质均应制定相应的检查项目和限度。制定药物的杂质检查项目和限度要掌握以下几点原则。

（1）质量标准中规定的杂质和限度是根据正常生产和储藏过程中可能引入的杂质而制定的。标准中未规定的杂质,在正常生产和储藏过程中一般不可能引入,或虽可能引入,但杂质量极少,对人体和药物无不良影响,原则上无须检查。但遇特殊情况,如药物性状不正常,或反应不正常,则应根据具体情况追踪检查,以弄清异常的原因和性质。

（2）杂质的检查项目和限度不是永远不变的,随着生产工艺水平的提高,或生产工艺发生变化,或对杂质的认识逐渐深入等,杂质检查的项目、方法和限度都是不断完善和提高的。

（3）制定杂质的检查项目和限度不能追求越纯越好,要结合实际水平和条件制定,即杂质检查项目和限度的制定要有针对性,能反映生产水平的高低以及生产工艺是否正常。

（4）严重危害人体健康和影响药物稳定性的杂质必须制定相应的检查项目,并严格控制其限度。例如,重金属和砷盐易在人体内蓄积引起中毒,葡萄糖酸钙中砷限度不得超过 0.0002％、重金属限度不得超过 $1.5×10^{-6}$。

（5）药物的杂质检查项目和限度制定与化学试剂的杂质控制项目和限度是完全不同的,不能混淆。前者的出发点首先是保证用药的安全、有效,而后者是保证试剂在参与相应物理、化学反应时,不受杂质干扰的程度,两者纯化的目的和出发点、控制和排除的对象完全不同,所以,检查的项目与限度也不同,不能互相替代。

第二节 一般杂质检查

一般杂质检查多采用对照法,要特别注意在仪器、试剂、操作等方面的平行,以保证结果的可比性。如果结果判定为不合格或在限度边缘,难以下结论时,应另取供试品溶液和对照品溶液两份复试。本节根据《中国药典》(2020 年版)四部规定的一般杂质检查法的内容,介绍常见的杂质检查原理、方法和注意事项。

一、氯化物检查法

药物在生产过程中,常会用到盐酸或原料、中间体为盐酸盐等,因此氯化物极易被引入药物中。少量氯化物虽对人体无害,不会影响药物稳定性,但它的量可以反映生产过程是否正常,作为"信号"杂质,氯化物在很多药物中需要检查。

（一）检查原理

利用氯化物在硝酸酸性溶液中与硝酸银试液作用,生成的氯化银白色浑浊液,与一定量(限度)的标准氯化钠溶液在相同条件下生成的氯化银浑浊液比较,以判断供试品中的氯化物是否超过限度。

$$Ag^+ + Cl^- \longrightarrow AgCl \downarrow$$

（二）操作方法

（1）标准氯化钠溶液的制备：称取氯化钠 0.165 g，置于 1000 mL 容量瓶中，加水适量使溶解并稀释至刻度，摇匀，作为储备液。临用前，精密量取储备液 10 mL，置于 100 mL 容量瓶中，加水稀释至刻度，摇匀，即得（每 1 mL 相当于 10 μg Cl$^-$）。

（2）供试品溶液的配制：除另有规定外，取各品种项下规定量的供试品，加水溶解使成 25 mL（溶液如显碱性，可滴加硝酸使呈中性），再加稀硝酸 10 mL；溶液如不澄清，应过滤；置于 50 mL 纳氏比色管中，加水使成约 40 mL，摇匀，即得供试品溶液。

（3）对照品溶液的配制：另取该品种项下规定量的标准氯化钠溶液，置于 50 mL 纳氏比色管中，加稀硝酸 10 mL，加水使成 40 mL，摇匀，即得对照品溶液。

（4）试验方法：在供试品溶液与对照品溶液中，分别加入硝酸银试液 1.0 mL，用水稀释至 50 mL，摇匀，在暗处放置 5 min，同置于黑色背景上，从比色管上方向下观察、比较，即得。

供试品溶液如带有颜色，除另有规定外，可取供试品溶液两份，分别置于 50 mL 纳氏比色管中，一份中加硝酸银试液 1.0 mL，摇匀，放置 10 min，如显浑浊，可反复过滤，至滤液完全澄清，再加规定量的标准氯化钠溶液与水适量使成 50 mL，摇匀，在暗处放置 5 min，作为对照品溶液；另一份中加硝酸银试液 1.0 mL 与水适量使成 50 mL，摇匀，在暗处放置 5 min，按上述方法与对照品溶液比较，即得。

供试品管的浊度小于对照品管为符合规定。

（三）注意事项

（1）硝酸的作用：硝酸可以除去 CO_3^{2-}、PO_4^{3-}、SO_4^{2-} 等杂质的干扰，同时，硝酸还可以加速氯化银的生成，使之产生较好的乳浊。

（2）氯化物的检测浓度范围：在测定条件下，氯化物浓度（以 Cl$^-$ 计）以 50 mL 中含 0.02～0.08 mg（即相当于标准氯化钠溶液 2～8 mL）为宜，有明显浑浊。试验时，应根据限度规定，考虑供试品取样量，使氯化物的量在此范围内。

（3）温度对产生氯化银的浊度的影响，以 30～40 ℃产生的浊度最大，结果也恒定，但如果对照品与供试品在相同条件下操作后比较，仍可在室温进行。

（4）操作中注意平行原则：供试品管和对照液管应同时操作，试剂的加入顺序应一致。摇匀后应在暗处放置 5 min，避免阳光直接照射，以防单质银生成。

（5）浊度观察比较的方法：若两管的浊度接近，应将供试品管与对照品管同时置于黑色背景上，自上而下观察其浊度，较易判断。必要时，可变换供试品管和对照品管的位置后观察。

（6）比色管的使用注意事项：比色管用后应立即冲洗，避免久置。不得用毛刷刷洗，以避免划出条痕，损伤比色管内壁而影响比色。

（7）供试品溶液中有不溶物：供试品溶液需要过滤时，滤纸中若含有氯化物，可预先用含有硝酸的水溶液洗净后使用。

（8）有机氯的检查：选择适宜的方法破坏，使有机氯成为无机氯离子，再依法检查，破坏的方法根据有机氯结合的牢固程度而定，一般对于结合不是很牢固（如与有机结构侧链共价结合）的，可用碱加热水解法；当氯与环状有机物结合牢固时，可用氧瓶燃烧法破坏。

（9）检查碘或溴化物中的氯化物：碘中氯化物的检查，先加锌粉将碘还原为无色的碘离子，再加入氨试液与硝酸银试液，利用碘化银不溶于氨溶液，而氯化银在氨溶液中与氨形成配位离子，滤去沉淀。滤液再加硝酸又析出氯化银，与一定量标准氯化钠溶液生成的浑浊比较，即得。检查溴化物中氯化物时，因溴离子也可与银离子生成溴化银沉淀，可利用溴离子比氯离子易于氧化的性质，用硝酸与 30% 过氧化氢溶液氧化溴离子成游离的溴，加热除去溴，再依次测定供试品中氯化物的限度。

二、硫酸盐检查法

硫酸盐广泛存在于自然界中，在许多药物的生产过程中都可能引入。硫酸盐检查的意义同氯化物检查，均起到信号杂质的作用。

（一）检查原理

硫酸盐在盐酸中可与氯化钡作用生成硫酸钡白色浑浊，与一定量的标准硫酸钾溶液在相同操作条件下生成的浑浊比较，以判断供试品中硫酸盐的量是否超过限度。

$$SO_4^{2-} + Ba^{2+} \longrightarrow BaSO_4 \downarrow$$

（二）操作方法

（1）标准硫酸钾溶液的制备：称取硫酸钾 0.181 g，置于 1000 mL 容量瓶中，加水适量使其溶解并稀释至刻度，摇匀，即得（每 1 mL 相当于 100 μg 的 SO_4^{2-}）。

（2）供试品溶液的制备：除另有规定外，取各品种项下规定量的供试品，加水溶解使成约 40 mL（溶液如显碱性，可滴加盐酸使呈中性）；溶液如不澄清，应过滤；置于 50 mL 纳氏比色管中，加稀盐酸 2 mL，摇匀，即得供试品溶液。

（3）对照品溶液的制备：另取该品种项下规定量的标准硫酸钾溶液，置于 50 mL 纳氏比色管中，加水使成约 40 mL，加稀盐酸 2 mL，摇匀，即得对照品溶液。

于供试品溶液与对照品溶液中，分别加入 25% 氯化钡溶液 5 mL，用水稀释至 50 mL，充分摇匀，放置 10 min，同置于黑色背景上，从比色管上方向下观察、比较，即得。

供试品溶液如带有颜色，除另有规定外，可取供试品溶液两份，分别置于 50 mL 纳氏比色管中，一份中加 25% 氯化钡溶液 5 mL，摇匀，放置 10 min，如显浑浊，可反复过滤，至滤液完全澄清，再加规定量的标准硫酸钾溶液与水适量使成 50 mL，摇匀，放置 10 min，作为对照品溶液；另一份中加 25% 氯化钡溶液 5 mL 与水适量使成 50 mL，摇匀，放置 10 min，按上述方法与对照品溶液比较，即得。

供试品管的浊度小于对照品管为符合规定。

（三）注意事项

（1）SO_4^{2-} 最佳的浊度浓度梯度：本法适宜的比浊浓度范围为每 50 mL 溶液中含 0.1～0.5 mg 的 SO_4^{2-}，相当于标准硫酸钾溶液 1～5 mL。在此范围内浊度梯度明显。实际应用时，可根据限度和此范围，确定供试品取样量。

（2）除去滤纸中的 SO_4^{2-}：操作中如需使用滤纸过滤，可预先用含有盐酸的酸性水洗净滤纸中可能带有的硫酸盐，再过滤供试品溶液，使其澄清。

（3）盐酸的作用：50 mL 溶液中加入 2 mL 稀盐酸（按药典方法配制），溶液的 pH 值约为 1，可得到最佳的反应灵敏度。pH 值过大或过小，灵敏度均下降。此外，在盐酸酸性条件下反应，可防止 $BaCO_3$、$Ba_3(PO_4)_2$ 白色沉淀的生成。

（4）氯化钡溶液的使用：检查时所采用的 25% 氯化钡溶液稳定，用时不必新配，放置 1 个月，反应的效果无显著改变，反应呈现的浊度较稳定。检查 SO_4^{2-} 时，加入氯化钡溶液后，应立即充分摇匀，防止局部浓度过高，使浑浊产生不均匀。

三、铁盐检查法

药物中存在的过量的 Fe^{3+} 是一种氧化剂，可氧化具有还原性的药物；Fe^{2+}、Fe^{3+} 还可催化某些氧化还原反应的发生，故应控制药物中的 Fe^{2+}、Fe^{3+}。《中国药典》（2020 年版）采用硫氰酸盐法进行检查。

（一）检查原理

铁盐在盐酸中与硫氰酸盐生成红色可溶性的硫氰酸铁配离子，与一定量标准铁溶液用同法处理后进行比色，以判断供试品中的铁盐是否超过限度：

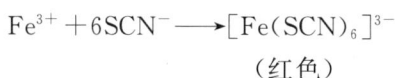

$$Fe^{3+} + 6SCN^- \longrightarrow \left[Fe(SCN)_6\right]^{3-}$$
$$\text{（红色）}$$

（二）操作方法

（1）标准铁溶液的制备：称取十二水合硫酸铁铵 $\left[FeNH_4(SO_4)_2 \cdot 12H_2O\right]$ 0.863 g，置于 1000

mL 容量瓶中,加水溶解后,加硫酸 2.5 mL,用水稀释至刻度,摇匀,作为储备液。

临用前,精密量取储备液 10 mL,置于 100 mL 容量瓶中,加水稀释至刻度,摇匀,即得(每 1 mL 相当于 10 μg 的 Fe)。

(2)供试品溶液的配制:除另有规定外,取各品种项下规定量的供试品,加水溶解使成 25 mL,移至 50 mL 纳氏比色管中,加稀盐酸 4 mL 与过硫酸铵 50 mg,用水稀释使成 35 mL 后,加 30%硫氰酸铵溶液 3 mL,再加水适量稀释成 50 mL,摇匀,即得供试品溶液。

(3)对照品溶液的制备:取该品种项下规定量的标准铁溶液,置于 50 mL 纳氏比色管中,加水使成 25 mL,加稀盐酸 4 mL 与过硫酸铵 50 mg,用水稀释使成 35 mL,加 30%硫氰酸铵溶液 3 mL,再加水适量稀释成 50 mL,摇匀,即得对照品溶液。

供试品溶液如显色,立即与一定量标准铁溶液制成的对照品溶液比较;如供试品管与对照品管色调不一致,可分别移至分液漏斗中,各加正丁醇 20 mL 提取,待分层后,将正丁醇层移至 50 mL 纳氏比色管中,再用正丁醇稀释至 25 mL,比较,即得。

供试品管所显的颜色浅于对照品管,为符合规定。

(三)注意事项

(1)标准铁储备液:配制标准铁储备液时,加入 2 mL 硫酸是为了防止铁盐的水解。铁储备液应存放在阴凉处,存放期间如出现浑浊或其他异常情况,不得再使用。

(2)Fe^{3+} 最佳比色浓度梯度范围:本法中 Fe^{3+} 适宜的反应浓度以 50 mL 含 10~50 μg 的 Fe^{3+} 为宜,在此范围内色泽梯度明显,易于区别。

(3)反应在盐酸的酸性溶液中进行,既可防止铁盐水解,又能避免醋酸盐、磷酸盐等弱酸盐的干扰。

(4)铁盐与硫氰酸根离子的反应为可逆反应,加入过量硫氰酸铵试剂,可提高反应的灵敏度。

(5)加入氧化剂过硫酸铵,一方面可以氧化供品中的 Fe^{2+} 成 Fe^{3+},同时又可以防止光线导致的硫氰酸铁还原或分解褪色。某些药物(如葡萄糖、糊精等)在前处理时加入氧化剂硝酸,则不再加过硫酸铵;但在加入硫氰酸铵前,应加热除去残留的氧化氮,否则,HNO_3 可与 SCN^- 作用,形成红色的亚硝酰硫氰化物,干扰比色。

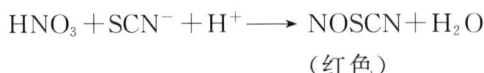

$$HNO_3 + SCN^- + H^+ \longrightarrow NOSCN + H_2O$$
(红色)

(6)增加反应的酸度或硫氰酸铵的加入量,可以抑制某些酸根阴离子,如抑制 Cl^-、PO_4^{3-}、SO_4^{2-} 等离子与 Fe^{3+} 的反应,消除它们的干扰。此外,由于硫氰酸铁配离子在正丁醇等有机溶剂中的溶解度较大,所以也可用正丁醇提取后比色。这样既能增加颜色深度、提高显色反应灵敏度,又能排除这些干扰物质的影响。

(7)某些有机药物,特别是环状有机药物,在实验条件下不溶解或对检查有干扰,需经炽灼破坏,使铁盐以三氧化二铁的形式留于残渣中,处理后再依法检查。

四、重金属检查法

本法所指重金属是指在一定的试验条件下,能与硫代乙酰胺(CH_3CSNH_2)试液或硫化钠(Na_2S)试液作用而显色的金属杂质。这些杂质包括银、铅、汞、铜、镉、锑、锡、砷、锌与镍等离子。药物中的重金属离子有时会对人体造成较大危害,还可能催化和参与药物的化学反应,影响药物的稳定性,故有必要严格控制药物中重金属离子的量。由于在药物生产过程中引入铅的概率大,并且铅易在体内蓄积,导致中毒,故以铅为重金属代表,作为限度对照。

(一)检查原理

药物中重金属离子在 pH 3.5 条件下与硫代乙酰胺的分解产物 H_2S 反应,或在碱性条件下与 Na_2S 反应,生成黄色至棕黑色的硫化物均匀悬浮液,与一定量的标准 Pb^{2+} 在相同条件下反应生成的有色悬浮液比色,以判断供试品中的重金属是否超过限度。

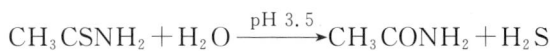

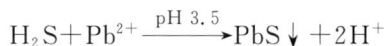

或

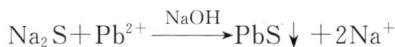

（二）操作方法

由于试验条件、药物性质、重金属的限度和存在状态等方面的不同,《中国药典》(2020 年版)收载的重金属检查分为三种方法,现分述如下。

1. 第一法(硫代乙酰胺法)

本法适用于无须有机破坏,在酸性条件下可溶解的、无色的药物的重金属检查。

除另有规定外,取 25 mL 纳氏比色管 3 支(甲管、乙管、丙管),甲管中加标准铅溶液一定量与醋酸盐缓冲液(pH 3.5)2 mL 后,加水或各品种项下规定的溶剂稀释成 25 mL,乙管中加入按各品种项下规定的方法制成的供试品溶液 25 mL,丙管中加入与乙管相同重量的供试品,加配制供试品溶液的溶剂适量使溶解,再加与甲管相同量的标准铅溶液与醋酸盐缓冲液(pH 3.5)2 mL 后,用溶剂稀释成 25 mL;若供试品溶液带有颜色,可在甲管中滴加少量的稀焦糖溶液或其他无干扰的有色溶液,使之与乙管、丙管一致;再在甲、乙、丙三管中分别加硫代乙酰胺试液各 2 mL,摇匀,放置 2 min,同置白纸上,自上向下透视,当丙管中显示的颜色不浅于甲管时,乙管中显示的颜色与甲管比较,不得更深。如丙管中显示的颜色浅于甲管,应取样按第二法重新检查。

（1）如在甲管中滴加稀焦糖溶液或其他无干扰的有色溶液,仍不能使颜色一致时,应取样按第二法检查。

（2）供试品如含高铁盐影响重金属检查,可在甲、乙、丙三管中分别加入相同量的维生素 C 0.5～1.0 g,再照上述方法检查。

（3）配制供试品溶液时,如使用的盐酸超过 1 mL,氨试液超过 2 mL,或加入其他试剂进行处理,除另有规定外,甲管溶液应取同样同量的试剂置瓷皿中蒸干后,加醋酸盐缓冲液(pH 3.5)2 mL 与水 15 mL,微热溶解后,移至纳氏比色管中,加标准铅溶液一定量,再用水或各品种项下规定的溶剂稀释成 25 mL。

2. 第二法(炽灼破坏后检查重金属)

本法适用于含芳香杂环以及不溶于水、稀酸及乙醇的有机药物的重金属检查。这类药物中,要么重金属与环状结构牢固结合不能与硫离子反应,要么药物不溶解,干扰检查,必须把有机结构破坏,得到重金属盐或氧化物残渣,才能检查。

除另有规定外,取各品种项下规定量的供试品,按炽灼残渣检查法(通则 0841)进行炽灼处理,然后取遗留的残渣;或直接取炽灼残渣项下遗留的残渣;如供试品为溶液,则取各品种项下规定量的溶液,蒸发至干,再按上述方法处理后取遗留的残渣;加硝酸 0.5 mL,蒸干,至氧化氮蒸气除尽后(或取供试品一定量,缓缓炽灼至完全炭化,放冷,加硫酸 0.5～1 mL,使之恰好湿润,用低温加热至硫酸除尽后,加硝酸 0.5 mL,蒸干,至氧化氮蒸气除尽后,放冷,在 500～600 ℃炽灼使完全灰化),放冷,加盐酸 2 mL,置水浴上蒸干后加水 15 mL,滴加氨试液至酚酞指示液显微粉红色,再加醋酸盐缓冲液(pH 3.5)2 mL,微热溶解后,移至纳氏比色管中,加水稀释成 25 mL,作为乙管。

另取配制供试品溶液的试剂,置于瓷皿中蒸干后,加醋酸盐缓冲液(pH 3.5)2 mL 与水 15 mL,微热溶解后,移至纳氏比色管中,加标准铅溶液一定量,再用水稀释成 25 mL,作为甲管。

再在甲、乙两管中分别加硫代乙酰胺试液各 2 mL,摇匀,放置 2 min,同置白纸上,自上向下透视,乙管中显示的颜色与甲管比较,不得更深。

3. 第三法(硫化钠法)

除另有规定外,取供试品适量,加氢氧化钠试液 5 mL 与水 20 mL 溶解后,置于纳氏比色管中,加硫化钠试液 5 滴,摇匀,与一定量的标准铅溶液同样处理后的颜色比较,不得更深。

（三）注意事项

（1）上述方法提的标准铅溶液的制备方法：称取硝酸铅 0.1599 g，置于 1000 mL 容量瓶中，加硝酸 5 mL 与水 50 mL 溶解后，用水稀释至刻度，摇匀，作为储备液。精密量取储备液 10 mL，置于 100 mL 容量瓶中，加水稀释至刻度，摇匀，即得（每 1 mL 相当于 10 μg 的 Pb）。本液仅供当日使用。为避免引入铅污染造成配制的标准铅溶液浓度出现误差，配制与储存用的玻璃容器均不得含铅。

（2）硫代乙酰胺试液与重金属反应的最佳 pH 值是 3.5，配制醋酸盐缓冲液时，要用酸度计测定并调至 3.5，在此酸度下，硫化铅的沉淀较完全。

（3）第一法中，适宜的比色范围是在 27 mL 溶液中含 10～20 μg Pb，相当于标准铅溶液 1～2 mL，可根据限度大小和此范围，计算供试品取样量。

（4）某些供试品（如安乃近、诺氟沙星等）在炽灼时能腐蚀瓷坩埚而带入较多的重金属，应改用石英坩埚或铂坩埚操作。

（5）供试品如含高铁盐，在弱酸性溶液中会使硫代乙酰胺水解生成的硫化氢进一步氧化析出硫，影响检查，可取该品种项下规定方法制成的供试液，加抗坏血酸 0.5～1.0 g，将高铁离子还原为亚铁离子而消除干扰，并依照平行原则，在对照品溶液中加入相同量的抗坏血酸，依法检查。

（6）在用第二法检查时，要注意：①炽灼温度应控制在 500～600 ℃，温度过低，灰化不完全，温度过高，重金属会挥发损失；②加硝酸加强有机物的破坏后，一定要除尽氧化氮，防止亚硝酸氧化硫化氢而析出单质硫，干扰检查；③本法为使样品分解，加入试剂种类较多，量较大，应遵循平行原则，对照液管采用相同试剂，经相同过程处理，以使结果具有可比性。

五、砷盐检查法

砷盐多由药物生产过程中所使用的无机试剂及搪瓷反应器引入，对人体有剧毒。许多药物质量控制中要求检查砷盐。各国药典所采用的方法大致有以下几种：古蔡法（较为常用）、二乙基二硫代氨基甲酸银法、白田道夫法、契列法等。下面介绍《中国药典》（2020 年版）收载采用的古蔡法和二乙基二硫代氨基甲酸银法。

（一）古蔡法

1. 检查原理

利用金属锌与酸作用产生新生态的氢，与供试品中微量砷盐反应生成具有挥发性的砷化氢，遇溴化汞试纸产生黄色至棕色砷斑，与一定量的标准砷溶液同法处理后所产生的砷斑比较，以判断供试品中的砷盐是否超过限度。反应式如下：

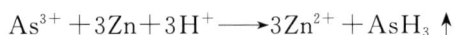

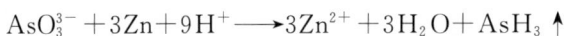

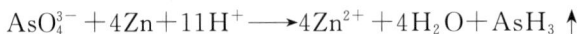

$$As^{3+} + 3Zn + 3H^+ \longrightarrow 3Zn^{2+} + AsH_3 \uparrow$$
$$AsO_3^{3-} + 3Zn + 9H^+ \longrightarrow 3Zn^{2+} + 3H_2O + AsH_3 \uparrow$$
$$AsO_4^{3-} + 4Zn + 11H^+ \longrightarrow 4Zn^{2+} + 4H_2O + AsH_3 \uparrow$$

砷化氢与溴化汞试纸反应，生成砷斑的反应如下：

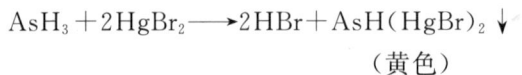

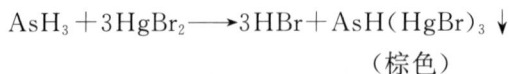

$$AsH_3 + 2HgBr_2 \longrightarrow 2HBr + AsH(HgBr)_2 \downarrow$$
（黄色）

$$AsH_3 + 3HgBr_2 \longrightarrow 3HBr + AsH(HgBr)_3 \downarrow$$
（棕色）

2. 操作方法

（1）仪器装置：装置如图 3-1 所示。1 为 100 mL 标准磨口锥形瓶；2 为中空的标准磨口瓶塞，上连导气管 3（外径 8.0 mm，内径 6.0 mm，全长约 180 mm）；4 为具孔的有机玻璃旋塞，其上部为圆形平面，中央有一圆孔，孔径与导气管 3 的内径一致，其下部孔径与导气管 3 的外径相适应，将导气管 3 的顶端套入旋塞下部孔内，并使管壁与旋塞的圆孔相吻合，黏合固定；5 为中央具有圆孔（孔径 6.0 mm）的有机玻璃旋塞盖，与旋塞 4 紧密吻合。

（2）装置使用方法：测试时，于导气管 3 中装入醋酸铅棉花 60 mg（装管高度为 60～80 mm），再于

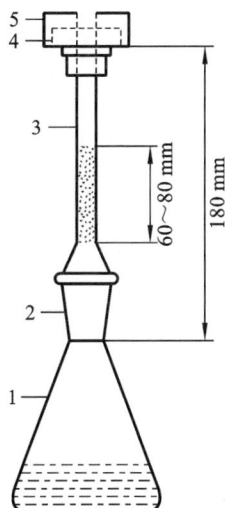

图 3-1 古蔡法检砷装置图

1.为砷化氢发生瓶;2.为中空的标准磨口瓶塞;3.为导气管;4.为具孔的有机玻璃旋塞;
5.为中央具有圆孔(孔径 6 mm)的有机玻璃旋塞盖

旋塞 4 的顶端平面上放一片溴化汞试纸(试纸大小以能覆盖孔径而不露出平面外为宜),盖上旋塞盖 5 并旋紧,即得。

(3)标准砷斑的制备:精密量取标准砷溶液 2 mL,置瓶 1 中,加盐酸 5 mL 与水 21 mL,再加碘化钾试液 5 mL 与酸性氯化亚锡试液 5 滴,在室温放置 10 min 后,加锌粒 2 g,立即将照上法装妥的导气管 3 密塞于瓶 1 上,并将瓶 1 置于 25～40 ℃水浴中,反应 45 min,取出溴化汞试纸,即得。

若供试品需经有机破坏后再行检砷,则应取标准砷溶液代替供试品,照该品种项下规定的方法同法处理后,依法制备标准砷斑。

(4)检查法:取按各品种项下规定方法制成的供试品溶液,置瓶 1 中,照标准砷斑的制备,自"再加碘化钾试液 5 mL"起,依法操作。将生成的砷斑与标准砷斑比较,不得更深。

3.注意事项

(1)碘化钾与氯化亚锡的作用:由于五价砷在酸性溶液中被金属锌还原为砷化氢的速率较三价砷慢,故在反应液中加入碘化钾及酸性氯化亚锡将五价砷还原为三价砷,碘化钾被氧化生成的碘又可被氯化亚锡还原为碘离子,碘离子既可被再利用,又可与产生的锌离子形成配离子,有利于砷化氢的不断生成。

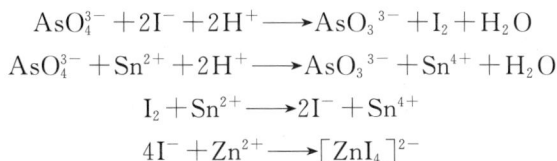

$$AsO_4^{3-} + 2I^- + 2H^+ \longrightarrow AsO_3^{3-} + I_2 + H_2O$$
$$AsO_4^{3-} + Sn^{2+} + 2H^+ \longrightarrow AsO_3^{3-} + Sn^{4+} + H_2O$$
$$I_2 + Sn^{2+} \longrightarrow 2I^- + Sn^{4+}$$
$$4I^- + Zn^{2+} \longrightarrow [ZnI_4]^{2-}$$

此外,碘化钾与氯化亚锡还能抑制锑化氢的生成,防止锑斑形成。在试验条件下,100 μg 的锑都不会对本检查产生干扰。氯化亚锡还可与金属锌在锌粒表面形成锌锡齐(即纯锌与纯盐酸的作用较慢,加入氯化亚锡,锌置换出锡,沉积在锌的表面,形成局部原电池),加快锌与盐酸的作用,有助于氢气均匀而连续地发生。

(2)制备标准砷斑:应与供试品检查同时进行。因砷斑不稳定,反应中应保持干燥及避光,并立即比较。如需要保存砷斑,可将砷斑在石蜡饱和的石油醚溶液中浸泡后,晾干保存或避光置于干燥器中,也可以将砷斑用滤纸包好夹在记录本中。

(3)标准砷液取样量:由于 2 μg 砷所产生的砷斑色度最为灵敏,所以《中国药典》(2020 年版)规定取 2 mL 标准砷溶液做对照。根据供试品含砷的限度,调整供试品的取用量,并与标准砷斑相对应。

(4)醋酸铅棉花的作用:醋酸铅棉花的制备是通过将 1.0 g 脱脂棉,浸入 12 mL 由等比例的醋酸铅试液和水组成的混合液中,经湿透、挤压并在100 ℃以下干燥制得,醋酸铅棉花用来除去供试品及锌粒中可能存在的硫化物在酸性溶液中生成的硫化氢气体,后者能与溴化汞作用生成硫化汞的色斑,影响测定结果。

但醋酸铅棉花用量过多或塞得过紧会影响砷化氢气体的通过,用量过少或填塞稀疏,无法起到阻挡硫化氢的作用,因此导气管中的醋酸铅棉花用量与填装应按《中国药典》(2020年版)规定进行。

(5)对仪器和试剂的要求:所用仪器和试剂等照本法检查,均不应生成砷斑或至多生成仅可辨认的斑痕。锌粒大小应以能通过一号筛为宜,如锌粒较大,应酌情增加用量,反应时间延长至1 h。

(6)标准砷液配制:应先配成标准砷储备液,试验当天配制标准砷溶液。

标准砷储备液的配制:称取105 ℃干燥至恒重的三氧化二砷0.132 g,置于1000 mL容量瓶中,加20%氢氧化钠溶液5 mL溶解后,用适量的稀硫酸中和,再加稀硫酸10 mL,用水稀释至刻度,摇匀,作为储备液。储备液存放时间一般不宜超过1年。

临用前,精密量取储备液10 mL,置于1000 mL容量瓶中,加稀硫酸10 mL,用水稀释至刻度,摇匀,即得(每毫升相当于1 μg的As)。

(7)供试品的成分对本法的影响:供试品若为硫化物、亚硫酸盐、硫代硫酸盐等,在反应条件下均可生成硫化氢和二氧化硫气体,与溴化汞作用生成黑色硫化汞或金属汞,干扰砷斑检查。应先加硝酸处理,使上述物质氧化成硫酸盐,以消除干扰。供试品若为氧化性强的药物,可与还原剂锌、碘化钾和氯化亚锡反应,并能氧化砷化氢,故应设法消除其氧化性,如检查枸橼酸铁中的砷盐,先加过量酸性氯化亚锡试液,将铁离子还原为亚铁离子,然后再检查砷盐。

(8)与环状有机结构共价结合的砷检查:此类砷检查应先进行有机破坏。《中国药典》(2020年版)采用无砷氢氧化钙或碳酸钠与供试品加热炭化,然后炽灼碱破坏法。炽灼温度不应超过500 ℃,否则,砷将挥发或破坏不完全。需经有机破坏检查砷盐,制备标准砷斑时,要注意平行操作的原则。

(二)二乙基二硫代氨基甲酸银法(Ag-DDC)

1. 检查原理

金属锌与酸作用,产生新生态的氢,与供试品中微量砷盐反应,生成具有挥发性的砷化氢,砷化氢遇二乙基二硫代氨基甲酸银,使其还原产生红色的胶态银,与同一条件下一定量标准砷溶液所产生的色度,进行目视颜色深浅的比较或比较510 nm波长处吸光度大小,以判断供试品中的砷盐是否超过限度。

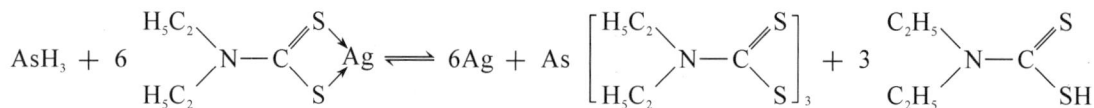

$$AsH_3 + 6 \begin{matrix} H_5C_2 \\ H_5C_2 \end{matrix} N-C \begin{matrix} S \\ S \end{matrix} Ag \rightleftharpoons 6Ag + As \left[\begin{matrix} H_5C_2 \\ H_5C_2 \end{matrix} N-C \begin{matrix} S \\ S \end{matrix} \right]_3 + 3 \begin{matrix} C_2H_5 \\ C_2H_5 \end{matrix} N-C \begin{matrix} S \\ SH \end{matrix}$$

2. 方法

(1)仪器装置:仪器装置见图3-2。1为100 mL标准磨口锥形瓶;2为中空的标准磨口瓶塞;上连导气管3(一端的外径8mm,内径6 mm;另一端长180 mm,外径4 mm,内径1.6 mm,尖端内径1 mm);4为平底玻璃管(长180 mm,内径10 mm,于5.0 mL处有一刻度)。

(2)仪器使用:测试时,于导气管3中装入醋酸铅棉花60 mg(装管高度约80 mm),并于管4中精密加入二乙基二硫代氨基甲酸银试液5 mL。

(3)标准砷对照液的制备:精密量取标准砷溶液2 mL,置瓶1中,加盐酸5 mL与水21 mL,再加碘化钾试液5 mL与酸性氯化亚锡试液5滴,在室温放置10 min后,加锌粒2 g,立即将导气管3与瓶1密塞,使生成的砷化氢气体导入管4中,并将瓶1置于25~40 ℃水浴中反应45 min,取出管4,添加三氯甲烷至刻度,混匀,即得。

若供试品需经有机破坏后再行检砷,则应取标准砷溶液代替供试品,照各品种项下规定的方法同法处理后,依法制备标准砷对照液。

(4)检查法:取照各品种项下规定方法制成的供试品溶液,置瓶1中,照标准砷对照液的制备,自

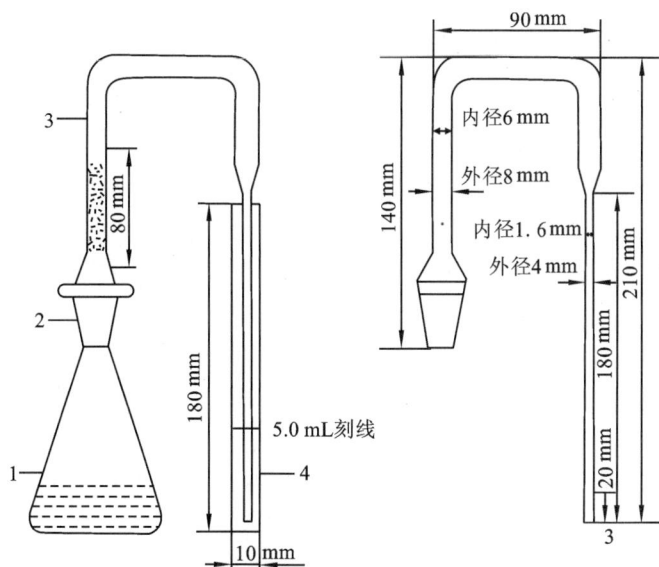

图 3-2　二乙基二硫代氨基甲酸银法装置图

1. 为砷化氢发生瓶；2. 为中空磨口瓶塞；3. 为导气管；4. 为平底玻璃管（具 50 mL 刻度）

"再加碘化钾试液 5 mL"起，依法操作。将所得溶液与标准砷对照液同置白色背景上，从管 4 上方向下观察、比较，所得溶液的颜色不得比标准砷对照液更深。必要时，可将所得溶液转移至 1 cm 吸收池中，照紫外-可见分光光度法（通则 0401）在 510 nm 波长处以二乙基二硫代氨基甲酸银试液做空白对照，测定吸光度，与标准砷对照液按同法测得的吸光度比较，即得。

六、干燥失重检查法

干燥失重是指药品在规定的条件下，经干燥后减失的重量，通常以百分数（％）表示。《中国药典》（2020 年版）规定：恒重（除另有规定外）是指供试品连续两次干燥或炽灼后称重的差异在 0.3 mg 以下的重量。干燥失重检查法主要控制药物中的水分以及其他挥发性的物质，如乙醇等。《中国药典》（2020 年版）规定的干燥条件有以下几种。

（一）常压恒温干燥法（烘箱法）

本法适用于受热较稳定的药物（如拉西地平、咖啡因、对乙酰氨基酚）。

将供试品置同样条件下已干燥至恒重的称量瓶中，于烘箱内，在规定温度下干燥至恒重。干燥温度一般为 105 ℃，干燥时间除另有规定外，根据含水量的多少，一般在达到指示温度±2 ℃后干燥 2～4 h，再称至恒重为止。

有些药物含结晶水，在 105 ℃水分不易除去，可提高干燥温度，如枸橼酸钠可在 180 ℃烘干至恒重。有些药物含有水分较多、熔点又较低，直接在 105 ℃干燥时，常发生融化现象，然后在表面结成一层薄膜，使内部水分不易挥发，难以干燥至恒重。因此可先将样品在较低温度下干燥，使其失去大部分水分后，再置规定温度下干燥。如硫代硫酸钠先在 40～50 ℃温度下干燥，再逐渐升高温度至 105 ℃，并干燥至恒重。

（二）干燥剂干燥法

本法适用于受热易分解或挥发的药物（如奋乃静）。

供试品置干燥器内，利用干燥器内的干燥剂吸收供试品中的水分，干燥至恒重。常用干燥剂有五氧化二磷、硫酸和硅胶等。五氧化二磷吸水效力、吸水量和吸水速率均较好，但价格贵，不能反复使用。用时可在培养皿中铺一薄层，表层出现吸水结块或液滴时，应予以更换。硅胶吸水效力仅次于五氧化二磷，价格便宜，并可反复使用，故为最常用的一种干燥剂。变色硅胶是用氯化钴染色而成的，干燥后呈蓝色，吸水后呈红色，如显红色，可在 120 ℃以下干燥后再使用。注意硅胶干燥温度不能超过 120 ℃，以免破坏硅胶结构中的毛细管,影响吸水作用。硫酸吸水效力和吸水速率仅次于五氧化二磷,但吸水容量比五氧化二磷大,价格便宜,除去水分后可反复应用,是较常用的干燥剂。用时不能直接倾入干燥器,可放在培养皿或小烧杯中,置干燥器底部。搬动干燥器时应注意,勿使硫酸溅到称量瓶上。

（三）减压干燥法

本法适用于熔点低,受热不稳定以及水分难以去除的药物(如布洛芬、果糖、肾上腺素)。

在减压条件下,可在较低的干燥温度和较短的干燥时间内干燥至恒重。当用减压干燥器(通常为室温)或恒温减压干燥器(温度应按各品种项下的规定设置)时,除另有规定外,压力应在 2.67 kPa(20 mmHg)以下。

根据供试品的特点和含水量,减压干燥可分为以下几种:①减压干燥剂干燥,如布洛芬在五氧化二磷干燥器中减压干燥至恒重;②恒温减压干燥剂干燥,如山梨醇在五氧化二磷干燥器中,在 60 ℃ 减压干燥至恒重。

干燥器中常用的干燥剂为氯化钙、无水氯化钙;恒温减压干燥器中常用的干燥剂为五氧化二磷。干燥剂应及时更换,保持有效状态。

减压干燥的注意事项:①选用称量瓶时,应注意用单层玻璃盖,不可用双层中空的盖子,以免置干燥器中经减压破碎;②真空干燥器减压时,注意干燥器盖子推不动便可停止减压,真空度较高时,有炸破危险;③开盖时,先将活塞慢慢旋开使空气进入才能开盖,应注意在样品取出后立即关闭活塞,以免干燥剂吸水。

七、水分测定法

药物中水分可以结晶水和游离水的形式存在,水分可使某些药物发生水解、霉变等,故应当控制某些药物的水分含量。《中国药典》(2020 年版)采用费休氏法、烘干法、减压干燥法、甲苯法和气相色谱法五种方法检查药物中的水分。本小节只重点介绍费休氏法。

费休氏法是卡尔·费休法的简称,是 1935 年卡尔·费休(Karl Fischer)提出的测定水分的容量分析方法,是对水最为专一、最为准确的测定方法,适用于许多无机化合物和有机化合物中游离水、结晶水、吸附水含量的测定,《中国药典》(2020 年版)收载的费休法包括容量滴定法和恒电流库仑法。

（一）容量滴定法

1. 测定原理

根据碘和二氧化硫在吡啶和甲醇溶液中能与水起定量氧化还原反应来测定水分。反应式如下。

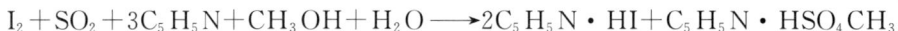

$$I_2 + SO_2 + 3C_5H_5N + CH_3OH + H_2O \longrightarrow 2C_5H_5N \cdot HI + C_5H_5N \cdot HSO_4CH_3$$

其中,吡啶和甲醇可与碘、二氧化硫与水反应的产物 HI、SO_3 结合,促进反应正向进行。

2. 测定方法

(1) 费休试液的制备:称取碘(置硫酸干燥器内 48 h 以上)110 g,置干燥的具塞锥形瓶中,加无水吡啶 160 mL,注意冷却,振摇至碘全部溶解后,加无水甲醇 300 mL,称定重量,将锥形瓶置冰浴中冷却,在避免空气中水分侵入的条件下,通入干燥的二氧化硫至重量增加 72 g,再加无水甲醇使成 1000 mL,密塞,摇匀在暗处放置 24 h。

也可以使用稳定的市售费休试液。市售的试液可以是不含吡啶的其他碱化剂、不含甲醇的其他醇类等,也可以是单一的溶液或由两种溶液混合而成。

本液应遮光,密封置阴凉干燥处保存,临用前应标定浓度。

(2) 费休试液的标定:精密称取纯化水 10～30 mg,用水分测定仪直接标定,或精密称取纯化水 10～30 mg,置干燥的具塞锥形瓶中,除另有规定外,加无水甲醇适量,在避免空气中水分侵入的条件下,用费休试液滴定至溶液由浅黄色变为红棕色,或用电化学方法[如永停滴定法(通则 0701)等]指示终点,另做空白试验,按式(3-2)计算:

$$F = \frac{W}{A - B} \tag{3-2}$$

式中,F 为每 1 mL 费休试液相当于水的重量,mg;W 为称取纯化水的重量,mg;A 为滴定所消耗费休试液的体积,mL;B 为空白试验所消耗费休试液的体积,mL。

(3)测定:精密称取供试品适量(约消耗费休试液 1~5 mL),除另有规定外,溶剂为无水甲醇,用水分测定仪直接测定。或精密称取供试品适量,置干燥的具塞锥形瓶中,加溶剂适量,在不断振摇(或搅拌)下用费休试液滴定至溶液由浅黄色变为红棕色,或用永停滴定法(通则 0701)指示终点,另做空白试验,按式(3-3)计算:

$$水分含量（\%）=\frac{(A-B)F}{W}\times100\%\tag{3-3}$$

式中,A 为供试品所消耗费休试液的体积,mL;B 为空白试验所消耗费休试液的体积,mL;F 为每 1 mL 费休试液相当于水的重量,mg;W 为供试品的重量,mg。

3. 注意事项

(1)配制费休试液的试剂应严格控制水分在 0.1% 以下,碘应置硫酸干燥器内干燥 48 h 以上,二氧化硫必要时要通过浓硫酸洗瓶做脱水处理。

(2)配好的费休试液不稳定,应遮光、密封,置阴凉干燥处保存 24 h 以上再标定。临用前应重新标定浓度。

(3)碘和二氧化硫所用仪器应干燥,并能避免空气中水分的侵入;测定操作宜在干燥处快速进行。

(4)本法受空气湿度影响大,阴雨天或湿度较大的环境尽量避免测定。

(5)本法与水反应的灵敏度和专一性高,可用于遇热易分解的物质和含有挥发性成分的药物的水分测定,但因碘和二氧化硫既有一定的氧化性,又可被更强的氧化剂氧化,故本法不适用于氧化剂、还原剂的水分测定。

实例分析

秋水仙碱水分含量检查

《中国药典》(2020 年版)规定:秋水仙碱的含水量不得超过 2.0%。现有一批秋水仙碱,经取样后,精密称取 0.5261 g,置干燥具塞玻璃瓶中,加无水甲醇 5 mL 充分振摇后,用费休试液滴定至溶液由浅黄色变为纤棕色,消耗费休试液 2.92 mL;另取甲醇 5 mL,同法滴定,消耗费休试液 0.21 mL,求本品的含水量(临用前标定费休试液,已知 1 mL 费休试液相当于 3.47 mg 的水),并判断该批次秋水仙碱水分检查是否合格。

解:

$$水分含量（\%）=\frac{(A-B)F}{W}\times100\%=\frac{(2.92-0.21)\times3.47}{0.5261\times1000}\times100\%=1.79\%$$

该批次秋水仙碱水分检查合格。

(二)恒电流库仑法

1. 测定原理

本法仍以卡尔-费休(Karl-Fischer)反应为基础,应用永停滴定法(通则 0701)测定水分。与容量滴定法相比,库仑滴定法中滴定剂碘不是从滴定管加入的,而是由含有碘离子的阳极电解液电解产生的。一旦所有的水被滴定完全,阳极电解液中就会出现少量过量的碘,使铂电极极化而停止碘的产生。根据法拉第定律,产生碘的量与通过的电量成正比,因此可以通过测量电量总消耗的方法来测定水分总量。本法主要用于测定含微量水分(0.0001%~0.1%)的供试品,特别适用于测定化学惰性物质如烃类、醇类和酯类中的水分。

2. 测定法

在滴定杯加入适量费休试液，先将试液和系统中的水分预滴定除去，然后精密量取供试品适量（含水量为 0.5～5 mg 或仪器建议的使用量），迅速转移至滴定杯中，或经适宜的无机溶剂溶解后，迅速注入滴定杯中，以永停滴定法（通则 0701）指示终点，从仪器显示屏上直接读取供试品中水分的含量，其中每 1 mg 水相当于 10.72 C 电量。

八、炽灼残渣检查法

本法用于检查不含金属的有机药物中的无机金属杂质。个别受热挥发或分解的无机药物，如氯化铵也做此项检查（不得超过 0.1%）。

（一）检查原理

炽灼残渣是指药物（多为有机药物）经高温加热分解后，加硫酸湿润，低温加热至硫酸蒸气除尽后，于高温（700～800 ℃）炽灼至完全灰化，非挥发性无机物（多为金属的氧化物或其盐类）成为硫酸盐而残留。

（二）操作方法

取供试品 1.0～2.0 g 或各品种项下规定的重量，置于已炽灼至恒重的坩埚中，精密称定，缓缓炽灼至完全炭化，放冷；除另有规定外，加硫酸 0.5～1 mL 使湿润，低温加热至硫酸蒸气除尽后，在 700～800 ℃ 炽灼使完全灰化，移至干燥器内，放冷，精密称定后，在 700～800 ℃ 炽灼至恒重，即得。如需将残渣留做重金属检查，则炽灼温度必须控制在 500～600 ℃。炽灼残渣按式（3-4）计算。

$$炽灼残渣（\%）= \frac{残渣及坩埚重量 - 空坩埚重量}{供试品取样量} \times 100\% \tag{3-4}$$

（三）注意事项

1. 取样量问题

应根据待检药物规定的残渣限度来决定取样量。一般残渣的量以 1～2 mg 为宜。如规定限度为 0.1%，取样量在 1 g 左右；如规定限度为 0.05%，取样量以 2 g 为宜；如规定限度在 1% 以上，取样量可在 1 g 以下；遇贵重药品或样品量少时，可考虑减少取样。

2. 炽灼温度

炭化时，应控制温度，缓慢炽灼，避免供试品骤然膨胀而溢出。炽灼至供试品全部炭化呈黑色，不冒浓烟为止。灰化时，应加热至蒸气除尽，白烟完全消失，残渣为灰白色。坩埚取出时由于温度极高，应在炉口稍冷后再置于干燥器中，不能把刚取出的坩埚置于冷处，以免坩埚炸裂。

3. 坩埚的标记、称量和选用

坩埚称量顺序应与坩埚从高温炉取出的先后次序一致，以保证各个坩埚放置时间大致相同，且各坩埚不能混淆，所以所有瓷坩埚应做编号标记。简单而实用的方法是用三氯化铁溶液在坩埚上书写数字，加热炽灼后即显数字。此外，每一干燥器内同时放置的坩埚最好不要过多，否则不易恒重。供试品中含有碱金属或氟元素时，应使用铂坩埚。

九、易炭化物检查法

本法是检查药物中夹杂的遇硫酸易炭化或易氧化而显色的有机杂质。此类有机杂质多数结构未知，用硫酸显色的方法可以简便地控制此类杂质的总量。

（一）检查方法

取内径一致的比色管两支：甲管中加各品种项下规定的对照品溶液 5 mL；乙管中加硫酸［含 H_2SO_4 94.5%～95.5%（g/g）］5 mL 后，分次缓缓加入规定量的供试品，振摇使溶解。除另有规定外，静置 15 min 后，将甲、乙两管同置白色背景前，平视观察，乙管中所显颜色不得较甲管更深。

（二）检查方法

（1）若供试品为固体，应先研成细粉；如需加热才能溶解时，可取供试品与硫酸混合均匀，加热溶解后,放冷至室温,再移至比色管中。

(2)硫酸对显色很灵敏,因此硫酸浓度必须严格控制在94.5%～95.5%,比色管应洁净,大小合适,色泽一致,如乙管中加硫酸后,在加供试品之前已显色,应重新洗涤比色管。

十、溶液颜色检查法

药物在储藏和生产过程都可能引入杂质,有的杂质可以呈现一定颜色。药物溶液的颜色及其与规定颜色的差异在一定程度上反映了药物的纯度。本法是将药物溶液的颜色与规定的标准比色液比较,或在规定的波长处测定其吸光度,以检查其颜色。品种项下规定的"无色"是指供试品溶液的颜色与水或所用溶剂相同,"几乎无色"是指供试品溶液的颜色不深于相应色调0.5号标准比色液。《中国药典》(2020年版)中收载了以下三种药物溶液颜色检查方法。

(一)第一法(目视比色法)

除另有规定外,取各品种项下规定量的供试品,加水溶解,置于25 mL纳氏比色管中,加水稀释至10 mL。另取规定色调和色号的标准比色液10 mL,置于另一25 mL纳氏比色管中,两管同置白色背景上,自上向下透视,或同置白色背景前,平视观察,供试品管呈现的颜色与对照液管比较,不得更深。如供试品管呈现的颜色与对照液管的颜色深浅非常接近或色调不完全一致,使目视观察无法辨别两者的深浅时,应改用第三法(色差计法)测定,并将其测定结果作为判定依据。

标准比色液的配制:首先分别取基准重铬酸钾、硫酸铜、氯化钴配制比色用重铬酸钾液(每1 mL溶液中含0.800 mg的$K_2Cr_2O_7$,黄色)、比色用硫酸铜液(每1 mL溶液中含62.4 mg的$CuSO_4 \cdot 5H_2O$,蓝色)及比色用氯化钴液(每1 mL溶液中含59.5 mg的$CoCl_2 \cdot 6H_2O$,红色),然后按表3-1,分别取不同比例的三种比色用液配成五种色调的标准储备液。再根据各品种项下规定,按表3-2,取规定量色调标准储备液和水,配成标准色调和色号的比色液。

表3-1 五种色调的标准储备液的配制

色调	比色用氯化钴液/mL	比色用重铬酸钾液/mL	比色用硫酸铜液/mL	水/mL
绿黄色	—	27.0	15.0	58.0
黄绿色	1.2	22.8	7.2	68.8
黄色	4.0	23.3	0	72.7
橙黄色	10.6	19.0	4.0	66.4
橙红色	12.0	20.0	0	68.0
棕红色	22.5	12.5	20.0	45.0

表3-2 各种标准色调和色号比色液的配制

色号	0.5	1	2	3	4	5	6	7	8	9	10
储备液/mL	0.25	0.5	1.0	1.5	2.0	2.5	3.0	4.5	6.0	7.5	10.0
加水量/mL	9.75	9.5	9.0	8.5	8.0	7.5	7.0	5.5	4.0	2.5	0

(二)第二法(吸光度法)

除另有规定外,取各品种项下规定量的供试品,加水溶解并使成10 mL,必要时过滤,滤液照紫外-可见分光光度法(通则0401)于规定波长处测定,吸光度不得超过规定值。例如,维生素C是一种水溶性的具有还原性的维生素,其水溶液应为无色。但在储藏过程中,该药易被氧化而显色,故《中国药典》(2020年版)检查维生素C的溶液澄清度与颜色,方法:取本品,用水稀释制成每1 mL中含维生素C 50 mg的溶液,照紫外-可见分光光度法(通则0401),在420 nm波长处测定,吸光度不得过0.06。

(三)第三法(色差计法)

本法是使用具备透射测量功能的测色色差计直接测定溶液的三刺激值,对其颜色进行定量表述和分析的方法。当目视比色法较难判定供试品与标准比色液之间的差异时,应采用本法进行测定与判断。

供试品溶液与标准比色液之间的颜色差异,可以通过分别比较它们与水之间的色差值来测定,也可以通过直接比较它们之间的色差值来测定。

十一、溶液澄清度检查法

受工艺水平等因素影响,药物溶液中可能存在微量不溶性杂质,可以通过检查溶液澄清度反映杂质含量水平,以保证药物质量,溶液澄清度检查对于注射用原料药来说意义重大。澄清度检查法系将药物溶液与规定的浊度标准液比较,用以检查溶液的澄清程度。"澄清"是指供试品溶液的澄清度与所用溶剂相同,或不超过 0.5 号浊度标准液的浊度。"几乎澄清"是指供试品溶液的浊度介于 0.5 号至 1 号浊度标准液的浊度之间。《中国药典》(2020 年版)中收载了以下两种溶液澄清度检查法。

(一) 第一法(目视法)

1. 检查原理

利用硫酸肼与乌洛托品(六亚甲基四胺)反应,制备浊度标准储备液,其原理是乌洛托品在偏酸性环境条件下水解产生甲醛;甲醛与肼再缩合生成甲醛腙,不溶于水,形成白色浑浊。

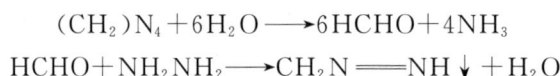

$$(CH_2)N_4 + 6H_2O \longrightarrow 6HCHO + 4NH_3$$

$$HCHO + NH_2NH_2 \longrightarrow CH_2N \Longrightarrow NH \downarrow + H_2O$$

2. 浊度标准液的配制方法

(1) 浊度标准储备液的制备:称取 105 ℃ 干燥至恒重的硫酸肼 1.00 g,置于 100 mL 容量瓶中,加水适量使溶解,必要时可在 40 ℃ 的水浴中温热溶解,并用水稀释至刻度,摇匀,放置 4～6 h,取此溶液与等量 10% 乌洛托品溶液混合,摇匀,于 25 ℃ 环境避光静置 24 h,即得。本液可置冷处避光保存 2 个月,用前摇匀。

(2) 浊度标准原液的配制:用时取储备液 15.0 mL,置于 1000 mL 容量瓶中,加水至刻度,摇匀,置于 1 cm 吸收池中,在 550 nm 波长处测定,吸光度应在 0.12～0.15 范围内。本液 48 h 内使用,用前摇匀。

(3) 浊度标准液的制备:取浊度标准原液和水,按表 3-3 配制即得。本液临用前制备,用前充分摇匀。

表 3-3 浊度标准液的配制方法

级号	0.5	1	2	3	4
浊度标准原液/mL	2.5	5.0	10.0	30.0	50.0
水/mL	97.5	95.0	90.0	70.0	50.0

3. 检查方法

除另有规定外,按各品种项下规定的浓度要求,在室温条件下将用水稀释至一定浓度的供试品溶液与等量的浊度标准液分别置于配对的比浊用玻璃管(内径 15～16 mm,平底,具塞,以无色、透明、中性硬质玻璃制成)中,在浊度标准液制备 5 min 后,在暗室内垂直同置于伞棚灯下,照度为 1000 lx,从水平方向观察、比较。除另有规定外,供试品溶解后应立即检视。

(二) 第二法(浊度仪法)

本法采用散射光式浊度仪,适用于低、中浊度无色供试品溶液的浊度测定(浊度为 100 NTU 以下的供试品)。因为高浊度的供试品会造成多次散射现象,使散射光强度迅速下降,导致散射光强度不能正确反映供试品的浊度。0.5～4 号浊度标准液的浊度范围为 0～40 NTU。

十二、残留溶剂测定法

药品中的残留溶剂是在原料药或辅料的生产中,以及在制剂制备过程中使用的,但在工艺过程中未能完全去除的有机溶剂。许多有机溶剂对人体有害,例如临床上用于治疗高尿酸血症和痛风的托吡司特,在合成过程中可能会使用异丙醇、二氯甲烷、2-丁醇、三乙胺、甲苯等有机溶剂,因此,《中国药典》(2020 年版)收载了"残留溶剂测定法",明确了残留溶剂的种类、分类和限度要求。药品中常见的残留溶剂及其限度见表 3-4,除另有规定外,第一、第二、第三类溶剂的残留限度应符合表 3-4 中的规定。对于其他溶剂,应根据生产工艺的特点,制定相应的限度,使其符合产品规范、药品生产质量管理规范或其他基本质量要求。

表 3-4　药品中常见的残留溶剂及其限度

溶剂名称	限度/(%)	溶剂名称	限度/(%)	溶剂名称	限度/(%)	溶剂名称	限度/(%)
第一类溶剂(应该避免使用)		第二类溶剂(应该限制使用)		第三类溶剂(GMP 或其他质量要求限制使用)		第三类溶剂(GMP 或其他质量要求限制使用)	
苯	0.0002	正己烷	0.029			异丁醇	0.5
四氯化碳	0.0004	甲醇	0.3	醋酸	0.5	正戊烷	0.5
1,2-二氯乙烷	0.0005	2-甲氧基乙醇	0.005	丙酮	0.5	正戊醇	0.5
1,1-二氯乙烷	0.0008	甲基丁基酮	0.005	甲氧基苯	0.5	正丙醇	0.5
1,1,1-三氯乙烷	0.15	甲基环己烷	0.118	正丁醇	0.5	异丙醇	0.5
第二类溶剂(应该限制使用)		N-甲基吡咯烷酮	0.053	仲丁醇	0.5	乙酸丙酯	0.5
		硝基甲烷	0.005	乙酸丁酯	0.5	三乙胺	0.5
乙腈	0.041	吡啶	0.02	叔丁基甲基醚	0.5	第四类溶剂(尚无足够毒理学资料)	
氯苯	0.036	环丁砜	0.016	二甲基亚砜	0.5		
三氯甲烷	0.006	四氢化萘	0.01	乙醇	0.5		
环己烷	0.388	四氢呋喃	0.072	乙酸乙酯	0.5	1,1-二乙氧基丙烷	
1,2-二氯乙烯	0.187	甲苯	0.089	乙醚	0.5	1,1-二甲氧基甲烷	
二氯甲烷	0.06	1,1,2-三氯乙烯	0.008	甲酸乙酯	0.5	2,2-二甲氧基丙烷	
1,2-二甲氧基乙烷	0.01	二甲苯	0.217	甲酸	0.5	异辛烷	
N,N-二甲基乙酰胺	0.109	异丙基苯	0.007	正庚烷	0.5	异丙醚	
N,N-二甲基甲酰胺	0.088	甲基异丁基酮	0.45	乙酸异丁酯	0.5	甲基异丙基酮	
二氧六环	0.038			乙酸异丙酯	0.5	甲基四氢呋喃	
2-乙氧基乙醇	0.016			乙酸甲酯	0.5	石油醚	
乙二醇	0.062			3-甲基-1-丁醇	0.5	三氯醋酸	
甲酰胺	0.022			丁酮	0.5	三氟醋酸	

（一）残留溶剂测定的方法

残留溶剂的测定均采用气相色谱法。所用色谱柱有不同极性的毛细管柱或填充柱。除另有规定外，极性相同的不同牌号色谱柱之间可以互换使用；填充柱以直径为 0.18～0.25 mm 的乙二烯苯-乙基乙烯苯型高分子多孔小球或其他适宜的填料作为固定相。

在测定前，应进行色谱系统适用性试验。适用性试验包括：①用待测物的色谱峰计算，毛细管色谱柱的理论板数一般不低于 5000，填充柱的理论板数一般不低于 1000；②色谱图中，待测物色谱峰与其相邻色谱峰的分离度应大于 1.5；③以内标法测定时，对照品溶液连续进样 5 次，所得待测物与内标物峰面积之比的相对标准偏差（RSD）应不大于 5%；若以外标法测定，所得待测物峰面积的 RSD 应不大于 10%。

供试品溶液的制备根据进样的方法，可分为如下几种：①顶空进样法制备供试品溶液：除另有规定外，精密称取供试品 0.1～1 g，通常以水为溶剂。对于非水溶性药物，可采用 N,N-二甲基甲酰胺、二甲基亚砜或其他适宜溶剂，根据供试品和待测溶剂的溶解度，选择适宜的溶剂，应以不干扰待测溶剂的测定为前提。根据品种项下残留溶剂的限度规定配制供试品溶液，其浓度应满足系统定量测定的需要。②溶液直接进样：精密称取供试品适量，用水或合适的有机溶剂使溶解；根据品种项下残留溶剂的限度规定配制供试品溶液，其浓度应满足系统定量测定的需要。

制备对照品溶液时，精密称取各品种项下规定检查的有机溶剂适量，采用与制备供试品溶液相同的方法和溶剂制备对照品溶液。若为限度检查，根据残留溶剂的限度规定确定对照品溶液的浓度；若为定量测定，为保证定量结果的准确性，应根据供试品中残留溶剂的实际残留量确定对照品溶液的浓度，通常对照品溶液的色谱峰面积与供试品溶液中对应的残留溶剂的色谱峰面积以不超过 2 倍为宜。必要时，应重新调整供试品溶液或对照品溶液的浓度

测定方法：①毛细管柱顶空进样等温法：当需要检查的有机溶剂的数量不多，且极性差异较小时，可采用此法。柱温一般为 40～100 ℃；常以氮气为载气；以水为溶剂时，顶空瓶平衡温度为 70～85 ℃，平衡时间为 30～60 min，平衡时间过长，可能破坏顶空瓶的密闭性，导致残留溶剂气体测定不准。进样口温度为 200 ℃；如采用火焰离子化检测器（FID），温度为 250 ℃。测定时取对照品溶液和供试品溶液，分别连续进样不少于 2 次，测定待测峰的峰面积。②毛细管柱顶空进样系统程序升温法：本方法适用于需要检查的有机溶剂数量较多，且极性差异较大的残留溶剂检查。如为非极性色谱系统，柱温一般先在 30 ℃维持 7 min，再以 8 ℃/min 的升温速率升至 120 ℃，维持 15 min；如为极性色谱系统，柱温一般先在 60 ℃维持 6 min，再以 8 ℃/min 的升温速率升至 100 ℃，维持 20 min。以水为溶剂时，顶空瓶平衡温度为 70～85 ℃，平衡时间为 30～60 min；进样口温度为 200 ℃；如采用 FID 检测器，进样口温度为 250 ℃。具体到某个品种的残留溶剂检查时，可根据该品种项下残留溶剂的组成调整升温程序。测定时，取对照品溶液和供试品溶液，分别连续进样不少于 2 次，测定待测峰的峰面积。③溶液直接进样法：此法既可用于填充柱，亦可采用适宜极性的毛细管柱。测定时，取对照品溶液和供试品溶液，分别连续进样 2～3 次，测定待测峰的峰面积。

若考察的残留溶剂为限度检查，除另有规定外，按品种项下规定的供试品溶液浓度测定。以内标法测定时，供试品溶液所得被测溶剂峰面积与内标峰面积之比不得大于对照品溶液的相应比值。以外标法测定时，供试品溶液所得被测溶剂峰面积不得大于对照品溶液的相应峰面积。若是定量测定，则按内标法或外标法计算各残留溶剂的量（详见本章"特殊杂质检查"一节）。

（二）残留溶剂检查要注意的问题

（1）顶空平衡温度的选择：对沸点较高的残留溶剂，通常选择较高的平衡温度；但此时应兼顾供试品的热分解特性，尽量避免供试品产生的挥发性热分解产物对测定的干扰。顶空平衡时间一般为 30～45 min，以保证供试品溶液的气-液两相有足够的时间达到平衡。顶空平衡时间通常不宜过长，如超过 60 min，可能引起顶空瓶的气密性变差，导致定量准确性的降低。

（2）供试液与对照液平行原则：对照品溶液与供试品溶液必须使用相同的顶空条件。

（3）含氮碱性化合物的测定：普通气相色谱仪中的不锈钢管路、进样器的衬管等，对有机胺等含氮碱性化合物具有较强的吸附作用，致使其检出灵敏度降低，应采用惰性的硅钢材料或镍钢材料管路。

采用溶液直接进样法测定时,供试品溶液应不呈酸性,以免待测物与酸反应后不易汽化。通常采用弱极性的色谱柱或其填料预先经碱处理过的色谱柱分析含氮碱性化合物,如果采用胺分析专用柱进行分析,效果更好。

(4)检测器的选择:对含卤素元素的残留溶剂如三氯甲烷等,采用电子捕获检测器(ECD),易得到较高的灵敏度。

(5)残留溶剂的限度规定:除另有规定外,第一、第二、第三类溶剂的残留量应符合表3-4中的规定,其他溶剂,应在保证用药安全、有效的前提下,根据生产工艺的特点,提出该类溶剂在制剂中残留水平的合理性论证。

第三节　特殊杂质检查

药物中的特殊杂质一般是该药物在生产和储存过程中引入的原料、副产物、中间体、分解产物等有机物质,其结构和性质在一定程度上与药物相似,故在建立和应用这类杂质的检查方法的时候,要利用其与药物在物理、化学、生物学等方面的性质差异。本节将就《中国药典》(2020年版)涉及的特殊杂质检查方法,归纳介绍如下。

一、利用药物与杂质在物理性质方面的差异

(一)臭味及挥发性的差异

利用药物中的某些杂质有独特的臭味,判断杂质的存在。如乙醇中的杂醇油,系将乙醇滴在无臭清洁的滤纸上,待乙醇挥发后,不应遗留有杂醇油的异臭;又如麻醉剂乙醚检查"异臭",是取10 mL麻醉乙醚,置瓷蒸发皿中,使自然挥发,挥散完毕后,不得有异臭。

检查乙醇、苯酚、麻醉剂乙醚挥发性药物中的"不挥发物"时,利用药物在室温和加热挥发后,遗留残渣于规定温度加热至恒重,其质量不得超过规定值。如《中国药典》(2020年版)中苯酚的不挥发物检查:取本品5.0 g,置水浴蒸发挥散后,在105 ℃干燥至恒重,遗留残渣不得超过2.5 mg。

(二)颜色的差异

某些药物无色,而其分解产物有色,或从生产中引入的其他杂质有色,则可利用颜色差异来控制杂质的量。如磺胺嘧啶见光易产生有色杂质,故《中国药典》(2020年版)规定取本品2.0 g,加氢氧化钠试液溶解后,加水稀释至25 mL,溶液如显色,与黄色3号标准比色液比色,不得更深。

(三)溶解行为的差异

利用药物与杂质在规定的溶剂中溶解行为的差异,通过药物在规定溶液中的澄清度检查来判断不溶性杂质的量是否超过限度。检查磺胺嘧啶中的2-氨基嘧啶和磺胺脒等碱性杂质,利用磺胺嘧啶溶于碱性溶剂而杂质不溶,取2.0 g药物,加氢氧化钠试液10 mL溶解后,溶液应澄清。

(四)旋光性质的差异

利用药物与杂质的旋光性不同检查杂质。如硫酸阿托品应是外消旋体,当其含有少量莨菪碱后,产生左旋,故《中国药典》(2020年版)规定,硫酸阿托品溶液(50 mg/mL)的旋光度不得超过−0.40°,以此控制莨菪碱的量。已知莨菪碱的比旋度为−32.5°,则控制莨菪碱的限度为2.46%。

(五)光吸收性质的差异

药物与杂质结构的差异常会造成两者光吸收性质的差异,据此可控制杂质的限度,常用的光吸收性质差异有以下几种。

1. 紫外线吸收性质差异

当在某波长处杂质有吸收而药物无吸收时,则可控制该波长处的吸光度大小来控制杂质的量,例如,检查肾上腺素中的酮体,酮体在310 nm波长处有吸收,而肾上腺素没有吸收(图3-3),故《中国药典》(2020年版)要求肾上腺素的盐酸(9→2000)溶液(2 mg/mL)在310 nm处的吸光度不得超过

0.05。已知酮体在该波长处的吸光系数（$E_{1\ cm}^{1\%}$）为 453，因此可计算出酮体的限度为 0.06%。又如盐酸甲氧明中酮胺的检查，酮胺是合成工艺的中间体，其水溶液在 347 nm 波长处有最大吸收，药物在此波长处无吸收（图 3-4）。《中国药典》（2020 年版）的检查方法：取本品，加水制成每毫升含 1.5 mg 的溶液，在 347 nm 波长处测定，吸光度不得大于 0.06。

有的杂质和药物在一定波长范围内都有吸收，杂质的存在改变了药物的吸收曲线，故可用供试品溶液在两个波长处的吸光度比值来控制杂质的量。如碘解磷定注射液中分解产物的检查，碘解磷定在 262 nm 和 294 nm 的波长分别有最小吸收和最大吸收，而碘解磷定分解产物只在 262 nm 波长有最大吸收，当分解时，294 nm 和 262 nm 波长处的吸光度比值会减小，故《中国药典》（2020 年版）规定，碘解磷定的盐酸（9→1000）溶液在 1 h 内，在 262 nm 和 294 nm 的波长处分别测定吸光度，其比值应不小于 3.1。

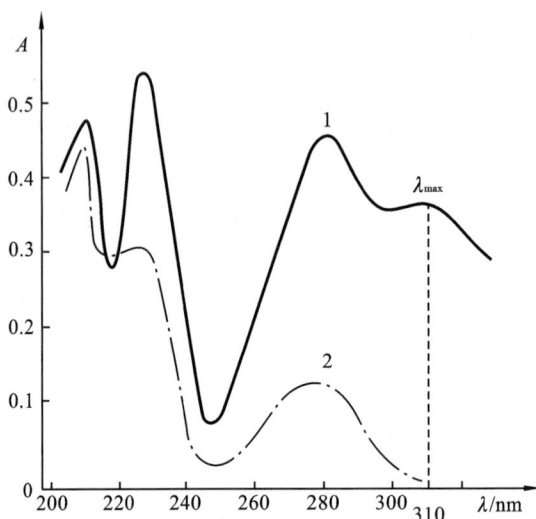

图 3-3 肾上腺素与肾上腺素酮的紫外吸收光谱

1.肾上腺素酮；2.肾上腺素

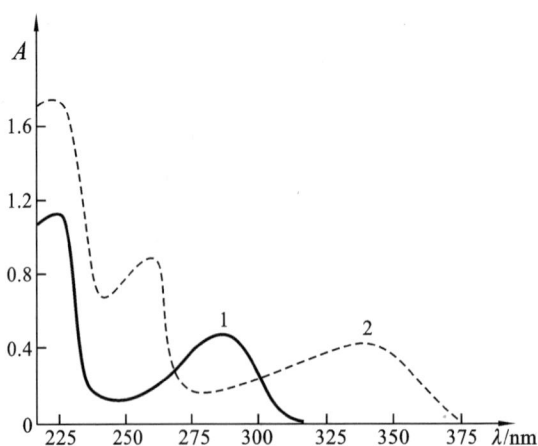

图 3-4 盐酸甲氧明和酮胺的紫外吸收光谱

1.盐酸甲氧明；2.酮胺

2. 原子吸收分光光度法

原子吸收分光光度法是利用药物中的待检元素的原子蒸气可以吸收发自光源的该元素的特定波长的光，使原子中的电子吸收辐射能，由基态跃迁到激发态，根据基态原子对辐射能吸收的程度，从而求出供试药物中待检元素含量的方法。利用原子中被激发的电子由高能级回到低能级时,将多余的能量以光的形式发射出来,测定发射光的强度,以求得待检元素含量的方法,称为原子发射分光光度法或火焰光度法。原子吸收分光光度法遵循一般分光光度法的吸收定律,通过测定辐射光强度的改变,可求出供试品中待检元素的含量。原子吸收分光光度法可以测定纳克(ng)级的元素,原子蒸气对特定波长光的吸收和发射特异性强,所以该法具有灵敏度高、专属性强等优点。

原子吸收分光光度法主要用于金属元素的测定。用于杂质质量检查时,取供试品,按规定配制成供试溶液;分成等量的 2 份,其中一份加入限度的待检元素溶液,制成对照品溶液。先将对照品溶液喷入火焰,调节仪器使具有合适的读数 a;在相同条件下测定供试溶液,记录其读数 b。b 相当于供试溶液中待检元素的含量,$(a-b)$ 相当于对照品溶液中按限度加入的待检元素的量。当 $b<(a-b)$ 时,供试品中所含杂质元素符合规定;当 $b>(a-b)$ 时,供试品中所含杂质元素超过限度,为不合格。在待检杂质溶液中加入等量供试品,是为了消除背景对检查的影响。《中国药典》(2020 年版)采用本法检查碳酸锂中的锂和钠盐,以及肝素钠中钾盐的量。

3. 红外分光光度法

红外分光光度法在杂质检查中主要用于药物中无效或低效晶型的检查。

某些多晶型药物由于其晶型结构不同,某些化学键的键长、键角等发生不同程度的变化,可导致红外吸收光谱中的某些特征带的频率、峰形和强度出现显著差异。因此用红外分光光度法检查药品中低效(或无效)晶型,其结果可靠,方法简便。如《中国药典》(2020 年版)用本法检查甲苯咪唑中 A 晶型。由于在 640 cm^{-1} 处 A 晶型有强吸收,C 晶型的吸收很弱;在 662 cm^{-1} 处 A 晶型的吸收很弱,而 C 晶型有较强吸收。因此,供试品中若含有 A 晶型,在此两种波数处吸收值的比值会发生改变。

(六) 吸附或分配性质的差异

药物中一些特殊杂质,如反应的中间体、副产物、分解产物等,与药物的结构和性质近似,与某些试剂的反应也相同或相似,需分离后再检查。色谱法可以利用药物与杂质吸附或分配性质的差异,实现既分离又检测,在杂质检查中应用很广。常用的色谱方法有薄层色谱法、纸色谱法、高效液相色谱法和气相色谱法等。下面介绍薄层色谱法和高效液相色谱法在杂质检查中的应用。气相色谱法在杂质检查中的应用详见本章"残留溶剂测定的方法"部分。

1. 薄层色谱法

薄层色谱法较灵敏、简便、快速,不需要特殊设备,在杂质检查中应用很多。通常有以下几种方法。

(1)选用实际存在的待检杂质对照品法:根据杂质限度,取一定浓度已知杂质的对照品溶液和供试品溶液,分别点加在同一硅胶(或其他吸附剂)薄层板上,展开和定位后检查,供试品中所含该杂质的斑点,不得超过相应的杂质对照斑点。如枸橼酸乙胺嗪中检查 N-甲基哌嗪,取供试品加甲醇制成每 1 mL 中含 50 mg 的溶液;另取 N-甲基哌嗪对照品,制成每 1 mL 中含 50 μg 的甲醇溶液,取供试品溶液与对照品溶液各 10 μL,分别点加于同一硅胶 G 薄层板上,以三氯甲烷-甲醇-氨水(13∶5∶1)展开后,晾干,置碘蒸气中显色,供试品溶液如果在与对照品溶液的主斑点相同的 R_f 处显示杂质斑点,则杂质斑点的颜色不得深于对照品溶液的主斑点(0.1%)。

本法是理想的检查杂质的方法,但必须首先确认存在的待检杂质是什么,并具备该杂质的对照品。

(2)选用可能存在的某种物质作为杂质对照品:当杂质的结构和种类未完全明确,但根据合成工艺和结构特点推测其中某种杂质可能存在,并且可以获得这种杂质的对照品时,可以这种杂质对照品为限度对照。如对乙酰氨基酚中"有关物质"检查,以可能存在的杂质对氯苯乙酰胺为对照,控制有关物质的限度。

实 例 分 析

盐酸左旋咪唑有关物质的检查

方法:取本品,精密称定,加甲醇溶解并定量稀释制成每 1 mL 中约含 0.10 g 的溶液,即得供试品溶液;取 2,3-二氢-6-苯基咪唑[2,1-b]噻唑盐酸盐对照品适量,精密称定,加甲醇溶解并定量稀释制成每 1 mL 中约含 0.50 mg 的溶液,即得对照品溶液。照薄层色谱法试验,吸取供试品溶液与对照品溶液各 5 μL,分别点于同一硅胶 G 薄层板上,以甲苯-甲醇-冰醋酸 (45:8:4)为展开剂,展开,取出,晾干,置碘蒸气中显色。供试品溶液如显与对照品溶液相应的杂质斑点,其颜色与对照品溶液的主斑点比较,不得更深。计算限度。

解:2,3-二氢-6-苯基咪唑[2,1-b]噻唑盐酸盐限度为

$$L = \frac{cV}{S} \times 100\% = \frac{0.50 \times 5}{0.10 \times 10^3 \times 5} \times 100\% = 0.5\%$$

(3) 高低浓度对比法:当杂质的结构不能确定或无杂质的对照品时,可采用此法。将供试品溶液按限度要求稀释至一定浓度作为对照品溶液,与供试品溶液分别点加于同一薄层板上,展开后,定位,供试品溶液所显杂质斑点不得深于对照品溶液所显主斑点颜色。如西咪替丁中有关物质检查,对照品溶液为西咪替丁供试品溶液(20 mg/mL)稀释至 0.1 mg/mL 所得。要求供试品溶液杂质斑点不得深于对照品溶液主斑点。

本法虽不及方法(1)理想,但其优点是不需要制备杂质的对照品,还可配成几种限度的对照品溶液,比较简单易行,所以应用较多。采用本法时应注意供试品与所检杂质对显色剂所显的颜色应相同,显色灵敏度也应相同或相近

(4) 在检查条件下,不允许有杂质斑点。本法所检杂质的限度为其在检查条件下参与显色反应的灵敏度。如盐酸阿米替林有关物质检查,供试品溶液(10 mg/mL)在硅胶 G 薄层板上点样 5 μL,以三氯甲烷-甲苯(1:1)展开后,晾干,喷以甲醛-硫酸溶液(4:96)使显色,立即在紫外灯(365 nm)下检视,除主斑点外,不得显其他斑点。

用薄层色谱法检查药物中杂质,通常应用以上四种方法,但当无适合的杂质对照品或存在供试品中杂质斑点颜色与主成分斑点的颜色有差异、显色灵敏度不同等问题时,难以判断其限度,则可选用与供试品相同的合格药物作为对照品,此对照品中所含待检杂质需符合要求的限度水平,且稳定性好。如检查氢溴酸加兰他敏中的其他生物碱,方法为取供试品溶液与用合格的氢溴酸加兰他敏配制的对照品溶液分别点加于同一薄层板上,经展开显色后,供试品如显杂质斑点,不得多于对照品,颜色也不得更深。

> **知识链接**
>
> ### 薄层色谱法
>
> 薄层色谱法是将适宜的固定相涂布于玻璃板、塑料板或铝基板上,制成一均匀薄层,将药物点样、展开、检视后所得的色谱图,与适宜的对照物按同法所得的色谱图做对比,用于药品的鉴别或杂质检查的方法。
>
> 薄层板常用的固定相有硅胶 G、硅胶 GF$_{254}$、硅胶 H 和硅胶 HF$_{254}$、氧化铝、聚酰胺等。硅胶板和氧化铝板薄层板临用前一般应在 110 ℃活化 30 min,活化后,放干燥器中备用。聚酰胺薄膜不需活化。

常用微量注射器或定量毛细管点样;点样一般为圆点,点样基线距底边 2.0 cm,样点直径为 2～4 mm,点间距离可视斑点扩散情况以不影响检出为宜,一般为 1.0～2.0 cm。点样时必须注意勿损伤薄层板表面。

展开时,将点好供试品的薄层板放入展开缸中,浸入展开剂的深度为距薄层板底边 0.5～1.0 cm(切勿将样点浸入展开剂中),密封顶盖,待展开至规定距离(一般为 10～15 cm),取出薄层板,晾干。

检视方法有化学显色、荧光显色,有色物质可直接检视。显色方式有喷雾、浸渍、蒸气熏蒸显色;喷雾显色要求用压缩气体使显色剂呈均匀细雾状喷出;浸渍显色可用专用玻璃器皿或用适宜的玻璃缸代替;蒸气熏蒸显色可用双槽玻璃缸或适宜大小的干燥器代替。检视装置为装有可见光、短波紫外光(254 nm)、长波紫外光(365 nm)的光源及相应滤片的暗箱。

系统适用性试验:按各药品质量标准项下要求,对检测方法进行系统适用性试验,使斑点的检测灵敏度、比移值(R_f值)和分离效能符合规定。

检测灵敏度是指杂质检查时,采用对照品溶液稀释若干倍的溶液与供试品溶液和对照品溶液在规定的色谱条件下,在同一块薄层板上点样、展开和检视,前者应显示清晰的斑点。

比移值(R_f值)是指从基线至斑点中心的距离与从基线至展开剂前沿的距离的比值。

$$R_f = \frac{\text{从基线至斑点中心的距离}}{\text{从基线至展开剂前沿的距离}}$$

可用供试品溶液主斑点与对照品溶液主斑点的比移值进行比较,或用比移值来说明主斑点或杂质斑点的位置。

分离效能的要求:鉴别时,在对照品与结构相似药物的对照品制成的混合对照品溶液的色谱图中,应显示两个清晰分离的斑点。杂质检查时,在杂质对照品用供试品自身稀释对照品溶液或与供试品同品种对照品溶液溶解制成的混合对照品溶液的色谱图中,应显示两个清晰分离的斑点,或待测成分与相邻的杂质斑点应清晰分离。

2. 高效液相色谱法

高效液相色谱法分离效能高,灵敏度高,结果准确,应用范围广。该法不仅可以用于分离,而且可以准确地测定各组分的峰面积和峰高,在杂质检查中应用日益增多,特别是已使用本法测定含量的药物,可同时进行杂质检查。目前,采用高效液相色谱法检查杂质,有以下几种方法。

(1)面积归一化法:取供试品适量,配成一定浓度的溶液,进样,经高效液相色谱分离后,测定各杂质及药物的峰面积,记录各杂质峰面积及其总和占总峰面积的百分数,不得超过限度。由于峰面积归一化法没有考虑各杂质与药物在色谱峰信号响应的灵敏度差异,而且当杂质限度较低时,杂质量与主成分量不一定在同一线性范围内,杂质峰和药物峰相差悬殊,峰面积积分精度和准确度不相同等都会使测定误差加大,因此,本法通常只能用于粗略考察供试品中的杂质含量。除另有规定外,一般不宜用于杂质检查。

(2)不加校正因子的主成分自身对照法:如果杂质与主成分响应灵敏度相同,相对主成分的校正因子在 0.9～1.1 范围内,那么可采用不加校正因子的主成分自身对照法。检查杂质含量时,按各品种项下规定的杂质限度,将供试品溶液稀释成与杂质限度相当的溶液作为对照品溶液,进样,调节检测灵敏度(以噪声水平可接受为限)或进样量(以柱子不过载为限),使对照品溶液的主成分峰的峰高达满量程的 10%～25% 或其峰面积能准确积分[通常含量低于 0.5% 的杂质,峰面积的相对标准偏差(RSD)应小于 10%;含量在 0.5%～2% 的杂质,峰面积的 RSD 应小于 5%;含量大于 2% 的杂质,峰面积的 RSD 应小于 2%]。然后,取供试品溶液和对照品溶液适量,分别进样,供试品溶液的记录时间,除另有规定外,应为主成分峰保留时间的 2 倍,测量供试品溶液色谱图上各杂质的峰面积并与对照品溶液主成分的峰面积比较,计算杂质含量。若供试品所含的部分杂质未与溶剂峰完全分离,则按规定先记录供试品溶液的色谱图 I,再记录等体积纯溶剂的色谱图 II。色谱图 I 上杂质峰的总面积(包括溶剂峰),减去色谱图 II 上的溶剂峰面积,即为总杂质峰的校正面积,然后依法计算。如醋酸甲羟孕酮中检查有关物质,《中国药典》(2020 年版)用十八烷基硅烷键合硅胶为填充剂,甲醇-水(70∶30)为流动相,检测波长为 254 nm。取本品适量:精密称定,加甲醇溶解并配成每毫升含 0.8 mg 的溶液,作为供试品溶液。精密量取 1 mL,置于 50 mL 容量瓶中,用甲醇稀释至刻度,摇匀,作为对照液。照含量测定项下的色谱条件,取对照液 10 μL 注入液相色谱仪,调节检测灵敏度,使主成分峰的峰高约为满量程的 25%。再精密量取供试品溶液与对照品溶液各 10 μL,分别注入液相色谐仪,记录色谱图至主成分峰保留时间的 1.5 倍。供试品溶液色谱图中如有杂质峰,不得多于 4 个,单个杂质峰面积不得大于对照品溶液主峰面积的 0.5 倍(1.0%),各杂质峰面积的和不得大于对照品溶液主峰面积的 0.75 倍(1.5%)。供试品溶液色谱图中任何小于对照品溶液主峰面积 0.05 倍(0.1%)的峰可忽略不计。

本法和薄层色谱法的高低浓度对比法相似,不需要杂质的对照品,可以同时控制各个杂质及其总量的限度。

(3)加校正因子的主成分自身对照法:在建立方法时,按待检药物项下的规定,精密称(量)取杂质对照品和待检药物对照品各适量,分别配成测定杂质校正因子的溶液,进样,记录色谱图,测量杂质对照品和待检药物对照品的峰面积或峰高,按式(3-5)计算校正因子(f)。

$$f = \frac{A_{药}/c_{药}}{A_{杂}/c_{杂}} \tag{3-5}$$

式中,$A_{药}$ 为待检药物的峰面积或峰高;$A_{杂}$ 为杂质对照品的峰面积或峰高;$c_{药}$ 为待检药物的浓度;$c_{杂}$ 为杂质对照品的浓度。

此校正因子可直接载入各品种项下,用于校正杂质的实测峰面积,故在检查杂质时,有:

$$f \times A_{杂} = \frac{A_{药}}{c_{药}} \times c_{杂}$$

即将杂质峰面积换算为相同浓度的主成分峰面积,于是校正后的杂质峰面积与主成分峰面积之比就能准确地反映杂质与主成分间的浓度之比。

测定杂质含量时,按各品种项下规定的杂质限度,将供试品溶液稀释成与杂质限度相当的溶液作为对照品溶液,进样,调节检测灵敏度(以噪声水平可接受为限)或进样量(以柱子不过载为限),使对照溶液的主成分峰的峰高达满量程的 10%~25% 或其峰面积能准确积分。然后,取供试品溶液和对照品溶液适量,分别进样,供试品溶液的记录时间,除另有规定外,应为主成分峰保留时间的 2 倍,测量供试品溶液色谱图上各杂质的峰面积,分别乘以相应的校正因子后,与对照品溶液主成分的峰面积比较;依法计算各杂质含量。

与内、外标法相比,本法方便之处在于建立方法时测定的校正因子可列在药物质量标准中,每次检查时,不再需要杂质的对照品和药物对照品。

实例分析

盐酸四环素中有关物质检查

方法:取本品适量,加 0.01 mol/L 盐酸溶解并稀释制成每毫升中约含 0.8 mg 的溶液,作为供试品溶液。精密量取供试品溶液 2 mL,置于 100 mL 容量瓶中,用 0.01 mol/L 盐酸稀释至刻度,摇匀,作为对照溶液。

分析:

(1)调节灵敏度:按照含量测定项下的色谱条件,取对照溶液 10 μL 注入液相色谱仪,调节检测灵敏度,使主成分峰的峰高约为满量程 20%。

(2)测量峰面积:精密量取供试品溶液和对照品溶液各 10 μL,分别注入液相色谱仪,记录色谱图至主成分峰保留时间的 2.5 倍。供试品溶液色谱图有杂质峰,根据保留时间(t_R)由小到大依次为土霉素(校正因子 $f=1.0$)、4-差向四环素(校正因子 $f=1.42$)、盐酸金霉素(校正因子 $f=1.39$)、脱水四环素(校正因子 $f=0.48$)、差向脱水四环素(校正因子 $f=0.62$),峰面积分别为 2932、6135、1846、986、1543,对照品溶液主成分峰面积为 6240。

《中国药典》(2020 年版)规定:按校正后的峰面积计算,土霉素、4-差向四环素、盐酸金霉素、脱水四环素、差向脱水四环素的峰面积分别不得大于对照品溶液主成分峰面积的 0.25(0.5%)、1.5(3%)、0.5(1.0%)、0.25(0.5%)、0.25(0.5%)。

下面判断各杂质的限度是否合格。

土霉素:$A \times f = 2932 \times 1.0 = 2932$　　$6240 \times 0.5 = 3120$

$2932 < 3120$,合格

4-差向四环素:$A \times f = 6135 \times 1.42 = 8712$　$6240 \times 1.5 = 9360$

$8712 < 9360$,合格

盐酸金霉素:$A \times f = 1846 \times 1.39 = 2566$　$6240 \times 0.5 = 3120$

$2566 < 3120$,合格

脱水四环素:$A \times f = 986 \times 0.48 = 473$　　$6240 \times 0.25 = 1560$

$473 < 1560$,合格

差向脱水四环素:$A \times f = 1543 \times 0.62 = 957$　$6240 \times 0.25 = 1560$

$957 < 1560$,合格

所以,盐酸四环素中的土霉素、4-差向四环素、盐酸金霉素、脱水四环素、差向脱水四环素的限度都低于现行版《中国药典》规定值,有关物质合格。

(4) 内标法加校正因子测定供试品中某个杂质含量:按待检药物项下的规定,精密称(量)取对照品和内标物质,分别配成溶液,精密量取各溶液,配成校正因子测定用的对照品溶液。取一定量注入仪器,记录色谱图。测量对照品和内标物质的峰面积或峰高,按式(3-6)计算校正因子(f):

$$f = \frac{A_S/c_S}{A_R/c_R} \tag{3-6}$$

式中,A_S 表示内标物质的峰面积或峰高;A_R 表示对照品的峰面积或峰高;c_S 表示内标物质的浓度;c_R 表示对照品的浓度。

再取各品种项下含有内标物质的供试品溶液注入仪器,记录色谱图,测量供试品中待测成分(或其杂质)和内标物质的峰面积或峰高,按式(3-7)计算含量:

$$c_X = f \times \frac{A_X}{A_S} \times c_S \tag{3-7}$$

式中,A_X 表示供试品(或其杂质)峰面积或峰高;A_S 表示内标物质的峰面积或峰高;c_X 表示供试品(或其杂质)的浓度;c_S 表示内标物质的浓度;f 表示校正因子。

当配制校正因子测定用的对照品溶液和含有内标物质的供试品溶液,使用等量同一浓度的内标物质溶液时,$c_S = c_S$,则配制内标物质溶液不必精密称(量)取。

(5)外标法测定供试品中某个杂质含量:按待检药物项下的规定,精密称(量)取对照品和供试品,配制成溶液。分别精密取一定量,注入仪器,记录色谱图,测量对照品溶液和供试品溶液中待检成分的峰面积(或峰高),按式(3-8)计算含量:

$$c_X = c_R \times \frac{A_X}{A_R} \tag{3-8}$$

式中各符号意义同上。

由于微量注射器不易精确控制进样量,各次进样的差异会导致峰面积 A 的改变。因而,当采用外标法测定供试品中某杂质或主成分含量时,以定量环或自动进样器进样为宜。

3. 气相色谱法

气相色谱法主要用于药物中挥发性杂质及有机溶剂残留量的检查。检查的方法与高效液相色谱法相同。

《中国药典》(2020 年版)四部收载有"有机溶剂残留量测定法"专项检查方法,用以检查药物在生产过程中引入的有害有机溶剂残留量,包括苯、三氯甲烷、二氧六环、二氯甲烷、吡啶、甲苯及环氧乙烷等。生产过程涉及其他需要检查的有害有机溶剂,则在各品种项下另作规定。测定方法仍属限度检查。如用内标法检查氟烷中的挥发性杂质的总量,取本品作为供试品溶液,另取本品加 0.010% 的二氯甲烷作为含有内标物的供试品溶液,分别取上述两种溶液进样,按内标法检查,供试品所显杂质峰面积总和应小于内标二氯甲烷的峰面积。随着色谱仪器的普及,应用高效液相色谱法和气相色谱法测定药物含量和杂质检查的药物品种也会不断增多。

二、利用药物与杂质在化学性质方面的差异

利用药物与杂质在化学性质上的差异,通常是选择杂质所特有的化学反应,用以检查杂质的存在。

1. 酸碱性的差异

药物中存在的杂质具有酸性或碱性,可据此进行检查。如苯巴比妥中检查巴比妥酸(制造过程中的中间体)及其他酸性物质,即利用它们的酸性比苯巴比妥强,将供试品加水煮沸后,滤液加甲基橙指示液,不显红色为合格。又如水合氯醛中分解产物盐酸和三氯乙酸等杂质,即利用它们具酸性而本品不具有酸性进行检查,取供试品一定量加纯化水溶解后,pH 值为 4.0~6.0 为合格。

2. 氧化还原性的差异

利用药物与杂质的氧化性或还原性不同进行杂质检查的情况较多。如检查氯化钠中的碘化物,于供试品中加入新配制的淀粉混合液(内含 0.025 mol/L 硫酸溶液和亚硝酸钠试液 3 滴)湿润,置日光下观察,若含碘化物,则被亚硝酸钠氧化析出碘而遇淀粉显蓝色,规定 5 min 内不得显蓝色痕迹。检查溴化物时,取供试品一定量,加水溶解后,加盐酸与三氯甲烷边振摇边滴加 2% 氯胺 T 溶液,若含溴化物则被氯胺 T 氧化析出溴,在三氯甲烷中显黄色,与一定量标准溴化钠溶液用相同方法处理的对照液比较,不得更深,以控制溴化物的限度。

葡萄糖酸亚铁中高铁盐的检查,即是利用高铁离子具有氧化性,《中国药典》(2020 年版)采用置换碘量法测定其含量。检查时,取供试品一定量加水溶解,加碘化钾适量,放置后,被高铁离子氧化生成的碘用硫代硫酸钠滴定液滴定,1 mL 的硫代硫酸钠滴定液(0.1 mol/L)相当于 5.585 mg 的 Fe。规定含高铁盐不得超过 1.0%。

3. 杂质与一定试剂产生沉淀

利用药物中存在的杂质能与一定的试剂产生沉淀反应来检查杂质的方法也很多。如氯化钠中检查钡盐,即利用 Ba^{2+} 与稀硫酸作用生成不溶性硫酸钡白色沉淀进行检查,规定不得产生浑浊为合格;检查甘露醇、枸橼酸钾等药物中的草酸盐是利用草酸根离子在氨碱性条件下与氯化钙试液反应,生成草酸钙白色沉淀来进行检查的。利用杂质与试剂产生沉淀的例子很多,在此不赘述。

4. 杂质与一定试剂产生颜色

利用杂质与一定试剂产生颜色的反应来检查杂质,根据限度要求,可规定一定反应条件下不得产生某种颜色,或与杂质对照品在相同条件下呈现的颜色进行目视比色,也可用分光光度法测定反应液的吸光度。如检查盐酸吗啡水的罂粟酸,取本品一定量加水溶解后,加稀盐酸及三氯化铁试液,不得显红色。阿司匹林中检查游离水杨酸,即利用水杨酸与硫酸铁铵试液作用产生紫堇色配位化合物进行限度检查,《中国药典》(2020 年版)规定游离水杨酸含量不得超过 0.1%。检查胆影酸中的氨基化合物,则是利用芳香第一胺,经重氮化-偶合反应生成有色偶氮化合物,用分光光度法测定吸光度,不得超过规定值。

5. 杂质与一定试剂产生气体

药物中如含有微量硫化物,利用其在酸性条件下放出硫化氢气体,与醋酸铅试纸作用,形成棕黑色硫斑,与一定量标准硫化钠溶液在相同条件下所显标准硫斑比较,即可确定硫化物的限度。

药物中如含有氨或铵盐,在碱性条件下加热,则释放出氨,用石蕊试纸检视,或加碱性碘化汞钾试液显色,与一定量标准氯化铵溶液用同法处理后比较。

6. 药物经有机破坏后检查杂质

某些环状结构的有机药物在生产中可能引入磷、硫、卤素及硒等,均可与有机分子的碳原子以共价键结合而不能直接检出,需经有机破坏,使待检杂质成游离状态方可检出。有的药物在检查条件下不能溶解,干扰检查,也需进行破坏处理。利用杂质与这些药物在破坏分解后性质的差异进行测定。

→ 本单元知识点

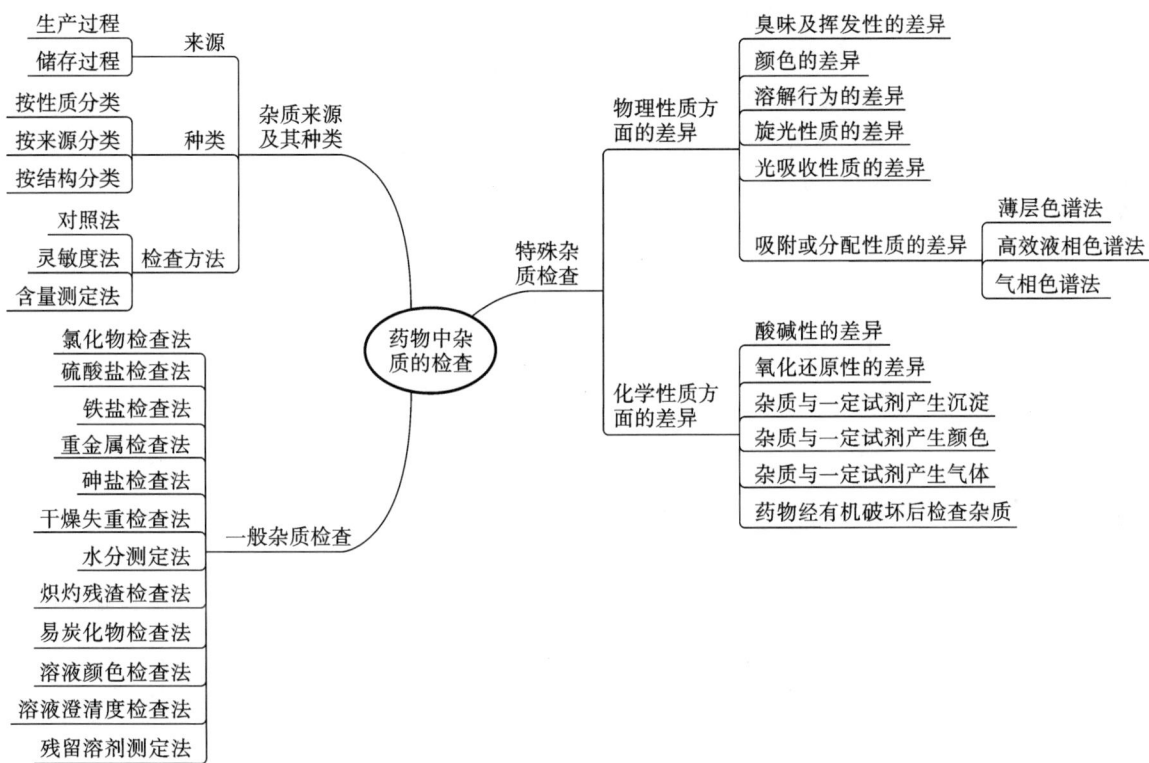

生产过程
储存过程 ── 来源
按性质分类
按来源分类 ── 种类 ── 杂质来源及其种类
按结构分类
对照法
灵敏度法 ── 检查方法
含量测定法

药物中杂质的检查

臭味及挥发性的差异
颜色的差异
溶解行为的差异 ── 物理性质方面的差异
旋光性质的差异
光吸收性质的差异
吸附或分配性质的差异 ── 薄层色谱法 / 高效液相色谱法 / 气相色谱法

特殊杂质检查

酸碱性的差异
氧化还原性的差异
杂质与一定试剂产生沉淀 ── 化学性质方面的差异
杂质与一定试剂产生颜色
杂质与一定试剂产生气体
药物经有机破坏后检查杂质

氯化物检查法
硫酸盐检查法
铁盐检查法
重金属检查法
砷盐检查法
干燥失重检查法
水分测定法 ── 一般杂质检查
炽灼残渣检查法
易炭化物检查法
溶液颜色检查法
溶液澄清度检查法
残留溶剂测定法

→ 同步能力检测题

同步能力检测答案

一、选择题

（一）单项选择题

1. 关于药物杂质叙述错误的是( )。

A. 杂质会影响药物的疗效和稳定性

B. 药物杂质主要在生产过程和储藏过程中引入

C. 药物中杂质检查,必须掌握杂质的准确含量才能保证药物安全性

D. 杂质含量可反映出生产工艺中存在的问题

2. 下列属于特殊杂质的是( )。

A. 铁盐 B. 莨菪碱 C. 炽灼残渣 D. 水分

3. 下列属于"信号"杂质的是( )。

A. 硫酸盐　　　　　　B. 干燥失重　　　　　　C. 炽灼残渣　　　　　　D. 残留溶剂

4. 检查药物中的砷盐,为消除硫化氢气体的干扰,采用(　　)。

A. 醋酸铅棉花　　　　　　　　　　　　B. 碘化钾、酸性氯化亚锡试液

C. 在酸性条件下反应　　　　　　　　　D. 二乙基二硫代氨基甲酸银法

5. 在氯化物检查过程中,加入(　　)可以加速氯化银的生成并且能排除某些阴离子的干扰。

A. 稀醋酸溶液　　　　　　　　　　　　B. 稀氢氧化钠溶液

C. 稀硝酸溶液　　　　　　　　　　　　D. 维生素 C 溶液

6. 药物中铁盐检查,目的是控制药物中的(　　)。

A. Fe^{2+}　　　　　B. Fe^{3+}　　　　　C. Fe^{2+}、Fe^{3+}　　　　　D. 有机结合的 Fe

7. 铁盐检查时,加入过氧化剂(　　)以氧化供试品中的 Fe^{2+} 成为 Fe^{3+},不仅能防止显色物质分解,还可提高反应的灵敏度。

A. 硫氰酸钾　　　　　B. 过硫酸铵　　　　　C. 稀盐酸　　　　　D. 硫酸铁铵

8. 关于药物中重金属铅检查叙述错误的是(　　)。

A. 为保证结果准确,检查时使用的溶液和容器均应不得含有铅

B. 硫代乙酰胺试液与重金属反应的最佳 pH 值是 3.5

C. 炽灼破坏后检查重金属铅时,炽灼温度应适中

D. 若供试品溶液带颜色,可在供试品溶液管中滴加少量的稀焦糖溶液

9. 检查药物中的有色杂质,应用(　　)。

A. 紫外分光光度法　　　　　　　　　　B. 溶液颜色检查法

C. 易炭化物检查　　　　　　　　　　　D. 炽灼残渣检查

10. 古蔡法检砷装置中醋酸铅棉花的作用是(　　)。

A. 除去硫化氢气体的干扰　　　　　　　B. 防止空气倒流入砷化氢发生瓶

C. 防止反应液上升　　　　　　　　　　D. 过滤砷化氢气体

11. 对热稳定的药物干燥失重采用(　　)。

A. 恒压恒重干燥法　　　　　　　　　　B. 干燥剂干燥法

C. 减压恒温干燥法　　　　　　　　　　D. 常压恒温干燥法

12. 目视法检查溶液澄清度使用的浊度标准原液,置于 1 cm 吸收池中,在 550 nm 波长处测定,吸光度应在(　　)范围内。

A. 0.12～0.15　　　B. 0.11～0.15　　　C. 0.11～0.20　　　D. 0.12～0.20

13. 恒温减压干燥器中常用的干燥剂为(　　)。

A. 氯化钙　　　　　B. 五氧化二磷　　　　　C. 无水氯化钙　　　　　D. 浓硫酸

14. 《中国药典》(2020 年版)凡例中规定:恒重(除另有规定外)是指供试品连续两次干燥或炽灼后称重的差异在(　　)以下的重量。

A. 0.1 mg　　　　　B. 0.2 mg　　　　　C. 0.3 mg　　　　　D. 0.5 mg

15. 残留溶剂的测定通常采用(　　)。

A. 薄层色谱法　　　　　　　　　　　　B. 离子色谱法

C. 液相色谱法　　　　　　　　　　　　D. 气相色谱法

16. 《中国药典》(2020 年版)中易炭化物检查是利用某些有机杂质遇(　　)显色进而控制杂质的方法。

A. 浓盐酸　　　　　B. 浓硝酸　　　　　C. 酚酞　　　　　D. 浓硫酸

(二)多项选择题

1. 药物的杂质来源包括(　　)。

A. 中间体　　　　　B. 副产物　　　　　C. 制剂辅料

D. 残留溶剂　　　　E. 原料

2. 特殊杂质检查时，可利用的杂质与药物的差异是（　　）。

A. 光学性质差异　　　B. 化学性质差异　　　C. 色谱行为差异

D. 溶解度差异　　　E. 空间构型

3. 《中国药典》(2020 年版)检查溶液颜色的方法有（　　）。

A. 目视比色法　　　B. 吸光度法　　　C. 比色卡法

D. 色差计法　　　E. A 和 C

4. 《中国药典》(2020 年版)检查药物中的水分的方法有（　　）。

A. 费休氏法　　　B. 烘干法　　　C. 减压干燥法

D. 甲苯法　　　E. 气相色谱法

5. 《中国药典》(2020 年版)中检查药物溶液颜色的第一法使用（　　）三种试剂用于配制标准比色液。

A. 重铬酸钾　　　B. 氯化钴　　　C. 高锰酸钾

D. 硫酸铜　　　E. 氯化铁

6. 《中国药典》(2020 年版)所指重金属在一定的实验条件下能与（　　）试液作用而显色。

A. 硫代乙酰胺　　　B. 硫酸　　　C. 硫化钠

D. 硝酸　　　E. 稀焦糖溶液

二、分析题

1. 氯化物、硫酸盐检查，如遇到供试液有不溶物，要过滤除去不溶物，怎样判断滤纸上有无 Cl^- 或 SO_4^{2-}？怎样消除 Cl^- 或 SO_4^{2-}？

2. 减压干燥适用于哪些药物的干燥失重检查？减压干燥的注意事项有哪些？

3. 铁盐检查中除另有规定外，为什么要加入盐酸和过硫酸铵？有的样品采用硝酸处理，用硝酸处理的样品是否还需加过硫酸铵？加硝酸后的样品为什么要加热煮沸？

4. 砷盐检查法中加入酸性氯化亚锡和碘化钾的目的是什么？在导气管中塞入醋酸铅棉花的作用是什么？

三、计算题

1. 奥沙普秦作为解热镇痛、非甾体抗炎药，在《中国药典》(2020 年版)中规定有关物质检查方法：取本品适量，加乙腈溶解并稀释制成每 1 mL 中约含 2 mg 的溶液，制成供试品溶液；精密量取供试品溶液适量，用乙腈定量稀释制成每 1 mL 中约含 20 μg 的溶液，制成对照溶液。用十八烷基硅烷键合硅胶为填充剂，以乙腈-水(用磷酸调节 pH 值为 2.5)(50∶50)为流动相，检测波长为 254 nm；精密量取供试品溶液与对照溶液 20 μL，分别注入液相色谱仪，记录色谱图至主成分峰保留时间的 5 倍。供试品溶液色谱图中如有杂质峰，各杂质峰面积的和不得大于对照溶液主峰面积。请计算奥沙普秦中有关物质的杂质限度。

2. 《中国药典》(2020 年版)规定肾上腺素中肾上腺素酮的检查方法：取供试品配成每 1 mL 含 2 mg 肾上腺素的供试液，在 310 nm 波长处测定，规定吸光度不得超过 0.05，计算肾上腺素酮的限度(肾上腺素酮的 $E_{1\,cm}^{1\%}=453$)。

3. 《中国药典》(2020 年版)规定阿普唑仑中检查氯化物时，取 5.0 mL 标准氯化钠溶液(每 1 mL 相当于 10 μg 的 Cl)制备对照溶液；取本品一定量加水 50 mL，振摇 10 min，过滤，取滤液 25 mL，制备供试品；依法检查阿普唑仑中氯化物。《中国药典》(2020 年版)规定含氯化物不得超过 0.02%，应取阿普唑仑多少克？

（余　杰）

药典中常见定量分析方法概述

扫码看 PPT

学习目标

一、知识目标

1. 掌握化学分析法、紫外可见分光光度法、高效液相色谱法等常见定量分析方法的基本原理，及其在药物分析中的测定方法及分析结果的计算。

2. 熟悉原料药的含量计算、制剂的含量计算。

二、职业技能目标

1. 熟练应用常见定量分析技术对药物进行定量分析。

2. 熟练应用公式对原料药及制剂进行含量计算。

三、课程思政目标

通过本章的学习，能够依据药品质量标准，选择合适的分析方法对原料药及其制剂进行含量计算，并对计算结果进行判断。坚持药品质量第一的观念，确保人民用药安全有效。

第一节 化学分析法

一、重量分析法

重量分析法简称重量法，是将被测组分与品中的其他组分分离后，转化为一定的称量形式，然后用称量的方法测定其重量，再计算该组分的含量的定量分析法。

重量分析法分为分离和称量两个步骤。根据供试品中被测组分的性质不同，所采用的分析方法也不同。按照被测组分分离方法的不同，重量分析法可分为挥发法、萃取法和沉淀法等。

（一）挥发法

挥发法是先将供试品中的挥发性组分挥发或将供试品中被测组分转化为挥发性物质，称取挥发前后重量的方法来计算其含量。挥发法包括直接挥发法和间接挥发法。直接挥发法是通过加热等方法将供试品中的挥发性成分挥发，再选用合适的吸收剂将其吸收完全，通过称量吸收剂增加的重量计算该组分的含量；间接挥发法是利用加热等方法使供试品中具有挥发性的组分挥发后，称量残渣的重量，通过测定样品中减少的重量来计算挥发组分的含量。

（二）萃取法

萃取法又称提取重量法，根据药物在溶剂中溶解度不同的原理，采用不相混溶的两种溶剂，将被测组分从用一种溶剂中用另一种溶剂提取出来，然后将萃取液中的溶剂挥去，萃取物干燥至恒重，称量萃取的干燥物重量，根据称量结果，计算被测组分的含量。

（三）沉淀法

沉淀法是重量分析法的主要方法，此法利用沉淀反应，将待测组分以难溶化合物的形式从溶液中分离出来并转化为称量形式,最后通过称定其重量来计算其含量。

重量分析法由于操作步骤烦琐,处理时间较长,对含量较低的组分测定误差较大。通常适用于含量大于1%的组分测定。

二、酸碱滴定法

滴定分析法

滴定分析法是将一种已知准确浓度的试剂溶液(即滴定液)滴加到待测物质的溶液中,直到化学反应按反应计量关系反应完全为止,根据所消耗滴定液的浓度和体积求出待测组分含量的一种分析方法,也称"容量分析法"。滴定分析法根据滴定液与待测组分间的化学反应类型不同又分为酸碱滴定法、氧化还原滴定法、沉淀滴定法、配位滴定法等。

酸碱滴定法是以酸、碱中和反应为基础的滴定分析方法。该法一般以酸(碱)性滴定液滴定待测物质,以指示液或仪器指示滴定终点,根据酸(碱)滴定液的浓度和消耗的体积(mL),计算出待测物质的含量。该法可用于直接测定酸(碱)性物质,以及间接测定能与酸(碱)间接反应的物质的含量。

酸碱滴定法在药品含量测定方面有着十分广泛的应用,根据滴定方式的不同,酸碱滴定法可分为以下两种。

(一)直接滴定法

强酸、弱酸($c_a \cdot K_a \geqslant 10^{-8}$),混合酸,多元酸及强酸弱碱盐($K_b < 10^{-7}$)等都可用碱式滴定液直接滴定;强碱、弱碱($c_b \cdot K_b \geqslant 10^{-8}$),强碱弱酸盐($K_a < 10^{-7}$)都可用酸式滴定液直接滴定,如苯甲酸的含量测定。其一般操作如下:精密称取供试品适量,置于锥形瓶中,加入适当的溶剂适量使其溶解,再加入指示剂数滴,用酸(碱)滴定液滴定至规定的突变颜色即为滴定终点,如溶剂和指示液消耗滴定液,应用空白试验加以扣除校正。

(二)剩余滴定法

某些物质的酸、碱性很弱,或者一些难溶于水的酸或碱,都不宜采用直接滴定法测定其含量,但可以通过一些反应增强其酸、碱性,或通过一些特定的反应产生一定量的酸或碱,再采用间接滴定法测定被测物质的含量,例如硼酸的含量测定。其一般操作如下:精密称量供试品适量,置于锥形瓶中,加入适当的溶剂适量使溶解,准确加入定量过量的酸(碱)滴定液,待反应发生完全后,加指示液数滴,再用碱(酸)滴定液滴定剩余的酸或碱至规定的突变颜色即为滴定终点,从而间接测定药物的含量。

三、氧化还原滴定法

(一)概述

氧化还原滴定法是以氧化还原反应为基础的一种滴定分析方法。根据所应用滴定液的不同分为碘量法、亚硝酸钠法、高锰酸钾法、重铬酸钾法等。

(二)碘量法

碘量法是以I_2为氧化剂或KI为还原剂进行的滴定分析方法。根据滴定方式的不同,碘量法分为直接碘量法和间接碘量法两种,间接碘量法又可进一步分为剩余碘量法和置换碘量法两种。

(1)直接碘量法:直接利用碘滴定液进行滴定分析。能被I_2直接快速氧化的强还原性物质,可采用直接碘量法进行测定,例如维生素C的含量测定。碘液可作为自身指示剂,化学计量点后,溶液中稍过量的碘显黄色从而指示终点;但淀粉更常用作指示剂,在酸度不高的情况下,直接碘量法中的淀粉指示剂可在滴定前加入,滴定至蓝色出现为止。

(2)剩余碘量法:先在供试品溶液中加入定量过量的碘滴定液,待I_2与待测组分完全反应后,再用硫代硫酸钠滴定液滴定溶液中剩余的碘,根据与药物作用的碘的量来间接地计算药物的含量,如焦亚硫酸钠的含量测定。需注意的是,在间接碘量法中,淀粉指示剂需要在临近终点时加入,滴定至蓝色消失为止。

(3)置换碘量法:本法适用于强氧化剂的含量测定,如 $K_2Cr_2O_7$、H_2O_2 等。其一般操作:在供试品溶液中加入碘化钾,氧化剂会定量地将碘化钾氧化成碘,再用硫代硫酸钠滴定新生成的碘,本法用淀粉作指示剂,如硫代硫酸钠滴定液的标定。

(三)亚硝酸钠法

亚硝酸钠法是以亚硝酸钠为滴定液的氧化还原滴定法。本法在盐酸酸性条件下进行,主要用来测定芳伯胺类和芳仲胺类化合物。芳伯胺类或具有潜在芳伯胺类化合物与亚硝酸钠发生重氮化反应,如盐酸普鲁卡因、苯佐卡因、对乙酰氨基酚等;芳仲胺类化合物与亚硝酸钠发生亚硝基化反应,如盐酸丁卡因,以上两个反应总称为亚硝酸钠法。《中国药典》(2020 年版)采用永停滴定法指示滴定终点。

亚硝酸钠法主要用来测定芳香族伯胺和芳香族仲胺的含量,其中重氮化滴定法最为常用,进行重氮化滴定时,必须注意选择与控制反应条件。

(1)酸的种类和浓度:亚硝酸钠法的反应速率与酸的种类有关。其中,在 HBr 中最快,HCl 中次之,H_2SO_4 和 HNO_3 中最慢。但 HBr 价格较贵,且芳伯胺盐酸盐比硫酸盐溶解度更大,所以常用 HCl。合适的酸度可以加快反应速率,还可提高重氮盐的稳定性,一般酸的浓度在 1~2 mol/L 较合适。酸的浓度过高会影响芳伯氨基的游离;酸的浓度过低,容易使生成的重氮盐分解。

(2)《中国药典》(2020 年版)规定,在室温(10~30 ℃)条件下快速滴定。温度太高,可使亚硝酸挥发和分解;温度过低,又会使反应速率变慢。

(3)滴定时加入适量的溴化钾可加快滴定反应速率。

(4)滴定方式:《中国药典》从 2005 年版开始采用永停滴定法,向溶液中插入两支相同的铂电极,滴定时,将滴定管的尖端插入液面下约 2/3 处,边搅拌边迅速将大部分亚硝酸钠滴定液一次性加入,近终点时,将滴定管尖端从液面中提出,并用少量水淋洗尖端,洗液并入溶液中,再继续缓缓滴定至终点。将滴定管尖端插入液面下进行滴定的目的是避免 HNO_2 的挥发逸失。近终点时,待测药物浓度极稀,滴定反应速率变慢,因此应缓缓滴定。如果采用自动永停终点仪指示终点,则只需将滴定管尖端和电极直接插入液面下,在磁力搅拌器搅拌下通过仪器自动控制滴定终点。

(5)指示终点的方法:《中国药典》(2020 年版)采用永停滴定法指示滴定终点。在滴定终点前,溶液中无亚硝酸,仅有很小的电流或无电流通过,化学计量点后,溶液中存在微量亚硝酸及其分解产物一氧化氮,电极上立即发生氧化还原反应,电极去极化使溶液中有电流通过,使电流计指针突然偏转,并不再回复,即到达滴定终点。若采用自动永停终点仪,则可以根据指示灯的变化指示终点,终点时仪器指示灯亮,并发出蜂鸣声。

四、非水滴定法

非水滴定法是在非水溶剂中进行的一种滴定分析方法,主要用来测定有机碱及其氢卤酸盐、磷酸盐、硫酸盐或有机酸盐,以及有机酸(碱)金属盐类药物的含量,也用于测定某些有机弱酸的含量。

非水溶剂的种类如下。

(1)酸性溶剂:有机弱碱在酸性溶剂中可显著地增强其相对碱度,最常用的酸性溶剂是冰醋酸。

(2)碱性溶剂:有机弱酸在碱性溶剂中可显著地增强其相对酸度,最常用的碱性溶剂是二甲基甲酰胺。

(3)两性溶剂:兼有酸、碱两种性能,最常用的是甲醇。

(4)惰性溶剂:这一类溶剂没有酸、碱性,如三氯甲烷等。

第一法:除另有规定外,精密称取供试品适量[约消耗高氯酸滴定液(0.1 mol/L)8 mL],加 10~30 mL 冰醋酸使溶解,加入各品种项下规定的指示液 1~2 滴,再用高氯酸滴定液(0.1 mol/L)滴定。终点以电位滴定时的突跃点为准,并将结果用空白试验进行校正。

供试品为氢卤酸盐时,除另有规定外,可先加入3~5 mL醋酸汞试液,再进行滴定(醋酸汞试液具有一定毒性,在建立方法时,应尽量避免使用);供试品为磷酸盐时,可直接滴定;硫酸盐也可直接滴定,但应滴定至其成硫酸氢盐为止;供试品为硝酸盐时,应以电位滴定法指示终点,因为硝酸可使指示剂褪色,使终点难以观察。

第二法:除另有规定外,精密称取供试品适量[约消耗碱滴定液(0.1 mol/L)8 mL],加各品种项下规定的溶剂溶解,再加规定的指示液1~2滴,用规定碱滴定液(0.1 mol/L)滴定。终点颜色以电位滴定时的突跃点为准,并将结果用空白试验校正。

五、沉淀滴定法

沉淀滴定法是以沉淀反应为基础的滴定分析法。沉淀滴定需要满足一定的条件,由于条件的限制,目前应用较广泛的是银盐反应,这种利用生成难溶性银盐的沉淀滴定法称为银量法。

银量法适用于测定能与银离子反应生成难溶性化合物的药物,包括无机卤化物以及含有 SCN^- 的药物等。如用于氯化钾、氯化钠及其制剂、碘酊中碘化钾的含量测定以及巴比妥类药物的含量测定。

按指示终点的方法不同,银量法可分为铬酸钾指示剂法、铁铵矾指示剂法和吸附指示剂法,也可采用电位滴定法指示终点。《中国药典》(2020年版)常用吸附指示剂法和电位滴定法。

(1)吸附指示剂法:用吸附指示剂指示滴定终点,以硝酸银溶液作为滴定液测定卤化物含量的方法。常用的吸附指示剂有荧光黄。

(2)电位滴定法:电位滴定法采用银电极为指示电极、饱和甘汞电极为参比电极,在滴定过程中分次滴加硝酸银滴定液,记录电位,按电位滴定法确定滴定终点,计算滴定终点时所需的硝酸银滴定液的体积。如用银量法测定巴比妥类药物的含量。

六、配位滴定法

配位滴定法是以配位反应为基础的滴定分析法。配位滴定法中应用最多的配位剂是乙二胺四乙酸(EDTA),常用金属指示剂指示滴定终点。金属指示剂本身是一种有机染料显色剂,在一定条件下能与金属离子发生配位反应生成有色配合物,当到达滴定终点时,稍过量的EDTA与有色配合物MIn反应,使指示剂In游离出来,显示指示剂自身的颜色,从而指示滴定终点。本法常用于金属离子的含量测定。

(一)直接滴定法

大多数金属离子与EDTA的配位反应能满足反应速率快、没有封闭现象等滴定要求,可采用直接滴定法进行含量测定,如钙盐、镁盐、锌盐、铁盐、铜盐等及其制剂。

(二)剩余滴定法

有些金属离子虽也能和EDTA形成稳定的配合物,但无适宜的金属指示剂,或与EDTA的配位反应速率比较慢等,不宜采用直接滴定法。此时可采用剩余滴定法,即于供试品溶液中先加入准确量且过量的EDTA滴定液(0.05 mol/L),待反应完全后,加规定量的金属指示剂,并用金属离子标准溶液回滴至规定的突变颜色即为终点,同时,滴定结果用空白试验进行校正。如铝盐及其制剂。

滴定前应控制好溶液的酸度,这是配位滴定最关键的滴定条件,因为酸度在影响配位化合物的稳定性的同时,也会影响金属指示剂的解离,从而影响指示剂的颜色变化,因此,滴定须在适宜的酸度条件下进行。为排除其他金属离子的干扰,防止封闭现象的产生,常加入三乙醇胺等掩蔽试剂。

知识链接

滴定度的概念和计算

滴定度(T):每毫升某摩尔浓度的滴定液(标准溶液)所相当的被测药物的重量,单位为mg/mL或g/mL。

滴定度的计算:

在滴定分析中,被测药物(B)与滴定液(A)之间都按一定的物质的量的比进行反应,反应可表示为

$$aA + bB = cC + dD$$

则滴定度(T)可按下式计算:

$$T = M \times \frac{b}{a} \times N$$

式中,T 表示滴定度,g/mL;M 表示滴定液的物质的量浓度,mol/L;b 表示被测药物的物质的量;a 为滴定液的物质的量;N 为被测药物的毫摩尔质量,g/mmol。

第二节 紫外-可见分光光度法

分光光度法在药物质量的控制中应用最为广泛,该法是通过测定待测物质在特定波长处或一定波长范围内的吸光度或透光率,从而对待测物质进行定性和定量分析的方法。该法主要包括紫外-可见分光光度法、红外分光光度法、原子吸收分光光度法、荧光分析法等。本节主要介绍在药物含量测定中应用较为广泛的紫外-可见分光光度法。

一、基本原理

紫外-可见分光光度法是在 $200 \sim 760$ nm 波长范围内测定物质的吸光度,用于药物的鉴别、杂质检查和含量测定的方法。当光透过被测物质稀溶液时,物质对光的吸收程度随光的波长不同而变化。因此,通过测定物质在不同波长处的吸光度,并绘制其吸光度与波长的关系图即可得到被测物质的吸收光谱。吸收光谱中,可以确定其最大吸收波长和最小吸收波长,物质的吸收光谱具有与其结构相关的特征性。用于定量时,一般在最大吸收波长处测量一定浓度样品溶液的吸光度,并与一定浓度的对照品溶液的吸光度进行比较或采用吸光系数法求算出样品溶液的浓度。

单色光透过对光有吸收作用的待测物质稀溶液时,在一定的浓度范围内该物质所吸收的辐射光的量与该物质的浓度和液层的厚度(即光路长度)的乘积成正比(朗伯-比尔定律),其关系见式(4-1)。

$$A = \lg \frac{1}{T} = EcL \tag{4-1}$$

式中,A 表示吸光度;T 表示透光率;E 表示吸光系数。在药品检验中常采用 $E_{1\,cm}^{1\%}$,其物理意义为当溶液浓度为 1%(g/100 mL),液层厚度为 1 cm 时,在一定条件(波长、溶剂、温度)下的吸光度;c 为 100 mL 溶液中所含被测物质的重量,单位为 g/100 mL;L 为液层厚度,单位为 cm。

朗伯-比尔定律是紫外-可见分光光度法用于药物定量分析的依据。物质对光的选择性吸收波长,以及相应的吸光系数是该物质的物理常数,它们是药物定性分析的依据。

二、应用及注意事项

分子结构中含有共轭体系、芳环等发色基团的有机化合物,均可在紫外区($200 \sim 400$ nm)或可见光区($400 \sim 760$ nm)产生选择性吸收。很多药物虽然对可见光没有吸收,但在一定条件下加入显色试剂或经过适当处理显色后,能在可见光区产生吸收。

紫外-可见分光光度法在用于药物的含量测定时通常有以下四种方法。

(一)对照品比较法

按各品种项下的方法,分别配制供试品溶液和对照品溶液,对照品溶液中所含被测成分的量应为供试品溶液中被测成分规定量的 $100\% \pm 10\%$,同法平行条件操作,在规定的波长处分别测定供试品溶液和对照品溶液的吸光度后,按式(4-2)计算供试品溶液的浓度。

$$c_X = (A_X/A_R) \times c_R \tag{4-2}$$

式中，c_X 为供试品溶液的浓度；A_X 为供试品溶液的吸光度；c_R 为对照品溶液的浓度；A_R 为对照品溶液的吸光度。

（二）吸光系数法

按各品种项下规定的方法配制供试品溶液，在规定的波长处测定吸光度，再以该品种在规定条件下的吸光系数，按式(4-3)计算供试品溶液的浓度。用本法测定时，吸光系数通常应大于100，并注意仪器的校正和检定。

$$c_X(g/100 \text{ mL}) = A/E_{1\text{ cm}}^{1\%}L \tag{4-3}$$

（三）计算分光光度法

计算分光光度法有多种，使用时应按各品种项下规定的方法进行。当吸光度处在吸收曲线的陡然上升或下降的部位测定时，波长的微小变化可能对测定结果造成显著影响，故对照品和供试品的测定条件应尽可能一致。计算分光光度法一般不宜用于含量测定。

（四）比色法

供试品本身在紫外-可见光区没有强吸收，或在紫外区虽有吸收但为了避免干扰或提高灵敏度，可加入适当的显色剂，使产物的最大吸收移至可见光区，这种测定方法称为比色法。

用比色法测定时，由于显色时影响显色深浅的因素较多，应取供试品与对照品或标准品同时操作。除另有规定外，比色法所用的空白是指用同体积的溶剂代替对照品或供试品溶液，然后依次加入等量的相应试剂，并用同样方法处理。在规定的波长处测定对照品和供试品溶液的吸光度后，按上述对照品比较法计算供试品浓度。

当吸光度与浓度的关系不呈良好线性时，应取数份梯度量的对照品溶液，用溶剂补充至同一体积，显色后测定各份溶液的吸光度，然后以吸光度与相应的浓度绘制标准曲线，再根据供试品的吸光度在标准曲线上查得其相应的浓度，并求出其含量。

三、实例——维生素 B_{12} 的含量测定

维生素 B_{12} 的含量测定：取本品适量，精密称定，加水溶解并定量稀释制成每毫升中约含 25 μg 维生素 B_{12} 的溶液。取供试品溶液，在 361 nm 波长处测定吸光度，按 $C_{63}H_{88}CoN_{14}O_{14}P$ 的吸光系数（$E_{1\text{ cm}}^{1\%}$）为 207 进行计算。含量按式(4-4)计算。

$$含量(\%) = \frac{\dfrac{A}{E_{1\text{ cm}}^{1\%}} \times \dfrac{1}{100} \times D \times V}{m} \times 100\% \tag{4-4}$$

式中，A 为测定的吸光度；$E_{1\text{ cm}}^{1\%}$ 为供试品的百分吸光系数；V 为供试品初次配制的体积，mL；D 为供试品的稀释倍数；m 为供试品的重量，g。

第三节 色谱分析法

一、高效液相色谱法

高效液相色谱法目前已经成为药物分析检验中应用非常广泛的一种重要的现代仪器分析方法。

（一）测定原理

高效液相色谱法是采用高压输液泵将各品种下规定的流动相泵入装有填充剂的色谱柱，对供试品进行分离测定的色谱方法。注入的供试品，由流动相带入色谱柱内，各组分在色谱柱内被分离，并依次进入检测器检测，由色谱工作软件记录和处理色谱信号。

（二）测定方法

1. 内标法

按各品种正文项下的规定，精密称（量）取对照品和内标物质适量，分别配成溶液，各精密量取适量，混合配成校正因子测定用的对照品溶液。取一定量进样，记录色谱图。测量对照品和内标物质的峰面积或峰高，按式(4-5)计算校正因子(f)。

$$f = \frac{A_S/c_S}{A_R/c_R} \tag{4-5}$$

式中，A_S 为内标物质的峰面积（或峰高）；A_R 为对照品的峰面积（或峰高）；c_S 为内标物质的浓度；c_R 为对照品的浓度。

再取各品种项下含有内标物质的供试品溶液，进样，记录色谱图，测量供试品中待测成分和内标物质的峰面积或峰高，按式(4-6)计算供试品的含量。

$$c_X = f \times \frac{A_X}{A_S/c_S} \tag{4-6}$$

式中，A_X 为供试品中成分（或其杂质）的峰面积（或峰高）；c_X 为供试品中成分（或其杂质）的浓度；A_S 为内标物质的峰面积（或峰高）；c_S 为内标物质的浓度；f 为校正因子。

采用内标法，可避免因供试品前处理及进样体积误差对测定结果造成的影响。

2. 外标法

按各品种项下的规定，精密称（量）取对照品和供试品，配制成溶液，分别进样，记录色谱图，测量对照品溶液和供试品溶液中待测物质的峰面积（或峰高），按式(4-7)计算含量。

$$c_X = c_R \times \frac{A_X}{A_R} \tag{4-7}$$

式中，A_R 为对照品的峰面积（或峰高）；c_R 为对照品的浓度；A_X 为供试品中成分（或其杂质）的峰面积（或峰高）；c_X 为供试品中成分（或其杂质）的浓度。

微量注射器不易精确控制进样量，采用外标法测定供试品主成分含量或某杂质含量，以自动进样器或定量环进样更为准确。

3. 加校正因子的主成分自身对照法

测定杂质含量时，可采用加校正因子的主成分自身对照法。采用该方法时，按各品种项下规定，精密称（量）取杂质对照品和待测成分对照品各适量，配制测定杂质校正因子的溶液，进样，记录色谱图，按上述内标法计算杂质的校正因子。

也可精密称（量）取主成分对照品和杂质对照品各适量，分别配制成不同浓度的溶液，进样，记录色谱图，绘制主成分浓度和杂质浓度对其峰面积的回归曲线，以主成分回归直线斜率与杂质回归直线斜率的比计算校正因子。

校正因子可直接载入各品种项下，用于校正杂质的实测峰面积。需做校正计算的杂质，通常以主成分为参比，采用相对保留时间定位，其数值一并载入各品种项下。

测定杂质含量时，按各品种项下规定的杂质限度，将供试品溶液稀释成与杂质限度相当的溶液，作为对照品溶液；进样，记录色谱图，必要时，调节纵坐标范围（以噪声水平可接受为限）使对照品溶液的主成分峰的峰高达满量程的 $10\% \sim 25\%$。除另有规定外，通常含量低于 0.5% 的杂质，峰面积的相对标准偏差 (RSD) 应小于 10%；含量在 $0.5\% \sim 2\%$ 的杂质，峰面积的 RSD 应小于 5%；含量大于 2% 的杂质，峰面积的 RSD 应小于 2%。然后，取供试品溶液和对照品溶液适量，分别进样，除另有规定外，供试品溶液的记录时间，应为主成分峰保留时间的 2 倍，测量供试品溶液色谱图上各杂质的峰面积，分别乘以相应的校正因子后与对照品溶液主成分的峰面积比较，计算各杂质含量。

4. 不加校正因子的主成分自身对照法

测定杂质含量时，若无法获得待测杂质的校正因子，或校正因子可以忽略，也可采用不加校正因子的主成分自身对照法。同上述加校正因子的主成分自身对照法配制对照品溶液、进样、调节纵坐标范围和计算峰面积的 RSD 后,取供试品溶液和对照品溶液适量,分别进样。除另有规定外,供试品溶液的记录时间应为主成分峰保留时间的 2 倍,测量供试品溶液色谱图上各杂质的峰面积并与对照品溶液主成分的峰面积比较,依法计算杂质含量。

5.面积归一化法

按各品种项下的规定,配制供试品溶液,取一定量进样,记录色谱图。测量各峰的面积和色谱图上除溶剂峰以外的总色谱峰面积,计算各峰面积占总峰面积的百分数。用于杂质检查时,由于仪器响应的线性限制,面积归一化法一般不宜用于微量杂质的检查。

二、气相色谱法

（一）测定原理

气相色谱法系采用气体作为流动相(载气)流经装有填充剂的色谱柱进行分离测定的色谱方法。物质或其衍生物汽化后,被载气带入色谱柱进行分离,各组分先后进入检测器,用数据处理系统记录色谱信号。

（二）测定方法

《中国药典》(2020 年版)中收载的溶剂残留量的检查、乙醇测定、挥发性杂质检查、维生素 E 及其制剂的含量测定等规定使用气相色谱法。

（1）内标法。

（2）外标法。

（3）面积归一化法。

上述 3 种方法的具体内容均同高效液相色谱法(通则 0512)项下相应的规定。

（4）标准溶液加入法:精密称(量)取某个杂质或待测成分对照品适量,配制成适当浓度的对照品溶液,取一定量,精密加入供试品溶液中,根据外标法或内标法测定杂质或主成分含量,再扣除加入的对照品溶液含量,即得供试品溶液中某个杂质和主成分含量。

也可按式(4-8)进行计算,加入对照品溶液前后校正因子应相同,即

$$\frac{A_{is}}{A_X} = \frac{c_X + \Delta c_X}{c_X} \tag{4-8}$$

式中,c_X 表示供试品中待测组分 X 的浓度;A_X 表示供试品中待测组分 X 的色谱峰面积;Δc_X 表示所加入的已知浓度的待测组分对照品的浓度;A_{is} 表示加入对照品后组分 X 的色谱峰面积。

由于气相色谱法的进样量一般仅数微升,为减小进样误差,尤其当采用手工进样时,由于留针时间和室温等对进样量也有影响,故以采用内标法定量为宜;当采用自动进样器时,由于进样重复性的提高,在保证分析误差的前提下,也可采用外标法定量。当采用顶空进样时,由于供试品和对照品处于不完全相同的基质中,故可采用标准溶液加入法,以消除基质效应的影响;当标准溶液加入法与其他定量方法结果不一致时,应以标准溶液加入法结果为准。

知识拓展

临界点色谱法

临界点色谱法是根据聚合物的功能基团、嵌段结构的差异进行聚合物分离的一种色谱技术。临界点色谱法的原理是基于临界点之上、临界点之下以及临界点附近的标度理论。当使用多孔填充材料作为固定相时,分子排阻色谱和相互作用色谱的分离机制在分离聚合物时同时发生作用。在某个特殊色谱条件(固定相、流动相的组成、温度)下,存在两种分离机制的临界点,被称为焓熵互补点或色谱临界条件或临界吸附点。在这一点,聚合物分子按照分子末端功能基团的不同或嵌段结构的差异分离,与聚合物的分子量无关,聚合物的洗脱体积等于色谱柱的空隙体积。此时,聚合物的长链成为"色谱不可见"。

第四节　分析方法的验证

分析方法的验证是证明采用的方法适合相应检测要求。在建立药品质量标准时,分析方法需经验证;在药品生产工艺变更、制剂的组分变更、原分析方法修订时,质量标准分析方法也需进行验证。方法验证理由、过程和结果均应记载在药品质量标准起草说明或修订说明中。

需验证的分析项目:鉴别试验、杂质检查、原料药或制剂中有效成分含量测定,以及制剂中其他成分(如防腐剂等)的测定。在药品溶出度、释放度等检查中,其溶出量等的测试方法也应做必要验证。

分析方法验证的内容:准确度、精密度(包括重复性、中间精密度和重现性)、专属性、检测限、定量限、线性、范围和耐用性等。视具体方法拟定验证的内容。

一、准确度

准确度(accuracy)是指用测定的结果与真实值或参考值接近的程度,一般用回收率(%)表示,计算公式见式(4-9),准确度应在规定的范围内测定。

$$回收率(\%) = \frac{测得量}{加入量} \times 100\% \tag{4-9}$$

(1)含量测定方法的准确度:原料药可用已知纯度的对照品或供试品进行测定,或用本法所得结果与已知准确度的另一个方法测定的结果进行比较。

制剂可用含已知量被测物的各组分混合物进行测定。如不能得到制剂的全部组分,可向制剂中加入已知量的被测物进行测定,或用本法所得结果与已知准确度的另一个方法测定结果进行比较。

如该分析方法已经测试并求出了精密度、线性和专属性,在准确度也可推算出来的情况下,这一项可不必再做。

(2)杂质定量测定的准确度:可向原料药或制剂中加入已知量的杂质进行测定。如果不能得到杂质或降解产物,可用本法测定的结果与另一成熟的方法进行比较,如药典标准方法或经过验证的方法。在不能测得杂质或降解产物的响应因子或不能测得对原料药的相对响应因子的情况下,可用原料药的响应因子。应明确表明单个杂质和杂质总量相当于主成分的重量比(%)或面积比(%)。

(3)数据要求:在规定范围内,取同一浓度(相当于100%浓度水平)的供试品,至少测定6份样品结果进行评价;或者设计3个不同浓度,每个浓度各制备3份供试品溶液,用9个测定结果进行评价。应报告已知加入量的回收率(%),或测定结果平均值与真实值之差及其相对标准偏差或可信限。

二、精密度

精密度(precision)是指在规定的测试条件下,同一均匀供试品,经多次取样测定所得结果之间的接近程度。精密度一般用偏差、标准偏差或相对标准偏差表示。含量测定和杂质的定量测定应考察方法的精密度。

在相同条件下,由同一个分析人员测定所得结果的精密度称为重复性;在同一个实验室,不同时间由不同分析人员用不同设备测定结果之间的精密度,称为中间精密度;在不同实验室由不同分析人员测定结果之间的精密度,称为重现性。

(1)重复性:在规定范围内,至少用9个测定结果进行评价。例如,设计3个不同浓度,每个浓度分别制备3份供试品溶液,进行测定,或将相当于100%浓度水平的供试品溶液,用至少测定6次的结果进行评价。

(2)中间精密度:考察随机变动因素对精密度的影响,如不同日期、不同分析人员、不同设备对精密度的影响。一般可在同一实验室内,在不同日期,由不同分析人员使用不同的仪器对同一实验样品进行测定。

(3)重现性:法定标准采用的分析方法,应进行重现性试验。例如,建立药典分析方法时,通过协同检验得出重现性结果。协同检验的目的、过程和重现性结果均应记载在起草说明中。应注意重现性试验用的样品本身的质量均匀性和储存运输中的环境影响因素,以免影响重现性结果。

(4) 数据要求:均应报告标准偏差、相对标准偏差和可信限。

三、专属性

专属性(specificity)是指在其他成分(如杂质、降解产物、辅料等)可能存在下,采用的分析方法能正确测定出被测物的特性。鉴别试验、含量测定和杂质检查方法,均应考察其专属性。如方法专属性不够强,应采用多个方法予以补充。

(1) 鉴别反应:应能与可能共存的物质或结构相似化合物区分。不含被测成分的供试品,以及结构相似或组分中的有关化合物,应均呈阴性反应。

(2) 含量测定和杂质检查:色谱法和其他分离方法,应附代表性图谱,以说明方法的专属性,并应标明各成分在图中的位置,色谱法中的分离度应符合要求。在杂质可获得的情况下,对于含量测定,试样中可加入杂质或辅料,考察测定结果是否受干扰,并可与未加杂质或辅料的试样比较测定结果。对于杂质测定,也可向试样中加入一定量的杂质,考察杂质之间能否得到分离。

在杂质或降解产物不能获得的情况下,可将含有杂质或降解产物的试样进行测定,与另一个经验证的方法或药典方法比较结果。用强光照射、高温、高湿、酸(碱)水解或氧化的方法进行加速破坏,以研究可能的降解产物和降解途径。含量测定方法应比对两法的结果,杂质检查应比对检出的杂质个数。必要时可采用光二极管阵列检测和质谱检测,进行峰纯度检查。

四、检测限

检测限(limit of detection,LOD)是指试样中被测物能被检测出的最低量。药品的鉴别试验和杂质检查方法,均应通过测试确定方法的检测限。检测限仅作为限度试验指标和定性鉴别的依据,没有定量意义。常用的方法如下。

(1) 非仪器分析目视法:用已知浓度的被测物,试验出能被可靠地检测出的最低浓度或量。

(2) 信噪比法:用于能显示基线噪声的分析方法,即把已知低浓度试样测出的信号与空白样品测出的信号进行比较,算出能被可靠地检测出的最低浓度或量。一般以信噪比(S/N)为 $3:1$ 或 $2:1$ 时相应浓度或注入仪器的量确定检测限。

数据要求应附测试图谱,说明测试过程和检测限结果。

五、定量限

定量限(limit of quantitation,LOQ)是指试样中被测物能被定量测定的最低量,其测定结果应符合准确度和精密度要求。杂质和降解产物用定量测定方法研究时,应确定方法的定量限。

常用信噪比法确定定量限。一般以信噪比为 $10:1$ 时相应浓度或注入仪器的量确定定量限。

六、线性

线性(linearity)是指在设计的范围内,测试结果与试样中被测物浓度直接成正比关系的程度,应在规定的范围内测定线性关系。可用储备液经精密稀释或分别精密称样,制备一系列供试样品的方法进行测定,至少制备 5 份供试样品。以测得的响应信号作为被测物浓度的函数作图,观察是否呈线性,再用最小二乘法进行线性回归。必要时,响应信号可经数学转换,再进行线性回归计算。数据要求列出回归方程、相关系数和线性图。

七、范围

范围(range)是指能达到一定精密度、准确度和线性,测试方法适用的高低限浓度或量的区间。范围应根据分析方法的具体应用和线性、准确度、精密度结果的要求确定。原料药和制剂含量测定,范围应为测试浓度的 $80\%\sim120\%$;制剂含量均匀度检查,范围应为测试浓度的 $70\%\sim130\%$,根据剂型特点,如气雾剂和喷雾剂,范围可适当放宽;溶出度或释放度中的溶出量测定,范围应为限度的 $\pm30\%$,如规定了限度范围,则应为下限的 -20% 至上限的 $+20\%$;杂质测定,范围应根据初步实测,拟定为规定限度的 $\pm20\%$。如果含量测定与杂质检查同时进行,用面积归一化法,则线性范围应为杂质规定限度的－20％至含量限度(或上限)的＋20％。

八、耐用性

耐用性(robustness)是指在测定条件有较小变动时,测定结果不受影响的承受程度。为使方法可用于提供常规检验依据,开始研究分析方法时,就应考虑其耐用性。如果测试条件要求苛刻,则应在方法中写明。典型的变动因素:被测溶液的稳定性,样品的提取次数、时间等。液相色谱法中典型的变动因素:流动相的组成和 pH 值、不同厂牌或不同批号的同类型色谱柱、柱温、流速等。气相色谱法变动因素:不同厂牌或批号的色谱柱、不同类型的担体、柱温、进样口和检测器温度等。经试验,应说明小的变动能否通过设计的系统适用性试验,以确保方法有效。

第五节　定量分析有关计算

药物的定量分析是指根据药物质量标准中规定的测定方法,对药品有效成分或指标性成分的含量进行准确测定,以确定药物的含量是否符合质量标准的规定。药物的定量分析是保证药品质量与疗效、控制药物中有效成分含量的重要手段。

药物定量分析一般采用化学分析法和仪器分析法。化学分析法分为重量分析法和滴定分析法,滴定分析法具有仪器设备简单、操作简便快捷、成本低的优点,其精密度好、准确度较高。虽然其专属性不及仪器分析法,但在国内外药典中仍被广泛应用,是化学原料药含量测定的首选方法。仪器分析法根据分析原理的不同,主要分为电化学分析法、光谱分析法、色谱法、质谱法四大类,随着现代科学技术的发展,仪器分析法的准确度、精密度、灵敏度越来越高,专属性也较强,尤其是集分离分析一体的色谱法在测定复杂组分、干扰成分较多、滴定分析法难以测定的品种时,更显优势。国内外药典中大量使用了仪器分析法进行药物含量测定。《中国药典》(2020 年版)中,利用色谱法、光谱法等进行含量测定的品种增加了数百种,仪器分析法已成为药品定量分析的重要手段和方法。

药物定量分析的结果是判断药品质量优劣的重要依据之一,因分析测定方法不同,其含量的计算方法也有所不同,原料药与制剂含量表示方法也各异,原料药的含量用百分含量表示,制剂的含量则用标示量的百分含量表示。原料药的含量计算见式(4-10)。

$$含量(\%) = \frac{m_X}{m} \times 100\% \tag{4-10}$$

式中,m_X 表示药品实测值;m 表示供试品的取样量。

制剂的含量计算见式(4-11)、式(4-12):

$$含量(\%) = \frac{每片(每支)实测量}{标示量} \times 100\% \tag{4-11}$$

$$含量(\%) = \frac{m_X}{S} \times 100\% \tag{4-12}$$

式中,m_X 表示每片(每支)药品的实测量;S 表示标示量。

一、原料药含量的计算

(一)滴定分析法

1. 直接滴定法

$$含量(\%) = \frac{(V - V_0) \times T \times F \times 10^{-3}}{m} \times 100\% \tag{4-13}$$

式中,V 表示供试品消耗滴定液的体积,mL;V_0 表示空白试验消耗滴定液的体积,mL;T 表示滴定度,mg/mL;F 表示滴定液浓度校正因子,$F = \dfrac{滴定液实际浓度}{滴定液规定浓度}$;$m$ 表示供试品取样量,g。

例 1 苯甲酸钠含量测定:精密称定样品 1.5034 g,置分液漏斗中,加水 25 mL 振摇使溶解,加乙醚 50 mL 及甲基橙指示液 2 滴,用盐酸滴定液(0.5015 mol/L)滴定,边滴边振摇,至水层显橙红色;分取水层,置具塞锥形瓶中,乙醚层用水 5 mL 洗涤,洗液并入锥形瓶中,加乙醚 20 mL,继续用盐酸滴定液(0.5015 mol/L)滴定,随滴随振摇,至水层显持续的橙红色,消耗盐酸滴定液(0.5015 mol/L)20.71 mL。每毫升盐酸滴定液(0.5 mol/L)相当于 72.06 mg 的苯甲酸钠($C_7H_5NaO_2$),计算苯甲酸钠的含量。

解:

$$含量(\%) = \frac{(V - V_0) \times T \times F \times 10^{-3}}{m} \times 100\%$$

2. 剩余滴定法

$$含量(\%) = \frac{(V_0 - V) \times T \times F \times 10^{-3}}{m} \times 100\% \tag{4-14}$$

式中,V_0 表示空白试验消耗滴定液的体积,mL;V 表示供试品消耗滴定液的体积,mL;T 表示滴定度,mg/mL;F 表示滴定液浓度校正因子;m 表示供试品取样量,g。

例 2 司可巴比妥钠含量测定:精密称定样品 0.1185 g,置碘量瓶中,加水 10 mL,振摇使之溶解,精密加入溴滴定液(0.1 mol/L)25 mL,再加盐酸 5 mL,立即密塞并振摇 1 min,在暗处静置 15 min后,注意微开瓶塞,加碘化钾试液 10 mL,立即密塞,摇匀后,用硫代硫酸钠滴定液(0.1 mol/L)滴定,至近终点时,加淀粉指示液,继续滴定至蓝色消失,消耗硫代硫酸钠滴定液(0.1 mol/L)16.85 mL,并将滴定的结果用空白试验校正。空白试验消耗硫代硫酸钠滴定液(0.1 mol/L)25.22 mL,每毫升溴滴定液(0.1 mol/L)相当于 13.01 mg 的 $C_{12}H_{17}N_2NaO_3$。试计算司可巴比妥钠的含量。

解:

$$含量(\%) = \frac{(V_0 - V) \times T \times F \times 10^{-3}}{m} \times 100\%$$
$$= \frac{(25.22 - 16.85) \times 13.01 \times 1 \times 10^{-3}}{0.1185} = 91.89\%$$

(二)分光光度法

1. 对照品比较法

$$含量(\%) = \frac{c_R \times \frac{A_X}{A_R} \times V \times D}{m} \times 100\% \tag{4-15}$$

式中,A_X 表示供试品溶液的吸光度;c_R 表示对照品溶液的浓度,g/mL;A_R 表示对照品溶液的吸光度;m 所表示称取的供试品重量,g;D 表示供试品的稀释倍数;V 表示供试品初次配制的体积,mL。

例 3 奥沙西泮原料药含量测定:精密称定样品 0.0159 g,置 200 mL 容量瓶中,加乙醇 150 mL,于温水浴中加热,振摇使奥沙西泮溶解,放冷,用乙醇稀释至刻度,摇匀,精密量取 5 mL,置 100 mL 容量瓶中,用乙醇稀释至刻度,摇匀,在 229 nm 的波长处测定吸光度为 0.480;另精密称取奥沙西泮对照品 0.0149 g,同法操作,在 229 nm 的波长处测定吸光度为 0.460;《中国药典》(2020 年版)规定本品按干燥品计算,含 $C_{15}H_{11}ClN_2O_2$ 应为 98.0%～102.0%。该供试品含量是否合格?

解:

$$含量(\%) = \frac{c_R \times \frac{A_X}{A_R} \times V \times D}{m} \times 100\%$$
$$= \frac{\frac{0.0149}{200} \times \frac{5}{100} \times \frac{0.480}{0.460} \times 200 \times \frac{100}{5}}{0.0159} \times 100\% = 104.35\%$$

2. 吸光系数法

$$含量(\%) = \frac{\frac{A}{E_{1\,cm}^{1\%}} \times \frac{1}{100} \times V \times D}{m} \times 100\% \qquad (4-16)$$

式中,A 表示测定的吸光度;$E_{1\,cm}^{1\%}$ 表示供试品的百分吸光系数;V 表示供试品母液的体积,mL;D 表示供试品的稀释倍数;m 表示供试品的重量,g。

例 4 对乙酰氨基酚原料药含量测定:精密称取对乙酰氨基酚 0.0411 g,置 250 mL 容量瓶中,加 0.4% 氢氧化钠溶液 50 mL,加水至刻度,摇匀,精密量取 5 mL,置 100 mL 容量瓶中,加 0.4% 氢氧化钠溶液 10 mL,加水至刻度,摇匀。依照分光光度法,在 257 nm 波长处测得吸收度为 0.582。按 $C_8H_9NO_2$ 的百分吸光系数为 719,计算对乙酰氨基酚的含量。

解:

$$含量(\%) = \frac{\frac{A}{E_{1\,cm}^{1\%}} \times \frac{1}{100} \times V \times D}{m} \times 100\%$$

$$= \frac{\frac{0.582}{719} \times \frac{1}{100} \times 250 \times \frac{100}{5}}{0.0411} \times 100\% = 98.47\%$$

知识链接

原料药含量测定

对于原料药,含量测定时更多地考虑测定方法的准确性,《中国药典》(2020 年版)多采取滴定分析法及紫外-可见分光光度法。

二、制剂含量的计算

片剂含量的计算:

$$含量(\%) = \frac{每片实测的含量}{标示量} \times 100\% = \frac{供试品中测得量 \times 平均片重(g)}{供试品重(g) \times 标示量} \times 100\%$$

注射剂标示量百分含量的计算:

$$含量(\%) = \frac{每支实测的含量}{标示量} \times 100\% = \frac{供试品中测得量 \times 每支容量(mL)}{供试品取样量(mL) \times 标示量} \times 100\%$$

(一) 滴定分析法

1. 片剂

1)直接滴定法

$$含量(\%) = \frac{(V - V_0) \times T \times F \times 10^{-3} \times \overline{W}}{m \times S} \times 100\% \qquad (4-17)$$

式中,V 表示供试品消耗滴定液的体积,mL;V_0 表示空白试验消耗滴定液的体积,mL;T 表示滴定度,mg/mL;F 表示滴定液浓度校正因子,$F = \dfrac{滴定液实际浓度}{滴定液规定浓度}$;$m$ 表示供试品取样量,g;$\overline{W}$ 表示平均片重,g;S 表示片剂的标示量,g。

例 5 布洛芬片(0.4 g)含量测定:取本品 20 片(糖衣片应除去包衣),精密称定 8.795 g,研细,精密称取片粉 0.4658 g,加中性乙醇(对酚酞指示液显中性)50 mL 溶解后,加酚酞指示液 3 滴,用氢氧化钠滴定液(0.1003 mol/L)滴定,终点时消耗氢氧化钠滴定液(0.1003 mol/L)19.55 mL,每毫升氢氧化钠滴定液(0.1 mol/L)相当于 20.63 mg 的 $C_{13}H_{18}O_2$。试计算布洛芬的含量。

解：

$$含量（\%）= \frac{V \times T \times F \times 10^{-3} \times \overline{W}}{m \times S} \times 100\%$$

$$= \frac{19.55 \times \dfrac{0.1003}{0.1} \times 20.63 \times 10^{-3} \times \dfrac{8.795}{20}}{0.4658 \times 0.4} \times 100\% = 95.48\%$$

2）剩余滴定法

$$含量（\%）= \frac{(V_0 - V) \times T \times F \times 10^{-3} \times \overline{W}}{m \times S} \times 100\% \tag{4-18}$$

式中，V_0 表示空白试验消耗滴定液的体积，mL；V 表示供试品消耗滴定液的体积，mL；T 表示滴定度，mg/mL；F 表示滴定液浓度校正因子；$\overline{W}$ 表示平均片重，g；S 表示片剂的标示量，g。

2. 注射剂

1）直接滴定法

$$含量（\%）= \frac{V \times T \times F \times 10^{-3} \times 每支容量}{m \times S} \times 100\% \tag{4-19}$$

式中，m 表示供试品的取样量，mL；S 表示标示量，即每支注射剂的标示量，g；每支容量指每支注射剂的体积，mL；其余符号意义同前。

2）剩余滴定法

$$含量（\%）= \frac{(V_0 - V) \times T \times F \times 10^{-3} \times 每支容量}{m \times S} \times 100\% \tag{4-20}$$

式中符号意义同前。

（二）紫外-可见分光光度法

1. 片剂

1）对照品比较法

$$含量（\%）= \frac{c_R \times \dfrac{A_X}{A_R} \times V \times D \times \overline{W}}{m \times S} \times 100\% \tag{4-21}$$

式中，A_X 表示供试品溶液的吸光度；c_R 表示对照品溶液的浓度，g/mL；A_R 表示对照品溶液的吸光度；D 表示供试品的稀释倍数；V 表示供试品初次配制的体积，mL；m 表示供试品取样量，g；$\overline{W}$ 表示平均片重，g；S 表示片剂的标示量，g。

例6 甲氧苄啶片（标示量为 50 mg）含量测定：取本品 20 片，精密称定 1.2003 g，研细，精密称取 0.05783 g 置 250 mL 容量瓶中，加稀醋酸约 150 mL，充分振摇使甲氧苄啶溶解，加稀醋酸稀释至刻度，摇匀，过滤，精密量取续滤液 10 mL，置 100 mL 容量瓶中，加稀醋酸 10 mL，加水稀释至刻度，摇匀。照紫外-可见分光光度法（通则 0401），在 271 nm 波长处测定吸光度为 0.420。另取甲氧苄啶对照品适量 0.05134 g，同法测定，在 271 nm 波长处测定吸光度为 0.412，计算，即得。

解：

$$含量（\%）= \frac{c_R \times \dfrac{A_X}{A_R} \times V \times D \times \overline{W}}{m \times S} \times 100\%$$

$$= \frac{\dfrac{0.05134}{250} \times \dfrac{10}{100} \times \dfrac{0.420}{0.412} \times 250 \times \dfrac{100}{10} \times \dfrac{1.2003}{20}}{0.05783 \times 50 \times 10^{-3}} \times 100\%$$

$$= 108.6\%$$

2）吸光系数法

$$含量（\%）= \frac{\dfrac{A}{E_{1\,cm}^{1\%}} \times \dfrac{1}{100} \times V \times D \times \overline{W}}{m \times S} \times 100\% \tag{4-22}$$

式中符号意义同前。

例7 甲硝唑片(标示量为 50 mg)含量测定:取本品 10 片,精密称定 0.5988 g,研细,精密称取细粉 0.05978 g,置 200 mL 容量瓶中,加盐酸溶液(9→1000)约 180 mL,振摇使甲硝唑溶解,加盐酸溶液(9→1000)稀释至刻度,摇匀,过滤。精密量取续滤液 5 mL,置 100 mL 容量瓶中,加盐酸溶液(9→1000)至刻度,摇匀,照紫外-可见分光光度法,在 277 nm 的波长处测定吸光度为 0.4493,按吸光系数为 377 计算,即得。

解:

$$含量(\%) = \frac{\dfrac{A}{E_{1\,cm}^{1\%}} \times \dfrac{1}{100} \times V \times D \times \overline{W}}{m \times S} \times 100\%$$

$$= \frac{\dfrac{0.4493}{377} \times \dfrac{1}{100} \times 200 \times \dfrac{100}{5} \times \dfrac{0.5988}{10}}{0.05978 \times 50 \times 10^{-3}} \times 100\% = 95.52\%$$

2. 注射剂

1)对照品比较法

$$含量(\%) = \frac{c_R \times \dfrac{A_X}{A_R} \times D \times V \times 每支容量}{m_{取} \times S} \times 100\% \tag{4-23}$$

式中,A_X 表示供试品溶液的吸光度;c_R 表示对照品溶液的浓度,g/mL;A_R 表示对照品溶液的吸光度;D 表示供试品的稀释倍数;V 表示供试品初次配制的体积,mL;m 表示供试品的取样量,mL;S 表示标示量,即每支注射剂的标示量,g;每支容量指每支注射剂的体积,mL。

例8 氢溴酸山莨菪碱注射液(规格 1 mL:10 mg)含量测定:精密量取本品 1.50 mL,置 200 mL 容量瓶中,用水定量稀释,作为供试品溶液;另取氢溴酸山莨菪碱对照品,精密称定 0.0711 g,置 1000 mL 容量瓶中,加水溶解并定量稀释,作为对照品溶液。精密量取供试品溶液与对照品溶液各 3 mL,分别置于预先精密加三氯甲烷 15 mL 的分液漏斗中,各加溴甲酚绿溶液 6.0 mL,摇匀,振摇 3 min 后,静置使分层,分取澄清的三氯甲烷液,照紫外-可见分光光度法(通则 0401),在 420 nm 的波长处测定吸光度,分别为 0.402 和 0.378,试计算氢溴酸山莨菪碱注射液的含量。

解:

$$含量(\%) = \frac{c_R \times \dfrac{A_X}{A_R} \times D \times V \times 每支容量}{m_{取} \times S} \times 100\%$$

$$= \frac{\dfrac{0.0711}{1000} \times \dfrac{0.402}{0.378} \times 200 \times 1}{1.50 \times 10 \times 10^{-3}} \times 100\% = 100.8\%$$

2)吸光系数法

$$含量(\%) = \frac{\dfrac{A}{E_{1\,cm}^{1\%}} \times \dfrac{1}{100} \times D \times 每支容量}{m \times S} \times 100\% \tag{4-24}$$

式中符号意义同前。

例9 马来酸氯苯那敏注射液(标示量 1 mL:10 mg)的含量测定:精密量取本品 2 mL,置 100 mL 容量瓶中,加盐酸溶液稀释至刻度,摇匀。精密量取稀释液 5 mL,置 50 mL 容量瓶,用同一浓度盐酸溶液稀释至刻度,摇匀。取该溶液置 1 cm 厚的石英吸收池中,以相同盐酸溶液为空白,在 264 nm 波长处测得吸收度为 0.432,按吸光系数为 217 计算,《中国药典》(2020 年版)规定本品含马来酸氯苯那敏应为标示量的 95.0%~110%。试计算本品马来酸氯苯那敏的含量。

解：

$$含量(\%) = \dfrac{\dfrac{A}{E_{1\,cm}^{1\%}} \times \dfrac{1}{100} \times D \times 每支容量}{m \times S} \times 100\%$$

$$= \dfrac{\dfrac{0.432}{217} \times \dfrac{1}{100} \times \dfrac{100 \times 50}{5} \times 1}{2 \times 10 \times 10^{-3}} = 99.54\%$$

（三）高效液相色谱法

例 10 注射用异烟肼的含量测定：精密称取注射用异烟肼装量差异下混合均匀的内容物 0.0258 g，置于 250 mL 容量瓶中，加水适量，溶解并稀释至刻度，摇匀，作为供试品溶液。另精密称取异烟肼对照品 0.0106 g，置于 100 mL 容量瓶中，加水适量，溶解并稀释至刻度，摇匀，作为对照品溶液。分别精密量取以上两种溶液各 10 μL 注入液相色谱仪，记录色谱图，供试品和对照品的峰面积分别为 224028 和 231667。按外标法以峰面积计算异烟肼的含量（该注射用异烟肼的标示量为 0.1 g，平均装量为 0.1012 g）。

解：

$$含量(\%) = \dfrac{c_R \times \dfrac{A_X}{A_R} \times V \times D \times \overline{W} \times 10^{-3}}{m \times S} \times 100\%$$

$$= \dfrac{0.1060 \times \dfrac{224028}{231667} \times 250 \times 0.1012 \times 10^{-3}}{0.0258 \times 0.1} \times 100\%$$

$$= 100.5\%$$

实 例 分 析

甲硝唑片剂含量测定（高效液相色谱法）

色谱条件与系统适用性试验：用十八烷基硅烷键合硅胶为填充剂；以甲醇-水（20∶80）为流动相；检测波长为 320 nm；进样体积 10 μL。系统适用性要求：理论板数按甲硝唑峰计算不低于 2000。

测定方法：取本品 20 片，精密称定，研细，精密称取细粉适量（约相当于甲硝唑 0.25 g），置于 50 mL 容量瓶中，加 50% 甲醇溶液适量，振摇使甲硝唑溶解，用 50% 甲醇溶液稀释至刻度，摇匀，过滤，精密量取续滤液 5 mL，置于 100 mL 容量瓶中，用流动相稀释至刻度，摇匀。

另取甲硝唑对照品适量，精密称定，加流动相溶解并定量稀释制成每 1 mL 中约含 0.25 mg 的溶液。精密量取供试品溶液与对照品溶液，分别注入液相色谱仪，记录色谱图。按外标法以峰面积计算。

$$含量(\%) = \dfrac{c_R \times \dfrac{A_X}{A_R} \times V \times D \times \overline{W}}{m \times S} \times 100\%$$

式中，A_X 表示供试品溶液峰面积；A_R 表示对照品溶液峰面积；c_R 表示对照品溶液浓度，g/mL；m 表示称取供试品重量，g；D 表示供试品稀释倍数；V 表示供试品初次配制的体积，mL；S 表示标示量，g；$\overline{W}$ 表示片剂平均重量，g。

本单元知识点

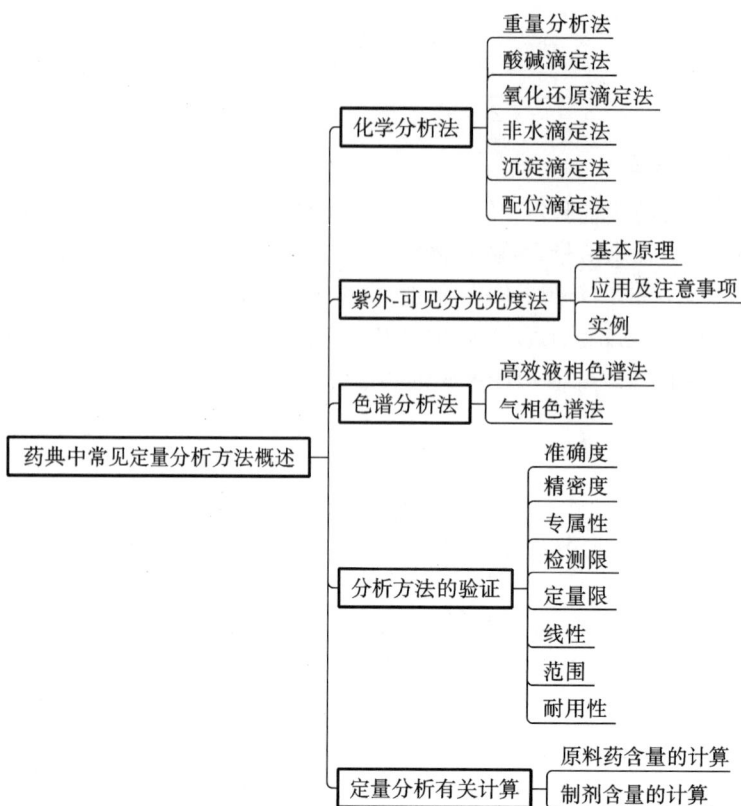

```
                                          ┌ 重量分析法
                                          ├ 酸碱滴定法
                                          ├ 氧化还原滴定法
                         ┌ 化学分析法 ────┤
                         │                ├ 非水滴定法
                         │                ├ 沉淀滴定法
                         │                └ 配位滴定法
                         │
                         │                ┌ 基本原理
                         ├ 紫外-可见分光光度法 ┤ 应用及注意事项
                         │                └ 实例
                         │
                         │                ┌ 高效液相色谱法
                         ├ 色谱分析法 ─────┤
药典中常见定量分析方法概述 ──┤                └ 气相色谱法
                         │                ┌ 准确度
                         │                ├ 精密度
                         │                ├ 专属性
                         │                ├ 检测限
                         ├ 分析方法的验证 ──┤ 定量限
                         │                ├ 线性
                         │                ├ 范围
                         │                └ 耐用性
                         │
                         │                ┌ 原料药含量的计算
                         └ 定量分析有关计算 ┤
                                          └ 制剂含量的计算
```

同步能力检测题

一、选择题

（一）单项选择题

1. 按药典规定,精密标定的滴定液（如盐酸及其浓度)正确应表示为（　　）。

A.盐酸滴定液（0.152 mol/L）　　　　　　B.盐酸滴定液（0.1524 mol/L）

C.盐酸滴定液（0.152 mol/L）　　　　　　D.0.1524 mol/L 盐酸滴定液

2. 用紫外-可见分光光度计测量时,在以下波长处不能使用玻璃吸收池的有（　　）。

A.220 nm　　　　　　B.420 nm　　　　　　C.490 nm　　　　　　D.630 nm

3. 在反相高效液相色谱法中,常用的固定相是（　　）。

A.硅胶　　　　　　　　　　　　　　　　B.氧化铝

C.十八烷基硅烷键合硅胶　　　　　　　　D.甲醇

4. 取苯巴比妥 0.4045 g,加入新制的碳酸钠试液 16 mL 使溶解,加丙酮 12 mL 与水 90 mL,用硝酸银滴定液（0.1025 mol/L）滴定至终点,消耗硝酸银滴定液 16.88 mL,求苯巴比妥的含量（每 1 mL 0.1 mol/L 硝酸银相当于 23.22 mg 的 $C_{12}H_{22}N_2O_3$）。此题中的实际滴定度为（　　）。

A.23.22 mg/mL　　　　　　　　　　　B.23.22×0.1025 mg/mL

C.23.22×（0.1025/0.1) mg/mL　　　　　D.23.22×（0.1/0.1025) mg/mL

5. 甲硝唑片(标示量为 50 mg)含量测定:取本品 10 片,精密称定为 0.5988 g,研细,精密称取片粉 0.05978 g 置 200 mL 容量瓶中,加盐酸溶液(9→1000)约 180 mL,振摇使甲硝唑溶解,加盐酸溶液(9→1000)稀释至刻度,摇匀,过滤。精密量取续滤液 5 mL,置 100 mL 容量瓶中,加盐酸溶液(9→

1000)至刻度,摇匀,照紫外-可见分光光度法,在 277 nm 的波长处测定吸光度为 0.4493,按吸光系数为 377 计算,即得。此题中溶液的稀释倍数为(   )。

A. 20   B. 1/20   C. 40   D. 10

6. 制剂含量测定结果用(   )来表示。

A. 百分含量   B. 标示量的百分含量

C. 效价   D. 浓度

7. 沉淀形式是(   )。

A. 供试液与适当的沉淀剂作用产生的沉淀组成

B. 被测物的组成/称量形式

C. 沉淀经过滤、洗涤、干燥后的化学组成

D. 称量形式/被测物分子量

8. 精密度是指(   )。

A. 分析方法的测定结果与真实值或参考值接近的程度

B. 同一均匀样品经多次取样测定所得结果之间的接近程度

C. 在其他组分可能存在的情况下,分析方法能准确地测出被测组分的能力

D. 分析方法所能检出试样中被测组分的最低浓度或最低量

9. 原料药的含量测定应首选(   )。

A. 滴定分析法   B. 色谱法   C. 酶分析法   D. 微生物法

10. 朗伯-比尔定律,表述了物质溶液的吸光度与(   )。

A. 溶液液层厚度的关系   B. 溶液的浓度和液层厚度的关系

C. 溶液浓度的关系   D. 溶液温度的关系

（二）多项选择题

1. 最新版《中国药典》规定色谱系统适用性试验应包括(   )。

A. 色谱柱的理论塔板数   B. 分离度   C. 重复性

D. 中间精密度   E. 拖尾因子

2. 紫外-可见分光光度法中,用对照品比较法测定药物含量时(   )。

A. 需已知药物的吸光系数

B. 供试品溶液和对照品溶液的浓度应接近

C. 供试品溶液和对照品溶液应在相同的条件下测定

D. 可以在任何波长处测定

E. 是《中国药典》规定的方法之一

3. 对加有亚硫酸氢钠这类抗氧剂的制剂进行含量测定时,下列哪些滴定分析法受干扰?(   )

A. 中和法   B. 碘量法   C. 铈量法

D. 重氮化法   E. 配位滴定法

4. 用非水滴定法测定片剂中主药含量时,排除硬脂酸镁的干扰可采用(   )。

A. 有机溶剂提取法   B. 加入还原剂法   C. 加入掩蔽剂法

D. 加入氧化剂法   E. 加有机碱中和

二、计算题

1. 维生素 C 片的含量测定:取本品 20 片(每片含维生素 C 100 mg),精密称定 2.7692 g,研细,精密称取片粉 0.3802 g,置 100 mL 容量瓶中,加新沸过的冷水 100 mL 与稀醋酸 10 mL 的混合液适量,振摇使维生素 C 溶解,并稀释到刻度,摇匀,经干燥滤纸迅速过滤,弃去初滤液,精密量取续滤液 50 mL,加淀粉指示液 1 mL,用 F 值为 0.9924 的碘液(0.05 mol/L)滴定至溶液显蓝色持续 30 s 不褪,消耗标准溶液 15.48 mL,每毫升的 0.05 mol/L 碘液相当于 8.806 mg 的 $C_6H_8O_5$。试求本品的含

量。

2. 醋酸氢化可的松注射液的含量测定:取本品摇匀(标示量:125 mg/5 mL),精密量取 2 mL,置 100 mL 容量瓶中,加无水乙醇稀释至刻度。摇匀,精密量取 2 mL,置另一 100 mL 容量瓶中加无水乙醇稀释至刻度,再摇匀,照分光光度法,在 242 nm 波长处,测定吸光度为 0.398,按本品的吸光系数为 395 计算,试求本品的含量。

3. 维生素 B$_2$ 片含量测定:(避光操作)取本品 20 片,精密称定 0.2408 g,研细,精密称取 0.0110 g,置 1000 mL 容量瓶中,加冰醋酸 5 mL 与水 100 mL,置水浴上加热 1 h,并时时振摇使维生素 B$_2$ 溶解,加水稀释,放冷后,加 4% 氢氧化钠溶液 30 mL,并用水稀释至刻度,摇匀,过滤;取续滤液,照紫外-可见分光光度法,在 444 nm 的波长处测定吸光度为 0.312,按 C$_{17}$H$_{20}$N$_4$O$_6$ 的吸光系数为 323 计算,计算维生素 B$_2$ 片的含量(标示量 10 毫克/片)。

(邹妍琳)

药物制剂分析

扫码看 PPT

学习目标

一、知识目标

1. 掌握片剂、注射剂等常见剂型的分析项目及相关计算。

2. 熟悉制药用水的分析项目及胶囊剂、颗粒剂、糖浆剂、散剂、栓剂、滴眼剂的分析。

3. 了解药用辅料的质量分析特点及药物稳定试验的分析项目。

二、职业技能目标

1. 熟练应用药物分析的基础知识和基本技术，依据药品质量标准，完成对药物的分析。

2. 初步具备药物制剂分析的能力。

三、课程思政目标

通过本章的学习，能够依据药品质量标准，以实例释理论，对药物制剂的分析项目进行操作，初步具备药物制剂分析的能力，培养学生坚持药品质量第一的观念，确保人民用药安全有效。

第一节　制药用水的分析

水是在药物生产中用量最大、使用最广的一种原料，用于生产过程及药物制剂的制备。《中国药典》(2020 年版) 所收载的制药用水，因其使用范围不同而分为饮用水、纯化水、注射用水及灭菌注射用水。一般应根据生产工序、使用目的与要求选择适宜的制药用水。药品生产企业应确保制药用水的质量符合相应用途的要求。

制药用水的原水通常为饮用水。制药用水从系统设计、材质选择、制备过程、储存、分配到使用均应符合药品生产质量管理规范的要求。制药用水系统应经过验证，并建立日常的清洗与消毒、监控、检测和报告制度，有完善的原始记录备查。

一、饮用水的分析

饮用水为天然水经净化处理所得的水，其质量必须符合现行中华人民共和国国家标准《生活饮用水卫生标准》(GB/T 5749)。饮用水可作为药材净制时的漂洗、制药用具的粗洗用水。除另有规定外，也可作为药材的提取溶剂，但不能直接作为制剂的制备或试验用水。

《生活饮用水卫生标准》(GB/T 5749) 规定的常规检验项目包括感官性状和一般化学指标、毒理学指标、细菌学指标和放射性指标。

1. **感官性状和一般化学指标**

感官性状和一般化学指标主要有色度、浑浊度、臭和味、肉眼可见物、pH 值、总硬度、铝、铁、锰、铜、锌、高锰酸盐指数、氨(以 N 计)、硫酸盐、氯化物、溶解性总固体等。主要分析方法有重金属检测法、滴定分析法、原子吸收分光光度法、紫外-可见分光光度法等。

2. 毒理指标

毒理指标主要有砷、镉、铬(六价)、铅、汞、氰化物、氟化物、硝酸盐、三氯甲烷、溴酸盐、亚氯酸盐、氯酸盐等。主要分析方法有原子荧光分光光度法、气相色谱法、紫外-可见分光光度法等。

3. 微生物指标

微生物指标主要有菌落总数、总大肠菌群、大肠杆菌。主要分析方法有微生物限度检查法、紫外-可见分光光度法等。

4. 放射性指标

放射性指标主要有总 α 放射性、总 β 放射性。

二、纯化水的分析

纯化水为饮用水经蒸馏法、离子交换法、反渗透法或其他适宜的方法制得的制药用水,不含任何添加剂,其质量应符合《中国药典》(2020 年版)中纯化水项下的规定。

纯化水可作为配制普通药物制剂的溶剂或试验用水,中药注射剂、滴眼剂等所用药材的提取溶剂,口服、外用制剂配制用溶剂或稀释剂,以及非灭菌制剂用器具的清洗用水,但不得用于注射剂的配制与稀释。纯化水有多种制备方法,应严格监测各生产环节,防止微生物污染,确保水质。

1. 酸碱度

取本品 10 mL,加甲基红指示液 2 滴,不得显红色;另取 10 mL,加溴麝香草酚蓝指示液 5 滴,不得显蓝色。

采用的是酸碱指示剂法,通过指示剂的变色范围知晓纯化水的 pH 值范围为 4.4～7.6。

2. 硝酸盐

取本品 5 mL 置试管中,于冰浴中冷却,加 10% 氯化钾溶液 0.4 mL 与 0.1% 二苯胺硫酸溶液 0.1 mL,摇匀,缓缓滴加硫酸 5 mL,摇匀,将试管于 50 ℃ 水浴中放置 15 min,溶液产生的蓝色与标准硝酸盐溶液(取硝酸钾 0.163 g,加水溶解并稀释至 100 mL,摇匀,精密量取 1 mL,加水稀释成 100 mL,再精密量取 10 mL,加水稀释成 100 mL,摇匀,即得)0.3 mL,加无硝酸盐的水 4.7 mL,用同一方法处理后的颜色比较,不得更深。

3. 亚硝酸盐

取本品 10 mL,置纳氏比色管中,加对氨基苯磺酰胺的稀盐酸溶液(1→100)1 mL 与盐酸萘乙二胺溶液(0.1→100)1 mL,产生的粉红色,与标准亚硝酸盐溶液(取亚硝酸钠 0.750 g(按干燥品计算)加水溶解,稀释至 100 mL,摇匀,精密量取 1 mL,加水稀释成 100 mL,摇匀,再精密量取 1 mL,加水稀释成 50 mL,摇匀,即得)0.2 mL,加无亚硝酸盐的水 9.8 mL,用同一方法处理后的颜色比较,不得更深。

4. 氨

取本品 50 mL,加碱性碘化汞钾试液 2 mL,放置 15 min。如显色,配制氯化氨溶液(取氯化氨 31.5 mg,加无氨水适量使溶解并稀释成 1000 mL)1.5 mL,加无氨水 48 mL,与碱性碘化汞钾试液 2 mL 制成的对照液比较,不得更深。

5. 易氧化物

取本品 100 mL,加稀硫酸 10 mL,煮沸后,加高锰酸钾滴定液(0.02 mol/L)0.10 mL,再煮沸 10 min,粉红色不得完全消失。

6. 总有机碳

不得超过 0.50 mg/L。

7. 电导率

使用离线或在线电导率仪,记录测定温度,按照电导率仪的操作规程,测定相应温度下的电导率值,并与相同温度下的电导率限值比较,不得更大。

8. 不挥发物

取本品 100 mL,置 105 ℃ 干燥至恒重的蒸发皿中,在水浴上蒸干,并在 105 ℃ 干燥至恒重,遗留残渣不得超过 1 mg。

9. 重金属

取本品 100 mL,加水 19 mL,蒸发至 20 mL,放冷,加醋酸盐缓冲液(pH 3.5)2 mL 与水适量使成 25 mL,加硫代乙酰胺试液 2 mL,摇匀,放置 2 min,与标准铅溶液 1.0 mL 加水 19 mL 用同一方法处理后的颜色比较,不得更深。

10. 微生物限度

取本品,采用薄膜过滤法处理后,依法检查细菌、霉菌和酵母菌总数,每 1 mL 不得超过 100 cfu。

三、注射用水的分析

注射用水为纯化水经蒸馏所得的水,应符合细菌内毒素试验要求。注射用水必须在防止细菌内毒素产生的设计条件下生产、储藏及分装,其质量应符合《中国药典》(2020 年版)中注射用水项下的规定。

注射用水可作为配制注射剂、滴眼剂等的溶剂或稀释剂。为保证注射用水的质量,应减少原水中的细菌内毒素,监控蒸馏法制备注射用水的各生产环节,防止微生物的污染,并定期清洗与消毒注射用水系统。

1. pH 值

取本品 100 mL,加饱和氯化钾溶液 0.3 mL,依法测定,pH 值应为 5.0～7.0。

2. 氨

取本品 50 mL,照纯化水项下的方法检查,但对照用氯化铵溶液改为 1.0 mL,应符合规定。

3. 硝酸盐与亚硝酸盐、电导率、总有机碳、不挥发物与重金属

照纯化水项下的方法检查,应符合规定。

4. 细菌内毒素

取本品,依法检查,每毫升中含内毒素的量应小于 0.25 EU。

5. 微生物限度

取本品不少于 200 mL,经薄膜过滤法处理后,依法检查细菌、霉菌和酵母菌总数,每 100 mL 不得超过 10 cfu。

四、灭菌注射用水的分析

灭菌注射用水是注射用水按照注射剂生产工艺制备所得,无任何添加剂。主要用作注射用灭菌粉末的溶剂或注射剂的稀释剂,其质量应符合《中国药典》(2020 年版)中灭菌注射用水项下的规定。灭菌注射用水灌装规格应适应临床需要,避免大规格、多次使用造成的污染。

1. pH 值

取本品 100 mL,加饱和氯化钾溶液 0.3 mL,依法测定,pH 值应为 5.0～7.0。

2. 氯化物、硫酸盐与钙盐

取本品,分置于三支试管中,每管各 50 mL,第一管中加硝酸 5 滴与硝酸银试液 1 mL,第二管中加氯化钡试液 5 mL,第三管中加草酸铵试液 2 mL,均不得产生浑浊。

3. 二氧化碳

取本品 25 mL,置 50 mL 具塞量筒中,加氢氧化钙试液 25 mL,密塞振摇,放置,1 h 内不得产生浑浊。

4. 易氧化物

取本品 100 mL,加稀硫酸 10 mL,煮沸后,加高锰酸钾滴定液(0.02 mol/L)0.10 mL,再煮沸 10

min,粉红色不得完全消失。

5. 硝酸盐与亚硝酸盐、氨、电导率、不挥发物、重金属与细菌内毒素

照注射用水项下的方法检查,应符合规定。

6. 其他

应符合注射剂项下有关的各项规定。

第二节 一般制剂的分析

药物在临床使用时,必须制成适合应用的形式,即药物制剂。药物制剂往往是由符合药物规格的各种原料药,按照一定的生产工艺制备而成的。常见的药物制剂主要有片剂、注射剂、胶囊剂、糖浆剂、颗粒剂、散剂、栓剂、滴眼剂等。

药物制剂分析和原料药分析相似,主要包括鉴别、检查和含量测定三个方面。药物制剂除主药外还含有附加剂,若附加剂不影响测定,则可采用与原料药相同的方法进行分析。但大多数情况下,附加剂对测定有干扰,这时需要先排除附加剂的干扰再按照测定原料药的方法进行分析或者选用其他适宜的方法进行分析。此外,药物制剂的检查,除杂质检查外,每种药物制剂还有其常规检查项目,故药物制剂的分析,往往比原料药分析情况更为复杂。总之,在进行药物制剂分析时,应综合考虑剂型、附加剂的种类、药物的理化性质、含量等多方面因素,从而选择合适的分析方法。

一、片剂的分析

片剂是指原料药物或与适宜的辅料制成的圆形或异形的片状固体制剂。片剂以口服普通片为主,另有含片、舌下片、口腔贴片、咀嚼片、分散片、可溶片、泡腾片、阴道片、阴道泡腾片、缓释片、控释片、肠溶片与口崩片等。一般片剂的分析步骤:首先对其进行外观、色泽、臭味等检查,其次进行鉴别试验,然后进行常规检查和杂质检查以及细菌数、霉菌数及活螨检查,最后进行含量测定。

(一)外观性状

片剂外观应完整光洁,色泽均匀,有适宜的硬度和耐磨性。

(二)常规检查项目

片剂的常规检查项目:重量差异、含量均匀度、崩解时限、溶出度。

1. 重量差异

重量差异是指按规定的称量方法测得每片的重量与平均片重之间的差异程度。片剂片重的差异会引起各片间主药含量的差异,计算公式见式(5-1)。

$$重量差异(\%) = \frac{每片重量 - 平均片重}{平均片重} \times 100\% \tag{5-1}$$

《中国药典》(2020 年版)对片剂重量差异的规定见表 5-1。

表 5-1 片剂的重量差异限度

平均重量	重量差异限度
<0.3 g	±7.5%
≥0.3 g	±5%

方法:取供试品 20 片,精密称定总重量,求得平均片重后,再分别精密称定每片的重量,求出每片的重量差异。

结果判断:20 片中超出重量差异限度的药片不得多于 2 片,并不得有 1 片超出限度 1 倍。

糖衣片应检查片芯的重量差异并符合规定,包糖衣后不再检查重量差异;薄膜衣片应在包薄膜衣

后检查重量差异并符合规定。

2. 含量均匀度

含量均匀度是指小剂量或单剂量的固体、半固体和非均相液体制剂每片（个）含量符合标示量的程度。

除另有规定外，片剂、硬胶囊剂、颗粒剂或散剂等，每一个单剂标示量小于 25 mg 或主药含量小于每一个单剂重量 25％者；药物间或药物与辅料间采用混粉工艺制成的注射用无菌粉末；内充非均相溶液的软胶囊；单剂量包装的口服混悬液、透皮贴剂和栓剂等品种项下规定含量均匀度应符合要求的制剂，均应检查含量均匀度。复方制剂仅检查符合上述条件的组分，多种维生素或微量元素一般不检查含量均匀度。

凡检查含量均匀度的制剂，一般不再检查重（装）量差异；当全部主成分均进行含量均匀度检查时，复方制剂一般亦不再检查重（装）量差异。

检查方法：除另有规定外，取供试品 10 个，照各品种项下规定的方法，分别测定每一个单剂以标示量为 100 的相对含量，求其均值 $\overline{X}$ 和标准差 S 以及标示量与均值之差的绝对值 $A(A=|100-\overline{X}|)$。

若 $A+2.2S \leqslant L$，则供试品的含量均匀度符合规定。

若 $A+S > L$，则不符合规定。

若 $A+2.2S > L$，且 $A+S \leqslant L$，则应另取供试品 20 片复试。

根据初、复试结果，计算 30 个单剂的均值 $\overline{X}$、标准差 S 和标示量与均值之差的绝对值 A。再按下述公式计算并判定。当 $A \leqslant 0.25L$ 时，若 $A^2+S^2 \leqslant 0.25L^2$，则供试品的含量均匀度符合规定；若 $A^2+S^2 > 0.25L^2$，则不符合规定。

当 $A > 0.25L$ 时，若 $A+1.7S \leqslant L$，则供试品的含量均匀度符合规定；若 $A+1.7S > L$，则不符合规定。

上述公式中 L 为规定值。除另有规定外，$L=15.0$；单剂量包装的口服混悬液，内充非均相溶液的软胶囊，胶囊型或泡囊型粉雾剂，单剂量包装的眼用、耳用、鼻用混悬剂，固体或半固体制剂的 $L=20.0$；透皮贴剂、栓剂的 $L=25.0$。

如该品种项下规定含量均匀度的限度为 20％或其他数值，$L=20.0$ 或其他相应的数值。

当各品种正文项下含量限度规定的上下限的平均值（T）大于 100.0％时，若 $\overline{X} < 100$，则 $A=100-X$；若 $100 \leqslant \overline{X} \leqslant T$，则 $A=0$；若 $\overline{X} < T$，则 $A=\overline{X}-T$。同上法计算，判定结果，即得。当 $T < 100\%$ 时，应在各品种正文中规定 A 的计算方法。

当含量测定与含量均匀度检查所用检测方法不同时，而且含量均匀度未能从响应值求出每一个单剂含量情况下，可取供试品 10 个，照该品种含量均匀度项下规定的方法，分别测定，得仪器测得的响应值 Y_i（可为吸光度、峰面积等），求其均值 $\overline{Y}$。另由含量测定法测得以标示量为 100 的含量 X_A，由 X_A 除以响应值的均值 $\overline{Y}$，得比例系数 $K(K=X_A/\overline{Y})$。将上述响应值 Y_i 与 K 相乘，求得每一个单剂以标示量为 100 的相对含量（％）$X_i(X_i=KY_i)$，同上法求 $\overline{X}$ 和 S 以及 A，判定结果，即得。如需复试，应另取供试品 20 个，按上述方法测定，计算 30 个单剂的均值 $\overline{Y}$、比例系数 K、相对含量（％）X_i、标准差 S 和 A，判定结果，即得。

3. 崩解时限

崩解时限是指固体制剂在规定的介质中，以规定的方法进行检查，全部崩解溶散或成碎粒并通过筛网（不溶性包衣材料或破碎的胶囊壳除外）所需时间的限度。片剂经口服后在胃肠道中先崩解，药物才能被释放、吸收。如果不能崩解，药物就不能很好地溶出，也就起不到应有的治疗效果。所以固体制剂往往需要进行崩解时限检查。

检查法：片剂、糖衣片、薄膜衣片或浸膏片、肠溶衣片、泡腾片各有规定和方法。除另有规定外，取供试品 6 片，分别置于升降式崩解仪（图 5-1）吊篮的玻璃管中，启动崩解仪进行检查。

（1）中药浸膏片、半浸膏片和全粉片：按上述装置，每管加挡板 1 块，启动崩解仪进行检查，全粉片

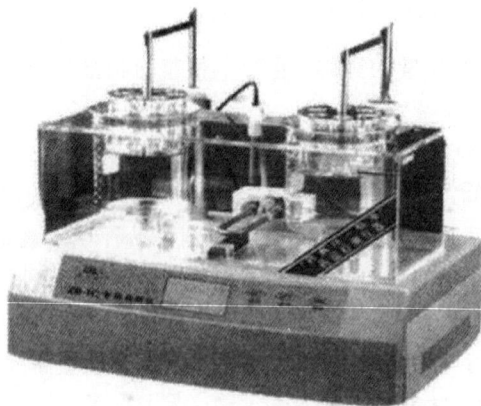

图 5-1　升降式崩解仪

各片均应在 30 min 内全部崩解;浸膏(半浸膏)片各片均应在 1 h 内全部崩解。如果供试品黏附挡板,应另取 6 片,不加挡板按上述方法检查,应符合规定。如有 1 片不能完全崩解,应另取 6 片复试,均应符合规定。

(2)薄膜衣片:按上述装置与方法检查,并可改在盐酸溶液(9→1000)中进行检查,化学药薄膜衣片应在 30 min 内全部崩解。中药薄膜衣片,则每管加挡板 1 块,各片均应在 1 h 内全部崩解,如果供试品黏附挡板,应另取 6 片,不加挡板按上述方法检查,应符合规定。如有 1 片不能完全崩解,应另取 6 片复试,均应符合规定。

(3)糖衣片:按上述装置与方法检查,化学药糖衣片应在 1 h 内全部崩解。中药糖衣片则每管加挡板 1 块,各片均应在 1 h 内全部崩解,如果供试品黏附挡板,应另取 6 片,不加挡板按上述方法检查,应符合规定。如有 1 片不能完全崩解,应另取 6 片复试,均应符合规定。

(4)肠溶片:按上述装置与方法,先在盐酸溶液(9→1000)中检查 2 h,每片均不得有裂缝、崩解或软化现象;然后将吊篮取出,用少量水洗涤后,每管加挡板 1 块,再按上述方法在磷酸盐缓冲液(pH 6.8)中进行检查,1 h 内应全部崩解。如有 1 片不能完全崩解,应另取 6 片复试,均应符合规定。

(5)结肠定位肠溶片:除另有规定外,按上述装置照各品种项下规定检查,各片在盐酸溶液(9→1000)及 pH 6.8 以下的磷酸盐缓冲液中均应不得有裂缝、崩解或软化现象,在 pH 7.5～8.0 的磷酸盐缓冲液中 1 h 内应完全崩解。如有 1 片不能完全崩解,应另取 6 片复试,均应符合规定。除另有规定外,按上述装置和方法检查,各片均不应在 10 min 内全部崩解或溶化。如有 1 片不符合规定,应另取 6 片复试,均应符合规定。

(6)舌下片:除另有规定外,按上述装置和方法检查,各片均应在 5 min 内全部崩解并溶化。如有 1 片不能完全崩解或溶化,应另取 6 片复试,均应符合规定。

(7)可溶片:除另有规定外,水温为 20 ℃±5 ℃,按上述装置和方法检查,各片均应在 3 min 内全部崩解并溶化。如有 1 片不能完全崩解或溶化,应另取 6 片复试,均应符合规定。

(8)泡腾片:取 1 片,置 250 mL 烧杯(内有 200 mL 温度为 20 ℃±5 ℃ 的水)中,即有许多气泡放出,当片剂或碎片周围的气体停止逸出时,片剂应溶解或分散在水中,无聚集的颗粒剩留。除另有规定外,同法检查 6 片,各片均应在 5 min 内崩解。如有 1 片不能完全崩解,应另取 6 片复试,均应符合规定。具体要求见表 5-2。

表 5-2　固体制剂的崩解时限

剂型	崩解介质(检查温度)	崩解时限要求
片剂	水(37 ℃±1 ℃)	15 min 内完全崩解
糖衣片	水(37 ℃±1 ℃)	1 h 内完全崩解
薄膜衣片	盐酸溶液(9→1000)(37 ℃±1 ℃)	30 min 内完全崩解

剂型	崩解介质(检查温度)	崩解时限要求
肠溶片	盐酸溶液(9→1000)(37 ℃±1℃)	先在盐酸溶液中检查2 h,不得有裂缝、崩解、软化
	磷酸盐缓冲液(pH 6.8、37 ℃±1 ℃)	再在磷酸盐缓冲液中检查,1 h内完全崩解
泡腾片	水(15~25 ℃)	5 min内完全崩解

结果判断:各片应在规定的时间内全部崩解。如有1片不能崩解,应另取6片复试,均应符合规定。

4.溶出度

溶出度是指活性药物从片剂等固体制剂在规定条件下溶出的速率和程度,在缓释制剂、控释制剂、肠溶制剂及透皮贴剂等制剂中也称释放度。固体制剂经口服后在胃肠道中需经历崩解、溶解、吸收等过程,才能产生药效。崩解是药物溶出的前提,但受到药物本身的溶解性、辅料及工艺条件的影响,崩解后药物的溶出速率会影响疗效,所以对于难溶性的固体制剂一般都需要进行溶出度检查。凡规定检查溶出度的制剂不再进行崩解时限检查。

检查法:《中国药典》(2020年版)收载溶出度的测定方法有七种:第一法为转篮法,第二法为桨法,第三法为小杯法,第四法为桨碟法,第五法为转筒法,第六法为流池法,第七法为往复筒法,所用仪器见图5-2。

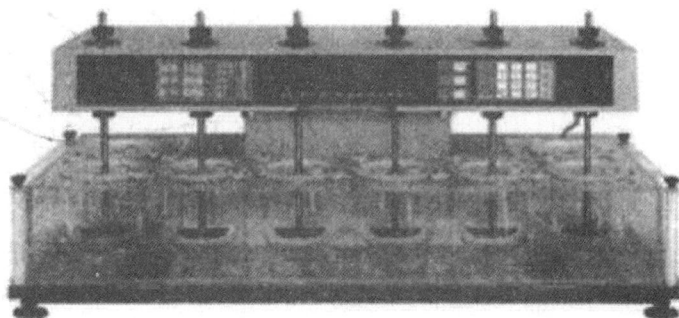

图5-2 溶出仪

1)第一法和第二法

(1)普通制剂:测定前,应对仪器装置进行必要的调试,使转篮或桨叶底部距溶出杯的内底部25 mm±2 mm。分别量取溶出介质置各溶出杯内,实际量取的体积与规定体积的偏差应在±1%范围之内,待溶出介质温度恒定在37 ℃±0.5 ℃后,取供试品6片(粒、袋),如为第一法,分别投入6个干燥的转篮内,将转篮降入溶出杯中;如为第二法,分别投入6个溶出杯内(当品种项下规定需要使用沉降篮时,可将胶囊剂先装入规定的沉降篮内;品种项下未规定使用沉降篮时,如胶囊剂浮于液面,可用一小段耐腐蚀的细金属丝轻绕于胶囊外壳。注意避免供试品表面产生气泡,立即按各品种项下规定的转速启动仪器,计时;至规定的取样时间(实际取样时间与规定时间的差异不得超过±2%),吸取溶出液适量(取样位置应在转篮或桨叶顶端至液面的中点,距溶出杯内壁10 mm处;需多次取样时,所量取溶出介质的体积之和应在溶出介质的1%之内,如超过总体积的1%,应及时补充相同体积的温度为37 ℃±0.5 ℃的溶出介质,或在计算时加以校正),立即用适当的微孔滤膜过滤,自取样至过滤应在30 s内完成。取澄清滤液,照该品种项下规定的方法测定,计算每片(粒、袋)的溶出量。

(2)缓释制剂或控释制剂:照普通制剂方法操作,但至少采用三个取样时间点,在规定取样时间点,吸取溶液适量,及时补充相同体积的温度为37 ℃±0.5 ℃的溶出介质,过滤,自取样至过滤应在30 s内完成。照各品种项下规定的方法测定,计算每片(粒)的溶出量。

(3)肠溶制剂:按方法1或方法2操作。

①方法1。

a.酸中溶出量:除另有规定外,分别量取 0.1 mol/L 盐酸溶液 750 mL 置各溶出杯内,实际量取的体积与规定体积的偏差应在±1%范围之内,待溶出介质温度恒定在 37 ℃±0.5 ℃,取供试品 6 片(粒)分别投入转篮或溶出杯中(当品种项下规定需要使用沉降篮时,可将胶囊剂先装入规定的沉降篮内;品种项下未规定使用沉降篮时,如胶囊剂浮于液面,可用一小段耐腐蚀的细金属丝轻绕于胶囊外壳),注意避免供试品表面产生气泡,立即按各品种项下规定的转速启动仪器,2 h 后在规定取样点吸取溶出液适量,过滤,自取样至过滤应在 30 s 内完成。按各品种项下规定的方法测定并计算每片(粒)的酸中溶出量。其他操作同第一法和第二法项下普通制剂。b.缓冲液中溶出量:上述酸液中加入温度为 37 ℃±0.5 ℃的 0.2 mol/L 磷酸钠溶液 250 mL(必要时用 2 mol/L 盐酸溶液或 2 mol/L 氢氧化钠溶液调节 pH 值至 6.8),继续运转 45 min,或按各品种项下规定的时间,在规定取样点吸取溶出液适量,过滤,自取样至过滤应在 30 s 内完成。按各品种项下规定的方法测定,计算每片(粒)的缓冲液中溶出量。

②方法 2。

a.酸中溶出量:除另有规定外,量取 0.1 mol/L 盐酸溶液 900 mL,注入每个溶出杯中,照方法 1"a.酸中溶出量"项下进行测定。b.缓冲液中溶出量:弃去上述各溶出杯中酸液,立即加入温度为 37 ℃±0.5 ℃的磷酸盐缓冲液(pH 6.8)(取 0.1 mol/L 盐酸溶液和 0.2 mol/L 磷酸钠溶液按 3∶1 混合均匀,必要时用 2 mol/L 盐酸溶液或 2 mol/L 氢氧化钠溶液调节 pH 值至 6.8)900 mL,或将每片(粒)转移入另一盛有温度为 37 ℃±0.5 ℃的磷酸盐缓冲液(pH 6.8)900 mL 的溶出杯中,照方法 1"b.缓冲液中溶出量"项下进行测定。

2)第三法

(1)普通制剂:测定前,应对仪器装置进行必要的调试,使桨叶底部距溶出杯的内底部 15 mm±2 mm。分别量取溶出介质置各溶出杯内,介质的体积 150~250 mL,实际量取的体积与规定体积的偏差应在±1%范围之内(当品种项下规定需要使用沉降装置时,可将胶囊剂先装入规定的沉降装置内;品种项下未规定使用沉降装置时,如胶囊剂浮于液面,可用一小段耐腐蚀的细金属丝轻绕于胶囊外壳)。以下操作同第二法。取样位置应在桨叶顶端至液面的中点,距溶出杯内壁 6 mm 处。

(2)缓释制剂或控释制剂:照第三法中普通制剂方法操作,其余要求同第一法和第二法项下缓释制剂或控释制剂。

3)第四法

透皮贴剂:分别量取溶出介质置各溶出杯内,实际量取的体积与规定体积的偏差应在±1%范围之内,待溶出介质预温至 32 ℃±0.5 ℃;将透皮贴剂固定于两层碟片之间(方法 1)或网碟上(方法 2),溶出面朝上,尽可能使其保持平整。再将网碟水平放置于溶出杯下部,并使网碟与桨底旋转面平行,两者相距 25 mm±2 mm,按品种正文规定的转速启动装置。在规定取样时间点,吸取溶出液适量,及时补充相同体积的温度为 32 ℃±0.5 ℃的溶出介质。

其他操作同第一法和第二法项下缓释制剂或控释制剂。

4)第五法

透皮贴剂:分别量取溶出介质置各溶出杯内,实际量取的体积与规定体积的偏差应在±1%范围之内,待溶出介质预温至 32 ℃±0.5 ℃;除另有规定外,按下述进行准备,除去贴剂的保护套,将有黏性的一面置于一片铜纺上,铜纺的边比贴剂的边至少大 1 cm,将贴剂的铜纺覆盖面朝下放置于干净的表面,涂布适宜的胶黏剂于多余的铜纺边。如需要,可将胶黏剂涂布于贴剂背面。干燥 1 min,仔细将贴剂涂胶黏剂的面安装于转筒外部,使贴剂的长轴通过转筒的圆心,挤压铜纺面除去引入的气泡。将转筒安装在仪器中,试验过程中保持转筒底部距溶出杯内底部 25 mm±2 mm,立即按品种正文规定的转速启动仪器。在规定取样时间点,吸取溶出液适量,及时补充相同体积的温度为 32 ℃±0.5 ℃的溶出介质。同法测定其他透皮贴剂。

其他操作同第一法和第二法项下缓释制剂或控释制剂。

5)第六法

(1)普通制剂与缓、控释制剂:取玻璃珠置品种正文项下规定的流通池中。按品种正文项下规定,取 1 片(粒)样品放在玻璃珠上,或置于支架上。装好滤头并将所有部件用夹子固定好。加热使溶出介质温度保持在 37 ℃±0.5 ℃或正文规定的温度,并以品种正文项下规定的溶出介质与流速经流通池底部连续泵入池内,流速的测定应准确至 5%。至规定的每一次取样时间,取溶出液适量,按各品种正文项下规定的方法测定,计算溶出量。重复试验其他样品。

(2)肠溶制剂:使用各品种正文项下规定的溶出介质;除另有规定外,同第一法项下的肠溶制剂。

6)第七法

(1)普通制剂:量取各品种项下规定体积的溶出介质置于各溶出杯中,待溶出介质温度恒定在 37 ℃±0.5 ℃,取供试品 6 片(粒)置于 6 个往复筒中,注意避免供试品表面产生气泡,立即按各品种正文项下规定的试验参数(如筛网孔径和材质、往复筒进入溶出杯之后开始往复运动前的停留时间、往复筒由上一列溶出杯出来进入下一列溶出杯之前的停留时间、单排管或多排管等)进行试验,计时;在向上和向下的运动过程中,往复筒移动的距离为 10 cm± 0.1 cm;至各品种项下规定的取样时间,吸取规定体积的溶出液,立即用适当的微孔滤膜过滤,自取样至过滤应在 30 s 内完成。照各品种项下规定的方法测定,计算每片(粒)的溶出量。

(2)缓释制剂或控释制剂:照普通制剂的方法操作,但至少采用三个取样时间点,在各品种项下规定取样时间点,吸取规定体积的溶出液,过滤,自取样至过滤应在 30 s 内完成。照各品种项下规定的方法测定,计算每片(粒)的溶出量。

(3)肠溶制剂:除另有规定外,按第一法与第二法中肠溶制剂的要求进行,采用各品种项下规定的体积,一列用作酸中溶出量的试验,另一列用作缓冲液中溶出量的试验。照各品种项下规定的方法测定,计算每片(粒)的溶出量。

以上七种测定法中,除第七法往复筒法外,当采用原位光纤实时测定时,辅料的干扰应可以忽略,或可以通过设定参比波长等方法消除;原位光纤实时测定主要适用于溶出曲线和缓释制剂溶出度的测定。

7)结果判定

(1)普通制剂:符合下述条件之一者,可判为符合规定。

①6 片(粒、袋)中,每片(粒、袋)的溶出量按标示量计算,均不低于规定限度(Q)。

②6 片(粒、袋)中,如有 1～2 片(粒、袋)低于 Q,但不低于 $Q-10\%$,且其平均溶出量不低于 Q。

③6 片(粒、袋)中,有 1～2 片(粒、袋)低于 Q,其中仅有 1 片(粒、袋)低于 $Q-10\%$,但不低于 $Q-20\%$,且其平均溶出量不低于 Q 时,应另取 6 片(粒、袋)复试;初、复试的 12 片(粒、袋)中有 1～3 片(粒、袋)低于 Q,其中仅 1 片(粒、袋)低于 $Q-10\%$,但不低于 $Q-20\%$,且其平均溶出量不低于 Q。

以上结果判断中所示的 10%、20% 是指相对于标示量的百分数(%)。

(2)缓释制剂或控释制剂:除另有规定外,符合下述条件之一者,可判为符合规定。

①6 片(粒)中,每片(粒)在每个时间点测得的溶出量按标示量计算,均未超出规定范围。

②6 片(粒)中,在每个时间点测得的溶出量,如有 1～2 片(粒)超出规定范围,但未超出规定范围的 10%,且在每个时间点测得的平均溶出量未超出规定范围。

③6 片(粒)中,在每个时间点测得的溶出量,如有 1～2 片(粒)超出规定范围,其中仅有 1 片(粒)超出规定范围的 10%,但未超出规定范围的 20%,且其平均溶出量未超出规定范围,应另取 6 片(粒)复试;初、复试的 12 片(粒)中,在每个时间点测得的溶出量,如有 1～3 片(粒)超出规定范围,其中仅有 1 片(粒)超出规定范围的 10%,但未超出规定范围的 20%,且其平均溶出量未超出规定范围。

以上结果判断中所示超出规定范围的 10%、20% 是指相对于标示量的百分数(%),其中超出规定范围 10% 是指每个时间点测得的溶出量不低于下限 10%,或不超过上限 10%,每个时间点测得的溶出量应包括最终时间测得的溶出量。

(3)肠溶制剂:除另有规定外,符合下述条件之一者,可判为符合规定。

①酸中溶出量。

a.6 片(粒)中,每片(粒)的溶出量均不大于标示量的 10%;

b.6 片(粒)中,有 1～2 片(粒)大于 10%,但其平均溶出量不大于 10%。

②缓冲液中溶出量。

a.6 片(粒)中,每片(粒)的溶出量按标示量计算均不低于规定限度(Q);除另有规定外,Q 应为标示量的 70%;

b.6 片(粒)中仅有 1～2 片(粒)低于 Q,但不低于 $Q-10\%$,且其平均溶出量不低于 Q;

c.6 片(粒)中如有 1～2 片(粒)低于 Q,其中仅有 1 片(粒)低于 $Q-10\%$,但不低于 $Q-20\%$,且其平均溶出量不低于 Q 时,应另取 6 片(粒)复试;初、复试的 12 片(粒)中有 1～3 片(粒)低于 Q,其中仅有 1 片(粒)低于 $Q-10\%$,但不低于 $Q-20\%$,且其平均溶出量不低于 Q。

以上结果判断中所示的 10%、20% 是指相对于标示量的百分数(%)。

(4)透皮贴剂:除另有规定外,同缓释制剂或控释制剂。

8)溶出条件和注意事项

(1)溶出度仪的适用性及性能确认试验:除仪器的各项机械性能应符合上述规定外,还应用溶出度标准片对仪器进行性能确认试验,按照标准片的说明书操作,试验结果应符合标准片的规定。

(2)溶出介质:应使用各品种项下规定的溶出介质,除另有规定外,室温下体积为 900 mL,并应新鲜配制和经脱气处理;如果溶出介质为缓冲液,当需要调节 pH 值时,一般调节 pH 值至规定 pH 值 ±0.05 之内。

(3)取样时间:应按照各品种项下规定的取样时间取样,自 6 杯中完成取样的时间应在 1 min 内。

(4)除另有规定外,颗粒剂或干混悬剂的投样应在溶出介质表面分散投样,避免集中投样。

(5)如胶囊壳对分析有干扰,应取不少于 6 粒胶囊,除尽内容物后,置于一个溶出杯内,按该品种项下规定的分析方法测定空胶囊的平均值,做必要的校正。如校正值大于标示量的 25%,试验无效。如校正值不大于标示量的 2%,可忽略不计。

(三) 含量测定

1. 附加剂对含量测定的影响

片剂除主要成分外,还有一些辅料,如淀粉、糖、碳酸钙、硫酸钙、硬脂酸镁、滑石粉等。当制剂中的辅料对测定无影响时,可采用与原料药含量测定相同的方法测定制剂的含量。但大多数辅料对含量测定有影响,这时需选择恰当的方式将干扰成分排除,再进行含量测定。片剂中常见的干扰成分及排除方法如下。

(1)糖类的干扰及排除:辅料中如含有淀粉、糊精、蔗糖、乳糖等成分,它们最终的水解产物为葡萄糖。葡萄糖为醛糖,可被强氧化剂氧化成葡萄糖酸,因此当用氧化还原滴定法测定片剂含量时,往往会使含量测定结果偏高。如硫酸亚铁的原料药用高锰酸钾法测定其含量,而硫酸亚铁片中的赋形剂糖类可与强氧化剂(如高锰酸钾)反应,考虑到辅料糖类对氧化还原滴定法有影响,故选择电极电位较低的硫酸铈作为滴定液,Ce^{4+} 不能氧化葡萄糖,故可消除糖类的干扰。

(2)硫酸钙与碳酸钙的干扰及排除:钙离子一般对用配位滴定法测定含量时产生干扰,故一般通过加入掩蔽剂或分离除去,或改用其他方法进行测定。

(3)硬脂酸镁的干扰及排除:硬脂酸镁对含量测定的干扰主要有以下两方面。

①对配位滴定有干扰:Mg^{2+} 可与滴定剂 EDTA 反应,影响含量测定结果。排除方法:Mg^{2+} 与 EDTA 发生配位反应的最低 pH 值为 9.7,故可通过调节溶液的 pH 值来消除 Mg^{2+} 对 EDTA 滴定法的影响;也可选择合适的指示剂或用掩蔽剂消除干扰。

②对非水碱量法有干扰:硬脂酸镁是弱碱,能消耗高氯酸钾滴定液,会干扰滴定。若主药含量大,硬脂酸镁的含量低,则对测定的结果影响不大,可忽略其干扰。反之,若主药的含量少而硬脂酸镁的含量高,则硬脂酸镁的存在可使含量测定的结果偏高。

③排除方法：a.若主药为脂溶性,用有机溶剂(如三氯甲烷、丙酮等)提取主药后再测定,如硫酸奎宁原料药直接用非水溶液滴定法测定其含量,而硫酸奎宁片要先用有机溶剂三氯甲烷提取后再用非水滴定法进行测定。b.加入无水草酸钙等,使之与 Mg^{2+} 形成沉淀后,过滤除去 Mg^{2+} 。c.改用其他方法进行含量测定,如盐酸氯丙嗪、盐酸吗啡等,其原料药采用非水滴定法测定含量,而片剂采用紫外分光光度法进行含量测定。

(4)滑石粉等的干扰及排除：滑石粉、硬脂酸镁、淀粉等赋形剂,因不溶于水而使溶液浑浊,对分光光度法、比浊法、旋光法等测定方法有影响。一般可根据主药的性质采用溶解过滤法或提取容量法将其除去,然后再测定。

2．测定结果的表示

制剂的含量测定结果表示方法往往与原料药的表示方法不同。原料药含量测定结果用百分含量来表示,结果越接近100%表示其纯度越高,质量越好。而制剂的含量测定结果往往用标示量的百分数来表示,即含量占标示量的百分数。

$$含量占标示量的百分数(\%) = \frac{实测每片的量(g)}{标示量(g)} \times 100\%$$

$$= \frac{实测的量(g) \times 平均片重(g)}{取样量(g) \times 标示量(g)} \times 100\%$$

总之,在拟定制剂分析方法时,除了设计主药的分析方法外,还要考虑到附加成分有无干扰,干扰的程度如何,以及如何设法消除或防止这些干扰。

二、注射剂的分析

注射剂是指药物与适宜的溶剂或分散介质制成的供注入体内的溶液、乳状液或混悬液及供临用前配制或稀释成溶液或混悬液的粉末或浓溶液的无菌制剂。注射剂可分为注射液、注射用无菌粉末与注射用浓溶液。

(一)外观性状

《中国药典》(2020 年版)规定：①溶液型注射液：澄明；②混悬型注射液：药物粒度应控制在 15 μm 以下,含 15~20 μm(有个别 20~50 μm)者,不应超过 10%,若有可见沉淀,振摇时应容易分散均匀；混悬型注射液不得用于静脉注射或椎管内注射；③乳状液型注射液：稳定,不得有相分离现象,不得用于椎管内注射。④静脉用乳状液型注射液：乳滴的粒度 90% 应在 1 μm 以下,除另有规定外,不得有大于 5 μm 的乳滴。

(二)常规检查项目

注射剂的常规检查项目主要有装量及装量差异检查、可见异物检查、不溶性微粒检查、无菌检查,以及细菌内毒素或热原检查等项目。

1．装量

保证单剂量注射液的注射用量不少于标示量,以达到临床用药剂量的要求。

(1)检查法：注射液及注射用浓溶液照下述方法检查,应符合规定。

供试品标示装量不大于 2 mL 者,取供试品 5 支(瓶)；2 mL 以上至 50 mL 者,取供试品 3 支(瓶)。开启时注意避免损失,将内容物分别用相应体积的干燥注射器及注射针头抽尽,然后缓慢连续地注入经标化的量入式量筒内(量筒的大小应使待测体积至少占其额定体积的 40%,不排尽针头中的液体),在室温下检视。测定油溶液、乳状液或混悬液时,应先加温(如有必要)摇匀,再用干燥注射器及注射针头抽尽后,同前法操作,放冷(加温时),检视。每支(瓶)的装量均不得少于其标示装量。

(2)生物制品多剂量供试品：取供试品 1 支(瓶),按标示的剂量数和每剂的装量,分别用注射器抽出,按上述步骤测定单次剂量,应不低于标示量。标示装量为 50 mL 以上的注射液及注射用浓溶液照最低装量检查法检查,应符合规定。

也可采用重量除以相对密度计算装量。准确量取供试品,精密称定,求出每毫升供试品的重量

（即供试品的相对密度），精密称定用干燥注射器及注射针头抽出的或直接缓慢倾出的供试品内容物的重量，再除以供试品相对密度，得出相应的装量。

（3）预装式注射器和弹筒式装置的供试品：标示装量不大于 2 mL 者，取供试品 5 支（瓶）；2 mL 以上至 50 mL 者，取供试品 3 支（瓶）。供试品与所配注射器、针头或活塞装配后将供试品缓慢连续注入容器（不排尽针头中的液体），按单剂量供试品要求进行装量检查，应不低于标示量。

2. 装量差异

为保证药物含量的均匀性，保证临床用药剂量的准确性，对注射用无菌粉末进行装量差异检查。除另有规定外，注射用无菌粉末照下述方法检查，应符合规定。

检查法：取供试品 5 瓶（支），除去标签、铝盖，容器外壁用乙醇擦净，干燥，开启时注意避免玻璃屑等异物落入容器中，分别迅速精密称定；容器为玻璃瓶的注射用无菌粉末，首先小心开启内塞使容器内外气压平衡，盖紧后精密称定。然后倾出内容物，容器用水或乙醇洗净，在适宜条件下干燥后，再分别精密称定每一容器的重量，求出每瓶（支）的装量与平均装量。每瓶（支）装量与平均装量相比较（如有标示装量，则与标示装量相比较），应符合规定；如有 1 瓶（支）不符合规定，应另取 10 瓶（支）复试，应符合规定。

《中国药典》（2020 年版）对注射用无菌粉末装量差异限度要求见表5-3。

表 5-3　注射用无菌粉末装量差异限度要求

平均装量或标示装量	装量差异限度
＜0.05 g	±15%
0.05～＜0.15 g	±10%
0.15～0.50 g	±7%
＞0.50 g	±5%

注：凡规定检查含量均匀度的注射用无菌粉末，一般不再进行装量差异检查。

3. 可见异物

存在于注射剂、眼用液体制剂中，在规定条件下目视可以观测到的不溶性物质，其粒径或长度通常大于 50 μm。可见异物检查法有灯检法和光散射法。一般常用灯检法，也可采用光散射法。灯检法不适用的品种包括用深色透明容器包装或液体色泽较深（一般深于各标准比色液 7 号）的品种，可选用光散射法。

灯检法应在暗室中进行，检查装置为带有遮光板的日光灯光源，光照度可在 1000～4000 lx 范围内调节。

（1）检查法：溶液型、乳状液及混悬型制剂，除另有规定外取供试品 20 支（瓶），除去容器标签，擦净容器外壁，必要时将药液转移至洁净透明的适宜容器内；置供试品于遮光板边缘处，在明视距离（指供试品至人眼的清晰观测距离，通常为 25 cm），分别在黑色和白色背景下，手持供试品颈部轻轻旋转和翻转容器使药液中可能存在的可见异物悬浮（但应避免产生气泡），轻轻翻摇后即用目检视，重复 3 次，总时限为 20 s。

（2）结果判断：溶液型静脉用注射液、注射用浓溶液被检查的 20 支（瓶）供试品中，均不得检出明显可见异物。如检出微细可见异物的供试品仅有 1 支（瓶），应另取 20 支（瓶）同法复试，均不得检出。混悬型、乳状液型注射液被检查的 20 支（瓶）供试品中，均不得检出金属屑、玻璃屑、色块、纤维等明显可见异物。

4. 不溶性微粒

除另有规定外，用于静脉注射、静脉滴注、鞘内注射、椎管内注射的溶液型注射液、注射用无菌粉末及注射用浓溶液照不溶性微粒检查法（通则 0903）检查，均应符合规定。不溶性微粒检查法包括光阻法和显微计数法。当光阻法测定结果不符合规定或供试品不适合用光阻法测定时，应采用显微计数法进行测定,并以显微计数法的测定结果作为判定依据。

结果判断:①标示装量为 100 mL 或 100 mL 以上的静脉用注射液,除另有规定外,按光阻法测定,要求每毫升中含 10 μm 及 10 μm 以上的微粒不得超过 25 粒,含 25 μm 及 25 μm 以上的微粒不得超过 3 粒;按显微计数法测定,要求每毫升中含 10 μm 及 10 μm 以上的微粒不得超过 12 粒,含 25 μm 及 25 μm 以上的微粒不得超过 2 粒。②标示装量为 100 mL 以下的静脉用注射液、静脉注射用无菌粉末、注射用浓溶液及供注射用无菌原料,除另有规定外,按光阻法测定,要求每个供试品容器(份)中含 10 μm 及 10 μm 以上的微粒不得超过 6000 粒,含 25 μm 及 25 μm 以上的微粒不得超过 600 粒;按显微计数法测定,要求每个供试品容器(份)中含 10 μm 及 10 μm 以上的微粒不得超过 3000 粒,含 25 μm 及 25 μm 以上的微粒不得超过 300 粒。

5. 无菌

无菌检查法是检查注射剂以及其他要求无菌的药品是否无菌的一种方法。无菌检查法应在环境洁净度 10000 级以下的局部洁净度 100 级的单向流空气区域内进行,其全过程应严格遵守无菌操作原则,防止微生物污染。照《中国药典》无菌检查法检查。

6. 细菌内毒素或热原

热原是指药品中含有的能引起体温升高的杂质。热原是广泛存在的,如器皿、管道、水、灰尘中都可能携带热原。细菌内毒素是细菌细胞壁的组分,由脂多糖组成,热原主要来源于细菌内毒素。照《中国药典》细菌内毒素检查法和热原检查法检查。

(三) 含量测定

1. 附加剂对含量测定的影响

注射剂在生产过程中除主药外,还要加入附加剂,如抗氧剂、等渗溶液、助溶剂、抑菌剂等。这些附加剂有时会对含量测定有影响,需予以排除。

1)抗氧剂对含量测定的影响

为保证注射剂的稳定性,常加入亚硫酸钠、亚硫酸氢钠、焦亚硫酸钠和硫代硫酸钠等抗氧剂,这些物质对用氧化还原滴定法进行主药含量测定时有干扰。排除此类干扰的主要方法如下。

(1) 加入掩蔽剂(如甲醛、丙酮等)消除干扰:当注射剂中含有亚硫酸钠、亚硫酸氢钠、焦亚硫酸钠等抗氧剂,若采用氧化还原滴定法(如碘量法、铈量法或亚硝酸钠滴定法等)测定注射剂中的主药含量时,会产生干扰,这些抗氧剂也能与具氧化性的滴定剂反应,使含量测定结果偏高,此时可加入甲醛或丙酮进行掩蔽,从而消除抗氧剂的干扰。如碘量法测定维生素 C 含量时,加入丙酮作为掩蔽剂;安乃近注射液的含量测定加入甲醛作为掩蔽剂。

(2) 加酸使抗氧剂分解:亚硫酸钠、亚硫酸氢钠、焦亚硫酸钠、硫代硫酸钠等抗氧剂在强酸环境中分解,产生二氧化硫气体,经加热可全部逸出,消除干扰。如用亚硝酸钠滴定法测定盐酸普鲁卡因胺注射液的含量,由于加入的抗氧剂能消耗滴定液,故可加入盐酸,迅速煮沸,使抗氧剂分解,立即冷却到室温,再依法进行滴定。

UV 法(紫外光谱法)测定时,利用主药和抗氧剂紫外吸收光谱的差异进行测定。如测定盐酸氯丙嗪注射液的含量,《中国药典》(2020 年版)采用紫外-可见分光光度法进行含量测定,盐酸氯丙嗪的最大吸收波长为 254 nm,但在此波长处,抗氧剂维生素 C 也有吸收,对含量测定有干扰;氯丙嗪的次最大吸收波长为 306 nm,而在此波长处维生素 C 无干扰,故选择在次最大吸收波长 306 nm 处测定吸光度。

2)等渗溶液对含量测定的影响

注射液常加入氯化钠配成等渗溶液,会对银量法或离子交换法测定主药含量有影响,应设法予以排除。如复方乳酸钠注射液中含有氯化钠,先用强酸性阳离子树脂处理,并用氢氧化钠滴定,算出乳酸钠和氯化钠的总量,再用银量法测定出氯化钠的量,两者相减,就能求出供试品中主药的含量。

用强酸性阳离子树脂处理:

$$R—SO_3H+CH_3CH(OH)COONa \longrightarrow R—SO_3Na+CH_3CH(OH)COOH$$
$$R—SO_3H+NaCl \longrightarrow R—SO_3Na+HCl$$

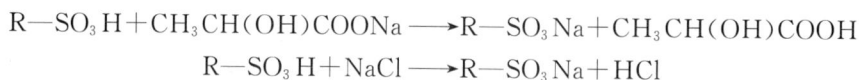

用氢氧化钠滴定：

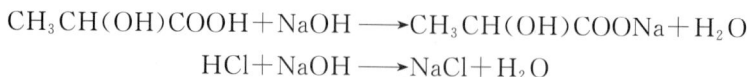

$$CH_3CH(OH)COOH+NaOH \longrightarrow CH_3CH(OH)COONa+H_2O$$
$$HCl+NaOH \longrightarrow NaCl+H_2O$$

3）助溶剂对含量测定的影响

在注射剂中常加入助溶剂增加主药的溶解度，使注射液更加稳定，助溶剂的存在可能对主药的含量测定有影响。如葡萄糖酸钙注射液中加入氢氧化钙等作助溶剂，可干扰配位滴定。为了排除其干扰，常在制备过程中控制钙盐的量。《中国药典》（2020年版）规定添加的钙盐（按Ca计算），不得超过葡萄糖酸钙中含钙量的5.0%。

4）溶剂油对含量测定的影响

脂溶性的药物需配制成油溶液，常用麻油、茶油或核桃油作为注射用的植物油，其中含有的甾醇及三萜类物质会影响含量测定。排除此类干扰的主要方法如下。

用有机溶剂稀释：对主药含量高、分析时取样量少的注射液，可用有机溶剂稀释法使溶剂油对测定的影响减至最小。

若稀释法无法排除干扰，则需通过提取分离后再进行测定。

2. 测定结果的表示

测定结果以标示量的百分数表示。

$$标示量的百分数(\%)=\frac{每支的实际含量}{标示量}\times100\%$$

三、胶囊剂的分析

胶囊剂是指药物或加有辅料充填于空心胶囊或密封于软质囊材中的固体制剂。按照其溶解、释放特性，可将胶囊剂分为硬胶囊、软胶囊（胶丸）、缓释或控释胶囊、肠溶胶囊等，主要供口服。

（一）外观性状

整洁，不得有黏结、变形、渗漏或囊壳破裂现象，并应无异臭。

（二）常规检查

1. 装量差异

（1）检查法：除另有规定外，取供试品20粒（中药取10粒），分别精密称重，倾出内容物（不得损失囊壳），硬胶囊囊壳用小刷或其他适宜的用具拭净；软胶囊或内容物为半固体或液体的硬胶囊囊壳用乙醚等易挥发性溶剂洗净，置通风处使溶剂挥尽，再分别精密称定囊壳重量，求出每粒内容物的装量与平均装量。每粒装量与平均装量相比较（有标示装量的胶囊剂，每粒装量应与标示装量比较），超出装量差异限度的不得多于2粒，并不得有1粒超出限度1倍。胶囊剂的装量差异限度要求见表5-4。

表5-4　胶囊剂的装量差异限度要求

平均装量或标示装量	装量差异限度
＜0.30 g	±10%
≥0.30 g	±7.5%（中药 ±10%）

（2）结果判断：每粒的装量与平均装量相比较，超出装量差异限度的不得多于2粒，并不得有1粒超出限度1倍。

凡规定检查含量均匀度的胶囊剂，一般不再进行装量差异的检查。

2. 崩解时限

胶囊剂的崩解是药物溶出及被人体吸收的前提，而囊壳常因囊材的质量、久储或与药物接触等原因，影响溶胀或崩解。

检查方法:除另有规定外,照《中国药典》崩解时限检查法检查,均应符合规定。

凡规定检查溶出度或释放度的胶囊剂,一般不再进行崩解时限的检查。

3.其他项目

与片剂的检查项目相似,主要有溶出度检查、释放度检查、含量均匀度检查等项目。凡规定检查溶出度、释放度或含量均匀度的胶囊制剂,无须进行崩解时限检查。规定含量均匀度检查的胶囊剂,可不再进行装量差异检查。

(三) 含量测定

不加辅料的胶囊剂,其含量测定基本上按原料药的含量测定方法进行;加入辅料的胶囊剂,其辅料与片剂辅料相似,可参考片剂含量测定方法选择适宜的测定方法。胶囊剂含量测定时的取样方法与上述装量差异检查的取样方法相同,含量测定结果也用含量占标示量的百分数表示。

四、糖浆剂的分析

糖浆剂是指含有药物的浓蔗糖水溶液,供口服用。

(一) 外观性状

《中国药典》(2020年版)规定:除另有规定外,糖浆剂应澄清。在储存期间不得有发霉、酸败、产生气体或其他变质现象。中药糖浆剂允许有少量摇之易散的沉淀。

(二) 常规检查

糖浆剂除按各品种项下规定检查相对密度、pH值等项目外,还应检查装量差异和微生物限度(见《中国药典》(2020年版))。

(三) 含量测定

糖浆剂中除主药外,还有蔗糖、水以及其他适宜附加剂。蔗糖主要对氧化还原滴定法有干扰;而水对非水溶液酸碱滴定法有干扰。这些干扰可参照片剂和注射剂中此类干扰所采用的方法进行排除。

五、颗粒剂的分析

颗粒剂是指原料药物与适宜的辅料混合制成的具有一定粒度的干燥颗粒状制剂。颗粒剂可分为可溶颗粒(通称为颗粒)、混悬颗粒、泡腾颗粒、肠溶颗粒、缓释颗粒和控释颗粒等。

混悬颗粒是指难溶性原料药物与适宜辅料混合制成的颗粒剂。临用前加水或其他适宜的液体振摇即可分散成混悬液。除另有规定外,混悬颗粒应进行溶出度检查。

泡腾颗粒是指含有碳酸氢钠和有机酸,遇水可放出大量气体而呈泡腾状的颗粒剂。泡腾颗粒中的原料药物应是易溶性的,加水产生气泡后应能溶解。有机酸一般用枸橼酸、酒石酸等。

肠溶颗粒是指采用肠溶材料包裹颗粒或其他适宜方法制成的颗粒剂。肠溶颗粒耐胃酸而在肠液中释放活性成分或控制药物在肠道内定位释放,可防止药物在胃内分解失效,避免对胃的刺激。肠溶颗粒应进行释放度检查。

缓释颗粒是指在规定的释放介质中缓慢地非恒速释放药物的颗粒剂。

(一) 外观性状

《中国药典》(2020年版)规定:颗粒剂应干燥,色泽一致,无吸潮、结块、潮解等现象。

(二) 常规检查

除另有规定外,颗粒剂应进行以下相应检查。

1.粒度

为确保颗粒剂粒度的均一性,不使颗粒因受潮结块或在运输和储藏中粉碎而影响质量。检查法:"粒度和粒度分布测定法"第二法中双筛分法检查,不能通过一号筛(2000 μm)与能通过五号筛(180 μm)的颗粒总和不得超过供试量的15%。

2. 干燥失重

检查法:"干燥失重测定法"测定,于 105 ℃干燥至恒重,含糖颗粒应在 80 ℃减压干燥,减失重量不得超过 2%。

3. 溶化性

除另有规定外,颗粒剂照下述方法检查,溶化性应符合规定。

(1)可溶颗粒检查法:取供试品 10 g(中药单剂量包装取 1 袋),加热水 200 mL,搅拌 5 min,立即观察,可溶颗粒应全部溶化或轻微浑浊。

(2)泡腾颗粒检查法:取供试品 3 袋,将内容物分别转移至盛有 200 mL 水的烧杯中,水温为 15～25 ℃,应迅速产生气体而呈泡腾状,5 min 内颗粒均应完全分散或溶解在水中。

颗粒剂按上述方法检查,均不得有异物,中药颗粒还不得有焦屑。

混悬颗粒以及已规定检查溶出度或释放度的颗粒剂可不进行溶化性检查。

4. 装量差异

(1)检查法:单剂量包装的颗粒剂按下述方法检查,应符合规定。

取供试品 10 袋(瓶),除去包装,分别精密称定每袋(瓶)内容物的重量,求出每袋(瓶)内容物的装量与平均装量,每袋(瓶)装量与平均装量相比较。凡无含量测定的颗粒剂或有标示装量的颗粒剂,每袋(瓶)装量应与标示装量比较,超出装量差异限度的颗粒剂不得多于 2 袋(瓶),并不得有 1 袋(瓶)超出装量差异限度 1 倍。

(2)结果判断:超出装量差异限度的颗粒剂不得多于 2 袋(瓶),并不得有 1 袋(瓶)超出装量差异限度 1 倍。颗粒剂的装量差异限度见表 5-5。

表 5-5 颗粒剂的装量差异限度要求

平均装量或标示装量	装量差异限度
≤1.0 g	±10%
>1.0～1.5 g	±8%
>1.5～6.0 g	±7%
>6.0 g	±5%

5. 其他项目

颗粒剂的溶出度、释放度、含量均匀度、微生物限度等检查方法可参照《中国药典》相关项目。必要时,包衣颗粒剂应检查残留溶剂。

(三)含量测定

颗粒剂中附加剂的干扰与排除以及含量测定方法可参照胶囊剂分析时所采用的方法。

六、散剂的分析

散剂是指药物或适宜的辅料经粉碎、均匀混合制成的干燥粉末状制剂,分为口服散剂和局部用散剂。口服散剂一般溶于或分散于水、稀释液或者其他液体中服用,也可直接用水送服。

局部用散剂可供皮肤、口腔、咽喉、腔道等处应用;专供治疗、预防和润滑皮肤的散剂也称为撒布剂或撒粉。

(一)外观性状

《中国药典》(2020 年版)规定:散剂应干燥、疏松、混合均匀、色泽一致。

(二)常规检查

1. 粒度

检查法:除另有规定外,化学药局部用散剂和用于烧伤或严重创伤的中药局部用散剂及儿科用散剂,照下述方法检查,应符合规定。

除另有规定外,取供试品 10 g,精密称定,照粒度和粒度分布测定法(《中国药典》(2020 年版)单筛分法)测定。化学药散剂通过七号筛(中药通过六号筛)的粉末重量,不得少于 95%。

2. 外观均匀度

(1)检查意义:避免散剂由于在生产中混合不匀、色泽不一致而影响药品的质量。

(2)检查法:取供试品适量,置光滑纸上,平铺约 5 cm²,将其表面压平,在明亮处观察,应色泽均匀,无花纹与色斑。

3. 水分

中药散剂照水分测定法(通则 0832)测定,除另有规定外,不得超过 9.0%。

4. 干燥失重

化学药和生物制品散剂,除另有规定外,取供试品,照干燥失重测定法(通则 0831)测定,在 105 ℃干燥至恒重,减失重量不得超过 2.0%。

5. 装量差异

单剂量包装的散剂,照下述方法检查,应符合规定。

除另有规定外,取供试品 10 袋(瓶),分别精密称定每袋(瓶)内容物的重量,求出内容物的装量与平均装量,每袋(瓶)装量与平均装量相比较。凡有标示装量的散剂,每袋(瓶)装量应与标示装量相比较,超出装量差异限度的散剂不得多于 2 袋(瓶),并不得有 1 袋(瓶)超出装量差异限度 1 倍。散剂的装量差异限度要求见表 5-6。

表 5-6 散剂的装量差异限度要求

平均装量或标示装量	装量差异限度(中药、化学药)	装量差异限度(生物制品)
≤0.1 g	±15%	±15%
>0.1~0.5 g	±10%	±10%
>0.5~1.5 g	±8%	±7.5%
>1.5~6.0 g	±7%	±5%
>6.0 g	±5%	±3%

6. 其他项目检查

散剂的"干燥失重检查""微生物限度检查"等项目与颗粒剂相似。

(三)含量测定

散剂中附加剂的干扰与排除及含量测定方法可参照胶囊剂分析中所采用的方法。

七、栓剂的分析

栓剂是指药物与适宜基质制成供腔道给药的固体制剂。栓剂根据所使用的范围,可分为直肠栓、阴道栓和尿道栓。

(一)外观性状

《中国药典》(2020 年版)规定:栓剂中药物与基质应混合均匀,栓剂外形要完整光滑;应有适宜的硬度,以免在包装或储存时变形。

(二)常规检查

1. 重量差异

检查法:取供试品 10 粒,精密称定总重量,求得平均粒重后,再分别精密称定每粒的重量。每粒重量与平均粒重相比较(有标示粒重的中药栓剂,每粒重量应与标示粒重比较),超出重量差异限度的不得多于 1 粒,并不得超出限度 1 倍。栓剂的重量差异限度要求见表 5-7。

表 5-7　栓剂的重量差异限度要求

平均粒重	重量差异限度
≤1.0 g	±10%
>1.0~3.0 g	±7.5%
>3.0 g	±5%

注：凡规定检查含量均匀度的栓剂，一般不再进行重量差异检查。

2. 融变时限

栓剂塞入腔道后，在适宜温度下应能融化、软化或溶散，并与分泌物混合逐渐释放药物，产生局部或全身作用。

检查法：取供试品 3 粒，室温放置 1 h 后，分别放在 3 个金属架的下层圆板上，套入各自的套筒内，并用挂钩固定，除另有规定外，将上述装置分别垂直浸入有不少于 4 L 的 37 ℃±0.5 ℃水的容器中，其上端位置应在水面下 90 mm 处。容器装入一转动器，每隔 10 min 在溶液中翻转该装置一次。应全部符合要求，栓剂融变时限检查法结果判定要求见表 5-8。

表 5-8　栓剂融变时限检查法的结果判定

类型	检查粒数	融变时限/min	规定
脂肪型基质	3	30	全部融化、软化或触压时无硬心
水溶性基质	3	60	全部溶解

3. 微生物限度

除另有规定外，照非无菌产品微生物限度检查：微生物计数法（通则 1105）和控制菌检查法（通则 1106）及非无菌药品微生物限度标准（通则 1107）检查，应符合规定。

（三）含量测定

栓剂在生产过程中，需加入亲水或亲油性基质，这些基质往往包裹住主药，对含量测定有干扰，应预先排除。排除方法主要如下：①对热稳定的某些药物，可加入适当溶剂，水浴加热使基质液化后，直接滴定；②选用适宜的有机溶剂使基质溶解后再滴定；③加热使基质液化，选用适宜的溶剂溶解主药，然后放冷，使基质凝固，过滤后再进行测定；④供试品用与水不相溶的有机溶剂加热溶解，冷却后，用水或酸性溶液直接提取待测定的成分；⑤金属类药物，经灼烧后，主要变成金属氧化物，用重量法换算出其含量。

八、滴眼剂的分析

滴眼剂是指由药物与适宜辅料制成的供滴入眼内的无菌液体制剂。其可分为水性或油性溶液、混悬液或乳状液。

（一）常规检查

1. 可见异物

除另有规定外，滴眼剂照"可见异物检查法"（通则 0904）中滴眼剂项下的方法检查，应符合规定。

2. 粒度

除另有规定外，混悬型滴眼剂，照"粒度和粒度分布测定法"（通则 0982）检查，大于 50 μm 的粒子不得超过 2 个，且不得检出大于 90 μm 的粒子。

3. 沉降体积比

混悬型滴眼剂需检查沉降体积比，应符合规定。

检查法：除另有规定外，用具塞量筒量取供试品 50 mL，密塞，用力振摇 1 min，记下混悬物的开始高度 H_0，静置 3 h，记下混悬物的最终高度 H，计算沉降体积比（沉降体积比＝H/H_0），应不低于 0.90。

4. 装量

滴眼剂照"最低装量检查法"(通则 0942)检查,应符合规定。

5. 无菌

除另有规定外,滴眼剂照"无菌检查法"(通则 1101)检查,应符合规定。

(二)含量测定

滴眼剂除主药外,常添加抗氧剂、等渗调节剂等,可参照注射剂分析排除相关干扰。

第三节 药用辅料的质量分析

药用辅料是指生产药品和调配处方时使用的赋形剂和附加剂,是除活性成分以外,在安全性方面已进行了合理的评估,并且包含在药物制剂中的物质。药用辅料除了赋形、充当载体、提高稳定性外,还具有增溶、助溶、缓控释等重要功能,可能会影响到药品的质量、安全性和有效性。

药用辅料应经安全性评估对人体无毒害作用;化学性质稳定,不易受温度、pH 值、保存时间等的影响;与主药及其他辅料之间无配伍禁忌,不影响制剂的检验,或可按允许的方法除去对制剂检验的影响,且尽可能用较小的用量发挥较大的作用。

在制定药用辅料质量标准时既要考虑药用辅料自身的安全性,也要考虑其影响制剂生产、质量、安全性和有效性的性质。药用辅料质量标准的内容主要包括两部分:①与生产工艺及安全性有关的常规试验,如性状、鉴别、检查、含量测定等项目;②影响制剂性能的功能性试验,如黏度等。

根据不同的生产工艺及用途,药用辅料的残留溶剂、微生物限度或无菌应符合要求;注射用药用辅料的热原或细菌内毒素、无菌等应符合要求。此外,药用辅料的包装上应注明为"药用辅料",及适用范围(给药途径)、包装规格及储藏要求等。

(一)常见的药用辅料

1. 防腐剂

防腐剂也叫抑菌剂,可防止药物制剂受微生物污染而引起霉败变质,确保其质量。但静脉注射剂和脊髓注射剂一律不准加入防腐剂,其他注射剂加防腐剂时,在标签上必须注明使用的品种和用量。常用防腐剂:苯甲酸(benzoic acid)、山梨酸(sorbic acid)、乙醇(alcohol)、对羟基苯甲酸酯类(尼泊金类)、苯甲醇(benzyl alcohol)、苯乙醇(phenethyl alcohol)、丙酸钠、麝香草酚、山梨酸钾、甲醛吡喃酮及其钠盐等。

2. 抗氧剂

抗氧剂又称还原剂,其氧化电势比主药低,可先被氧化,从而保持药物的稳定。抗氧剂主要有两大类:①水溶性抗氧剂,如亚硫酸氢钠、焦亚硫酸钠、亚硫酸钠、干燥亚硫酸钠、硫代硫酸钠、抗坏血酸(Vc)、甲硫氨酸(蛋氨酸)、硫脲、乙二胺四乙酸二钠、磷酸、枸橼酸等;②油溶性抗氧剂,如叔丁基对羟基茴香醚(BHA)、叔丁基对甲酚(BHT)、去甲双氢愈创木酸(CDGA)、生育酚、棓酸酯类等。

3. 矫味剂

矫味剂是一种能改变味觉的物质,用以掩盖药物的恶味。

(1)甜味剂:常用的甜味剂有山梨糖、木糖、木糖醇、甘油、甘草酸二钠、甘露醇、甘露糖、半乳糖、麦芽糖、乳糖、果糖、甜精、糖精钠、甜菊糖苷、葡萄糖、蔗糖等。

(2)芳香剂:天然芳香性挥发油多为芳香族有机化合物的混合物;人工合成的香料有酯、醇、醛、酮、萜类等按不同比例制成的香精。常用的香料:小茴香油、玫瑰油、玫瑰香精、柠檬油、柠檬香精、香草香精、香草醛、香蕉香精、菠萝香精、薄荷油、橙皮油、苹果香精等。

(3)胶浆剂:黏稠且具缓和性,可干扰味蕾的味觉而达到矫味目的。常用的矫味剂有淀粉、阿拉伯胶、西黄耆胶、羧甲基纤维素、甲基纤维素、海藻酸钠、果胶、琼脂等。

4. 着色剂

着色剂分天然和合成两类，内服制剂尽量少用。常见的食用色素有苋菜红、胭脂红、柠檬黄、可溶性靛蓝、桔黄 G。常见的外用色素有伊红、品红、亚甲蓝、苏丹黄、红汞。不同溶剂能产生不同色调和强度，pH 值常对色素色调有影响，氧化剂、还原剂和日光对许多色素有褪色作用，着色剂可相互配色，产生多种色彩。

5. 表面活性剂

表面活性剂能使表面张力迅速下降，多为长链有机化合物，分子中同时存在亲水基团和亲油基团。表面活性剂可分为离子型(阴离子、阳离子和两性)表面活性剂和非离子型表面活性剂。

(1)非离子型表面活性剂：主要有聚山梨酯(吐温，吐温-20、吐温-40、吐温-60、吐温-80)、失水山梨醇单月桂酸酯(司盘，司盘-20、司盘-40、司盘-60、司盘-80)、聚氧乙烯月桂醇醚(卖泽，卖泽-45、卖泽-52、卖泽-30、卖泽-35)、乳化剂 OP(壬烷基酚聚氧乙烯醚缩合物)、乳百灵 A(聚氧乙烯脂肪醇醚)、西士马哥-1000(聚氧乙烯与鲸蜡醇加成物)、普流罗尼(聚氧乙烯聚丙二醇缩合物)、单油酸甘油酯及单硬脂酸甘油酯等。

(2)阴离子表面活性剂：主要有软皂(钾肥皂)、硬皂(钠肥皂)、单硬脂酸铝、硬脂酸钙、油酸三乙醇胺、月桂醇硫酸钠、鲸硬醇硫酸钠、硫酸化蓖麻油、丁二酸二辛酯磺酸钠等。

(3)阳离子表面活性剂：主要有洁尔灭、新洁尔灭、氯化苯甲烃铵、氯化苯麦洛、溴化十六烷三甲铵等，几乎均为消毒灭菌剂。

(4)两性表面活性剂：较少，都为消毒防腐剂。

6. 合成高分子化合物

合成高分子化合物常用作黏合剂、崩解剂、润滑剂、乳化剂、增塑剂、稳定剂等。常用的有环糊精(cyclodextrin)、月桂氮䓬酮(laurocapram)(阿佐恩(azone))、微晶纤维素、乙酸纤维素、甲基纤维素(MC)、乙基纤维素、邻苯二甲酸醋酸纤维素(CAP)、羟丙基纤维素(HPC)、羟丙基甲基纤维素(HPMC)、羧甲基纤维素钠(SCMC)、聚乙烯吡咯酮(PVP)、羧甲基淀粉钠、聚乙烯醇(PVA)和丙烯酸树脂Ⅱ、Ⅲ、Ⅳ号等。

7. 天然高分子化合物

天然高分子化合物多用作乳化剂，也有用作黏合剂、混悬剂、崩解剂等。常见的有阿拉伯胶(gum arabia)、西黄蓍胶(tragacanth)、白芨胶(bletilla glue)、明胶(白明胶)(gelatine)、虫胶(紫胶)(shellac)、(海)藻酸钠(sodium alginate)、(无水)羊毛脂(lanolin)、琼脂(琼胶、洋菜)(agar)、胆固醇、卵磷脂、蜂蜡、凡士林、鲸蜡醇、硬脂醇、鲸蜡、石蜡等。

实 例 分 析

丙二醇

Bing'erchun

Propylene glycol

$$H_3C \diagdown \diagup OH$$
$$OH$$

$C_3H_8O_2$ 76.09

本品为 1,2-丙二醇，含 $C_3H_8O_2$ 不得少于 99.5%。

【性状】 本品为无色澄清的黏稠液体；无臭；有引湿性。

本品与水、乙醇或三氯甲烷能任意混溶。

相对密度:本品的相对密度(通则 0601)在 25 ℃时应为 1.035~1.037。

折光率:本品的折光率(通则 0622)应为 1.431~1.433。

【鉴别】

(1)在含量测定项下记录的色谱图中,供试品溶液主峰的保留时间应与对照品溶液主峰的保留时间一致。

(2)本品的红外光吸收图谱应与对照图谱(光谱集 706 图)一致(通则 0402)。

【检查】

酸度:取本品 10.0 mL,加新沸过的冷水 50 mL 溶解后,加溴麝香草酚蓝指示液 3 滴,用氢氧化钠滴定液(0.01 mol/L)滴定至溶液显蓝色,消耗氢氧化钠滴定液(0.01 mol/L)的体积不得超过 0.5 mL。

氯化物:取本品 1.0 mL,依法检查(通则 0801),与标准氯化钠溶液 7.0 mL 制成的对照液比较,不得更浓(0.007%)。

硫酸盐:取本品 5.0 mL,依法检查(通则 0802),与标准硫酸钾溶液 3.0 mL 制成的对照液比较,不得更浓(0.006%)。

氧化性物质:取本品 5.0 mL 置碘量瓶中,加碘化钾试液 1.5 mL 与稀硫酸 2 mL,密塞,在暗处放置 15 min,加淀粉指示液 2 mL,如显蓝色,用硫代硫酸钠滴定液(0.005 mol/L)滴定至蓝色消失,消耗硫代硫酸钠滴定液(0.005 mol/L)的体积不得超过 0.2 mL。

还原性物质:取本品 1.0 mL,加氨试液 1 mL,在 60 ℃水浴中加热 5 min,溶液应不显黄色;迅速加硝酸银试液 0.15 mL,摇匀,放置 5 min,溶液应无变化。

有关物质:取本品适量,精密称定,用无水乙醇稀释制成每毫升中含丙二醇 0.5 g 的溶液,作为供试品溶液;另精密称取一缩二乙二醇(二甘醇)、一缩二丙二醇、二缩三丙二醇和环氧丙烷对照品,用无水乙醇稀释制成每毫升中分别含 5 μg、500 μg、150 μg 和 5 μg 的混合溶液,作为对照品溶液。照气相色谱法(通则 0521)试验。以聚乙二醇 20M 为固定液,起始温度为 80 ℃,维持 3 min,以每分钟 15 ℃的速率升温至 220 ℃,维持 4 min,进样口温度为 230 ℃,检测器温度 250 ℃,各组分峰的分离度应符合要求。精密量取供试品溶液与对照品溶液各 1 μL,注入气相色谱仪,按外标法以峰面积计算。含一缩二乙二醇(二甘醇)不得超过 0.001%;一缩二丙二醇不得超过 0.1%;二缩三丙二醇不得超过 0.03%;环氧丙烷不得超过 0.001%。

水分:取本品适量,照水分测定法(通则 0832 第一法 1)测定,含水分不得超过 0.2%。

炽灼残渣:取本品 50 g,加热至燃烧,即停止加热,使自然燃烧至干,在 700~800 ℃炽灼至恒重,遗留残渣不得超过 2.5 mg。

重金属:取本品 4.0 mL,加水 19 mL 与醋酸盐缓冲液(pH 3.5)2 mL,混匀,依法检查(通则 0821 第一法),含重金属不得超过百万分之五。

砷盐:取本品 1.0 g,加盐酸 5 mL 与水 23 mL,摇匀,依法检查(通则 0822),应符合规定(0.0002%)。

【含量测定】 照气相色谱法(通则 0521)测定。色谱条件与系统适用性试验:以聚乙二醇 20 M 为固定相;起始温度为 130 ℃,维持 1 min,以每分钟 10 ℃的速率升温至 240 ℃,维持 1 min,进样口温度为 230 ℃,检测器温度为 250 ℃。理论板数按 1,2-丙二醇峰计不低于 10000。

测定法:取本品,精密称定,用无水乙醇稀释制成 1 mL 中约含 1 mg 的溶液,精密量取 1 μL 注入气相色谱仪,记录色谱图;另取 1,2-丙二醇对照品,同法测定,按外标法以峰面积计算,即得。

【类别】 药用辅料,溶剂和增塑剂等。

【储藏】 密封,在干燥处避光保存。

第四节　药物稳定性试验

一、样品的留样考察

留样分为一般留样和重点留样。留样包括原辅料留样、成品留样、中间产品留样、包装材料留样等。留样至少应当符合以下要求。

（1）应当按照操作规程对留样进行管理，需留样的样品由质管部填写取样证送有关车间。

（2）留样应当能够代表被取样批次的物料或产品。

（3）成品的留样。

①每批药品均应当有留样；如果一批药品分成数次进行包装，则每次包装至少应当保留一件最小市售包装的成品。

②留样的包装形式应当与药品市售包装形式相同，原料药的留样如无法采用市售包装形式的，可采用模拟包装。

③每批药品的留样数量一般至少应当能够确保按照注册批准的质量标准完成两次全检（无菌检查和热原检查等除外）。

④如果不影响留样的包装完整性，保存期间内至少应当每年对留样进行一次目检观察，如有异常，应当进行彻底调查并采取相应的处理措施。

⑤留样观察应当有记录。

⑥留样应当按照注册批准的储存条件至少保存至药品有效期后一年。

⑦如企业终止药品生产或关闭的，应当将留样转交授权单位保存，并告知当地药品监督管理部门，以便在必要时可随时取得留样。

（4）物料的留样。

①制剂生产用每批原辅料和与药品直接接触的包装材料均应当有留样。与药品直接接触的包装材料（如输液瓶），如成品已有留样，可不必单独留样。

②物料的留样量应当至少满足鉴别的需要，原辅料、成品一般为三倍全检量，包材可根据大小，选择1个/批或30厘米/批。

③除稳定性较差的原辅料外，用于制剂生产的原辅料（不包括生产过程中使用的溶剂、气体或制药用水）和与药品直接接触的包装材料的留样应当至少保存至产品放行后两年。如果物料的有效期较短，则留样时间可相应缩短。

④物料的留样应当按照规定的条件储存，必要时还应当适当包装密封。

二、药物稳定性试验

稳定性试验的目的是考察原料药物或制剂在温度、湿度、光线的影响下随时间变化的规律，为药品的生产、包装、储存、运输条件提供科学依据，同时通过试验建立药品的有效期。

稳定性试验的基本要求：①稳定性试验包括影响因素试验、加速试验与长期试验。影响因素试验用1批原料药物或1批制剂进行。加速试验与长期试验要求用3批供试品进行。②原料药物供试品应是一定规模生产的。供试品量相当于制剂稳定性试验所要求的批量，原料药物合成工艺路线、方法、步骤应与大生产一致。药物制剂供试品应是放大试验的产品，其处方与工艺应与大生产一致。药物制剂如片、胶囊剂，每批放大试验的规模，片剂至少应为10000片，胶囊剂至少应为10000粒。大体积包装的制剂如静脉输液等，每批放大规模的数量至少应为各项试验所需总量的10倍。特殊品种、特殊剂型所需数量，根据情况另定。③供试品的质量标准应与临床前研究及临床试验和规模生产所使用的供试品质量标准一致。④加速试验与长期试验所用供试品的包装应与上市产品一致。⑤研究药物稳定性，要采用专属性强、准确、精密、灵敏的药物分析方法与有关物质（含降解产物及其他变化所生成的产物)的检查方法,并对方法进行验证,以保证药物稳定性试验结果的可靠性。在稳定性试验中,应重视降解产物的检查。⑥由于放大试验比规模生产的数量要小,故申报者应承诺在获得批准后,从放大试验转入规模生产时,对最初通过生产验证的 3 批规模生产的产品仍需进行加速试验与长期稳定性试验。

药物稳定性指导原则分两部分:第一部分为原料药物,第二部分为药物制剂。

（一）原料药物

原料药物要进行以下试验。

1. 影响因素试验

此项试验是在比加速试验更激烈的条件下进行的。其目的是探讨药物的固有稳定性、了解影响其稳定性的因素及可能的降解途径与降解产物,为制剂生产工艺、包装、储存条件和建立降解产物分析方法提供科学依据。供试品可以用 1 批原料药物进行,将供试品置适宜的开口容器(如称量瓶或培养皿)中,摊成厚度不大于 5 mm 的薄层,疏松原料药物摊成厚度不大于 10 mm 的薄层,进行以下试验。当试验结果发现降解产物有明显的变化时,应考虑其潜在的危害性,必要时应对降解产物进行定性或定量分析。

(1) 高温试验:供试品开口置适宜的洁净容器中,60 ℃温度下放置 10 天,于第 5 天和第 10 天取样,按稳定性重点考察项目进行检测。若供试品含量低于规定限度则在 40 ℃条件下同法进行试验。若 60 ℃无明显变化,不再进行 40 ℃试验。

(2) 高湿试验:供试品开口置恒湿密闭容器中,在 25 ℃分别于相对湿度 90%±5%条件下放置 10 天,于第 5 天和第 10 天取样,按稳定性重点考察项目要求检测,同时准确称量试验前后供试品的重量,以考察供试品的吸湿潮解性能。若吸湿增重 5%以上,则在相对湿度 75%±5%条件下,同法进行试验;若吸湿增重 5%以下,其他考察项目符合要求,则不再进行此项试验。恒湿条件可在密闭容器如干燥器下部放置饱和盐溶液,根据不同相对湿度的要求,可以选择 NaCl 饱和溶液(相对湿度 75%±1%,15.5~60 ℃)、KNO_3饱和溶液(相对湿度 92.5%,25 ℃)。

(3) 强光照射试验:供试品开口放在装有日光灯的光照箱或其他适宜的光照装置内,于照度为4500 lx±500 lx 的条件下放置 10 天,于第 5 天和第 10 天取样,按稳定性重点考察项目进行检测,特别要注意供试品的外观变化。

关于光照装置,建议采用定型设备"可调光照箱",也可用光橱,在箱中安装日光灯数支使达到规定照度。箱中供试品台高度可以调节;箱上方安装抽风机以排除可能产生的热量,箱上配有照度计,可随时监测箱内照度,光照箱应不受自然光的干扰,并保持照度恒定,同时防止尘埃进入光照箱内。

此外,根据药物的性质必要时可设计试验,探讨 pH 值与氧及其他条件对药物稳定性的影响,并研究分解产物的分析方法。创新药物应对分解产物的性质进行必要的分析。

2. 加速试验

此项试验是在加速条件下进行的。其目的是通过加速药物的化学或物理变化,探讨药物的稳定性,为制剂设计、包装、运输、储存提供必要的资料。供试品要求 3 批,按市售包装,在温度 40 ℃±2 ℃、相对湿度 75%±5%的条件下放置 6 个月。所用设备应能控制温度±2 ℃、相对湿度±5%,并能对真实温度与湿度进行监测。在试验期间第 1 个月、第 2 个月、第 3 个月、第 6 个月末分别取样一次,按稳定性重点考察项目进行检测。在上述条件下,如 6 个月内供试品经检测不符合制定的质量标准,则应在中间条件下即在温度 30 ℃±2 ℃、相对湿度 65%±5%的情况下(可用 Na_2CrO_4饱和溶液,30 ℃,相对湿度 64.8%)进行加速试验,时间仍为 6 个月。加速试验,建议采用隔水式电热恒温培养箱(20~60 ℃)。箱内放置具有一定相对湿度饱和盐溶液的干燥器,设备应能控制所需温度,且设备内各部分温度应该均匀,并适合长期使用。也可采用恒湿恒温箱或其他适宜设备。对温度特别敏感的药物,预计只能在冰箱中(4~8 ℃)保存,此种药物的加速试验,可在温度 25 ℃±2 ℃、相对湿度 60%±10%的条件下进行,时间为 6 个月。

3. 长期试验

长期试验是在接近药物的实际储存条件下进行的,其目的是为制定药物的有效期提供依据。供试品 3 批,市售包装,在温度 25 ℃±2 ℃,相对湿度 60%±10% 的条件下放置 12 个月,或在温度 30 ℃±2 ℃、相对湿度 65%±5% 的条件下放置 12 个月,这是从我国南方与北方气候的差异考虑的,至于上述两种条件选择哪一种由研究者确定。每 3 个月取样一次,分别于第 0 个月、第 3 个月、第 6 个月、第 9 个月、第 12 个月取样按稳定性重点考察项目进行检测。12 个月以后,仍需继续考察,分别于第 18 个月、第 24 个月、第 36 个月,取样进行检测。将结果与第 0 个月比较,以确定药物的有效期。由于实测数据的分散性,一般应按 95% 可信限进行统计分析,得出合理的有效期。如 3 批统计分析结果差别较小,则取其平均值为有效期,若差别较大则取其最短的为有效期。如果数据表明,测定结果变化很小,说明药物是很稳定的,则不做统计分析。

对温度特别敏感的药物,长期试验可在温度 6 ℃±2 ℃ 的条件下放置 12 个月,按上述时间要求进行检测,12 个月以后,仍需按规定继续考察,制定在低温储存条件下的有效期。

长期试验采用的温度为 25 ℃±2 ℃、相对湿度为 60%±10%,或温度 30 ℃±2 ℃、相对湿度 65%±5%,是根据国际气候带制定的。国际气候带见表 5-9。

表 5-9　国际气候带

气候带	计算数据			推算数据	
	温度/℃	MKT/℃	RH/(%)	温度/℃	RH/(%)
Ⅰ 温带	20	20	42	21	45
Ⅱ 地中海气候、亚热带	21.6	22	52	25	60
Ⅲ 干热带	26.4	27.9	35	30	35
Ⅳ 湿热带	26.7	27.4	76	30	70

注:MKT 为平均动力学温度;RH 为相对湿度。

温带主要有英国、北欧、加拿大、俄罗斯;亚热带有美国、日本、西欧;干热带有伊朗、伊拉克、苏丹等;湿热带有巴西、加纳、印度尼西亚、尼加拉瓜、菲律宾等。中国总体来说属亚热带,部分地区属湿热带。

原料药物进行加速试验与长期试验所用包装应采用模拟小桶,但所用材料与封装条件应与大桶一致。

（二）药物制剂

药物制剂稳定性研究,首先应查阅原料药物稳定性有关资料,特别是要了解温度、湿度、光线对原料药物稳定性的影响,并在处方筛选与工艺设计过程中,根据主药与辅料性质,参考原料药物的试验方法,进行影响因素试验、加速试验与长期试验。

1. 影响因素试验

药物制剂进行此项试验的目的是考察制剂处方的合理性与生产工艺及包装条件。供试品用 1 批进行,将供试品如片剂、胶囊剂、注射剂(注射用无菌粉末如为西林瓶装,不能打开瓶盖,以保持严封的完整性),除去外包装,置适宜的开口容器中,进行高温试验、高湿度试验与强光照射试验,试验条件、方法、取样时间与原料药相同,重点考察项目见表 5-10。

2. 加速试验

此项试验是在加速条件下进行的,其目的是通过加速药物制剂的化学或物理变化,探讨药物制剂的稳定性,为处方设计、工艺改进、质量研究、包装改进、运输、储存提供必要的资料。供试品要求 3 批,按市售包装,在温度 40 ℃±2 ℃、相对湿度 75%±5% 的条件下放置 6 个月。所用设备应能控制温度±2 ℃,相对湿度±5%,并能对真实温度与湿度进行监测。在试验期间第 1 个月、第 2 个月、第 3

个月、第 6 个月末分别取样一次,按稳定性重点考察项目检测。在上述条件下,如 6 个月内供试品经检测不符合制定的质量标准,则应在中间条件下即在温度 30 ℃±2 ℃、相对湿度 65%±5%的情况下进行加速试验,时间仍为 6 个月。溶液剂、混悬剂、乳剂、注射液等含有水性介质的制剂可不要求相对湿度。试验所用设备与原料药物相同。

对温度特别敏感的药物制剂,预计只能在冰箱(4~8 ℃)内保存使用,此类药物制剂的加速试验,可在温度 25 ℃±2 ℃、相对湿度 60%±10%的条件下进行,时间为 6 个月。

乳剂、混悬剂、软膏剂、乳膏剂、糊剂、凝胶剂、眼膏剂、栓剂、气雾剂、泡腾片及泡腾颗粒宜直接采用温度 30 ℃±2 ℃、相对湿度 65%±5%的条件进行试验,其他要求与上述相同。

对于包装在半透性容器中的药物制剂,例如低密度聚乙烯制备的输液袋、塑料安瓿、眼用制剂容器等,则应在温度 40 ℃±2 ℃、相对湿度 25%±5%的条件(可用 $CH_3COOK \cdot 1.5H_2O$)下进行试验。

3. 长期试验

长期试验是在接近药品的实际储存条件下进行的,其目的是为制定药品的有效期提供依据。供试品 3 批,市售包装,在温度 25 ℃±2 ℃、相对湿度 60%±10%的条件下放置 12 个月,或在温度30 ℃±2 ℃、相对湿度 65%±5%的条件下放置 12 个月,这是从我国南方与北方气候的差异考虑的,至于上述两种条件选择哪一种由研究者确定。每 3 个月取样一次,分别于第 0 个月、第 3 个月、第 6 个月、第 9 个月、第 12 个月取样,按稳定性重点考察项目进行检测。12 个月以后,仍需继续考察,分别于第 18 个月、第 24 个月、第 36 月取样进行检测。将结果与第 0 个月比较以确定药品的有效期。由于实测数据的分散性,一般应按 95%可信限进行统计分析,得出合理的有效期。如 3 批统计分析结果差别较小,则取其平均值为有效期。若差别较大,则取其最短的为有效期。数据表明很稳定的药品,不做统计分析。

对温度特别敏感的药物,长期试验可在温度 6 ℃±2 ℃的条件下放置 12 个月,按上述时间要求进行检测,12 个月以后,仍需按规定继续考察,制定在低温储存条件下的有效期。

对于包装在半透性容器中的药物制剂,则应在温度 25 ℃±2 ℃、相对湿度 40%±5%,或 30 ℃±2 ℃、相对湿度 35%±5%的条件下进行试验,至于上述两种条件选择哪一种由研究者确定。

此外,有些药物制剂还应考察临用时配制和使用过程中的稳定性。

(三)稳定性重点考察项目

原料药物及主要剂型的重点考察项目见表 5-10,表中未列入的考察项目及剂型,可根据剂型及品种的特点制定。

表 5-10　原料药物及主要剂型的重点考察项目

剂型	主要剂型的重点考察项目
原料药	性状、熔点、含量、有关物质、吸湿性以及根据品种性质选定的考察项目
片剂	性状、含量、有关物质、崩解时限或溶出度或释放度
胶囊剂	性状、含量、有关物质、崩解时限或溶出度或释放度、水分,软胶囊要检查内容物有无沉淀
注射剂	性状、含量、pH 值、可见异物、不溶性微粒、有关物质,应考察无菌
栓剂	性状、含量、融变时限、有关物质
软膏剂	性状、均匀性、含量、粒度、有关物质
乳膏剂	性状、均匀性、含量、粒度、有关物质、分层现象
糊剂	性状、均匀性、含量、粒度、有关物质
凝胶剂	性状、均匀性、含量、有关物质、粒度,乳胶剂应检查分层现象
散剂	性状、含量、粒度、有关物质、外观均匀度
颗粒剂	性状、含量、粒度、有关物质、溶解性或溶出度或释放度

续表

剂型	主要剂型的重点考察项目
丸剂	性状、含量、有关物质、溶散时限
糖浆剂	性状、含量、澄清度、相对密度、有关物质、pH 值

→ 本单元知识点

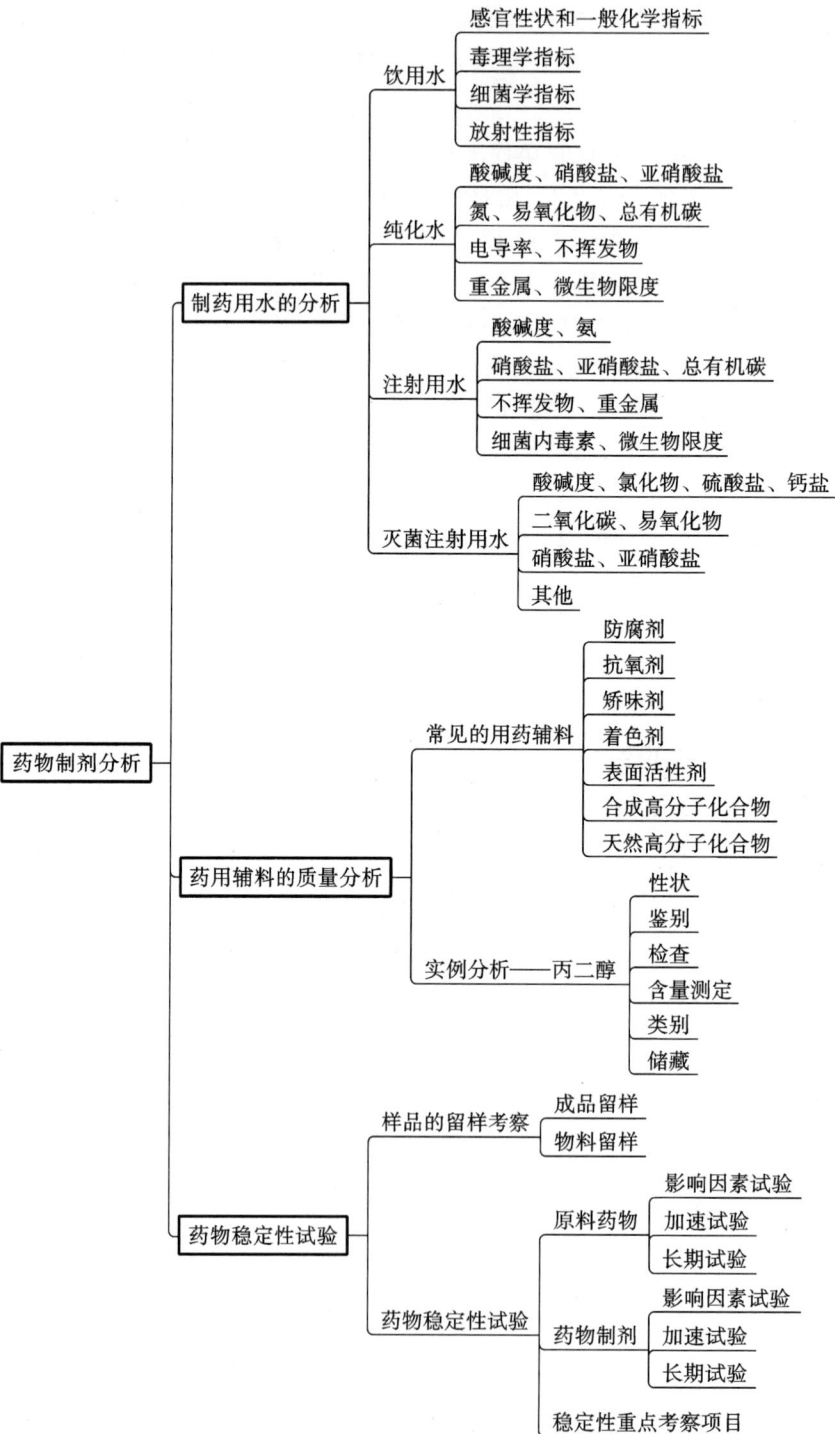

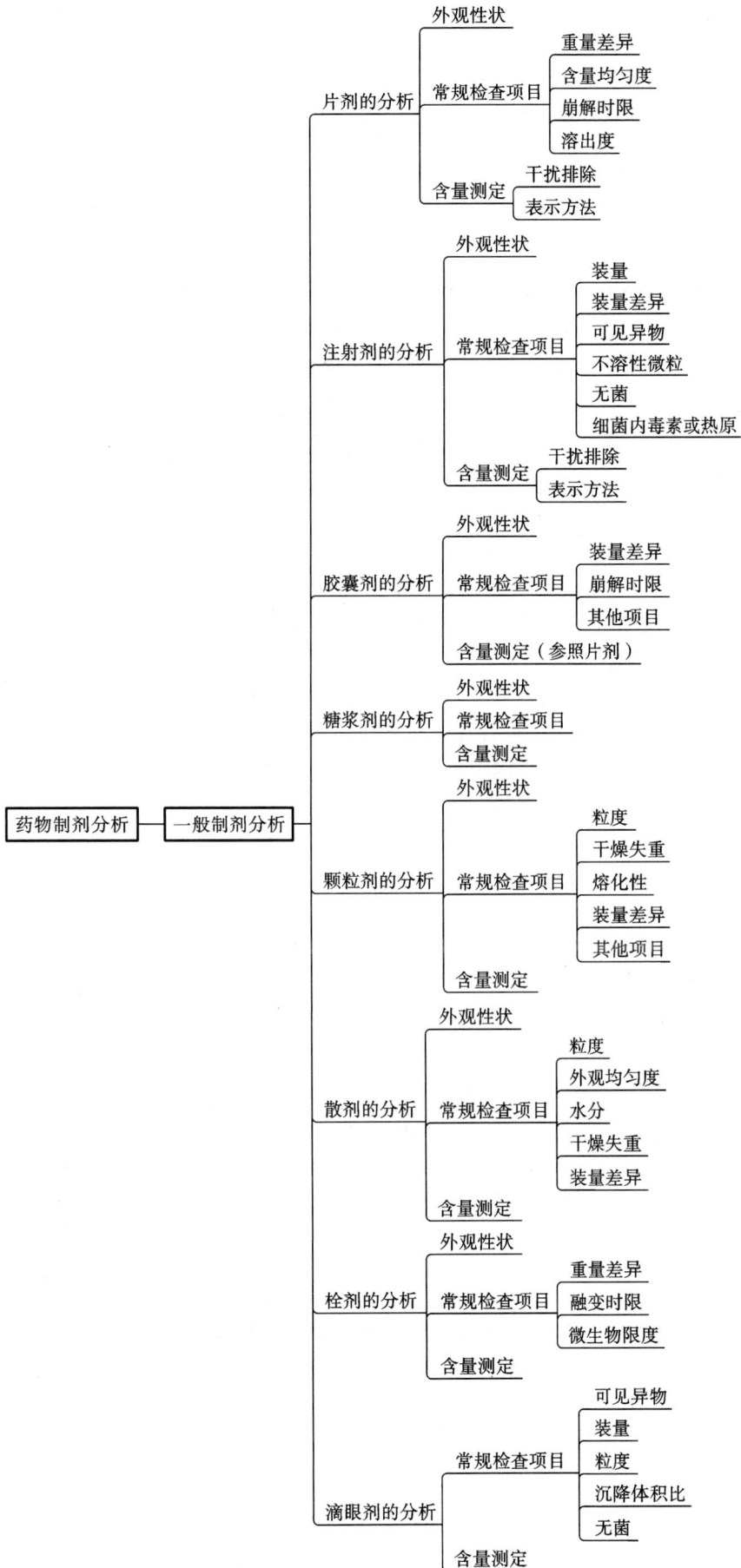

药物制剂分析 —— 一般制剂分析

- 片剂的分析
  - 外观性状
  - 常规检查项目
    - 重量差异
    - 含量均匀度
    - 崩解时限
    - 溶出度
  - 含量测定
    - 干扰排除
    - 表示方法

- 注射剂的分析
  - 外观性状
  - 常规检查项目
    - 装量
    - 装量差异
    - 可见异物
    - 不溶性微粒
    - 无菌
    - 细菌内毒素或热原
  - 含量测定
    - 干扰排除
    - 表示方法

- 胶囊剂的分析
  - 外观性状
  - 常规检查项目
    - 装量差异
    - 崩解时限
    - 其他项目
  - 含量测定（参照片剂）

- 糖浆剂的分析
  - 外观性状
  - 常规检查项目
  - 含量测定

- 颗粒剂的分析
  - 外观性状
  - 常规检查项目
    - 粒度
    - 干燥失重
    - 熔化性
    - 装量差异
    - 其他项目
  - 含量测定

- 散剂的分析
  - 外观性状
  - 常规检查项目
    - 粒度
    - 外观均匀度
    - 水分
    - 干燥失重
    - 装量差异
  - 含量测定

- 栓剂的分析
  - 外观性状
  - 常规检查项目
    - 重量差异
    - 融变时限
    - 微生物限度
  - 含量测定

- 滴眼剂的分析
  - 常规检查项目
    - 可见异物
    - 装量
    - 粒度
    - 沉降体积比
    - 无菌
  - 含量测定

→ **同步能力检测题**

一、选择题

1. 药物制剂的崩解时限可被（　　）试验代替。

A. 重量差异　　　　　　B. 含量均匀度　　　　　　C. 溶出度　　　　　　D. 鉴别

2. 对于平均片重在 0.30 g 以下的片剂,《中国药典》规定其重量差异限度为（　　）。

A. ±3%　　　　　　B. ±5%　　　　　　C. ±7.5%　　　　　　D. ±10%

3. 片剂重量差异限度检查法中应取药片（　　）。

A. 6 片　　　　　　B. 10 片　　　　　　C. 15 片　　　　　　D. 20 片

4. 含量均匀度检查主要针对（　　）。

A. 小剂量的片剂　　　　B. 大剂量的片剂　　　　C. 所有片剂　　　　D. 难溶性药物片剂

5. 《中国药典》规定,硫酸亚铁片的含量测定采用（　　）以消除糖类赋形剂的干扰。

A. 高锰酸钾法　　　　　B. 亚硝酸钠法　　　　　C. 碘量法　　　　　D. 溴量法

6. 注射剂中加入的抗氧剂有许多,下列答案不属于抗氧剂的为（　　）。

A. 亚硫酸钠　　　　　　B. 焦亚硫酸钠　　　　　C. 硫代硫酸钠　　　　D. 连四硫酸钠

7. 《中国药典》规定,采用碘量法测定维生素 C 注射液的含量时,加入（　　）。

A. 三氯甲烷　　　　　　B. 丙酮　　　　　　C. 乙醇　　　　　　D. 甲酸

8. 旋光法测定葡萄糖注射液时加入（　　）加速变旋。

A. 硫酸试液　　　　　　B. 氨试液　　　　　　C. 吡啶　　　　　　D. 稀硝酸

9. 辅料糖类对采用（　　）方法进行含量测定有干扰。

A. 氧化还原滴定法　　　B. 酸碱滴定法　　　　　C. 配位滴定法　　　　D. 非水滴定法

10. 对配位滴定法产生干扰的是（　　）。

A. 葡萄糖　　　　　　B. 滑石粉　　　　　　C. 硬脂酸镁　　　　　D. 硫代硫酸钠

11. 溶出度检查主要针对（　　）。

A. 小剂量的片剂　　　　B. 大剂量的片剂　　　　C. 所有片剂　　　　D. 难溶性药物片剂

12. 制剂分析含量测定结果按（　　）表示。

A. 百分含量　　　　　　　　　　　　　　B. 相当于标示量的百分含量

C. 效价　　　　　　　　　　　　　　　　D. 浓度

13. 为了消除注射液中抗氧剂焦亚硫酸钠对含量测定的干扰,可加入（　　）。

A. 中性乙醇　　　　　　B. 甲醛　　　　　　C. 丙酮　　　　　　D. 盐酸

14. 平均装量在 1.0～1.5 g 单剂量包装的颗粒剂,装量差异限度为（　　）。

A. ±10%　　　　　　B. ±8%　　　　　　C. ±7%　　　　　　D. ±5%

15. 非水滴定法中,为排除硬脂酸镁的干扰可加入（　　）。

A. 草酸　　　　　　B. 盐酸　　　　　　C. 醋酸　　　　　　D. 硫酸

二、简答题

1. 什么叫制剂分析? 制剂分析与原料药分析相比较有哪些不同?

2. 片剂的溶出度可以用于评价片剂的什么质量?

3. 什么叫含量均匀度?

4. 片剂中的糖类对哪些分析测定方法有干扰? 如何进行消除?

5. 硬脂酸镁对哪些方面有干扰? 如何进行消除?

6. 如何排除注射液中抗氧剂的干扰?

（魏新宇）

典型药物分析

一、知识目标

1. 掌握《中国药典》(2020 年版)收载的各类典型药物,在总结其结构与性质的基础上,掌握各类典型药物的鉴别、检查和含量测定方法。

2. 熟悉各类典型药物的结构特点、性质与分析方法之间的关系。

3. 了解药物的分类及常用典型药物,各类药物的其他分析方法。

二、职业技能目标

1. 熟练应用药物分析的基础知识和基本技术,依据药品质量标准,能完成对药物的鉴别、检查及含量测定等质量分析的基本操作。

2. 初步具备解析类似结构药物质量分析方法的能力。

三、课程思政目标

通过本章的学习,能够依据药品质量标准,以实例释理论,对典型药物的质量分析方法进行解析,具备药品质量检测的能力,坚持药品质量第一的观念,确保人民用药安全有效。

第一节　芳酸及其酯类药物的分析

扫码看 PPT

羧基直接与芳香环相连的化合物称为芳酸,芳酸及其酯类药物的分子结构中具有苯环、羧基及其他取代基团。本类药物按化学结构可分为苯甲酸类、水杨酸类和其他芳酸类药物。

一、典型药物结构与性质

(一)苯甲酸类药物

常用的苯甲酸类药物有用于消毒防腐的苯甲酸(benzoic acid)、苯甲酸钠(sodium benzoate)、羟苯乙酯(ethylparaben)等,用于抗痛风病的丙磺舒(probenecid),用于诊断疾病的泛影酸(diatrizoic acid)等及其制剂。

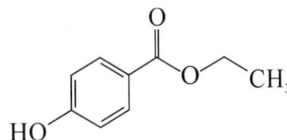

苯甲酸(钠)　　　　　　　　　羟苯乙酯

丙磺舒

泛影酸

1. 性状

苯甲酸为白色有丝光的鳞片或针状结晶或结晶性粉末,质轻,无臭或微臭,在热空气中微有挥发性,水溶液显酸性反应;易溶于乙醇、三氯甲烷或乙醚,在沸水中溶解,在水中微溶。熔点为121~124.5 ℃。苯甲酸钠为白色颗粒、粉末或结晶性粉末,易溶于水,微溶于乙醇。丙磺舒为白色结晶性粉末,无臭,在丙酮中溶解,在乙醇或三氯甲烷中略溶,在水中几乎不溶,溶于稀氢氧化钠溶液,在稀酸中几乎不溶,熔点为198~201 ℃。泛影酸为白色粉末,无臭,在水中极微溶解,在氨溶液或氢氧化钠溶液中均溶解。

2. 显酸性

本类药物分子结构中一般具有羧基,显酸性,可用于含量测定。

3. 三氯化铁反应

本类大多数药物可与三氯化铁试液作用,生成在水中溶解度小的铁盐,且具有特殊的颜色,可用于鉴别。

4. 分解性

某些药物因结构特殊,在一定条件下可发生分解,其分解产物可发生特殊反应,可用于鉴别及含量测定。

5. 紫外吸收特性

本类药物分子结构中的苯环及取代基,在紫外和红外区有特征吸收,可用于鉴别及含量测定。

（二）水杨酸类药物

常用的水杨酸类药物有用于消毒防腐的水杨酸(salicylic acid),用于解热、镇痛的阿司匹林(aspirin)、双水杨酯(salsalate)和贝诺酯(benorilate),用于抗结核病的对氨基水杨酸钠(sodium aminosalicylate)等。

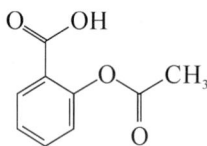

水杨酸

阿司匹林

双水杨酯

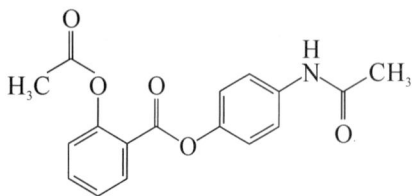

贝诺酯

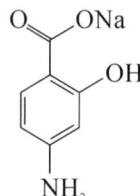

对氨基水杨酸钠

1. 性状

水杨酸为白色细微的针状结晶或白色结晶性粉末,无臭或几乎无臭,水溶液显酸性反应,易溶于乙醇或乙醚,在沸水中溶解,在三氯甲烷中略溶,在水中微溶,熔点为158~161 ℃。阿司匹林为白色结晶或结晶性粉末,无臭或微带醋酸臭,遇湿气即缓缓水解,易溶于乙醇,在三氯甲烷或乙醚中溶解,在水或无水乙醚中微溶,在氢氧化钠溶液或碳酸钠溶液中溶解,但同时分解。双水杨酯为白色结晶性粉末,无臭,在乙醇或乙醚中易溶,在水中几乎不溶,熔点为 140～146 ℃。贝诺酯为白色结晶或结晶性粉末,无臭,无味,在沸乙醇中易溶,在沸甲醇中溶解,在甲醇或乙醇中微溶,在水中不溶,熔点为 177～181 ℃。对氨基水杨酸钠为白色或类白色的结晶或结晶性粉末,易溶于水,在乙醇中略溶。

2. 显酸性

本类药物分子结构中具有游离羧基,显酸性,可用于鉴别及含量测定。

3. 三氯化铁反应

本类药物分子结构中具有游离酚羟基或水解产生游离酚羟基,可与三氯化铁试液作用,生成紫堇色的配位化合物,可用于鉴别。

4. 重氮化-偶合反应

本类某些药物或其水解产物结构中因具有芳香第一胺,可发生重氮化-偶合反应,生成由粉红色到猩红色沉淀,可用于鉴别及含量测定。

5. 水解性

水杨酸的酯类药物因分子结构中具有酯键,可水解。常利用其水解产物的特殊性质进行鉴别。

（三）其他芳酸类药物

常用的其他芳酸及其酯类药物有非甾体抗炎药布洛芬(ibuprofen),用于利尿的依他尼酸(etacrynic acid),用于降血脂的氯贝丁酯(clofibrate),用于抗肿瘤的苯丁酸氮芥(chlorambucil)等药物。

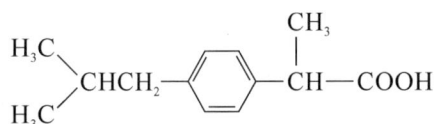

布洛芬

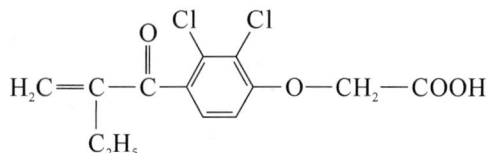

依他尼酸

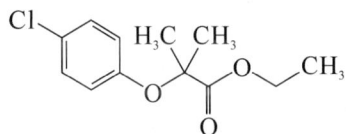

氯贝丁酯

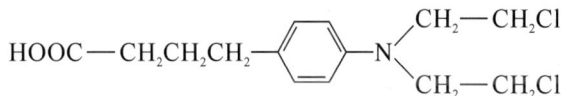

苯丁酸氮芥

1. 性状

布洛芬为白色结晶性粉末,稍有异臭,易溶于乙醇、丙酮、三氯甲烷或乙醚,在水中几乎不溶,在氢氧化钠或碳酸钠试液中易溶,熔点为 74.5～77.5 ℃。依他尼酸为白色结晶性粉末,无臭,在乙醇或乙醚中易溶,在水中几乎不溶,在冰醋酸中易溶,熔点为 121～125 ℃。氯贝丁酯为无色或黄色的澄清油状液体,有特臭,遇光色渐变深,易溶于乙醇、丙酮、三氯甲烷、乙醚或石油醚,在水中几乎不溶,相对密度为 1.138～1.144,折光率为 1.500～1.505。苯丁酸氮芥为类白色结晶性粉末,微臭,遇光或放置日久色渐变深,在丙酮中极易溶解,在乙醇或三氯甲烷中易溶,在水中不溶,熔点为 64～68 ℃。

2. 异羟肟酸铁反应

本类药物有脂肪酸及其酯,其酯与盐酸羟胺及三氯化铁试液作用,可生成有色的异羟肟酸铁,可用于鉴别。

二、阿司匹林肠溶片的质量分析

（一）鉴别试验

1. 三氯化铁显色反应

阿司匹林分子结构中无游离酚羟基,与三氯化铁试液不发生显色反应。但其水溶液加热,或较长时间放置,或加少量碱,由于部分水解产生具有酚羟基的水杨酸,也可与三氯化铁试液作用,生成紫堇色的配位化合物。

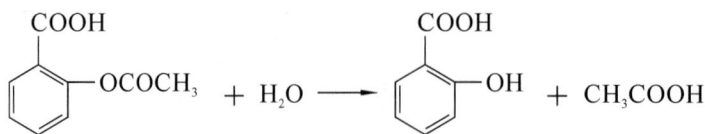

2. 水解反应

阿司匹林分子结构中具有酯键,与碳酸钠试液共热,水解生成水杨酸钠和醋酸钠,放冷后用稀硫酸酸化,析出白色的水杨酸沉淀,并产生醋酸的臭气,可供鉴别。

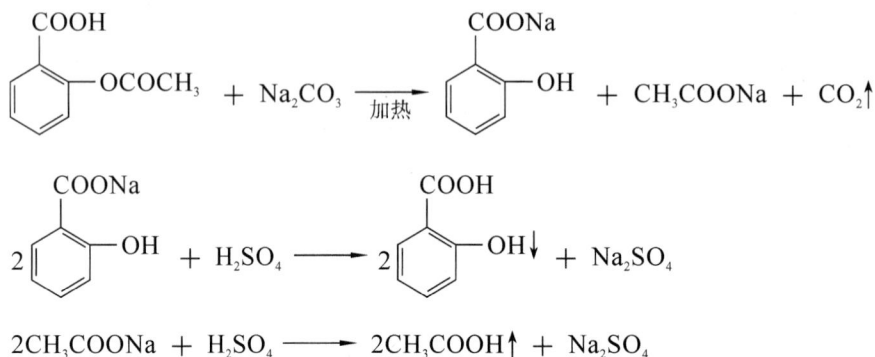

$$2CH_3COONa + H_2SO_4 \longrightarrow 2CH_3COOH\uparrow + Na_2SO_4$$

3. 红外光谱法

阿司匹林分子中含有羧基、酯基及邻位取代苯环,它们都可在红外光谱中产生特征吸收峰,峰的归属见表 6-1。

表 6-1　阿司匹林红外光谱中特征吸收峰归属

波数/cm^{-1}	振动类型	归属
3300～2300	ν_{O-H}	羟基
1760,1695	$\nu_{C=O}$	羰基
1610,1580	$\nu_{C=C}$	苯环
1310,1190	ν_{C-O}	酯基
750	δ_{C-H}	邻位取代苯环

（二）杂质检查

阿司匹林是以水杨酸为原料,在硫酸催化下,用醋酐乙酰化制得。在阿司匹林的制备与储存过程中可引入一些杂质,除需检查"炽灼残渣"和"重金属"等一般杂质外,还应检查以下特殊杂质。

1. 溶液的澄清度

溶液的澄清度检查的是碳酸钠试液中不溶物。检查方法是取本品 0.5 g,加温热至约 45 ℃的碳酸钠试液 10 mL 溶解后,溶液应澄清。其原理是利用药物与杂质在溶解行为上的差异,检查碳酸钠试液中不溶物。阿司匹林分子结构中含羧基,可溶于碳酸钠试液;而苯酚、醋酸苯酯、水杨酸苯酯及乙酰水杨酸苯酯等杂质不溶。

2. 游离水杨酸

游离水杨酸是未反应的原料或阿司匹林储存不当水解产生的。水杨酸不仅对人体有毒,且易被氧化,生成一系列醌型有色物质,在空气中可逐渐变为淡黄色、红棕色甚至棕色,而致药物变色。游离水杨酸检查的原理是利用药物阿司匹林分子结构中无酚羟基,不与高铁盐作用,而杂质水杨酸可与高铁盐作用生成紫堇色配位化合物进行检查。检查方法是取本品 0.10 g,加乙醇溶解后,加冷水适量使成 50 mL,立即加新制的稀硫酸铁铵溶液(取盐酸溶液(9→100)1 mL,加硫酸铁铵指示液 2 mL 后,再加水适量使成 100 mL)1 mL,摇匀;30 s 内如显色,与对照液(精密称取水杨酸 0.1 g,加水溶解后,加冰醋酸 1 mL,摇匀,再加水使成 1000 mL,摇匀,精密量取 1 mL,加乙醇 1 mL、水 48 mL 与上述新制的稀硫酸铁铵溶液 1 mL,摇匀)比较,不得更深。其限度为 0.1%。

知识链接

相传两千多年前,在古希腊,无论是民间,还是名医希波克拉底都已知道用柳树皮、叶的液汁可以止痛、退热。19 世纪,欧洲化学家从柳树中提取到"水杨酸"。1853 年,夏尔·弗雷德里克·热拉尔用水杨酸与醋酐合成了乙酰水杨酸,但没能引起人们的重视;1898 年,德国拜耳化学制药公司 29 岁的研究员费利克斯·霍夫曼为缓解父亲风湿性关节痛,在探索研制疗效明显的止痛药过程中,用化学方法合成了"乙酰水杨酸",疗效极好。1899 年,拜耳化学制药公司生产了白色的阿司匹林药粉,不久又制成阿司匹林药片。德国化学家德瑞瑟将其命名为阿司匹林(aspirin)。我国于 1958 年开始生产阿司匹林,到目前为止,阿司匹林已应用百年,成为医药史上三大经典药物之一。

阿司匹林由于邻位羧基负电子的邻助作用,其酚酯键在制剂及储存过程中极易水解而引入水杨酸杂质,水解生成的水杨酸具有软化角质的作用,故对胃黏膜构成了强烈的刺激,所以阿司匹林一定要饭后服用,且有胃溃疡的患者一定要慎用阿司匹林,故《中国药典》(2020 年版)要求阿司匹林的片剂和肠溶片剂,均应检查游离水杨酸。

(三) 含量测定

1. 直接酸碱滴定法

本类药物结构中具有羧基,酸性较强。如水杨酸、双水杨酯、阿司匹林原料药均采用直接酸碱滴定法测定含量。以阿司匹林为例。

测定方法:取阿司匹林约 0.4 g,精密称定,加中性乙醇(对酚酞指示液显中性)20 mL 溶解后,加酚酞指示液 3 滴,用氢氧化钠滴定液(0.1 mol/L)滴定。每 1 mL 氢氧化钠滴定液(0.1 mol/L)相当于 18.02 mg 的 $C_9H_8O_4$。

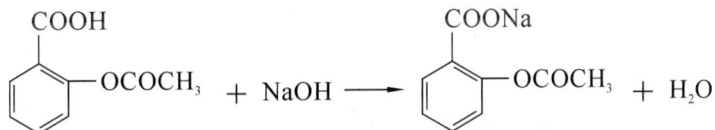

$$\text{COOH} \text{—OCOCH}_3 + NaOH \longrightarrow \text{COONa} \text{—OCOCH}_3 + H_2O$$

阿司匹林在水中微溶,在乙醇中易溶,同时为防止阿司匹林在测定过程中由于酯键的水解而使结果偏高,故使用中性乙醇为溶剂。因本品为有机酸,显弱酸性,用氢氧化钠滴定时,化学计量点偏碱性,故选用碱性区变色的酚酞作为指示剂。因乙醇对酚酞显微酸性,故乙醇在使用前需用氢氧化钠中和后使用。

2. 两步酸碱滴定法

由于阿司匹林在制片时加入了少量酒石酸或枸橼酸作为稳定剂,同时,在制片或储存过程中阿司匹林的酯键还可能水解产生水杨酸和醋酸,这些酸性物质的存在给直接酸碱滴定带来干扰。若其制剂含量测定仍采用直接酸碱滴定法,则所加枸橼酸或酒石酸以及制备中的水解产物水杨酸、醋酸就会消耗氢氧化钠滴定液,使测定结果偏高而不准确,故改用两步酸碱滴定法。

(1) 第一步:中和,取本品 10 片,精密称定,研细,精密称取片粉适量(相当于阿司匹林 0.3 g),置锥形瓶中,加中性乙醇(对酚酞指示液显中性)20 mL,振摇使阿司匹林溶解,加酚酞指示液 3 滴,滴加氢氧化钠滴定液(0.1 mol/L)至溶液显粉红色。此时可将可能存在的游离酸全部中和,并将阿司匹林结构上的羧基中和成为钠盐。

$$\begin{array}{c}\text{benzene ring}\\\text{COOH}\\\text{OCOCH}_3\end{array} + NaOH \longrightarrow \begin{array}{c}\text{benzene ring}\\\text{COONa}\\\text{OCOCH}_3\end{array} + H_2O$$

$$\begin{array}{c}\text{benzene ring}\\\text{COOH}\\\text{OH}\end{array} + NaOH \longrightarrow \begin{array}{c}\text{benzene ring}\\\text{COONa}\\\text{OH}\end{array} + H_2O$$

$$CH_3COOH + NaOH \longrightarrow CH_3COONa + H_2O$$

$$H^+ + NaOH \longrightarrow H_2O + Na^+$$

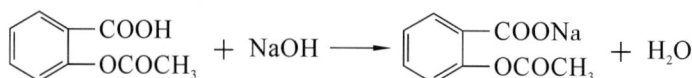

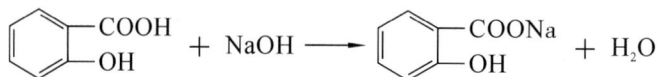

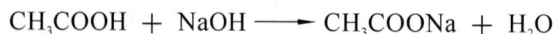

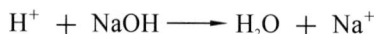

可能存在的游离酸(水杨酸、醋酸以及枸橼酸或酒石酸等)也被中和。H^+代表除水杨酸、醋酸以外的游离酸。

(2)第二步:水解后回滴,在上述中和后的供试品溶液中,加入定量过量的氢氧化钠滴定液(0.1 mol/L)40 mL,置水浴上加热 15 min 并时时振摇(使酯键水解),迅速冷至室温,再用硫酸滴定液(0.05 mol/L)回滴剩余的氢氧化钠滴定液。并将滴定结果用空白试验校正。每 1 mL 氢氧化钠滴定液(0.1 mol/L)相当于 18.02 mg 的 $C_9H_8O_4$。

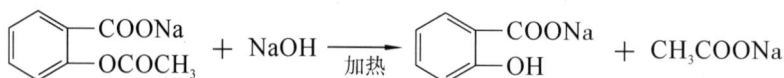

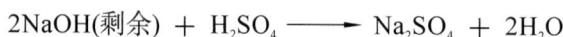

$$\begin{array}{c}\text{benzene ring}\\\text{COONa}\\\text{OCOCH}_3\end{array} + NaOH \xrightarrow{\text{加热}} \begin{array}{c}\text{benzene ring}\\\text{COONa}\\\text{OH}\end{array} + CH_3COONa$$

$$2NaOH(剩余) + H_2SO_4 \longrightarrow Na_2SO_4 + 2H_2O$$

$$含量(\%) = \frac{(V_0 - V) \times F \times T \times \overline{W} \times 10^{-3}}{m \times S} \times 100\% \tag{6-1}$$

式中,V_0 为空白试验消耗硫酸滴定液体积(mL);V 为剩余滴定时消耗硫酸滴定液体积,mL;F 为硫酸滴定液的浓度校正因子;T 为滴定度,mg/mL;$\overline{W}$ 为平均片重,g;m 为供试品的片粉的取样量,g;S 为标示量,g。

3. 其他方法

由于阿司匹林栓剂中基质不易分离,对其含量测定有干扰,《中国药典》(2020 年版)采用高效液相色谱法测定其含量。

实 例 分 析

阿司匹林片剂含量测定(高效液相色谱法)

色谱条件与系统适用性试验:用十八烷基硅烷键合硅胶为填充剂;以四氢呋喃-乙腈-冰醋酸-水(5:20:5:70)为流动相;检测波长为 276 nm。理论板数按阿司匹林峰计算不低于 3000,阿司匹林与水杨酸峰分离度应符合要求。

测定方法:取本品 20 片,精密称定,充分研细,精密称取细粉适量,置 100 mL 量瓶中,用 1% 冰醋酸的甲醇溶液强烈振摇使阿司匹林溶解,并用 1% 冰醋酸的甲醇溶液稀释至刻度,摇匀,滤膜过滤,精密量取续滤液 10 μL,注入液相色谱仪,记录色谱图。

另取阿司匹林对照品,精密称定,加 1% 冰醋酸的甲醇溶液强烈振摇使阿司匹林溶解并稀释成每 1 mL 中约含 0.1 mg 的溶液,同法测定,按外标法以峰面积计算,即得。

$$含量(\%) = \frac{c_R \times \dfrac{A_X}{A_R} \times V \times D \times \overline{W}}{m \times S} \times 100\%$$

式中,A_X 为供试品溶液峰面积;A_R 为对照品溶液峰面积;c_R 为对照品溶液浓度,g/mL;m 为称取供试品重量,g;D 为供试品稀释倍数;V 为供试品初次配制的体积,mL;S 为标示量,g;$\overline{W}$ 为片剂平均重量,g。

三、其他芳酸类药物的质量分析

（一）鉴别试验

1. 三氯化铁显色反应

苯甲酸、苯甲酸钠盐中性或碱性溶液，与三氯化铁试液作用生成碱式苯甲酸铁盐的赭色沉淀。再加稀盐酸，变为白色沉淀。丙磺舒的钠盐水溶液与三氯化铁试液作用，生成米黄色的沉淀。

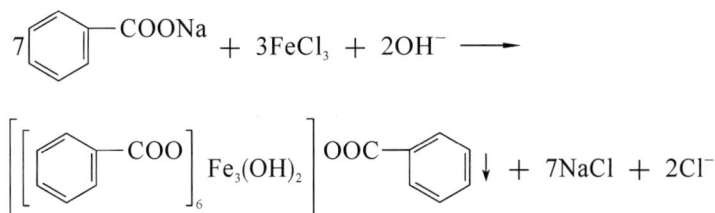

2. 异羟肟酸铁反应

氯贝丁酯分子结构中具有酯键，在碱性溶液中可与盐酸羟胺作用生成异羟肟酸盐，在弱酸性条件下与三氯化铁试液作用生成紫色的异羟肟酸铁，可供鉴别。

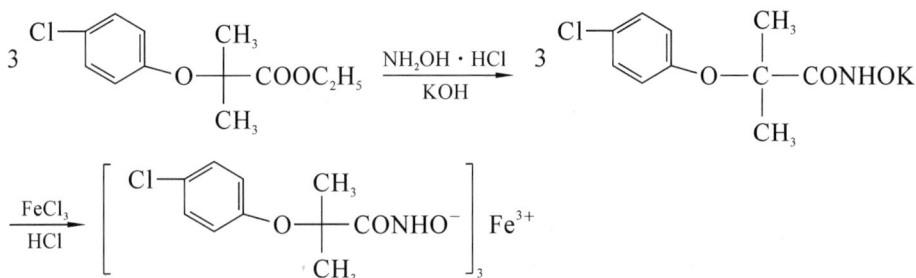

布洛芬分子结构中具有羧基，在氯化亚砜作用下，与乙醇反应生成酯，再在碱性溶液中与盐酸羟胺作用生成异羟肟酸盐，后者在酸性溶液中可与三氯化铁试液作用，生成红色至暗紫色的异羟肟酸铁，可供鉴别。

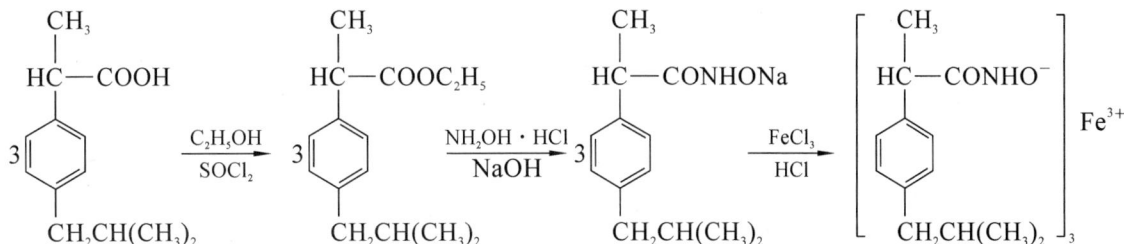

3. 分解产物的反应

苯甲酸钠可分解生成苯甲酸，苯甲酸具有升华性，可供鉴别。如将苯甲酸钠置于干燥试管中，加硫酸后，加热，不炭化，释放出气体，随即在试管内壁上端凝结成白色升华物。依他尼酸分子结构中具有 α、β 不饱和酮结构，在水溶液中不稳定，尤其在碱性溶液中易分解，生成 2,3-二氯-4-丁酰基苯氧乙酸和甲醛，甲醛遇变色酸钠和硫酸，显深紫色，可供鉴别。

（二）杂质检查

苯甲酸钠的检查项目有"酸碱度""干燥失重""重金属"及"砷盐"等。羟苯乙酯中主要特殊杂质有水杨酸，检查方法及原理同阿司匹林中游离水杨酸的检查。氯贝丁酯中主要特殊杂质有对氯酚，检查方法为气相色谱法。

（三）含量测定

1. 直接酸碱滴定法

苯甲酸、布美他尼的原料药分别以酚酞或甲酚红为指示剂,用氢氧化钠滴定液(0.1 mol/L)测定含量。

2. 双相酸碱滴定法

苯甲酸钠属于有机酸的碱金属盐,由于它所对应的苯甲酸的酸性($K_a = 6.3 \times 10^{-5}$)较强,用盐酸滴定液直接滴定,滴定反应不能进行完全,结果不准确,故采用双相酸碱滴定法。其原理是利用滴定中生成的苯甲酸在水中溶解度小,而在有机溶剂中溶解度大,采用双相酸碱滴定法,将苯甲酸不断萃取到有机溶剂中,以降低水中苯甲酸的浓度,使滴定反应趋于完全,由于滴定反应终点偏酸性,故选择甲基橙作为指示剂。

（1）测定方法:取苯甲酸钠 1.5 g,精密称定,置分液漏斗中,加水 25 mL、乙醚 50 mL 与甲基橙指示液 2 滴,用盐酸滴定液(0.5 mol/L)滴定,随滴随振摇,至水层显橙红色;分离水层,置具塞锥形瓶中,乙醚层用水 5 mL 洗涤,洗液并入锥形瓶中,加乙醚 20 mL,继续用盐酸滴定液(0.5 mol/L)滴定,随滴随振摇,至水层显持续的橙红色。每 1 mL 盐酸滴定液(0.5 mol/L)相当于 72.06 mg 的 $C_7H_5NaO_2$。

（2）含量计算。

$$含量(\%) = \frac{V \times F \times T \times 10^{-3}}{m} \times 100\% \qquad (6-2)$$

式中,V 为消耗盐酸滴定液的体积(mL);F 为盐酸滴定液的浓度校正因子;T 为滴定度(mg/mL);m 为供试品的取样量(g)。

布洛芬原料含量测定采用直接酸碱滴定法,片剂、缓释胶囊等制剂含量测定采用高效液相色谱法。氯贝丁酯原料及胶囊含量测定均采用二步酸碱滴定法,二者均具有特征性的紫外和红外吸收光谱,可用于质量分析。

→ 本节知识点

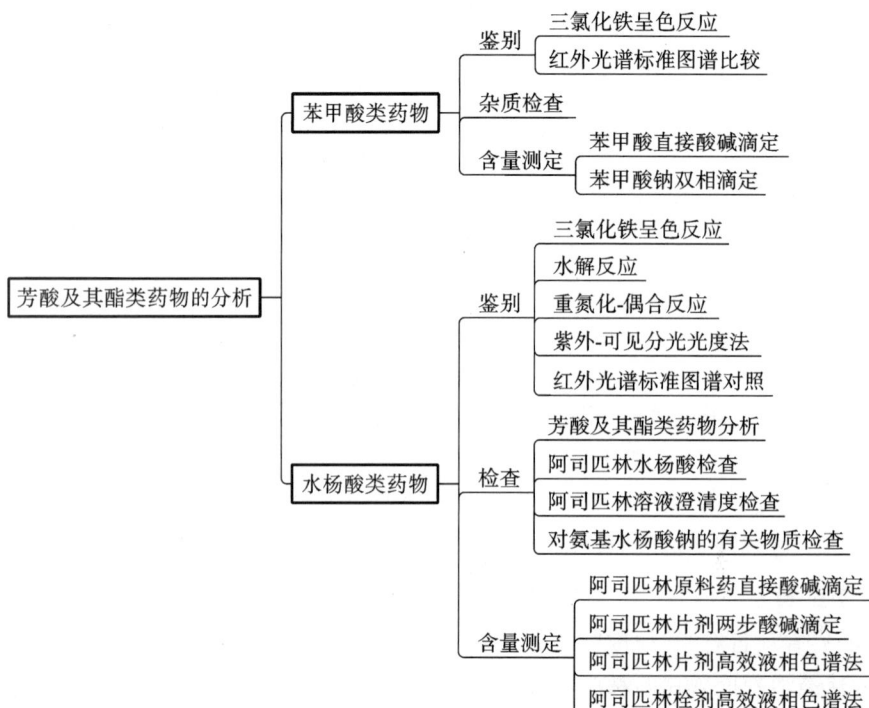

→ 同步能力检测题

同步能力检测答案

一、选择题

（一）单项选择题

1. 苯甲酸采用中和法测定其含量时,选用中性乙醇作溶剂的原因是（ ）。
A. 助溶　　　　　　　B. 作为抗氧剂　　　　　　C. 防水解　　　　　　D. 作为配位剂

2. 用双相酸碱滴定法测定苯甲酸钠含量时,选用下列哪一种指示剂？（ ）
A. 结晶紫　　　　　　B. 酚酞　　　　　　　　　C. 甲基橙　　　　　　D. 甲基红

3. 阿司匹林中的特殊杂质是（ ）。
A. 苯酚　　　　　　　B. 氨基酚　　　　　　　　C. 水杨酸　　　　　　D. 苯甲酸

4. 苯甲酸的钠盐水溶液与三氯化铁试液作用产生（ ）。
A. 紫堇色　　　　　　B. 紫红色　　　　　　　　C. 赭色沉淀　　　　　D. 米黄色沉淀

（二）多项选择题

1. 采用两步酸碱滴定法测定阿司匹林片含量的目的是（ ）。
A. 消除稳定剂(枸橼酸或酒石酸)的干扰
B. 消除空气中二氧化碳的干扰
C. 消除空气中氧气的干扰
D. 消除水解产物(水杨酸、醋酸)的干扰
E. 便于操作

2. 能与三氯化铁试液产生颜色反应的药物有（ ）。
A. 水杨酸　　　　　　B. 苯甲酸钠　　　　　　　C. 阿司匹林
D. 羟苯乙酯　　　　　E. 对氨基酚

二、用简便的化学方法区别下列各组药物

1. 苯甲酸和水杨酸
2. 阿司匹林和水杨酸

三、计算题

精密称取阿司匹林 0.385 g,加中性乙醇 20 mL 溶解,用氢氧化钠滴定液(0.1 mol/L)迅速滴定至溶液显粉红色,再精密加入氢氧化钠滴定液(0.1 mol/L)40.00 mL,置水浴中加热 15 min,并时时振摇,迅速放冷至室温,再用硫酸滴定液(0.0550 mol/L)滴至粉红色刚刚消失,用去 23.60 mL。空白试验消耗同一硫酸滴定液 39.86 mL,已知每 1 mL 氢氧化钠滴定液(0.1 mol/L)相当于 0.01802 g 的 $C_9H_8O_4$,计算阿司匹林的含量。

（徐宁）

第二节　胺类药物的分析

扫码看 PPT

由于胺类药物涉及面广,《中国药典》(2020 年版)收载品种较多。依据其化学结构将胺类药物分为芳胺类、芳烃胺类、脂肪胺类和磺酰胺类等几类,本节重点讨论对氨基苯甲酸酯类、酰胺类、苯乙胺类及磺胺类药物。

一、典型药物结构与性质

（一）对氨基苯甲酸酯类药物

对氨基苯甲酸酯类药物分子结构中均具有对氨基苯甲酸酯的母核结构。

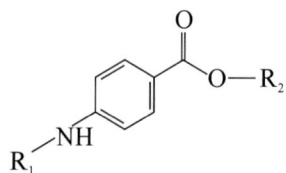

本类药物中常见的主要有盐酸普鲁卡因(procaine hydrochloride)、苯佐卡因(benzocaine)、盐酸丁卡因(tetracaine hydrochloride)等局部麻醉药。

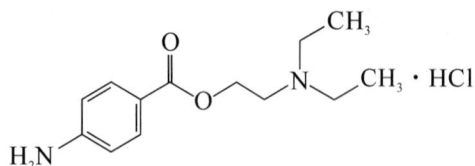

盐酸普鲁卡因

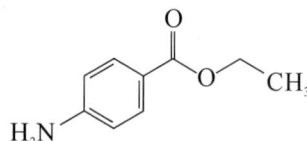

苯佐卡因

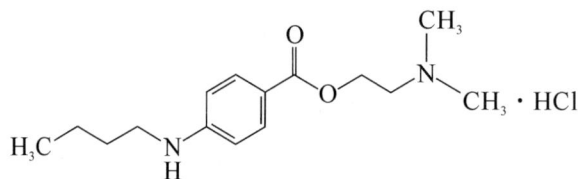

盐酸丁卡因

若用酰胺键代替盐酸普鲁卡因分子结构中的酯键,则变成抗心律失常药盐酸普鲁卡因胺(procainamide hydrochloride)。

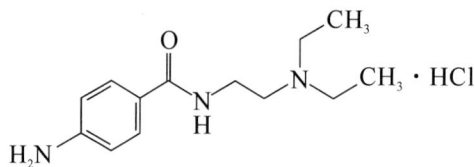

盐酸普鲁卡因胺

1．性状

本类药物多为白色结晶或结晶性粉末,其盐酸盐在水中易溶,在乙醇中略溶,在三氯甲烷中微溶,在乙醚中几乎不溶,且具有一定的熔点。

2．芳伯氨基特性

本类药物中具有芳伯氨基结构(丁卡因除外),可以发生重氮化-偶合反应;与芳醛缩合生成希夫碱,可用于鉴别和含量测定,但盐酸丁卡因分子结构中无芳伯氨基,因而无此特性,该特性可用于鉴别该药物。

3．弱碱性

除苯佐卡因外,本类药物均具有脂烃氨基侧链,且为叔胺氮原子,其游离体具有弱碱性,能与生物碱沉淀剂发生沉淀反应,可采用非水碱量法进行含量测定。

4．水解性

本类药物的分子结构中含酯键(或酰胺键),光线、热或碱性等条件会加速药物的水解,影响药品的质量。水解产物除盐酸丁卡因是对丁氨基苯甲酸外,其他主要为对氨基苯甲酸。

5．紫外特征吸收

本类药物都具有苯环结构,有明显的紫外吸收,可用于鉴别和含量测定。

（二）酰胺类药物

酰胺类药物均为苯胺的酰基衍生物，其共同的特点是具有芳酰胺基，本类药物的结构通式如下。

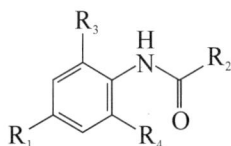

本类药物中的典型药物主要有解热镇痛药对乙酰氨基酚（paracetamol），局部麻醉药盐酸利多卡因（lidocaine hydrochloride）、盐酸布比卡因（bupivacaine hydrochloride）等。

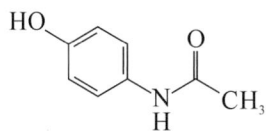

对乙酰氨基酚　　　　　　　　　　　　盐酸利多卡因

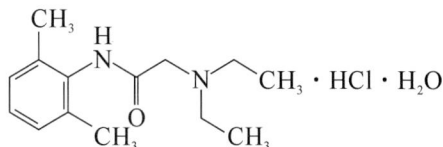

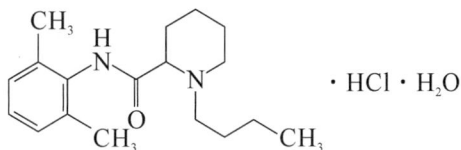

盐酸布比卡因

1. 性状

本类药物多为白色结晶或结晶性粉末，游离碱难溶于水，其盐酸盐易溶于水和乙醇。对乙酰氨基酚在热水或乙醇中易溶，在水中略溶，在丙酮中溶解。盐酸利多卡因和盐酸布比卡因在水或乙醇中均能溶解。

2. 弱碱性

利多卡因和布比卡因的侧链为叔胺氮原子，显弱碱性，可以与酸成盐，能与生物碱沉淀剂发生沉淀反应，与三硝基苯酚生成的沉淀具有一定的熔点，可用于鉴别。

3. 水解产物的特性

本类药物的分子结构中具有酰胺键，在酸性条件下易水解生成芳伯氨基，可发生芳香第一胺反应，且其水解速率受空间位阻的影响，对乙酰氨基酚水解相对较快，而利多卡因、布比卡因由于受空间位阻影响，水解较慢，所以其盐的水溶液比较稳定。

此外，对乙酰氨基酚和醋氨苯砜水解后生成的醋酸，在硫酸催化下与乙醇发生酯化反应，产生乙酸乙酯的香味，可用于鉴别该类药物。

4. 酚羟基特性

对乙酰氨基酚具有酚羟基，可与三氯化铁试液作用而显色。

5. 与重金属离子反应的特性

盐酸利多卡因和盐酸布比卡因酰胺基上的氮可在水溶液中与铜离子作用，生成有色的配位化合物沉淀。此沉淀溶于三氯甲烷等有机溶剂后显色，可用于鉴别。

6. 紫外特征吸收

本类药物有苯环结构，存在共轭体系，在紫外-可见光区有特征吸收。

（三）苯乙胺类药物

苯乙胺类药物为拟肾上腺素类药物，具有苯乙胺的基本结构：

《中国药典》(2020 年版)收载的本类药物主要有肾上腺素、重酒石酸去甲肾上腺素、盐酸克仑特罗、盐酸多巴胺等。

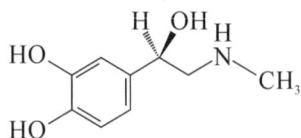

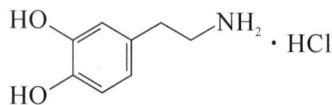

肾上腺素

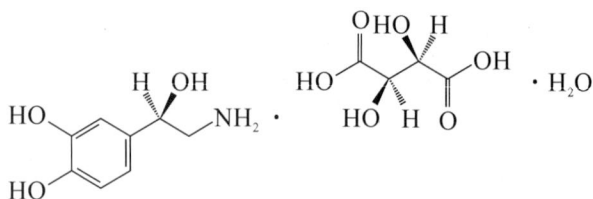

重酒石酸去甲肾上腺素

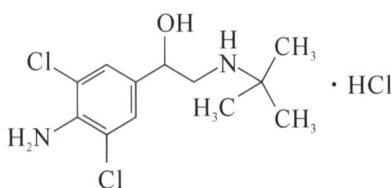

盐酸克仑特罗

盐酸多巴胺

1. 性状

本类药物多为白色或类白色粉末,无臭,味苦。肾上腺素在水中极微溶解,在乙醇、三氯甲烷、乙醚中不溶,在无机酸或氢氧化钠溶液中易溶。盐酸克仑特罗在水或乙醇中溶解,在丙酮中微溶,在乙醚中不溶。

2. 弱碱性

本类药物分子结构中具有脂烃氨基侧链,其氮为仲胺氮,故显弱碱性。其游离碱难溶于水,与酸成盐后可溶于水。

3. 酚羟基特性

本类药物分子结构中具有邻苯二酚结构,可与重金属离子配位而显色,可与三氯化铁试液反应,露置于空气中或遇光、热易氧化,色渐变深,在碱性溶液中更容易变色。

4. 旋光性

本类药物分子结构中多数具有手性碳原子,具有光学活性。

5. 紫外特征吸收

本类药物都有苯环结构,有明显的紫外特征吸收。

（四） 磺胺类药物

磺胺类药物是一类用于治疗细菌感染性疾病的化学合成药物,使用历史较久。常用的磺胺类药物具有对氨基苯磺酰胺的基本结构。

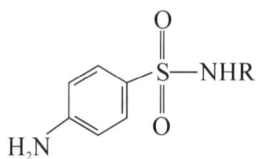

酰胺上的氮原子编号原则为通常将磺酰胺基上的氮原子编号为 N_1,芳伯氨基上的氮原子编号为 N_4,当 N_1 和 N_4 上的取代情况不同时,就构成不同的磺胺类药物。典型药物主要有磺胺甲噁唑

(sulfamethoxazole)、磺胺嘧啶(sulfadiazine)、磺胺异噁唑(sulfafurazole)、磺胺多辛(sulfadoxine)、磺胺醋酰钠(sulfacetamide sodium)等。

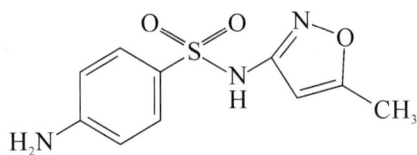
磺胺甲噁唑

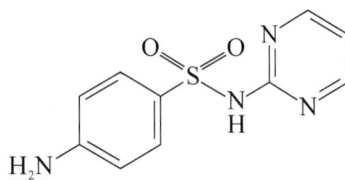
磺胺嘧啶

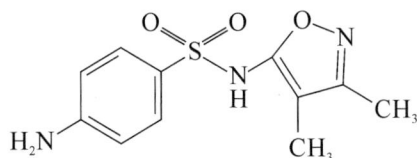
磺胺异噁唑

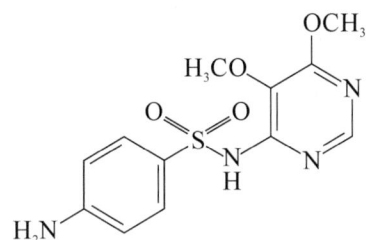
磺胺多辛

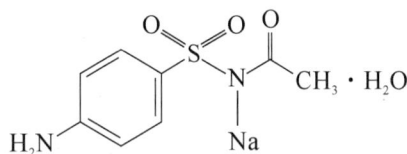
磺胺醋酰钠

1. 性状

磺胺类药物均为白色或类白色结晶性粉末,具有一定的熔点。除磺胺醋酰钠易溶于水外,其他药物在水中几乎不溶,略溶或微溶于乙醇或丙酮等有机溶剂,易溶于稀盐酸、氢氧化钠溶液。

2. 酸碱两性

本类药物分子结构中具有芳伯氨基和磺酰胺基。其中,芳伯氨基显弱碱性,磺酰胺基上的氢原子受磺酰基吸电子效应的影响,比较活泼,使药物显弱酸性,因此该类药物显酸碱两性。

3. 与金属离子反应

磺酰胺基上的氢原子比较活泼,可以与某些金属离子(如铜、银)生成难溶性的盐,可用于本类药物的鉴别。

4. 取代杂环的特性

本类药物 N_1 上的含氮杂环,具有碱性,可以与生物碱沉淀剂发生沉淀反应,可用于鉴别。

5. 芳香第一胺性质

磺胺类药物大多具有芳伯氨基,能发生重氮化-偶合反应,可用于鉴别和含量测定。

6. 紫外和红外特征吸收

磺胺类药物具有苯环和含氮杂环,具有较强的紫外和红外吸收光谱特征,可用于鉴别或含量测定。

二、典型药物的质量分析

(一) 盐酸普鲁卡因及其制剂的质量分析

1. 鉴别试验

1)重氮化-偶合反应

盐酸普鲁卡因分子结构中具有芳伯氨基,在盐酸溶液中能与亚硝酸钠生成重氮盐,然后与碱性 β-

萘酚偶合,生成粉红色至猩红色沉淀。反应式如下:

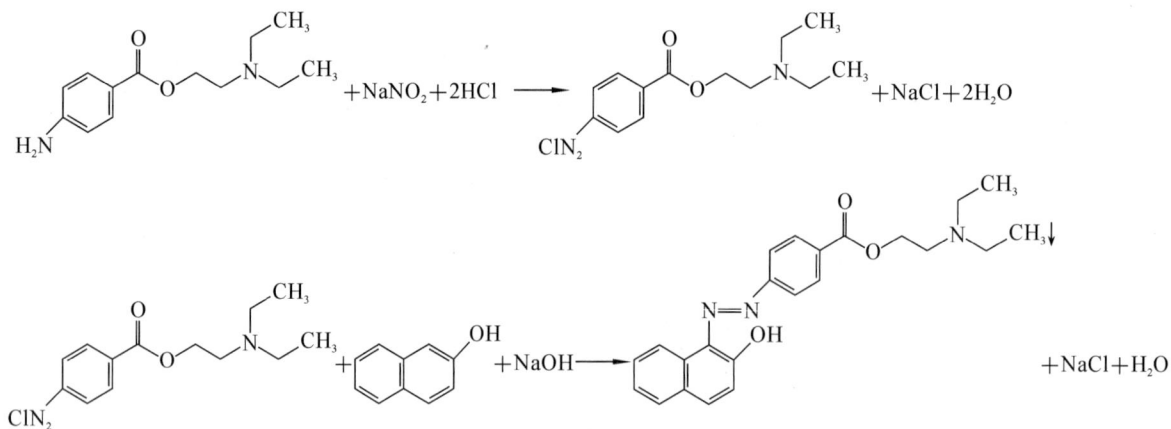

2)水解反应

盐酸普鲁卡因具有酯的结构,在碱性条件下能水解,可利用其水解产物的特性进行鉴别。

《中国药典》(2020 年版)方法:取本品约 0.1 g,加水 2 mL 溶解后,加 10% 氢氧化钠溶液 1 mL,即生成白色沉淀;加热,变为油状物;继续加热,产生的蒸气能使湿润的红色石蕊试纸变为蓝色;热至油状物消失后,放冷,加盐酸酸化,即析出白色沉淀,反应式如下:

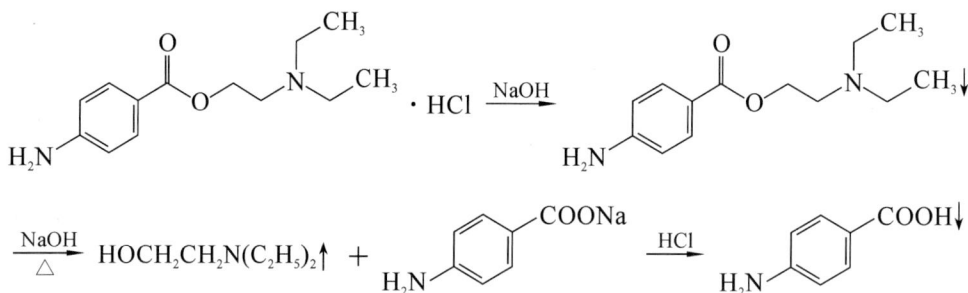

3)氯化物反应

盐酸普鲁卡因显氯化物鉴别反应,该鉴别反应作为一般鉴别试验收载在《中国药典》(2020 年版)第四部分通则(0301)。

方法:取供试品溶液,加稀硝酸使成酸性后,滴加硝酸银试液,即生成白色凝乳状沉淀;分离沉淀,加氨试液即溶解,再加稀硝酸酸化后,沉淀复生成。

4)红外吸收光谱

红外吸收光谱具有专属性强的特点,特别适用于结构明确、组分单一的原料药的鉴别。《中国药典》(2020 年版)对盐酸普鲁卡因的鉴别,要求供试品的红外吸收图谱与对照图谱(光谱集 397 图)应一致。

2. 杂质检查

1)盐酸普鲁卡因注射液 pH 值检查

普鲁卡因分子结构中含有酯键,在干燥条件下较稳定,但在水溶液中易水解产生对氨基苯甲酸。实验表明,盐酸普鲁卡因水溶液在 pH 3.5~4.5 条件下比较稳定,pH 值过低或过高,均易水解,因此,《中国药典》(2020 年版)规定盐酸普鲁卡因注射液应检查 pH 值,pH 值应为 3.5~5.0。

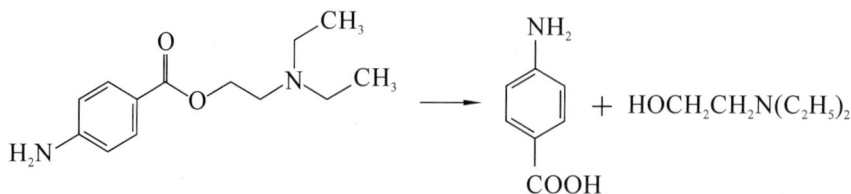

2)盐酸普鲁卡因注射液中有关物质的检查

盐酸普鲁卡因注射液在制备过程中由于受灭菌温度、时间、溶液 pH 值的影响,以及受储藏时间、光线和重金属离子等因素的影响,可发生水解反应,生成对氨基苯甲酸和 2-二乙氨基乙醇。对氨基苯甲酸可进一步脱羧转化为苯胺,而苯胺又可被氧化为有色物质,使注射液变黄,导致药物疗效下降、毒性增加。

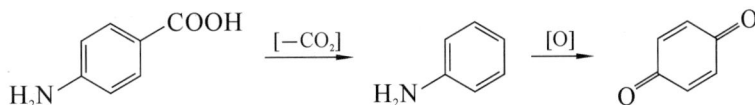

因此,《中国药典》(2020 年版)规定,采用高效液相色谱法测定盐酸普鲁卡因注射液中的有关物质。

方法:精密量取本品适量,用水定量稀释制成每 1 mL 中约含盐酸普鲁卡因 0.2 mg 的溶液,作为供试品溶液;精密量取供试品溶液 1 mL,置 100 mL 容量瓶中,用水稀释至刻度,摇匀,作为对照溶液;取对氨基苯甲酸对照品适量,精密称定,加水溶解并定量稀释制成每 1 mL 中约含 2.4 μg 的溶液,作为对照品溶液。取供试品溶液 1 mL 与对照品溶液 9 mL,混匀,作为系统适用性溶液。照高效液相色谱法试验,用十八烷基硅烷键合硅胶为填充剂;以含 0.1% 庚烷磺酸钠的 0.05 mol/L 磷酸二氢钾溶液(用磷酸调节 pH 值至 3.0)-甲醇(68:32)为流动相;检测波长为 279 nm;系统适用性溶液色谱图中,理论板数按对氨基苯甲酸峰计算不低于 2000,盐酸普鲁卡因峰与对氨基苯甲酸峰的分离度应大于 2.0。精密量取对照品溶液、对照溶液与供试品溶液各 10 μL,分别注入液相色谱仪,记录色谱图至主成分峰保留时间的 4 倍。供试品溶液色谱图中如有与对氨基苯甲酸峰保留时间一致的色谱峰,按外标法以峰面积计算,不得超过盐酸普鲁卡因标示量的 1.2%,其他杂质峰面积的和不得大于对照溶液的主峰面积(1.0%)。

3. 含量测定

1)亚硝酸钠滴定法

盐酸普鲁卡因分子结构中具有芳伯氨基,可在酸性条件下与亚硝酸钠定量反应,生成重氮盐,《中国药典》(2020 年版)采用亚硝酸钠滴定法测定盐酸普鲁卡因原料药的含量。

方法:取本品约 0.6 g,精密称定,照永停滴定法(通则 0701),在 15～25 ℃,用亚硝酸钠滴定液(0.1 mol/L)滴定。每 1 mL 亚硝酸钠滴定液(0.1 mol/L)相当于 27.28 mg 的 $C_{13}H_{20}N_2O_2 \cdot HCl$。

2)高效液相色谱法

高效液相色谱法具有高分离效率、高灵敏度和高选择性的特点,《中国药典》(2020 年版)采用高效液相色谱法测定盐酸普鲁卡因注射液的含量。

方法:精密量取本品适量,用水定量稀释制成每 1 mL 含盐酸普鲁卡因 0.02 mg 的溶液,作为供试品溶液,另取盐酸普鲁卡因对照品适量,精密称定,加水溶解并定量稀释制成每 1 mL 含盐酸普鲁卡因 0.02 mg 的溶液。照高效液相色谱法试验,用十八烷基硅烷键合硅胶为填充剂;以含 0.1% 庚烷磺酸钠的 0.05 mol/L 磷酸二氢钾溶液(用磷酸调节 pH 值至 3.0)-甲醇(68:32)为流动相;检测波长为 290 nm;理论板数按普鲁卡因峰计算不低于 2000,普鲁卡因峰与相邻杂质峰的分离度符合要求。精密量取供试品溶液与对照品溶液 10 μL,分别注入液相色谱仪,记录色谱图。按外标法以峰面积计算,即得。

(二) 对乙酰氨基酚的质量分析

1. 鉴别试验

1)与三氯化铁反应

对乙酰氨基酚分子结构中具有酚羟基,可与三氯化铁试液发生显色反应,使溶液呈蓝紫色而用于鉴别。

方法：本品的水溶液加三氯化铁试液，即显蓝紫色。

2）芳伯氨基的特征反应

对乙酰氨基酚具有潜在芳伯氨基，在盐酸溶液中加热水解生成芳香第一胺，发生重氮化-偶合反应。

方法：取本品约 0.1 g，加稀盐酸 5 mL，置水浴中加热 40 min，放冷；取 0.5 mL，滴加亚硝酸钠试液 5 滴，摇匀，用水 3 mL 稀释后，加碱性 β-萘酚试液 2 mL，振摇，即显红色。

3）红外吸收光谱

本品的红外吸收图谱应与对照的图谱（光谱集 131 图）一致。

2. 杂质检查

对乙酰氨基酚的合成是以对硝基氯苯为原料，经水解、还原、乙酰化处理制得，在生产过程中除可能引入一般杂质外，还可能引入其他杂质和有关物质。因此，除检查氯化物、硫酸盐、重金属和炽灼残渣等一般杂质外，还需对酸度、乙醇溶液的澄清度与颜色、对氯苯乙酰胺、对氨基酚及其他杂质等进行检查。

1）酸度检查

生产对乙酰氨基酚过程中可能引入酸性杂质，药物水解后也会有醋酸生成，因此要检查酸度。

检查方法：取本品 0.10 g，加水 10 mL 使溶解，依法测定（通则 0631），pH 值应为 5.5～6.5。

2）乙醇溶液的澄清度与颜色

对乙酰氨基酚原料药的生产工艺中使用铁粉作为还原剂，可能被带入成品中，致使乙醇溶液产生浑浊。中间体对氨基酚的有色氧化产物，在乙醇中显橙红色或棕色。因此可通过乙醇溶液的澄清度与颜色检查来控制这些杂质。

检查方法：取本品 1.0 g，加乙醇 10 mL 溶解后，溶液应澄清、无色；如显浑浊，与 1 号浊度标准液比较，不得更浓；如显色，与棕红色 2 号或橙红色 2 号标准液比较，不得更深。

3）对氨基酚及有关物质

对乙酰氨基酚在合成过程中，由于乙酰化反应不完全或储藏不当发生水解，均会引入对氨基酚，对氨基酚有毒且易氧化变色，从而进一步引入新的杂质，因此要严格控制其含量。《中国药典》（2020年版）采用高效液相色谱法检查"对氨基酚及有关物质"。

对氨基酚及有关物质检查：取本品适量，精密称定，加溶剂［甲醇-水（4∶6）］制成每 1 mL 中约含 20 mg 的溶液，作为供试品溶液；取对氨基酚对照品适量，精密称定，加上述溶剂溶解并制成每 1 mL 中约含对氨基酚 0.1 mg 的溶液，作为对照品溶液；精密量取对照品溶液与供试品溶液各 1 mL，置同一个 100 mL 容量瓶中，用上述溶剂稀释至刻度，摇匀，作为对照溶液。照高效液相色谱法（通则 0512）测定。精密量取对照溶液与供试品溶液各 20 μL，分别注入液相色谱仪，记录色谱图至主峰保留时间的 4 倍。供试品溶液色谱图中如有与对氨基酚保留时间一致的色谱峰，按外标法以峰面积计算，含对氨基酚不得超过 0.005%，其他单个杂质峰面积不得大于对照溶液中对乙酰氨基酚面积的 0.1 倍（0.1%），其他各杂质峰面积的和不得大于对照溶液中对乙酰氨基酚峰面积的 0.5 倍（0.5%）。

4）对氯苯乙酰胺

如果合成过程中水解不完全则引入对氯苯乙酰胺，《中国药典》（2020 年版）采用高效液相色谱法进行限度检查。

检查方法：临用新制，取对氨基酚及有关物质项下的供试品溶液作为供试品溶液；另取对氯苯乙酰胺对照品与对乙酰氨基酚对照品各适量，精密称定，加溶剂［甲醇-水（4∶6）］溶解并制成每 1 mL 中约含对氯苯乙酰胺 1 μg 与对乙酰氨基酚 20 μg 的混合溶液，作为对照品溶液。照高效液相色谱法（通则 0512）测定，精密量取对照品溶液与供试品溶液各 20 μL，分别注入液相色谱仪，记录色谱图。按外标法以峰面积计算，含对氯苯乙酰胺不得超过 0.005%。

3. 含量测定（紫外-可见分光光度法）

对乙酰氨基酚在 0.4% 氢氧化钠溶液中，于 257 nm 波长处有最大吸收，其紫外吸收光谱的特征，可用于其原料及部分制剂的含量测定。该法操作简便,灵敏度高。《中国药典》(2020 年版)采用吸光系数法来测定对乙酰氨基酚原料、片剂、颗粒、栓剂及胶囊剂的含量。

测定方法:取本品约 40 mg,精密称定,置 250 mL 容量瓶中,加 0.4% 的氢氧化钠溶液 50 mL 溶解后,加水至刻度,摇匀,精密量取 5 mL,置 100 mL 容量瓶中,加 0.4% 的氢氧化钠溶液 10 mL,用水稀释至刻度,摇匀,照紫外-可见分光光度法,在 257 nm 的波长处测定吸光度,按 $C_8H_9NO_2$ 的百分吸光系数为 715 计算,即得。

(三) 肾上腺素及其制剂的质量分析

1. 鉴别试验

1)与三氯化铁反应

肾上腺素的分子结构中具有酚羟基,与 Fe^{3+} 能发生络合显色,加入碱性溶液后,随即被 Fe^{3+} 氧化而显紫色或紫红色。

方法:取本品约 2 mg,加盐酸溶液(9→1000)2~3 滴溶解后,加水 2 mL 与三氯化铁试液 1 滴,即显翠绿色;再加氨试液 1 滴,即变紫色,最后变成紫红色。

2)氧化显色反应

肾上腺素分子结构中的酚羟基,易被碘、过氧化氢、高锰酸钾等氧化剂氧化而呈现不同的颜色,从而进行鉴别。

方法:取本品 10 mg,加盐酸溶液(9→1000)2 mL 溶解后,加过氧化氢试液 10 滴,煮沸,即显血红色。

此外,肾上腺素分子结构中具有苯环,在紫外区有特征吸收。因此,可利用紫外-可见分光光度法鉴别该药物。

2. 杂质检查

1)酮体检查

肾上腺素、去甲肾上腺素、去氧肾上腺素等多数药物,均由其酮体氢化还原制得,若氢化不完全,易引入酮体杂质。依据其紫外吸收特征,酮体在 310 nm 波长处有最大吸收,而药物本身在此波长处几乎没有吸收。因此,《中国药典》(2020 年版)采用紫外可见-分光光度法检查肾上腺素中的酮体。

方法:取本品,加盐酸溶液(9→2000)制成每 1 mL 中含 2.0 mg 的溶液,照紫外-可见分光光度法(通则 0401),在 310 nm 波长处测定,吸光度不得超过 0.05。

2)有关物质检查

《中国药典》(2020 年版)规定,对本类药物除进行酮体检查外,还须进行有关物质的检查。检查方法一般采用薄层色谱法和高效液相色谱法。如采用薄层色谱法检查盐酸去氧肾上腺素中的有关物质;采用高效液相色谱法检查肾上腺素中的有关物质。

盐酸去氧肾上腺素的检查方法:照薄层色谱法(通则 0502)试验。避光操作。取本品,加甲醇溶解并定量稀释制成每 1 mL 中约含 20 mg 的溶液,作为供试品溶液;精密量取供试品溶液适量,用甲醇定量稀释制成每 1 mL 中约含 0.10 mg 的溶液,摇匀,作为对照溶液。采用硅胶 G 薄层板,以异丙醇-三氯甲烷-浓氨溶液(80:5:15)为展开剂。吸取供试品溶液与对照溶液各 10 μL,分别点于同一薄层板上,展开,晾干,喷以重氮苯磺酸试液使显色。供试品溶液如显杂质斑点,与对照溶液的主斑点比较,颜色不得更深(0.5%)。

3. 含量测定

苯乙胺类药物的原料药多采用非水滴定法测定含量,其制剂的测定方法较多,如采用紫外-可见分光光度法、比色法、高效液相色谱法等。

1)非水滴定法

苯乙胺类药物多具有弱碱性,其原料药多采用非水滴定法测定含量。以冰醋酸为溶剂,加入醋酸汞试液以消除氢卤酸的干扰,并用结晶紫指示剂指示终点。如果游离碱的碱性较弱,终点不明显,可加入醋酐,提高其碱性,增大滴定突跃。此外,还可以采用电位滴定法确定终点。如肾上腺素原料药的含量测定,《中国药典》(2020年版)采用非水滴定法测定其含量。

方法:取本品约0.15 g,精密称定,加冰醋酸10 mL,振摇溶解后,加结晶紫指示液1滴,用高氯酸滴定液(0.1 mol/L)滴定至溶液显蓝绿色,并将滴定的结果用空白试液校正,每1 mL高氯酸滴定液(0.1 mol/L)相当于18.32 mg的$C_9H_{13}NO_3$。

2)高效液相色谱法

高效液相色谱法主要用于本类药物制剂的含量测定,《中国药典》(2020年版)对各种肾上腺素类药物注射剂的含量测定,均采用高效液相色谱法。如盐酸肾上腺素注射液的含量测定。

方法:精密量取本品适量,用流动相定量稀释制成每1 mL中含肾上腺素0.2 mg的溶液,作为供试品溶液;另取肾上腺素对照品适量,精密称定,加流动相适量,加冰醋酸2~3滴,振摇使肾上腺素溶解,用流动相定量稀释制成每1 mL中含肾上腺素0.2 mg的溶液,摇匀,作为对照品溶液。设定检测波长280 nm,照肾上腺素有关物质项下的色谱条件,精密量取供试品溶液和对照品溶液各20 μL,分别注入液相色谱仪,记录色谱图,按外标法以峰面积计算,即得。

(四) 磺胺甲噁唑及其制剂的质量分析

1. 鉴别试验

1)芳香第一胺反应

磺胺甲噁唑等药物结构中具有游离芳伯氨基,能发生重氮化-偶合反应,可用于鉴别。

方法:取供试品约50 mg,加稀盐酸1 mL,必要时缓缓煮沸使溶解,加0.1 mol/L亚硝酸钠试液数滴,加与0.1 mol/L亚硝酸钠试液等体积的1 mol/L脲试液,振摇1 min,滴加碱性β-萘酚试液数滴,即可生成粉红色至猩红色沉淀。

2)与硫酸铜试液反应

磺胺甲噁唑分子结构中磺酰胺基上的氢原子比较活泼,具有酸性,可与Cu^{2+}或其他金属离子(如Ag^+、Co^{2+}等)生成难溶性沉淀而用于鉴别。

方法:取本品约0.1 g,加水与0.4%氢氧化钠溶液各3 mL,振摇使溶解,过滤,取滤液,加硫酸铜试液1滴,则生成草绿色沉淀。

3)红外吸收光谱

为区别不同的磺胺类药物,《中国药典》(2020年版)广泛采用红外分光光度法对磺胺甲噁唑、磺胺嘧啶、磺胺异噁唑、磺胺多辛、磺胺醋酰钠等进行鉴别。

方法:本品的红外吸收图谱应与对照的图谱(光谱集565图)一致。

2. 杂质检查

《中国药典》(2020年版)规定磺胺甲噁唑除需检查氯化物、硫酸盐、干燥失重外,还需检查酸度、碱性溶液的澄清度与颜色、有关物质等。

1)酸度检查

取本品1.0 g,加水10 mL,摇匀,照pH值测定法测定,pH值应为4.0~6.0。

2)碱性溶液的澄清度与颜色

合成过程中,在高温和碱性条件下,芳伯氨基易氧化生成有色的偶氮化物,难溶于碱性溶液,另磺酰胺基具有弱酸性,易溶于碱性溶液,可通过澄清度控制溶液中不溶于碱的杂质。

方法:取本品1.0 g,加氢氧化钠试液5 mL与水20 mL溶解后,溶液应澄清无色;如显浑浊,与1号浊度标准液(通则0902第一法)比较,不得更浓;如显色,与同体积的对照溶液(黄色3号标准比色液12.5 mL,加水至25 mL)比较,不得更深。

3)有关物质检查

照薄层色谱法(通则0502)试验。取本品,加乙醇-浓氨溶液(9∶1)制成每1 mL中约含10 mg的溶液,作为供试品溶液;精密量取适量,加乙醇-浓氨溶液(9∶1)定量稀释制成每1 mL中约含50 μg

的溶液,作为对照溶液。吸取上述两种溶液各 10 μL,分别点于同一以 0.1% 羧甲基纤维素钠为黏合剂的硅胶 H 薄层板上,以三氯甲烷-甲醇-二甲基甲酰胺(20:2:1)为展开剂,展开,晾干,喷以乙醇制对二甲氨基苯甲醛试液使显色。供试品溶液如显杂质斑点,与对照溶液的主斑点比较,不得更深。

3. 含量测定

大多数磺胺类药物分子结构中含有芳伯氨基或潜在的芳伯氨基,在酸性溶液中可与亚硝酸钠定量反应,生成重氮盐,因此,均可采用亚硝酸钠法测定含量,永停滴定法指示终点,如磺胺甲噁唑原料药及其片剂的含量测定。

方法:取本品约 0.5 g,精密称定,加盐酸溶液(1→2)25 mL 溶解后,再加水 25 mL,振摇使溶解,照永停滴定法(通则 0701),用亚硝酸钠滴定液(0.1 mol/L)滴定。每 1 mL 的亚硝酸钠滴定液(0.1 mol/L)相当于 25.33 mg 的 $C_{10}H_{11}N_3O_3S$。

此外,磺胺类药物具有弱酸性,因此可采用非水滴定法测定其含量,如磺胺异噁唑的含量测定。对于本类药物的复方制剂,《中国药典》(2020 年版)一般采用高效液相色谱法测定含量,如复方磺胺甲噁唑片、复方磺胺甲噁唑混悬液等的含量测定。溶出度检查采用紫外-可见分光光度法,如磺胺嘧啶片。

知识拓展

磺胺类药物为人工合成的抗菌药,具有抗菌谱较广、性质稳定、价格低廉等优点,但同时较易产生耐药性,因其代谢产物的难溶性易引起肾的毒性。临床上的磺胺类药物都是以对氨基苯磺酰胺(简称磺胺)为基本结构的衍生物。磺酰胺基上的氢被不同杂环取代,形成不同种类的磺胺类药物。对位上的游离氨基是抗菌活性部分,若被取代,则失去抗菌作用,必须在体内分解后重新释出氨基,才能恢复活性。

1969 年,抗菌增效剂——甲氧苄啶(TMP)被发现,其与磺胺类药物联合应用可使其抗菌作用增强,治疗范围扩大,因此,虽然有大量抗生素问世,但磺胺类药物仍是重要的化学治疗药物。

本节知识点

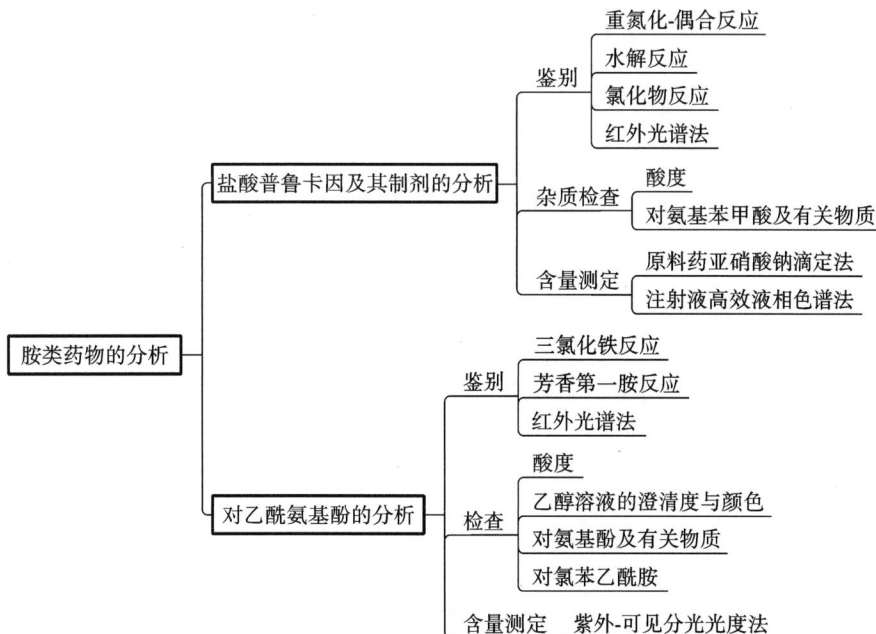

```
                                                    ┌─ 三氯化铁反应
                                         ┌─ 鉴别 ──┤
                                         │          └─ 氧化显色反应
                                         │
                          ┌─ 肾上腺素及其 ─┤          ┌─ 酮体检查
                          │   制剂的分析   ├─ 杂质检查 ┤
                          │               │          └─ 有关物质检查
                          │               │
                          │               │          ┌─ 原料药非水滴定法
                          │               └─ 含量测定 ┤
                          │                          └─ 注射液高效液相色谱法
                          │
  ┌─ 胺类药物的分析 ──────┤                          ┌─ 芳香第一胺反应
  │                       │               ┌─ 鉴别 ──┼─ 硫酸铜试液反应
                          │               │          └─ 红外光谱法
                          │               │
                          │               │          ┌─ 酸度检查
                          └─ 磺胺甲噁唑及 ─┼─ 杂质检查 ┼─ 碱性溶液的澄清度与颜色
                              其制剂的分析  │          └─ 有关物质
                                          │
                                          │          ┌─ 原料药亚硝酸钠滴定法
                                          └─ 含量测定 ┤
                                                     └─ 复方制剂高效液相色谱法
```

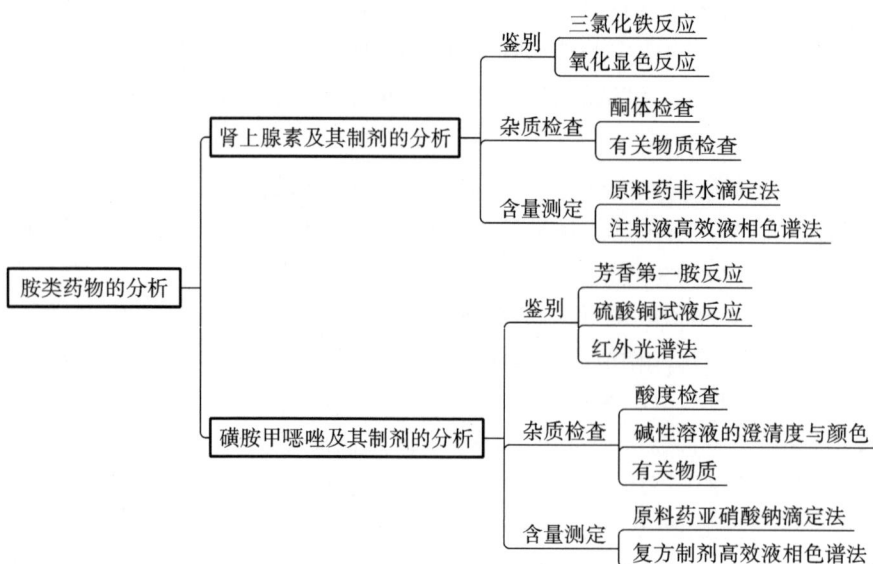

→ 同步能力检测题

同步能力检测答案

一、选择题

（一）单项选择题

1. 盐酸普鲁卡因注射液中检查的特殊杂质是（   ）。

A. 对氨基苯甲酸   B. 间氨基酚   C. 酮体   D. 对氨基酚

2. 肾上腺素和盐酸去氧肾上腺素中均须检查的特殊杂质是（   ）。

A. 对氨基苯甲酸   B. 间氨基酚   C. 酮体   D. 对氨基酚

3. 以下哪种药物可以水解后发生重氮化-偶合反应？（   ）

A. 盐酸利多卡因   B. 肾上腺素

C. 对乙酰氨基酚   D. 盐酸丁卡因

4. 以下药物不具有弱碱性的是（   ）。

A. 利多卡因   B. 布比卡因   C. 苯佐卡因   D. 丁卡因

5. 对乙酰氨基酚检查乙醇溶液的澄清度的目的是检查（   ）。

A. 成品中有无铁粉   B. 成品中有无酸性杂质

C. 成品中有无对氨基酚   D. 成品中有无对氨基酚的氧化产物

（二）多项选择题

1. 盐酸普鲁卡因水解产物有（   ）。

A. 二甲氨基乙醇   B. 对氨基苯甲酸

C. 二乙氨基乙醇   D. 对氨基酚   E. 儿茶酚

2. 以下属于特殊杂质检查的是（   ）。

A. 重酒石酸去甲肾上腺素中酮体的检查   B. 对乙酰氨基酚的酸度检查

C. 硫酸沙丁胺醇中有关物质的检查   D. 盐酸普鲁卡因的炽灼残渣检查

E. 氯化钠的酸度检查

3. 对乙酰氨基酚必须检查（   ）。

A. 酸度   B. 对氨基酚

C. 有关物质   D. 乙醇溶液的澄清度与颜色

E. 旋光物质

4. 直接或水解后能发生重氮化-偶合反应的药物有（　　　）。

A. 硫酸沙丁胺醇　　　　B. 盐酸普鲁卡因　　　　C. 对乙酰氨基酚

D. 对氨基酚　　　　　　E. 硫酸阿托品

5. 盐酸普鲁卡因注射液应检查（　　　）。

A. 酸度　　　　B. pH 值　　C. 苯胺　　　　　D. 对氨基苯甲酸　　　E. 旋光物质

二、计算题

1. 重酒石酸去甲肾上腺素中酮体的检查：取本品（规格 1 mL：2 mg），加水制成每 1 mL 中约含 2.0 mg 的溶液，照分光光度法，在 310 nm 波长处测定，吸光度不得超过 0.05。已知 310 nm 波长处的吸光系数（$E_{1\,cm}^{1\%}$）为 453。请问：重酒石酸去甲肾上腺素中酮体的限度是多少？

2. 对乙酰氨基酚的含量测定：精密称取本品 40.16 mg，置 250 mL 容量瓶中，加 0.4% 氢氧化钠溶液 50 mL 溶解后，加水至刻度，摇匀，精密量取 5 mL。置 100 mL 容量瓶中，加 0.4% 氢氧化钠溶液 10 mL 至刻度，摇匀，照分光光度法在 257 nm 波长处测得吸光度为 0.573。按 $C_8H_9NO_2$ 的百分吸光系数（$E_{1\,cm}^{1\%}$）为 715 计算对乙酰氨基酚的质量分数。

三、简答题

磺胺类药物的原料药和普通制剂及复方磺胺制剂的含量测定方法各有哪些？为何不能用原料药和普通制剂的含量测定方法来测定复方磺胺制剂？

（付恩桃）

第三节　巴比妥类药物的分析

扫码看 PPT

巴比妥类药物（barbiturate）是一类临床上常用的镇静催眠药，也用作抗癫痫药，《中国药典》（2020 年版）收载了苯巴比妥、司可巴比妥钠、苯巴比妥钠、异戊巴比妥、异戊巴比妥钠和注射用硫喷妥钠等原料及其制剂。

一、典型药物结构与性质

（一）结构

巴比妥类药物具环状丙二酰脲的结构母核，是巴比妥酸的衍生物，结构通式为

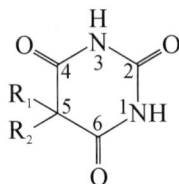

随着 5 位取代基 R_1 和 R_2 的不同，形成不同的巴比妥类药物，具有不同理化性质。《中国药典》（2020 年版）收载的本类药物除硫喷妥钠为 C_2 位为硫取代的硫代巴比妥酸衍生物外，其余均为 C_5 位双取代的巴比妥酸衍生物，常见的巴比妥类药物及其化学结构如下：

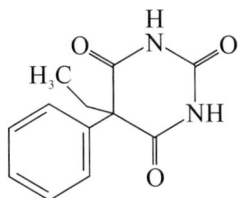

苯巴比妥（phenobarbital）　　　　　　苯巴比妥钠（phenobarbital sodium）

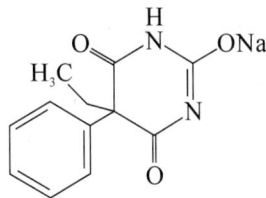

131

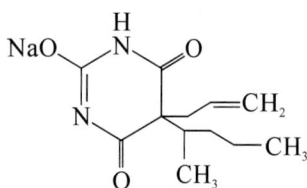

司可巴比妥钠(secobarbital sodium)

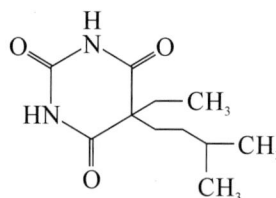

异戊巴比妥(amobarbital)

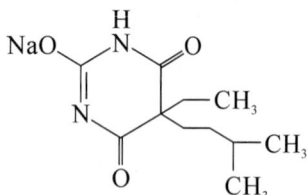

异戊巴比妥钠(amobarbital sodium)

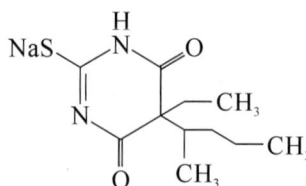

硫喷妥钠(thiopental sodium)

（二）性质

1. 性状

巴比妥类药物多为白色结晶或结晶性粉末,注射用硫喷妥钠为淡黄色粉末;具有一定的熔点;在空气中较稳定,加热多能升华。原型药物微溶或极微溶于水,易溶于乙醇等有机溶剂;其钠盐则易溶于水,难溶于有机溶剂。

2. 弱酸性

巴比妥类药物分子结构中具有1,3-二酰亚胺结构(—CO—NH—CO—),能发生酮式和烯醇式互变异构,在水溶液中可发生二级电离,具有弱酸性。本品遇碱金属碳酸盐或强碱,可形成水溶性盐类,可用于巴比妥类药物的鉴别、提取分离及含量测定。

3. 水解性

巴比妥类药物的六元环结构比较稳定,遇酸、氧化剂、还原剂时,一般不会开环。但当与强碱溶液共热时,该类药物中的酰亚胺结构即水解放出氨气,可使湿润的红色石蕊试纸变蓝,可用于鉴别。

4. 与重金属离子反应

巴比妥类药物分子结构中含有丙二酰脲或酰亚胺基团,在适宜的 pH 值溶液中,可与某些重金属离子,如 Ag^+、Cu^{2+}、Hg^{2+} 等反应生成可溶或不可溶有色物质,用于鉴别及含量测定。

5. 取代基反应

苯巴比妥中的苯取代基,可发生硝化反应和缩合反应,用于鉴别;司可巴比妥钠结构中含烯丙基,具有还原性,可使碘液棕黄色消失,用于鉴别;也可与溴定量加成,用于含量测定。硫喷妥钠分子中含有硫元素,可在碱性溶液中加铅离子生成白色沉淀,加热后生成硫化铅沉淀变黑,用于鉴别。

6. 紫外特征吸收

巴比妥类药物在碱性溶液中能电离为具有紫外吸收的结构,即具有共轭体系。在酸性条件下无明显的紫外吸收,在碱性条件下产生明显的紫外吸收,其吸收光谱随电离级数的不同而发生显著的变化;硫代巴比妥类药物无论在酸性还是碱性溶液中均有较明显的紫外吸收。根据巴比妥类药物在不同 pH 值的溶液中的紫外吸收光谱的特征变化,可进行本类药物的鉴别、检查及含量测定。

知识链接

巴比妥类药物在不同 pH 值中的紫外吸收情况

在酸性溶液中,5,5-二取代和1,5,5-三取代的巴比妥类药物因不电离,无明显的紫外吸收;在 pH 10 的碱性溶液中,发生一级电离,形成共轭体系,于 240 nm 波长处出现最大吸收峰;在 pH 13 的强碱溶液中,5,5-二取代巴比妥类药物发生二级电离,引起共轭体系延长,最大吸收红移至 255 nm 波长处,1,5,5-三取代的巴比妥类药物,因 1 位取代基的存在,故不发生二级电离,最大吸收峰不变,仍位于 240 nm 波长处。

硫代巴比妥类药物在酸性或碱性溶液中均具有明显的紫外吸收。在盐酸溶液(0.1 mol/L)中,于 287 nm 和 238 nm 波长处有最大吸收;在氢氧化钠溶液(0.1 mol/L)中,吸收峰红移至 304 nm 和 255 nm 波长处;在 pH 13 的强碱溶液中,该药物在 255 nm 波长处的吸收峰消失,只存在 304 nm 波长处的吸收峰。

二、苯巴比妥及其制剂的质量分析

苯巴比妥为白色有光泽的结晶性粉末;无臭;饱和水溶液显酸性反应。在乙醇或乙醚中溶解,在三氯甲烷中略溶,在水中极微溶解;在氢氧化钠或碳酸钠溶液中溶解。熔点(通则 0612 第一法)为 174.5~178 ℃。

(一) 鉴别试验

1. 苯环的显色反应

(1) 亚硝酸钠-硫酸反应:取本品约 10 mg,加硫酸 2 滴与亚硝酸钠约 5 mg,混合,即显橙黄色,随即转橙红色。

(2) 甲醛-硫酸反应:取本品约 50 mg,置试管中,加甲醛试液 1 mL,加热煮沸,冷却,沿管壁缓缓加硫酸 0.5 mL,使成两液层,置水浴中加热,接界面显玫瑰红色。

2. 红外分光光度法

本品的红外吸收图谱应与对照的图谱(光谱集 227 图)一致。

3. 丙二酰脲的鉴别反应

本品显丙二酰脲类的鉴别反应(通则 0301)。

(1) 银盐反应:苯巴比妥可溶于碳酸钠溶液中,与硝酸银试液反应,先生成可溶性的一银盐,而后生成难溶性的二银盐。在滴加硝酸银的过程中,由于滴加时硝酸银试液的局部浓度过高,产生浑浊,但轻轻振摇后,沉淀消失,直至生成稳定的白色难溶性二银盐,沉淀不再溶解。

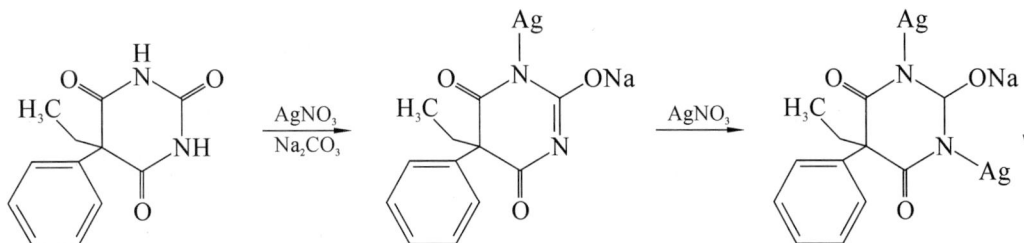

操作方法:取供试品约 0.1 g,加碳酸钠试液 1 mL 与水 10 mL,振摇 2 min,过滤,滤液中逐滴加硝酸银试液,即生成白色沉淀,振摇,沉淀即溶解;继续滴加过量的硝酸银试液,沉淀不再溶解。

(2) 铜盐反应:含氧巴比妥(包括苯巴比妥)在吡啶溶液中与铜吡啶作用,生成物为紫堇色或紫色沉淀,但含硫巴比妥类药物则呈现绿色。此反应还可以用来区别巴比妥类和硫代巴比妥类药物。

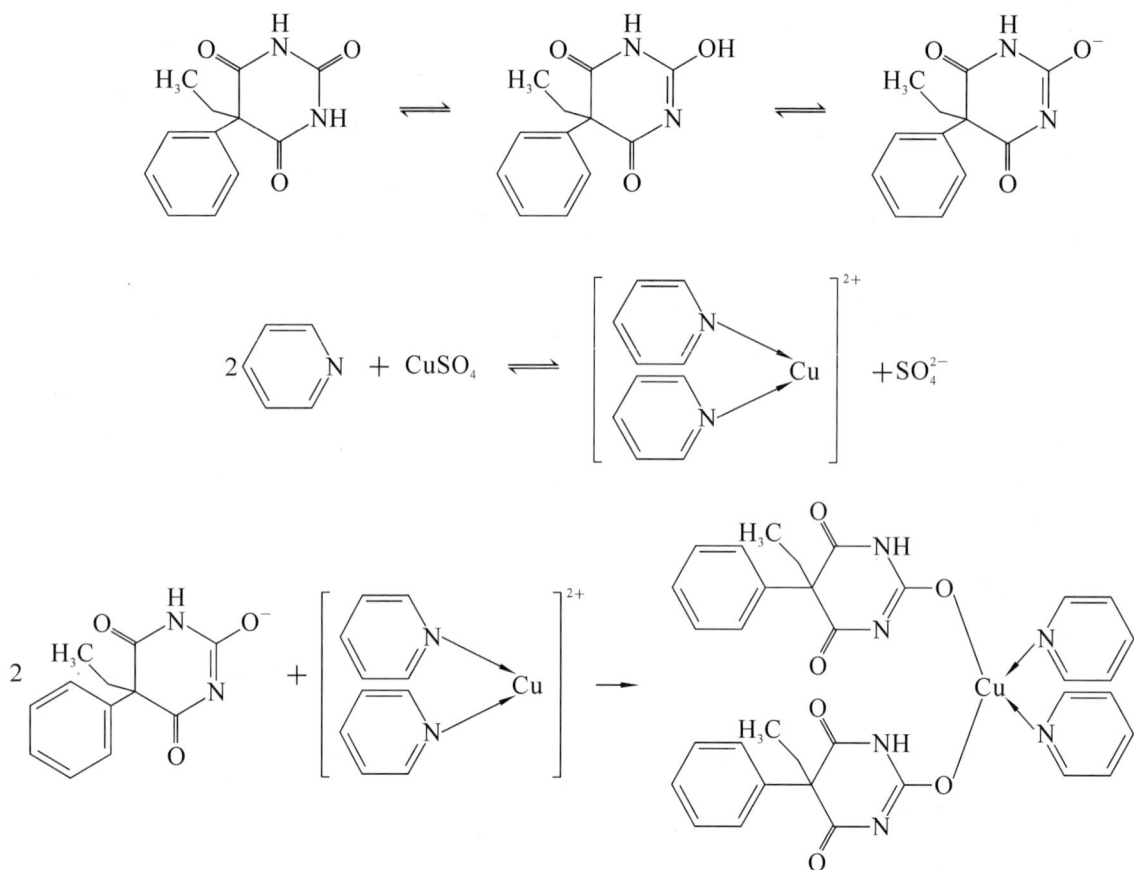

操作方法：取供试品约 50 mg，加吡啶溶液（1→10）5 mL，溶解后，加铜吡啶试液 1 mL，即显紫色或生成紫色沉淀。

　　苯巴比妥的检查项目有"酸度""乙醇溶液的澄清度""有关物质""中性或碱性物质""干燥失重"和"炽灼残渣"，主要用来控制生产过程中产生的中间体和副产物。苯巴比妥片检查项目增加"含量均匀度""溶出度"及其他片剂项下有关的各项规定（通则 0101）。苯巴比妥钠检查项目增加"重金属""细菌内毒素"和"无菌检查"。注射用苯巴比妥钠检查项目增加"细菌内毒素""无菌检查"及注射剂项下有关的各项规定（通则 0102）。

（二）杂质检查

1. 酸度

取本品 0.20 g，加水 10 mL，煮沸搅拌 1 min，放冷，过滤，取滤液 5 mL，加甲基橙指示液 1 滴，不得显红色。酸度检查主要是控制反应中由于乙基化不完全引入的副产物苯基丙二酰脲，其 C_5 位上的氢原子受邻位羰基的吸电子作用影响，酸性比苯巴比妥强，可使甲基橙指示剂显红色。

2. 乙醇溶液的澄清度

取本品 1.0 g，加乙醇 5 mL，加热回流 3 min，溶液应澄清。此项主要检查苯巴比妥酸等乙醇中的不溶性杂质，其溶解性比苯巴比妥小，加热可使苯巴比妥在乙醇中的溶解度增加。

3. 有关物质

取本品，加流动相溶解并稀释成每 1 mL 中含 1 mg 的溶液，作为供试品溶液；精密量取供试品溶液 1 mL，置 200 mL 容量瓶中，用流动相稀释至刻度，摇匀，作为对照溶液。照高效液相色谱法（通则 0512）测定，用辛烷基硅烷键合硅胶为填充剂；以乙腈-水（25∶75）为流动相，检测波长为 220 nm；进样体积 5 μL。理论板数按苯巴比妥峰计算不低于 2500，苯巴比妥峰与相邻杂质峰间的分离度应符合要求。精密量取对照溶液与供试品溶液，分别注入液相色谱仪，记录色谱图至主成分峰保留时间的 3 倍。供试品溶液色谱图中如有杂质峰，单个杂质峰面积不得大于对照溶液主峰面积(0.5%)，各杂质峰面积的和不得大于对照溶液主峰面积的 2 倍(1.0%)。

4. 中性或碱性物质

取本品 1.0 g，置分液漏斗中，加氢氧化钠试液 10 mL 溶解后，加水 5 mL 与乙醚 25 mL，振摇 1 min，分取醚层，用水振摇洗涤 3 次，每次 5 mL，取醚液经干燥滤纸过滤，滤液置 105 ℃ 恒重的蒸发皿中，蒸干，在 105 ℃ 干燥 1 h，遗留残渣不得超过 3 mg。此项检查采用提取重量法控制反应中间体、副产物及分解产生的酰胺、酰脲等杂质。

5. 干燥失重

取本品，在 105 ℃ 干燥至恒重，减失重量不得超过 1.0%(通则 0831)。

6. 炽灼残渣

不得超过 0.1%(通则 0841)。

（三）含量测定

1. 银量法

巴比妥类药物在适当的碱性溶液中，可与硝酸银发生定量反应，在滴定的过程中，首先形成可溶性的一银盐，稍过量的银离子即会与一银盐生成难溶性的二银盐白色浑浊，30 s 不消失，即指示该反应到达终点。《中国药典》(2020 年版)采用此法测定苯巴比妥及其钠盐、注射用苯巴比妥钠的含量。

本法受温度影响较大，且二银盐沉淀具有一定的溶解度，因此测定结果偏高。《中国药典》(2020 年版)采用甲醇和 3% 无水碳酸钠溶液作为溶剂，用电位法指示终点。

(1) 测定方法：取苯巴比妥约 0.2 g，精密称定，加甲醇 40 mL 使溶解，再加新制的 3% 无水碳酸钠溶液 15 mL，照电位滴定法，用硝酸银滴定液(0.1 mol/L)滴定，每 1 mL 硝酸银滴定液(0.1 mol/L)相当于 23.22 mg 的 $C_{12}H_{12}N_2O_3$。

(2) 含量计算。

$$含量(\%) = \frac{V \times F \times T \times 10^{-3}}{m} \times 100\%$$

式中，V 为消耗硝酸银滴定液的体积，mL；F 为滴定液的浓度校正因子；T 为滴定度，mg/mL；m 为供试品的取样量，g。

2. 高效液相色谱法

《中国药典》(2020 年版)收载的苯巴比妥片采用本法测定含量。

实 例 分 析

苯巴比妥片剂含量测定(高效液相色谱法)

1. 测定方法

(1) 色谱条件与系统适用性试验：用辛烷基硅烷键合硅胶为填充剂；以乙腈-水(30∶70)为流动相；检测波长为 220 nm。理论板数按苯巴比妥峰计算不低于 2000，苯巴比妥峰与相邻色谱峰间的分离度应符合要求。

(2) 测定法：取本品 20 片，精密称定，研细，精密称取适量(约相当于苯巴比妥 30 mg)，置 50 mL 容量瓶中，加流动相适量，超声 20 min 使苯巴比妥溶解，放冷，用流动相稀释至刻度，摇匀，过滤，精密量取续滤液 1 mL，置 10 mL 容量瓶中，用流动相稀释至刻度，摇匀，作为供试品溶液，精密量取 10 μL 注入液相色谱仪，记录色谱图；另取苯巴比妥对照品，精密称定，加流动相溶解并定量稀释制成每 1 mL 中约含苯巴比妥 60 μg 的溶液，同法测定。按外标法以峰面积计算。

2. 含量计算

$$含量(\%) = \frac{c_R \times \dfrac{A_X}{A_R} \times D \times V \times \overline{W}}{m \times S} \times 100\%$$

式中，A_X为供试品溶液峰面积；A_R为对照品溶液峰面积；c_R为对照品溶液的浓度，g/mL；D为供试品的稀释倍数；V为供试品初次配制的体积，mL；$\overline{W}$为20片供试品的平均片重，g；m为供试品的取样量，g；S为苯巴比妥片的标示量，g。

3. 巴比妥类药物的其他含量测定方法

（1）溴量法：司可巴比妥等5位碳原子上含有不饱和烃基团的巴比妥类药物，其双键与溴可以定量地发生加成反应。利用此性质，对这一类药物可采用溴量法进行含量测定。《中国药典》（2020年版）采用此法测定司可巴比妥钠原料药及其胶囊的含量。

（2）紫外-可见分光光度法：巴比妥类药物在碱性溶液中对紫外线有特征吸收，故可用紫外-可见分光光度法对本类药物及其制剂进行含量测定。《中国药典》（2020年版）采用此法测定注射用硫喷妥钠的含量。

→ **本节知识点**

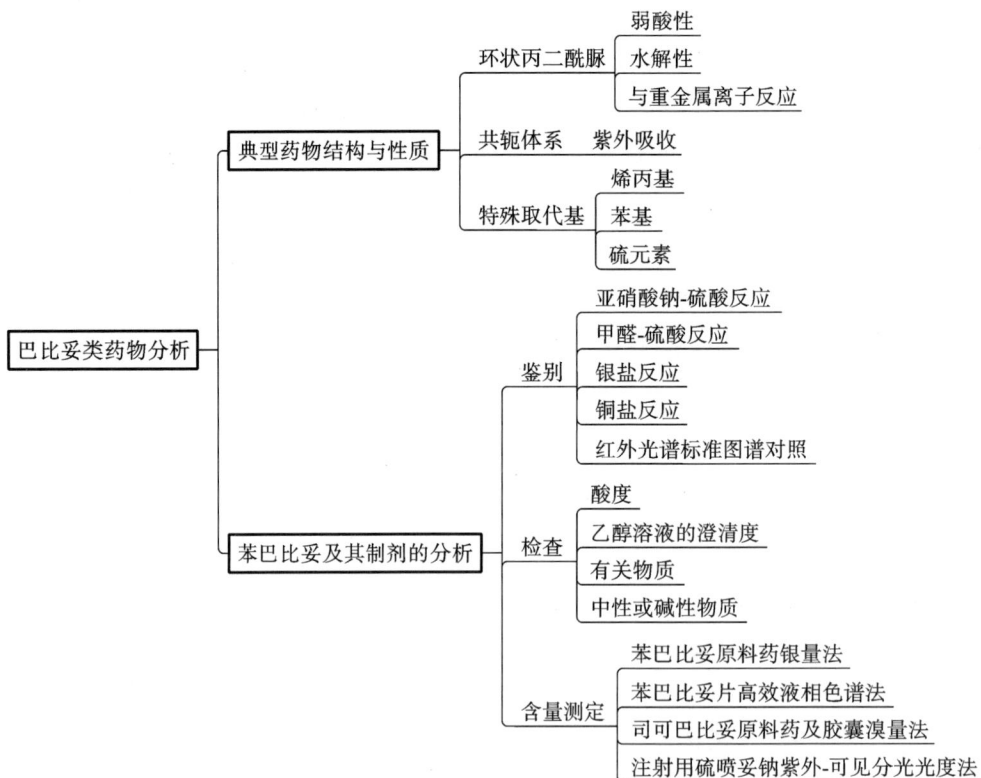

→ **同步能力检测题**

一、选择题

（一）单项选择题

1. 下列不属于苯巴比妥类药物性质的是（　　　）。

同步能力检测答案

A.具有紫外吸收　　　　　　　　　　B.具有弱酸性

C.具有氧化性　　　　　　　　　　　D.可与铜吡啶试液形成配合物

2.苯巴比妥钠和铜吡啶试液反应生成物为(　　　)。

A.红色　　　　　　B.紫色　　　　　　C.绿色　　　　D.蓝色

3.硫喷妥钠与铜吡啶试液反应生成物为(　　　)。

A.红色　　　　　　B.紫色　　　　　　C.绿色　　　　D.蓝色

4.巴比妥类药物的基本结构是(　　　)。

A.氨基醚　　　　　B.对氨基苯甲酸　　C.环状丙二酰脲　　D.对氨基苯磺酰胺

5.苯巴比妥发生亚硝基化反应是因为分子中具有(　　　)。

A.氨基　　　　　　B.乙基　　　　　　C.甲基　　　　D.苯环

6.在哪种溶液中,巴比妥类药物会产生明显的紫外吸收?(　　　)

A.碱性溶液　　　　B.中性溶液　　　　C.酸性溶液　　　D.乙醇溶液

7.《中国药典》(2020年版)中采用银量法测定苯巴比妥含量所用的指示法是(　　　)。

A.内指示剂法　　　B.自身指示剂法　　C.电位法　　　　D.外指示剂法

8.下列药物中可用碘试液进行鉴别的是(　　　)。

A.硫喷妥钠　　　　B.苯巴比妥　　　　C.异戊巴比妥　　D.司可巴比妥

9.在碱性溶液中加铅离子生成白色沉淀,加热后,沉淀变黑,此药物是(　　　)。

A.硫喷妥钠　　　　B.苯巴比妥　　　　C.异戊巴比妥　　D.司可巴比妥

(二)多项选择题

1.用于鉴别巴比妥类药物的反应是(　　　)。

A.硫酸反应　　　　B.银盐反应　　　　C.硫酸荧光反应

D.二硝基氯苯反应　E.铜盐反应

2.用于苯巴比妥钠鉴别的反应是(　　　)。

A.硫酸-甲醛反应　　B.硫酸-亚硝酸钠反应　C.分解反应

D.二硝基氯苯反应　E.银盐反应

3.巴比妥类药物的含量测定方法有(　　　)。

A.银量法　　　　　B.紫外-可见分光光度法　C.配位滴定法

D.高锰酸钾法　　　E.溴量法

4.巴比妥类药物(　　　)。

A.具有弱酸性　　　B.具有水解性　　　C.与硝酸银生成白色沉淀

D.与铜吡啶试液生成有色物质　　　　E.具有紫外吸收

5.巴比妥类药物的特殊杂质检查项目有(　　　)。

A.酸度　　　　　　B.中性或碱性物质　　C.乙醇溶液的澄清度

D.对氨基苯甲酸　　E.水杨酸

二、用简便的化学方法区别下列各组药物

1.苯巴比妥和司可巴比妥

2.硫喷妥钠和司可巴比妥

三、计算题

取苯巴比妥约0.2 g,精密称定为0.2075 g,加甲醇40 mL溶解后,再加新制的3%无水碳酸钠溶液15 mL,照电位测定法,用硝酸银滴定液(0.1002 mol/L)滴定,消耗8.82 mL。每1 mL硝酸银滴定液(0.1 mol/L)相当于23.22 mg的$C_{12}H_{12}N_2O_3$。《中国药典》(2020年版)规定,按干燥品计算,含$C_{12}H_{12}N_2O_3$不得少于98.5%,计算苯巴比妥的含量并判断该供试品的含量是否符合规定。

(王文宇)

第四节 杂环类药物的分析

扫码看 PPT

杂环类药物的分子结构中具有杂环结构,环中的杂原子一般为氧、氮、硫等。杂环类药物种类繁多,是现代药物中应用最多、最为广泛的一大类药物。按照其所含有的杂原子数目、环的元数与环数的不同,可分为许多不同大类,如吡唑酮类、呋喃类、吡啶及哌啶类、嘧啶类、托烷类、吩噻嗪类、苯并二氮杂䓬类、喹诺酮类等。本节主要介绍吡啶类、吩噻嗪类、苯并二氮杂䓬类及喹诺酮类药物。

一、典型药物结构与性质

(一)吡啶类药物

常用的吡啶类药物有用于抗结核病的异烟肼(isoniazid),用于中枢兴奋的尼可刹米(nikethamide),用于抗高血压的钙通道阻滞药硝苯地平(nifedipine),用于解毒的碘解磷定(pralidoxime iodide)等及其制剂。

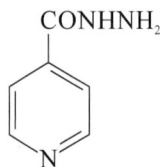

异烟肼

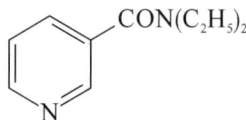

尼可刹米

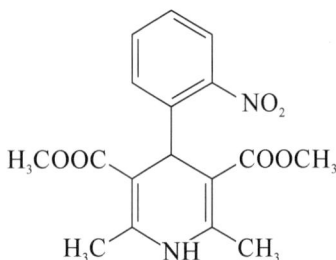

硝苯地平

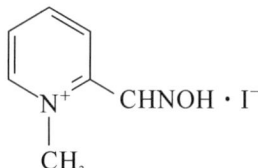

碘解磷定

1. 性状

异烟肼为无色结晶,白色或类白色的结晶性粉末,无臭,遇光渐变质;在水中易溶,在乙醇中微溶,在乙醚中极微溶。尼可刹米为无色至淡黄色的澄清油状液体;放置冷处,即成结晶;有轻微的特臭;有引湿性;能与水、乙醇、三氯甲烷或乙醚任意混合。碘解磷定为黄色颗粒状结晶或结晶性粉末;无臭;遇光易变质;在水或热乙醇中溶解,在乙醇中微溶,在乙醚中不溶。硝苯地平为黄色结晶性粉末;无臭;遇光不稳定;在丙酮或三氯甲烷中易溶,在乙醇中略溶,在水中几乎不溶。

2. 弱碱性

本类药物吡啶环上的氮原子为碱性氮原子,其在水中的 pK_b 值为 8.8,呈碱性,可用非水滴定法进行含量测定。

3. 还原性

异烟肼的分子结构中,吡啶环 γ 位上被酰肼基取代,酰肼基具有较强的还原性,可被氧化剂氧化;硝苯地平由于苯环上有硝基取代,遇光不稳定,极易发生自身氧化还原反应。

4. 缩合反应

异烟肼分子结构中的酰肼基可与某些含羰基的化合物发生缩合反应生成腙,具有一定的颜色和熔点,可用于鉴别和含量测定。

5. 水解性

异烟肼、尼可刹米、硝苯地平的分子结构中,分别含有酰肼基、酰胺基、酯键,在一定条件下能发生水解反应,可供鉴别。

6. 吡啶环的特性

异烟肼、尼可刹米结构中的吡啶环 α 位未被取代,而 β 或 γ 位被羧基衍生物所取代,可发生吡啶环的开环反应;硝苯地平结构中的吡啶环 β、β′ 位被甲酸甲酯所取代,其吡啶环也可发生开环反应。

7. 紫外吸收光谱特征

本类药物的吡啶环为芳香杂环,在紫外区有特征吸收,可用于鉴别和含量测定。

(二)吩噻嗪类药物

常用的吩噻嗪类药物有 H_1 受体阻断药盐酸异丙嗪(promethazine hydrochloride),用于抗精神病的盐酸氯丙嗪(chlorpromazine hydrochloride)、盐酸氟奋乃静(fluphenazine hydrochloride)、盐酸三氟拉嗪(trifluoperazine hydrochloride)等。

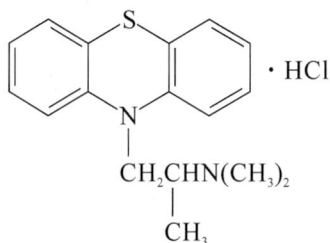

盐酸异丙嗪

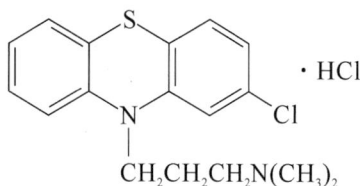

盐酸氯丙嗪

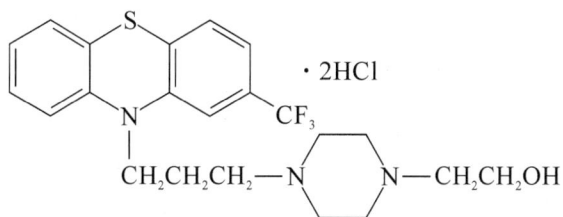

盐酸氟奋乃静

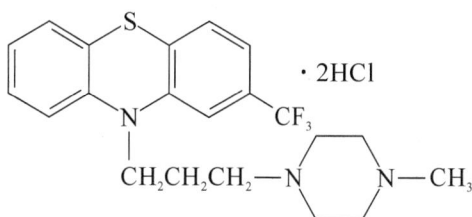

盐酸三氟拉嗪

1. 性状

盐酸异丙嗪为白色或类白色的粉末或颗粒;几乎无臭;在空气中日久变质,显蓝色。在水中极易溶,在乙醇或三氯甲烷中易溶,在丙酮或乙醚中几乎不溶。盐酸氯丙嗪为白色或乳白色结晶性粉末;有微臭,有引湿性;遇光渐变色;水溶液显酸性反应。在水、乙醇或三氯甲烷中易溶,在乙醚或苯中不溶。盐酸氟奋乃静为白色或类白色的结晶性粉末;无臭,遇光易变色。在水中易溶,在乙醇中略溶,在丙酮中极微溶,在乙醚中不溶。盐酸三氟拉嗪为白色至微黄色的结晶性粉末;无臭或几乎无臭;微有引湿性;遇光渐变色。在水中易溶,在乙醇中溶解,在三氯甲烷中微溶,在乙醚中不溶。

2. 还原性

本类药物硫氮杂蒽母核(即吩噻嗪环)中的二价硫原子具有较强的还原性,易被氧化剂(如硫酸、硝酸、三氯化铁、过氧化氢等)氧化,生成砜、亚砜等不同产物,氧化产物随取代基的不同而呈不同颜色,故可用于本类药物的鉴别。

3. 碱性

本类药物母核上氮原子的碱性极弱,10 位侧链上烃氨基(如二甲氨基)或哌嗪基具有较强的碱性,所以药用其盐酸盐。也可以根据其碱性,用非水滴定法进行含量测定。

4. 与金属离子的反应

本类药物分子结构中未被氧化的硫原子,可与金属离子如钯离子(Pd^{2+})形成有色配合物,其氧化产物砜和亚砜则无此反应。此性质可进行药物的鉴别和含量测定,并具有专属性,可消除氧化产物的干扰。

5. 紫外特征吸收

本类药物硫氮杂蒽母核为三环共轭的 π 系统,一般在紫外区有三个吸收峰,分别在 204~209 nm(205 nm 附近)、250~265 nm(254 nm 附近)和 300~325 nm(300 nm 附近),最强峰多在 250~265 nm(254 nm 附近)处,所以本类药物可利用其紫外特征吸收进行鉴别和含量测定。

> **知识链接**
>
> 本类药物由于硫氮杂蒽母核 2 位、10 位上的取代基不同,可引起最大吸收峰的位移。如 2 位上被卤素(—Cl 或—CF_3)取代时,可使最大吸收波长红移 2~4 nm,同时会使 250~265 nm 区段的峰强度增加;2 位上被—$COCH_3$ 取代时,则使最大吸收波长紫移,并在 240~245 nm 及 275~285 nm 波长处有强吸收。10 位上烃胺侧链对最大吸收波长也有一定的影响,其波长位移的大小与侧链长短有关,碳链越短影响越大,即使氨基在四个碳链的末端,对吸收峰的位置仍会有轻微的影响。

(三) 苯并二氮杂䓬类药物

苯并二氮杂䓬类药物是目前临床上应用最广泛的抗焦虑药、镇静催眠药、抗惊厥药。典型药物主要有地西泮(diazepam)、奥沙西泮(oxazepam)、阿普唑仑(alprazolam)、氯氮䓬(chlordiazepoxide)等。

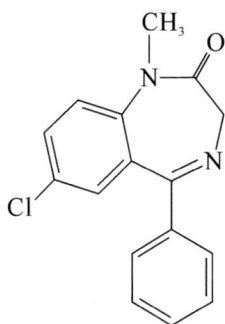

地西泮

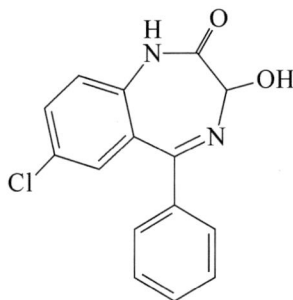

奥沙西泮

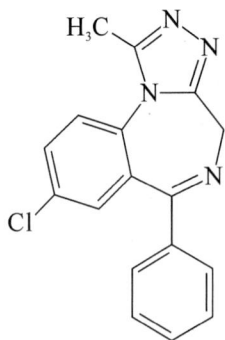

阿普唑仑

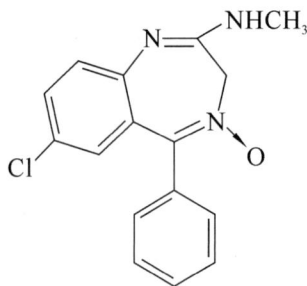

氯氮䓬

1. 性状

地西泮为白色或类白色结晶性粉末,无臭。在丙酮或三氯甲烷中易溶,在乙醇中溶解,在水中几乎不溶。奥沙西泮为白色或类白色结晶性粉末;几乎无臭。在乙醇、三氯甲烷或丙酮中微溶,在乙醚中极微溶,在水中几乎不溶。阿普唑仑为白色或类白色结晶性粉末。在三氯甲烷中易溶,在乙醇或丙酮中略溶,在水或乙醚中几乎不溶。氯氮䓬为淡黄色结晶性粉末;无臭。在乙醚、三氯甲烷或二氯甲烷中溶解,在水中微溶。

2．碱性

本类药物分子结构中的二氮杂䓬七元环上的亚胺氮原子具有强碱性，当与苯基并合后其碱性降低，因而不能用直接酸碱滴定法测定含量，需用非水滴定法测定含量。氮原子还可以和某些有机碱沉淀剂发生沉淀反应，可用于本类药物的鉴别。

3．水解性

一般情况下，苯并二氮杂䓬类药物的七元环比较稳定，但在强酸性溶液中能水解开环，生成相应的二苯甲酮衍生物，根据水解产物的不同特性可对本类药物进行鉴别。

4．紫外特征吸收

本类药物分子结构中均有共轭体系，在紫外区有特征吸收，在不同 pH 值的介质中，紫外吸收光谱也不同，且溶于硫酸后在 365 nm 波长处可显不同的荧光，可用于鉴别和含量测定。

（四）喹诺酮类药物

喹诺酮类药物为抗菌药，常用的有吡哌酸（pipemidic acid）、诺氟沙星（norfloxacin）、氧氟沙星（ofloxacin）及其制剂。

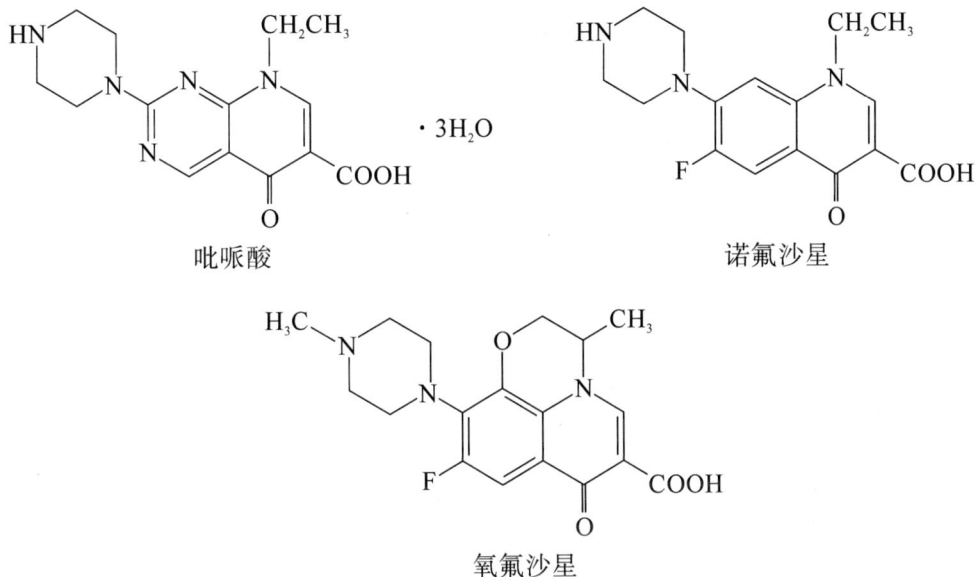

吡哌酸　　　　　诺氟沙星

氧氟沙星

1．性状

吡哌酸为微黄色至黄色的结晶性粉末；无臭。在甲醇中微溶，在水中极微溶，在乙醇或乙醚中不溶；在冰醋酸或氢氧化钠溶液中易溶。诺氟沙星为类白色至淡黄色结晶性粉末；无臭；有引湿性。在二甲基甲酰胺中略溶，在水或乙醇中极微溶；在醋酸、盐酸或氢氧化钠溶液中易溶。氧氟沙星为白色至微黄色结晶性粉末；无臭；遇光渐变色。在水或甲醇中微溶或极微溶；在冰醋酸或氢氧化钠溶液中易溶，在 0.1 mol/L 盐酸溶液中溶解。

2．酸碱两性

本类药物分子结构中含有酸性的羧基和碱性的哌嗪基，显酸碱两性，易溶于醋酸、盐酸和氢氧化钠溶液中。

3．显色性

本类药物分子结构中哌嗪基的叔氨基，可与丙二酸和醋酐作用，生成有色产物，可供鉴别。

4．还原性

本类药物分子结构中的哌嗪基具有还原性，遇光易被氧化，颜色渐变深。

5．紫外特征吸收

本类药物分子结构中均有共轭体系，在一定的紫外区有特征吸收，可供鉴别和含量测定。

二、异烟肼的质量分析

（一）鉴别试验

1. 还原反应

异烟肼分子中的酰肼基具有较强的还原性，可与氨制硝酸银试液作用，肼被氧化为氮气，硝酸银则被还原为单质银（银镜反应）。鉴别方法是取本品约 10 mg，置试管中，加水 2 mL 溶解后，加氨制硝酸银试液 1 mL，即产生气泡与黑色浑浊，并在试管壁上生成银镜。

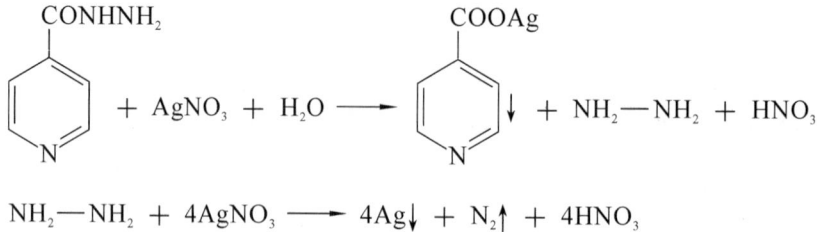

$$NH_2\text{—}NH_2 + 4AgNO_3 \longrightarrow 4Ag\downarrow + N_2\uparrow + 4HNO_3$$

2. 高效液相色谱法

在含量测定项下记录的色谱图中，供试品溶液主峰的保留时间应与对照溶液主峰的保留时间一致。

3. 红外分光光度法

异烟肼的红外吸收图谱应与对照的图谱一致。

（二）杂质检查

异烟肼是一种性质不稳定的药物，在制备时可由原料反应不完全，或储存过程中由于降解而引入游离肼等杂质。而肼又是一种诱变剂和致癌物质，因此许多国家的药典规定了异烟肼及其制剂中游离肼的限度检查。《中国药典》（2020 年版）规定：异烟肼除需要检查"酸碱度""溶液的澄清度与颜色""干燥失重""炽灼残渣""重金属"等一般杂质外，还应做"游离肼""有关物质""无菌"检查。

1. 游离肼的检查

《中国药典》（2020 年版）采用薄层色谱法对异烟肼中游离肼进行限度检查。检查方法是取本品适量，加丙酮-水（1∶1）溶解并稀释制成每毫升中约含 0.1 g 的溶液，作为供试品溶液；另取硫酸肼对照品，加丙酮-水（1∶1）溶解并稀释制成每毫升中约含 80 μg（相当于游离肼 20 μg）的溶液，作为对照品溶液；取异烟肼与硫酸肼各适量，加丙酮-水（1∶1）溶解并稀释制成每毫升中分别含异烟肼 0.1 g 及硫酸肼 80 μg 的混合溶液，作为系统适用性试验溶液。照薄层色谱法试验，吸取上述三种溶液各 5 μL，分别点于同一硅胶 G 薄层板上，以异丙醇-丙酮（3∶2）为展开剂，展开，晾干，喷以乙醇制对二甲氨基苯甲醛试液，15 min 后检视。系统适用性试验溶液所显游离肼与异烟肼的斑点应完全分离，游离肼的 R_f 值约为 0.75，异烟肼的 R_f 值约为 0.56。在供试品溶液的主斑点前方与对照溶液主斑点相应的位置上，不得显黄色斑点。

2. 有关物质的检查

《中国药典》（2020 年版）采用高效液相色谱法对异烟肼中有关物质进行检查。检查方法是取本品适量，加水溶解并稀释制成每毫升中约含 0.5 mg 的溶液，作为供试品溶液；精密量取供试品溶液 1 mL，置 100 mL 容量瓶中，用水稀释至刻度，摇匀，作为对照溶液。照含量测定项下的色谱条件，精密量取供试品溶液与对照溶液各 10 μL，分别注入液相色谱仪，记录色谱图至主成分峰保留时间的 3.5 倍。供试品溶液的色谱图中如有杂质峰，单个杂质峰面积不得大于对照溶液主峰面积的 0.35 倍（0.35%），各杂质峰面积的和不得大于对照溶液主峰面积（1.0%）。

3. 无菌检查

供无菌分装用的异烟肼原料药应进行无菌检查。检查方法是取本品，用适宜溶剂溶解后，经薄膜过滤法处理，依照无菌检查法进行检查，应符合规定。

（三）含量测定

《中国药典》（2020 年版）采用高效液相色谱法测定异烟肼的含量。

1. 色谱条件与系统适用性试验

用十八烷基硅烷键合硅胶为填充剂；以 0.02 mol/L 磷酸氢二钠溶液（用磷酸调 pH 值至 6.0)-甲醇（85：15）为流动相；检测波长为 262 nm；进样体积 10 μL。理论塔板数按异烟肼峰计算不低于 4000。

2. 测定方法

取本品适量，精密称定，加水溶解并定量稀释制成每毫升中约含 0.1 mg 的溶液，作为供试品溶液；另取异烟肼对照品适量，精密称定，加水溶解并定量稀释制成每毫升中约含 0.1 mg 的溶液，作为对照溶液。精密量取供试品溶液与对照溶液各 10 μL，注入液相色谱仪，记录色谱图。按外标法以峰面积计算，即得。

3. 含量计算

$$含量（\%) = \frac{c_R \times \dfrac{A_X}{A_R} \times V \times D}{m} \times 100\% \tag{6-3}$$

式中，A_X 为供试品溶液峰面积；A_R 为对照品溶液峰面积；c_R 为对照品的浓度，g/mL；V 为供试品初溶配制的体积，mL；D 为稀释倍数；m 为供试品取样量，g。

> **知识链接**
>
> 《中国药典》（2020 年版）规定：异烟肼片、注射用异烟肼均采用高效液相色谱法进行含量测定。

三、盐酸氯丙嗪的质量分析

（一）鉴别试验

1. 氧化显色

盐酸氯丙嗪的分子中吩噻嗪环上的二价硫原子具有较强的还原性，易被硫酸、硝酸等氧化剂氧化呈色，可用于鉴别。如《中国药典》（2020 年版）规定，取本品 10 mg，加水 1 mL 溶解后，加硝酸 5 滴，即显红色，渐变淡黄色。

2. 氯化物反应

盐酸氯丙嗪为盐酸盐，其水溶液应显氯化物的鉴别反应。按照《中国药典》（2020 年版）四部"一般鉴别试验"项下氯化物鉴别试验，应显氯化物鉴别（1）的反应：即取供试品溶液，加稀硝酸使成酸性后，滴加硝酸银试液，即生成白色凝乳状沉淀；分离，沉淀加氨试液即溶解，再加稀硝酸酸化后，沉淀复生成。

3. 紫外-可见分光光度法

盐酸氯丙嗪的分子中吩噻嗪环三环共轭 π 系统有较强的紫外吸收，故可用紫外-可见分光光度法进行鉴别。鉴别方法：取本品，加盐酸溶液（9→1000）制成每毫升中含 5 μg 的溶液，按照紫外-可见分光光度法测定，在 254 nm 与 306 nm 波长处有最大吸收，在 254 nm 波长处吸光度约为 0.46。

4. 红外分光光度法

本品的红外吸收图谱应与对照的图谱一致。

（二）杂质检查

1. 溶液的澄清度与颜色

盐酸氯丙嗪溶液的澄清度检查主要是控制其中游离的氯丙嗪。本类药物容易被氧化而呈色，因而溶液颜色检查主要是控制其中氧化物的量。

检查方法：取本品 0.50 g，加水 10 mL，振摇使其溶解后，溶液应澄清无色；如显浑浊，与 1 号浊度标准液比较，浊度不得更大；如显色，与黄色 3 号或黄绿色 3 号标准比色液比较，不得更深，并不得显其他颜色。

2. 有关物质检查

盐酸氯丙嗪及其制剂在生产或储藏过程中，可引入多种其他烷基化吩噻嗪杂质及分解产物（有关物质），如 2-氯-10-(3-甲基氨基丙基)-吩噻嗪、2-氯-吩噻嗪、2-氯-10-(3-二甲氨基丙基)-吩噻嗪-5-氧化物以及 2-氯-10-(3-二甲氨基丙基)-吩噻嗪的 N-氧化物等。因此，《中国药典》（2020 年版）对盐酸氯丙嗪及其片剂、注射剂均规定了有关物质的检查，均采用高效液相色谱法，利用主成分自身对照法控制其限度。

盐酸氯丙嗪中有关物质的检查：避光操作。取本品 20 mg，置 50 mL 容量瓶中，加流动相溶解并稀释至刻度，摇匀，作为供试品溶液；精密量取供试品溶液适量，用流动相定量稀释制成每毫升中含 2 μg 的溶液，作为对照溶液，照高效液相色谱法试验，用辛烷基硅烷键合硅胶为填充剂，以乙腈-0.5% 三氟醋酸（用四甲基乙二胺调节 pH 值至 5.3）（50∶50）为流动相；检测波长 254 nm。精密量取供试品溶液和对照溶液各 10 μL，分别注入液相色谱仪，记录色谱图至主成分峰保留时间的 4 倍。供试品溶液的色谱图中如有杂质峰，单个杂质峰面积不得大于对照溶液主峰面积（0.5%），各杂质峰面积的和不得大于对照溶液主峰面积的 2 倍（1.0%）。

（三）含量测定

本类药物母核上氮原子的碱性极弱，不能进行酸碱滴定，而 10 位氮原子上的取代基如烃氨基（—NR₂）或哌嗪基碱性较强，在非水介质中，可用高氯酸滴定液滴定。因盐酸氯丙嗪 10 位氮原子上的烃氨基（—NR₂）碱性较强，故《中国药典》（2020 年版）规定采用非水滴定法测定盐酸氯丙嗪含量。

1. 测定方法

取本品约 0.2 g，精密称定，加冰醋酸 10 mL 与醋酐 30 mL 溶解后，照电位滴定法，用高氯酸滴定液（0.1 mol/L）滴定，并将滴定结果用空白试验校正。每毫升高氯酸滴定液（0.1 mol/L）相当于 35.53 mg 的 $C_{17}H_{19}ClN_2S \cdot HCl$。

2. 含量计算

$$含量(\%) = \frac{(V-V_0) \times F \times T \times 10^{-3}}{m} \times 100\% \quad (6\text{-}4)$$

式中，V 为供试品消耗高氯酸滴定液的体积，mL；V_0 为空白试验消耗高氯酸滴定液的体积，mL；F 为高氯酸滴定液的浓度校正因子；T 为滴定度，mg/mL；m 为供试品取样量，g。

知识链接

盐酸氯丙嗪片和盐酸氯丙嗪注射液含量测定

吩噻嗪类药物的母核为三环 π 系统，产生紫外特征吸收光谱，可在最大吸收波长处测定吸光度，利用吸光系数（$E_{1cm}^{1\%}$）计算含量，或与标准对照溶液同时测定，计算含量。此法多用于本类药物制剂的含量测定。《中国药典》（2020 年版）规定盐酸氯丙嗪片和盐酸氯丙嗪注射液均用紫外-可见分光光度法测定含量。

1. 盐酸氯丙嗪片测定方法

避光操作。取本品 10 片，除去包衣后，精密称定，研细，精密称取适量（相当于盐酸氯丙嗪 10 mg），置 100 mL 容量瓶中，加盐酸溶液（9→1000）70 mL，振摇使盐酸氯丙嗪溶解，用盐酸溶液（9→1000）稀释至刻度，摇匀，过滤，精密量取续滤液 5 mL，置 100 mL 容量瓶中，用盐酸溶液(9→1000)稀释至刻度,摇匀,照紫外-可见分光光度法,在 254 nm 的波长处测定吸光度,按 $C_{17}H_{19}ClN_2S \cdot HCl$ 的吸光系数($E_{1cm}^{1\%}$)为 915 计算,即得。

含量计算:

$$含量(\%) = \frac{A \times V \times D \times \overline{W}}{E_{1cm}^{1\%} \times 100 \times m \times S} \times 100\%$$

式中,A 为测得的吸光度;V 为供试品初溶配制的体积,单位为 mL;D 为稀释倍数;$\overline{W}$ 为平均片重,单位为 g;$E_{1cm}^{1\%}$ 为百分吸光系数;m 为供试品取样量,单位为 g;S 为标示量,单位为 g。

2. 盐酸氯丙嗪注射液测定方法

避光操作。精密量取本品适量(相当于盐酸氯丙嗪 50 mg),置 200 mL 容量瓶中,用盐酸溶液(9→1000)稀释至刻度,摇匀;精密量取 2 mL,置 100 mL 容量瓶中,用盐酸溶液(9→1000)稀释至刻度,摇匀,照紫外-可见分光光度法,在 254 nm 的波长处测定吸光度,按 $C_{17}H_{19}ClN_2S \cdot HCl$ 的吸光系数($E_{1cm}^{1\%}$)为 915 计算,即得。

四、地西泮的质量分析

(一)鉴别试验

1. 硫酸-荧光反应

取本品约 10 mg,加硫酸 3 mL,振摇使溶解,在紫外灯(365 nm)下检视,显黄绿色荧光。

知识链接

苯并二氮杂䓬类药物溶于硫酸后,在紫外灯(365 nm)下,呈现不同颜色的荧光,如地西泮为黄绿色,氯氮䓬为黄色。若在稀硫酸中,则荧光颜色略有差异,如地西泮为黄色,氯氮䓬为紫色,奥沙西泮为淡黄绿色。

2. 紫外-可见分光光度法

地西泮分子中有较长的共轭体系,在紫外区有较强的特征吸收,可采用紫外-可见分光光度法进行鉴别。

测定方法:取本品适量,加 0.5% 硫酸的甲醇溶液制成每毫升中含 5 μg 的溶液,照紫外-可见分光光度法测定,在 242 nm、284 nm 与 366 nm 的波长处有最大吸收;在 242 nm 波长处的吸光度约为 0.51,在 284 nm 波长处的吸光度约为 0.23。

3. 红外分光光度法

本品的红外吸收图谱应与对照的图谱一致。

4. 氯化物反应

地西泮 C_7 位上的氯原子与苯环以共价键相连接,结合较牢固,因此可先用氧瓶燃烧法破坏,将有机结合的氯转化为游离的氯离子,其应显氯化物的鉴别反应。

测定方法:取本品 20 mg,用氧瓶燃烧法进行有机破坏,以 5% 氢氧化钠溶液 5 mL 为吸收液,燃烧完全后,用稀硝酸酸化,并缓缓煮沸 2 min,溶液显氯化物鉴别(1)的反应。

(二)杂质检查

苯并二氮杂䓬类药物在生产或储藏过程中易引入或产生药物以外的其他物质,如中间体、副产物和分解产物等有关物质。地西泮在合成过程中,甲基化不完全时,则可能产生去甲基地西泮等杂质,在储存过程中,也可分解产生 2-甲氨基-5-氯二苯酮等杂质。因此,《中国药典》(2020 年版)规定,地西泮除需要检查"乙醇溶液的澄清度与颜色""干燥失重""氯化物""炽灼残渣"等一般杂质外,还应做"有关物质"检查。

《中国药典》(2020 年版)规定采用高效液相色谱法,利用主成分自身对照法检查地西泮中的有关物质。

取本品适量,加甲醇溶解并稀释制成每毫升中含 1 mg 的溶液作为供试品溶液;精密量取供试品溶液 1 mL,置 200 mL 容量瓶中,用甲醇稀释至刻度,摇匀,作为对照溶液。照高效液相色谱法试验。用十八烷基硅烷键合硅胶为填充剂;以甲醇-水(70∶30)为流动相;检测波长为 254 nm。理论板数按地西泮峰计算不低于 1500。精密量取供试品溶液与对照溶液各 10 μL,分别注入液相色谱仪,记录色谱图至主成分峰保留时间的 4 倍。供试品溶液色谱图中如有杂质峰,各杂质峰面积的和不得大于对照液主峰面积的 0.6 倍(0.3%)。

(三)含量测定

地西泮分子中的二氮杂䓬环上的氮原子有弱碱性,故采用非水滴定法测定其含量。

1. 测定方法

取本品约 0.2 g,精密称定,加冰醋酸与醋酐各 10 mL 使溶解,加结晶紫指示液 1 滴,用高氯酸滴定液(0.1 mol/L)滴定至溶液显绿色。每毫升高氯酸滴定液(0.1 mol/L)相当于 28.47 mg 的地西泮($C_{16}H_{13}ClN_2O$)。

2. 含量计算

$$含量(\%) = \frac{V \times F \times T \times 10^{-3}}{m} \times 100\% \tag{6-5}$$

式中,V 为供试品消耗高氯酸滴定液的体积,mL;F 为高氯酸滴定液的浓度校正因子;T 为滴定度,mg/mL;m 为供试品取样量,g。

> **知识链接**
>
> 《中国药典》(2020 年版)规定地西泮片、地西泮注射液均采用高效液相色谱法测定含量。

五、诺氟沙星的质量分析

(一)鉴别试验

1. 薄层色谱法

取本品适量,加三氯甲烷-甲醇(1∶1)制成每毫升中含 2.5 mg 的溶液,作为供试品溶液;取诺氟沙星对照品适量,加三氯甲烷-甲醇(1∶1)制成每毫升中含 2.5 mg 的溶液,作为对照品溶液。照薄层色谱法试验,吸取上述两种溶液各 10 μL,分别点于同一硅胶 G 薄层板上,以三氯甲烷-甲醇-浓氨溶液(15∶10∶3)为展开剂,展开,晾干,置紫外灯(365 nm)下检视。供试品溶液所显主斑点的位置与荧光应与对照品溶液主斑点的位置与荧光相同。

2. 高效液相色谱法

采用高效液相色谱法鉴别,供试品溶液主峰的保留时间应与对照品溶液主峰的保留时间一致。

以上两项可选做一项。

> **知识链接**
>
> 氟元素反应:含氟的药物如诺氟沙星经氧瓶燃烧法有机破坏后,使有机氟化物转化为氟化氢,用稀氢氧化钠溶液吸收,吸收液中的氟离子在醋酸钠的稀醋酸缓冲液中,与茜素氟蓝及硝酸亚铈试液作用即显蓝紫色。此法可用于含氟药物的鉴别。

（二）杂质检查

诺氟沙星药物在生产过程中易引入或产生药物以外的其他物质，如中间体、副产物等有关物质。诺氟沙星除需要检查"溶液的澄清度""干燥失重""炽灼残渣""重金属"等一般杂质外，还应做"有关物质"检查。《中国药典》(2020 年版)采用高效液相色谱法进行诺氟沙星中有关物质检查。

取本品适量，精密称定，加 0.1 mol/L 盐酸溶液适量（每 12.5 mg 诺氟沙星加 0.1 mol/L 盐酸溶液 1 mL）使溶解，用流动相 A 定量稀释制成每毫升中约含 0.15 mg 的溶液，作为供试品溶液；精密量取供试品溶液适量，用流动相 A 定量稀释制成每毫升中含 0.75 μg 的溶液，作为对照溶液。另精密称取杂质 A 对照品约 15 mg，置 200 mL 容量瓶中，加乙腈溶解并稀释至刻度，摇匀，精密量取适量，用流动相 A 定量稀释制成每毫升中约含 0.3 μg 的溶液，作为杂质 A 对照品溶液。照高效液相色谱法试验，用十八烷基硅烷键合硅胶为填充剂；以 0.025 mol/L 磷酸溶液（用三乙胺调节 pH 值至 3.0±0.1）-乙腈(87：13)为流动相 A，乙腈为流动相 B；按表 6-2 进行线性梯度洗脱。称取诺氟沙星对照品、环丙沙星对照品和依诺沙星对照品各适量，加 0.1 mol/L 盐酸溶液适量使溶解，用流动相 A 稀释制成每毫升中含诺氟沙星 0.15 mg、环丙沙星和依诺沙星各 3 μg 的混合溶液，取 20 μL 注入液相色谱仪，以 278 nm 为检测波长，记录色谱图，诺氟沙星峰的保留时间约为 9 min。诺氟沙星峰与环丙沙星峰和诺氟沙星峰与依诺沙星峰的分离度均应大于 2.0。精密量取供试品溶液、对照溶液和杂质 A 对照品溶液各 20 μL，分别注入液相色谱仪，以 278 nm 和 262 nm 为检测波长，记录色谱图。供试品溶液色谱图中如有杂质峰，杂质 A(262 nm 检测)按外标法以峰面积计算，不得过 0.2%。其他单个杂质(278 nm 检测)峰面积不得大于对照溶液主峰面积(0.5%)，其他各杂质峰面积的和(278 nm 检测)不得大于对照溶液主峰面积的 2 倍(1.0%)。供试品溶液色谱图中小于对照溶液主峰面积 0.1 倍的峰忽略不计。

表 6-2 流动相梯度

时间/min	流动相 A/(%)	流动相 B/(%)
0	100	0
10	100	0
20	50	50
30	50	50
32	100	0
42	100	0

（三）含量测定

《中国药典》(2020 年版)采用高效液相色谱法测定本品含量。

1. 色谱条件与系统适用性试验

用十八烷基硅烷键合硅胶为填充剂；以 0.025 mol/L 磷酸溶液（用三乙胺调节 pH 值至 3.0±0.1）-乙腈(87：13)为流动相；检测波长为 278 nm；进样体积 20 μL。称取诺氟沙星对照品、环丙沙星对照品和依诺沙星对照品各适量，加 0.1 mol/L 盐酸溶液适量使溶解，用流动相稀释制成每毫升中含诺氟沙星 25 μg、环丙沙星和依诺沙星各 5 μg 的混合溶液，取 20 μL 注入液相色谱仪，记录色谱图，诺氟沙星峰的保留时间约为 9 min。诺氟沙星峰与环丙沙星峰和诺氟沙星峰与依诺沙星峰间的分离度均应大于 2.0。

2. 测定法

取本品约 25 mg，精密称定，置 100 mL 容量瓶中，加 0.1 mol/L 盐酸溶液 2 mL 使溶解后，用水稀释至刻度,摇匀,精密量取 5 mL,置 50 mL 容量瓶中,用流动相稀释至刻度,摇匀,作为供试品溶液;取诺氟沙星对照品约 25 mg,精密称定,置 100 mL 容量瓶中,加 0.1 mol/L 盐酸溶液 2 mL 使溶解后,用水稀释至刻度,摇匀,精密量取 5 mL,置 50 mL 容量瓶中,用流动相稀释至刻度,摇匀,作为对照品溶液。精密量取供试品溶液与对照品溶液各 20 μL,分别注入液相色谱仪,记录色谱图,按外标法以峰面积计算,即得。

知识链接

《中国药典》(2020 年版)规定诺氟沙星片、诺氟沙星软膏、诺氟沙星胶囊、诺氟沙星滴眼液均采用高效液相色谱法测定含量,诺氟沙星乳膏采用紫外-可见分光光度法测定含量。

诺氟沙星乳膏的含量测定

供试品溶液:取本品适量(约相当于诺氟沙星 5 mg),精密称定,置分液漏斗中,加三氯甲烷 15 mL,振摇后,用氯化钠饱和的 0.1% 氢氧化钠溶液 25 mL、20 mL、20 mL 和 10 mL 分次提取,合并提取液,置 100 mL 容量瓶中,加 0.1% 氢氧化钠溶液稀释至刻度,摇匀,过滤,精密量取续滤液 10 mL,用 0.4% 氢氧化钠溶液定量稀释制成每 1 mL 中约含诺氟沙星 5 μg 的溶液。

对照品溶液:取诺氟沙星对照品适量,精密称定,加 0.4% 氢氧化钠溶液溶解并定量稀释制成每毫升中约含 5 μg 的溶液。

测定法:取供试品溶液与对照品溶液,在 273 nm 波长处分别测定吸光度,计算,即得。

→ 本节知识点

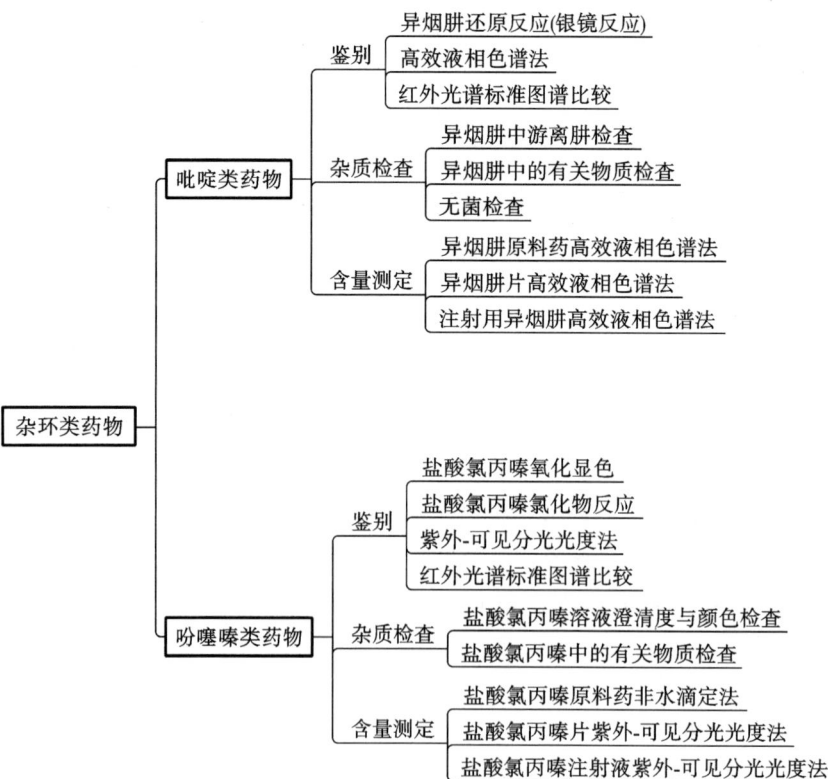

148

杂环类药物
- 苯并二氮杂草类药物
  - 鉴别
    - 硫酸-荧光反应
    - 紫外-可见分光光度法
    - 红外光谱标准图谱比较
    - 地西泮氯化物反应
  - 杂质检查
    - 地西泮中的有关物质检查
  - 含量测定
    - 地西泮原料药非水滴定法
    - 地西泮片高效液相色谱法
    - 地西泮注射液高效液相色谱法
- 喹诺酮类药物
  - 鉴别
    - 诺氟沙星薄层色谱法
    - 诺氟沙星高效液相色谱法
    - 含氟药物氟元素反应
  - 杂质检查
    - 诺氟沙星的有关物质检查
  - 含量测定
    - 诺氟沙星原料药高效液相色谱法
    - 诺氟沙星片高效液相色谱法
    - 诺氟沙星软膏高效液相色谱法
    - 诺氟沙星胶囊高效液相色谱法
    - 诺氟沙星滴眼液高效液相色谱法
    - 诺氟沙星乳膏紫外-可见分光光度法

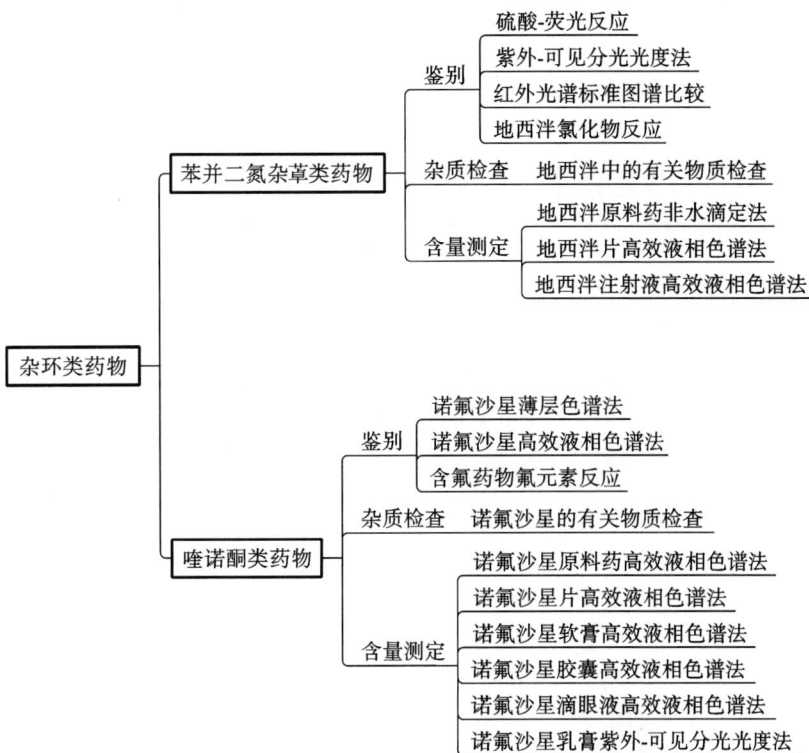

同步能力检测题

同步能力检测答案

一、选择题

（一）单项选择题

1.《中国药典》(2020 年版)检查异烟肼中的游离肼采用的方法是( )。

A. 纸色谱法　　　　B. 薄层色谱法　　　　C. 紫外-可见分光光度法　　　　D. 高效液相色谱法

2. 硫酸-荧光反应为下列哪种药物的特征鉴别反应?( )

A. 地西泮　　　　B. 异烟肼　　　　C. 诺氟沙星　　　　D. 盐酸氯丙嗪

3. 能与氨制硝酸银作用产生银镜反应的药物是( )。

A. 地西泮　　　　B. 异烟肼　　　　C. 诺氟沙星　　　　D. 盐酸氯丙嗪

4.《中国药典》(2020 年版)规定盐酸氯丙嗪含量测定的方法为( )。

A. 非水滴定法　　　　　　　　　　B. 钯离子比色法

C. 紫外-可见分光光度法　　　　　　D. 高效液相色谱法

5. 异烟肼中的特殊杂质为( )。

A. 阿司匹林　　　　B. 水杨酸　　　　C. 游离肼　　　　D. 硝基苯

（二）多项选择题

1. 下列药物属于杂环类药物的有( )。

A. 地西泮　　　　B. 异烟肼　　　　C. 诺氟沙星

D. 盐酸氯丙嗪　　　E. 阿司匹林

2.《中国药典》(2020 年版)规定的异烟肼鉴别方法包括( )。

A. 还原反应　　　　B. 高效液相色谱法　　　　C. 红外光谱法

D. 三氯化铁反应　　　E. 紫外-可见分光光度法

3.《中国药典》(2020 年版)规定的地西泮鉴别方法包括( )。

A. 硫酸-荧光反应　　　B. 紫外-可见分光光度法　　C. 红外分光光度法

D.氯化物反应　　　　E.高效液相色谱法

4.《中国药典》(2020年版)规定采用非水滴定法测定含量的药物有(　　　)。

A.地西泮　　　　　　B.异烟肼　　　　　　　　C.诺氟沙星

D.盐酸氯丙嗪　　　　E.地西泮片

二、用简便的化学方法区别下列各组药物

1. 异烟肼和尼可刹米

2. 地西泮和氯氮䓬

三、计算题

取地西泮样品,精密称定为0.2011 g,加冰醋酸与醋酐各10 mL使溶解,加结晶紫指示液1滴,用高氯酸滴定液(0.1012 mol/L)滴定,至溶液显绿色时,消耗6.98 mL高氯酸滴定液,空白试验消耗高氯酸滴定液0.06 mL。每毫升高氯酸滴定液(0.1 mol/L)相当于28.47 mg的地西泮($C_{16}H_{13}ClN_2O$)。《中国药典》(2020年版)规定本品含$C_{16}H_{13}ClN_2O$不得少于98.5%。通过计算判断本品含量是否符合含量限度。

(蔡兴东)

第五节　生物碱类药物的分析

扫码看PPT

生物碱是存在于生物体内的一类含氮的有机化合物,多数呈碱性,故称生物碱。生物碱类药物结构复杂、种类繁多,并且大多具有特殊而显著的生理活性和毒性,临床中应谨慎应用,严格控制其质量,以确保用药安全。

生物碱类药物一般按其母核的化学结构分类,常见类别有托烷类、苯烃胺类、喹啉类、黄嘌呤类、异喹啉类、吲哚类等。本节以《中国药典》(2020年版)中收载的硫酸阿托品、盐酸麻黄碱、盐酸吗啡和咖啡因为代表,解析生物碱类药物的质量分析方法。

一、硫酸阿托品的质量分析

硫酸阿托品作为一种抗胆碱药,临床用于各种内脏绞痛、多种感染中毒性休克、麻醉前给药(辅助麻醉),还用于有机磷酸酯类中毒的解救。

(一)结构与性质

1. 结构

硫酸阿托品为托烷类生物碱,其结构如下。

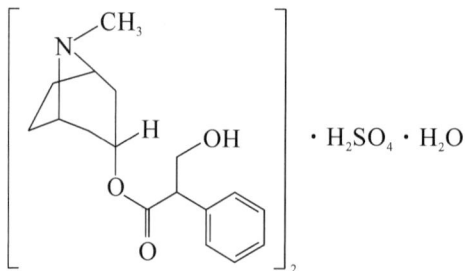

2. 性质

(1)性状:硫酸阿托品为无色结晶或白色结晶性粉末;无臭。在水中极易溶解,在乙醇中易溶。

(2)碱性:阿托品的五元脂环上有叔胺氮原子,其pK_b值为4.35,碱性较强,可与硫酸成盐。

(3)水解性:阿托品是由莨菪烷衍生的氨基醇与莨菪酸形成的酯类药物,易水解产生莨菪酸和莨

莨菪醇,莨菪酸可发生维他立(Vitali)反应,可用于鉴别。

(4)旋光性:分子结构中具有不对称碳原子,但本品为外消旋体,故无旋光性。

(二)鉴别试验

1. 维他立(Vitali)反应

该反应为托烷类生物碱的鉴别反应(通则0301)。硫酸阿托品结构中的酯键水解后生成莨菪酸,莨菪酸与发烟硝酸共热,发生硝基化反应,生成黄色的硝基衍生物,再与醇制氢氧化钾作用,生成深紫色的醌型化合物。

方法:取供试品约10 mg,加发烟硝酸5滴,置水浴上蒸干,得黄色残渣,放冷,加乙醇2~3滴湿润,加固体氢氧化钾一小粒,即显深紫色。

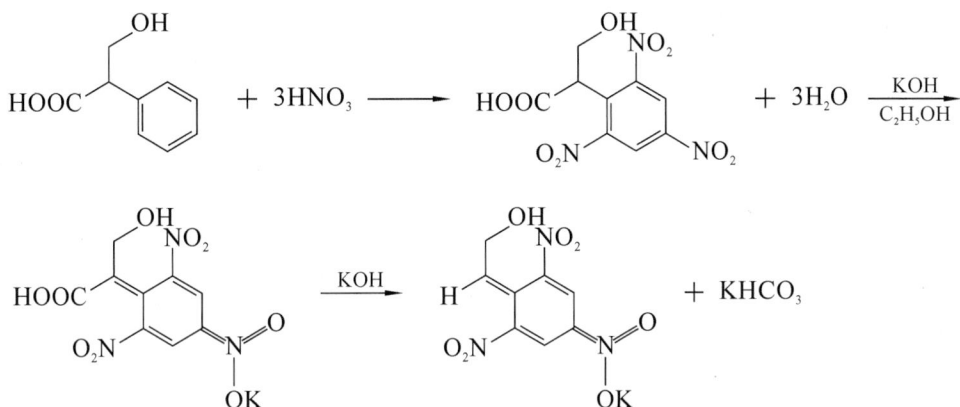

2. 红外分光光度法

本品的红外吸收图谱应与对照的图谱(光谱集487图)一致。

3. 与硫酸根的反应

本品的水溶液显硫酸盐的反应(通则0301)。

(三)杂质检查

《中国药典》(2020年版)规定本品除需检查"酸度""干燥失重""炽灼残渣"等一般杂质外,还应做特殊杂质"莨菪碱"和"有关物质"检查。

1. 莨菪碱

硫酸阿托品在生产过程中消旋化不完全而引入的,其毒性较大,故应予以检查。莨菪碱有旋光性,为左旋体,而硫酸阿托品为消旋体,无旋光性,故利用旋光性差异进行检查。

方法:取本品,按干燥品计算,加水溶解并制成每毫升中含50 mg的溶液,依法测定(通则0621),旋光度不得过-0.40°。

2. 有关物质

硫酸阿托品在制备过程中除莨菪碱外还可能引入颠茄碱等生物碱杂质,因此采用高效液相色谱法检查"有关物质",以控制生产过程中引入的中间体、副产物及分解产物等有关物质的量。

方法:取本品,加水溶解并稀释制成每毫升中含0.5 mg的溶液,作为供试品溶液;精密量取1 mL,置100 mL容量瓶中,用水稀释至刻度,摇匀,作为对照溶液。照高效液相色谱法(通则0512)试验。用十八烷基硅烷键合硅胶为填充剂,以0.05 mol/L磷酸二氢钾溶液(含0.0025 mol/L庚烷磺酸钠)-乙腈(84:16)(用磷酸或氢氧化钠试液调pH值至5.0)为流动相,检测波长为225 nm,阿托品峰与相邻杂质峰的分离度应符合要求。精密量取对照溶液与供试品溶液各20 μL,分别注入液相色谱仪,记录色谱图至主成分峰保留时间的2倍。供试品溶液色谱图中如有杂质峰,扣除相对保留时间0.17之前的色谱峰,各杂质峰面积的和不得大于对照溶液主峰面积(1.0%)。

（四）含量测定

生物碱类药物虽具有一定的碱性,但通常碱性较弱,在水溶液中用酸直接滴定没有明显的滴定突跃,终点难以观测;而在非水酸性介质（如冰醋酸）中,药物碱性明显增强,可用高氯酸为滴定液直接滴定。

阿托品具有碱性,《中国药典》(2020 年版)采用非水滴定法测定其原料的含量。对于其制剂,片剂、注射剂采用酸性染料比色法,眼膏剂则采用高效液相色谱法。

1. 硫酸阿托品的含量测定

1)测定方法

取本品约 0.5 g,精密称定,加冰醋酸与醋酐各 10 mL 溶解后,加结晶紫指示液 1～2 滴,用高氯酸滴定液(0.1 mol/L)滴定至溶液显纯蓝色,并将滴定的结果用空白试验校正。每毫升高氯酸滴定液(0.1 mol/L)相当于 67.68 mg 的硫酸阿托品($C_{17}H_{23}NO_3$)$_2$ · H_2SO_4。

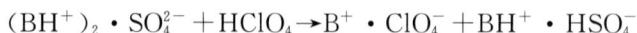

$$(BH^+)_2 \cdot SO_4^{2-} + HClO_4 \rightarrow B^+ \cdot ClO_4^- + BH^+ \cdot HSO_4^-$$

硫酸阿托品为有机碱的硫酸盐,因硫酸在滴定液中酸性很强,故用高氯酸滴定液进行非水滴定时,只能滴定到 HSO_4^-。

2)含量计算

$$含量(\%) = \frac{(V - V_0) \times T \times F \times 10^{-3}}{m} \times 100\% \tag{6-6}$$

式中,V 表示滴定时消耗高氯酸滴定液的体积,mL;V_0 表示空白试验时消耗高氯酸滴定液的体积,mL;T 表示滴定度,mg/mL;F 表示高氯酸滴定液的浓度校正因子;m 表示供试品的取样量,g。

2. 硫酸阿托品片的含量测定

1)测定方法

(1) 供试品溶液:取本品 20 片,精密称定,研细,精密称取适量(约相当于硫酸阿托品 2.5 mg),置 50 mL 容量瓶中,加水振摇使硫酸阿托品溶解并稀释至刻度,过滤,取续滤液。

(2) 对照品溶液:取硫酸阿托品对照品约 25 mg,精密称定,置 25 mL 容量瓶中,加水溶解并稀释至刻度,摇匀,精密量取 5 mL,置 100 mL 容量瓶中,用水稀释至刻度,摇匀。

(3)测定法:精密量取供试品溶液与对照品溶液各 2 mL,分别置预先精密加入三氯甲烷 10 mL 的分液漏斗中,各加溴甲酚绿溶液(取溴甲酚绿 50 mg 与邻苯二甲酸氢钾 1.021 g,加 0.2 mol/L 氢氧化钠溶液 6.0 mL 使溶解,再用水稀释至 100 mL,摇匀,必要时过滤)2.0 mL,振摇提取 2 min 后,静置使分层,分取澄清的三氯甲烷液,在 420 nm 波长处分别测定吸光度,计算,并将结果乘以 1.027。

本法为酸性染料比色法,具有专属性和准确度较好、样品用量少、测定灵敏度高的特点,适用于小剂量的有机碱药物及制剂或体内有机碱药物的检测。测定时应注意水相最佳 pH 值的选择,注意去除水分和排除有色杂质的干扰。

2)含量计算

$$含量(\%) = \frac{c_R \times \dfrac{A_X}{A_R} \times V \times 1.027 \times \overline{W}}{m \times S} \times 100\% \tag{6-7}$$

式中,A_X 表示供试品溶液的吸光度;A_R 表示对照品溶液的吸光度;c_R 表示供试品溶液的浓度,mg/mL;V 表示供试品溶液的体积,mL;W 表示平均片重,g;m 表示供试品的取样量,g;S 表示标示量,mg;1.027表示分子量换算因数,即每克无水硫酸阿托品相当于硫酸阿托品($C_{17}H_{23}NO_3$)$_2$ · H_2SO_4 · H_2O 的重量(g)。

知识链接

酸性染料比色法

酸性染料比色法是针对生物碱类药物，在一定的 pH 值条件下，可与某些酸性染料结合显色，而进行分光光度法测定药物含量的方法。本法利用在适当的 pH 值介质中，生物碱类药物（B）可与氢离子结合成阳离子（BH^+），一些酸性染料在此介质中可解离为阴离子（In^-），两种离子定量地结合，即生成有色离子对（$BH^+ \cdot In^-$），该离子对可被有机溶剂定量地提取，形成有色溶液，通过测定该有机相中有色离子对特征波长处的吸光度，即可对生物碱类药物进行含量测定。

本法常选用的酸性染料为溴甲酚绿，常选用的有机溶剂为三氯甲烷。《中国药典》（2020 年版）对硫酸阿托品的片剂和注射剂的含量均采用此法测定。

3. 硫酸阿托品眼膏的含量测定

由于眼膏剂的辅料对测定有干扰，《中国药典》（2020 年版）采用高效液相色谱法测定硫酸阿托品眼膏剂的含量。

1）照高效液相色谱法（通则 0512）测定

（1）供试品溶液：取本品适量（相当于硫酸阿托品 10 mg），精密称定，置 50 mL 容量瓶中，加水适量，在 80 ℃ 水浴中强烈振摇 20 min 使硫酸阿托品溶解，放冷，用水稀释至刻度，摇匀，冰浴中冷却 5 min，过滤，取续滤液。

（2）对照品溶液：取硫酸阿托品对照品，精密称定，加水溶解并定量稀释制成每毫升中约含 0.2 mg 的溶液。

（3）色谱条件：用十八烷基硅烷键合硅胶为填充剂；以 0.05 mol/L 磷酸二氢钾溶液（含 0.0025 mol/L 庚烷磺酸钠）-乙腈（84∶16）（用磷酸或氢氧化钠试液调节 pH 值至 5.0）为流动相；检测波长为 225 nm；进样体积 20 μL。系统适用性要求理论板数按阿托品峰计算不低于 3000。

（4）测定法：精密量取供试品溶液与对照品溶液，分别注入液相色谱仪，记录色谱图。按外标法以峰面积计算。

2）含量计算

$$含量（\%）= \frac{c_R \times \dfrac{A_X}{A_R} \times V \times 每支容量}{m \times S} \times 100\% \tag{6-8}$$

式中，A_X 表示供试品溶液的峰面积；A_R 表示对照品溶液的峰面积；c_R 表示对照品溶液的浓度，mg/mL；V 表示供试品溶液的体积，mL；m 表示供试品的取样量，g；S 表示标示量，mg。

二、盐酸麻黄碱的质量分析

盐酸麻黄碱作为一种 β_2 肾上腺素受体激动药，用于习惯性支气管哮喘、过敏反应、重症肌无力，还能对抗脊椎麻醉引起的血压降低、扩大瞳孔，因具有兴奋中枢的作用，还可用作中枢神经系统兴奋剂。

（一）结构与性质

1. 结构

盐酸麻黄碱为苯烷胺类生物碱，其结构如下。

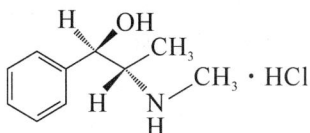

2. 性质

（1）性状：盐酸麻黄碱为白色针状结晶或结晶性粉末；无臭。在水中易溶，在乙醇中溶解，在三氯甲烷或乙醚中不溶。

（2）碱性：结构中的氮原子不在环状结构内，而位于侧链之上，且为仲胺氮，故碱性较一般生物碱强，易与酸成盐。

（3）旋光性：分子结构中具有两个手性碳原子，故具有旋光性，为左旋体。可利用此特性进行纯度检查。

（4）氨基醇性质：侧链上有氨基醇结构，能发生双缩脲反应，可用于鉴别。

（5）光谱吸收特征：分子结构中含有芳环和特征官能团，有紫外光谱和红外光谱特征吸收，可供鉴别和含量测定。

（二）鉴别试验

1. 双缩脲反应

该反应为侧链中氨基醇结构的特征反应。盐酸麻黄碱在碱性溶液中与硫酸铜反应，Cu^{2+}与仲氨基形成紫堇色配位化合物，加入乙醚后，无水铜配位化合物及其具有 2 个结晶水的铜配位化合物进入醚层，显紫红色，而具有 4 个结晶水的铜配位化合物和剩余的硫酸铜溶于水层显蓝色。

方法：取本品约 10 mg，加水 1 mL 溶解后，加硫酸铜试液 2 滴与 20% 氢氧化钠溶液 1 mL，即显蓝紫色；加乙醚 1 mL，振摇后，放置，乙醚层即显紫红色，水层变成蓝色。

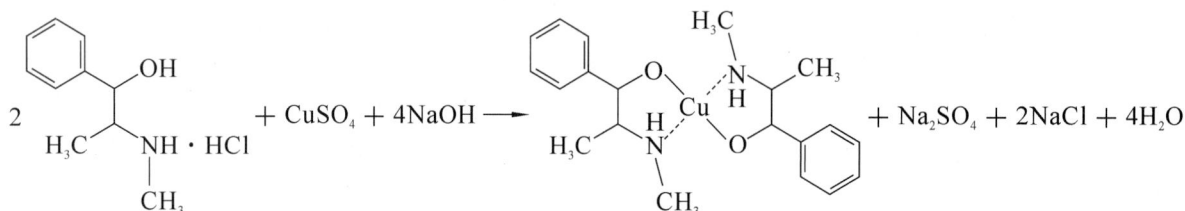

2. 红外分光光度法

本品的红外吸收图谱应与对照的图谱（光谱集 387 图）一致。

3. 氯化物反应

本品为盐酸盐，水溶液显氯化物鉴别（1）的反应（通则 0301）。

（三）杂质检查

《中国药典》（2020 年版）规定盐酸麻黄碱除需检查"溶液的澄清度""硫酸盐""干燥失重"和"炽灼残渣"等一般杂质外，还应进行"有关物质"检查。

目前盐酸麻黄碱主要是从天然植物麻黄中提取分离而获取，在生产过程中可能引入盐酸伪麻黄碱、草酸及其他麻黄碱类似物或降解产物，为控制其质量，故采用高效液相色谱法进行"有关物质"检查。

本品有关物质照高效液相色谱法（通则 0512）测定。取本品约 50 mg，置 50 mL 容量瓶中，加流动相溶解并稀释至刻度，摇匀，即得供试品溶液。精密量取供试品溶液 1 mL，置 100 mL 容量瓶中，用流动相稀释至刻度，摇匀，即得对照溶液。用十八烷基硅烷键合硅胶为填充剂；以磷酸盐缓冲液（取磷酸二氢钾 6.8 g，三乙胺 5 mL，磷酸 4 mL，加水至 1000 mL，用稀磷酸或三乙胺调节 pH 值至 3.0±0.1）-乙腈（90∶10）为流动相；检测波长为 210 nm；进样体积 10 μL。系统适用性要求理论板数按麻黄碱峰计算不低于 3000。精密量取供试品溶液与对照溶液，分别注入液相色谱仪，记录色谱图至主成分峰保留时间的 2 倍。供试品溶液色谱图中如有杂质峰，各杂质峰面积的和不得大于对照溶液主峰面积的0.5 倍（0.5%）。

（四）含量测定

盐酸麻黄碱具有碱性，《中国药典》（2020 年版）采用非水滴定法测定其原料的含量，其注射剂和滴鼻剂则采用高效液相色谱法。下面主要介绍盐酸麻黄碱的含量测定。

1. 测定方法

取本品约 0.15 g,精密称定,加冰醋酸 10 mL,加热溶解后,加醋酸汞试液 4 mL 与结晶紫指示液 1 滴,用高氯酸滴定液(0.1 mol/L)滴定至溶液显翠绿色,并将滴定的结果用空白试验校正。每毫升高氯酸滴定液(0.1 mol/L)相当于 20.17 mg $C_{10}H_{15}NO \cdot HCl$。

2. 含量计算

$$含量(\%) = \frac{(V - V_0) \times T \times F \times 10^{-3}}{m} \times 100\% \tag{6-9}$$

式中,V 表示滴定时消耗高氯酸滴定液的体积,mL;V_0 表示空白试验时消耗高氯酸滴定液的体积,mL;F 表示高氯酸滴定液的浓度校正因子;T 表示滴定度,mg/mL;m 表示供试品的取样量,g。

三、盐酸吗啡的质量分析

盐酸吗啡是一种强效镇痛药,适用于急性剧痛,更是治疗重度癌痛的代表性药物。

(一)结构与性质

1. 结构

盐酸吗啡为异喹啉类生物碱,其结构如下。

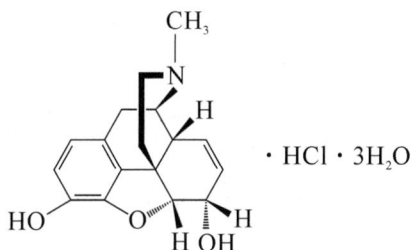

2. 性质

(1)性状:盐酸吗啡为白色、有丝光的针状结晶或结晶性粉末;无臭;遇光易变质。本品在水中溶解,在乙醇中略溶,在三氯甲烷或乙醚中几乎不溶。

(2)旋光性:结构中有 5 个手性碳原子,故具旋光性。

(3)酸碱两性:吗啡分子结构中含有酚羟基和叔氨基,属于酸碱两性化合物,但碱性略强。

(4)显色反应:盐酸吗啡可与甲醛-硫酸、钼硫酸、铁氰化钾试液反应产生特殊颜色,用于鉴别。

(二)鉴别试验

1. 甲醛-硫酸反应

吗啡、可待因等异喹啉类生物碱遇甲醛-硫酸试液可生成具有醌式结构的有色化合物。

方法:取本品约 1 mg,加甲醛-硫酸试液 1 滴,即显紫堇色。

2. 钼硫酸反应(Frohde 反应)

该反应为吗啡生物碱的特征反应。

方法:取本品约 1 mg,加钼硫酸试液 0.5 mL,即显紫色,继变为蓝色,最后变为棕绿色。

3. 还原反应

吗啡具有弱还原性,吗啡被铁氰化钾氧化生成伪吗啡,而铁氰化钾被还原生成亚铁氰化钾,亚铁氰化钾遇三氯化铁生成亚铁氰化铁(普鲁士蓝)而显蓝绿色。可待因无还原性,不能发生此反应。

方法:取本品约 1 mg,加水 1 mL 溶解后,加稀铁氰化钾试液 1 滴,即显蓝绿色(与可待因的区别)。

4. 红外分光光度法

本品的红外吸收图谱应与对照的图谱(光谱集 344 图)一致。

5. 氯化物反应

本品的水溶液显氯化物鉴别(1)的反应通则(0391)。

(三) 杂质检查

《中国药典》(2020 年版)规定本品除需检查"酸度""溶液的澄清度与颜色""干燥失重""炽灼残渣"等一般杂质外,还应检查"铵盐""阿扑吗啡""罂粟酸"和"有关物质"。

1. 铵盐

铵盐为生产中加入氯化铵或氨液时引入的。该杂质在氢氧化钠试液中加热释放出氨气,可使湿润的红色石蕊试纸变为蓝色。

方法:取本品 0.20 g,加氢氧化钠试液 5 mL,加热 1 min,发生的蒸气不得使湿润的红色石蕊试纸即时变蓝色。

2. 阿扑吗啡

吗啡在酸性溶液中加热,可以经脱水、分子重排后生成阿扑吗啡。阿扑吗啡具有还原性,其水溶液在碳酸氢钠碱性条件下,经碘试液氧化,生成水溶性绿色化合物,此产物溶于乙醚显深宝石红色,水层仍显绿色。

方法:取本品 50 mg,加水 4 mL 溶解后,加碳酸氢钠 0.10 g 与 0.1 mol/L 碘溶液 1 滴,加乙醚 5 mL,振摇提取,静置分层后,乙醚层不得显红色,水层不得显绿色。

3. 罂粟酸

盐酸吗啡可从阿片中提取制得。阿片中含有罂粟酸,在提取吗啡时可能引入罂粟酸。罂粟酸在微酸性溶液中,遇三氯化铁生成红色的罂粟酸铁。

方法:取本品 0.15 g,加水 5 mL 溶解后,加稀盐酸 5 mL 与三氯化铁试液 2 滴,不得显红色。

4. 有关物质

该项检查主要是控制盐酸吗啡中伪吗啡、可待因等其他生物碱杂质的含量。

(1) 供试品溶液:取本品适量,加流动相溶解并稀释制成每 1 mL 中约含盐酸吗啡 0.5 mg 的溶液。

(2) 对照溶液:精密量取供试品溶液适量,用流动相定量稀释制成每 1 mL 中约含 5 μg 的溶液。

(3) 系统适用性溶液:取盐酸吗啡对照品适量,加水溶解,制成每 1 mL 中含 0.2 mg 的溶液,取 5 mL,加 0.4% 三氯化铁溶液 1 mL,置沸水浴中加热 10 min,放冷;量取该溶液 1 mL,加入磷酸可待因对照品溶液(取磷酸可待因对照品适量,加流动相溶解并稀释制成每 1 mL 中约含磷酸可待因 25 μg 的溶液)1 mL,摇匀。

(4) 色谱条件:用十八烷基硅烷键合硅胶为填充剂;以 0.0025 mol/L 庚烷磺酸钠的 0.01 mol/L 磷酸二氢钾溶液(含 0.1% 三乙胺,用磷酸调节 pH 值为 2.5±0.1)-乙腈(85:15)为流动相;检测波长为 210 nm;柱温为 30 ℃;进样体积 20 μL。

(5) 系统适用性要求:系统适用性溶液色谱图中,出峰顺序依次为吗啡、伪吗啡与可待因;吗啡的保留时间为 7~8 min,伪吗啡的相对保留时间为 1.2~1.5 min,可待因的相对保留时间为 2.0~2.3 min,各色谱峰之间的分离度均应符合要求。

(6) 测定法:精密量取供试品溶液与对照溶液,分别注入液相色谱仪,记录色谱图至主成分峰保留时间的 4 倍。

(7) 限度:供试品溶液色谱图中如有与伪吗啡保留时间一致的色谱峰,其峰面积乘以校正因子 2 后,不得大于对照溶液主峰面积的 0.4 倍(0.4%),可待因与其他单个杂质峰面积均不得大于对照溶液主峰面积的 0.25 倍(0.25%),各杂质峰面积的和不得大于对照溶液主峰面积(1.0%),小于对照溶液主峰面积 0.05 倍的色谱峰忽略不计。

(四) 含量测定

盐酸吗啡具有碱性,《中国药典》(2020 年版)采用非水滴定法测定其原料的含量。其片剂和注射剂采用紫外-可见分光光度法测定;对于盐酸吗啡缓释片,采用高效液相色谱法测定。

1. 盐酸吗啡的含量测定

1)测定方法

取本品约 0.2 g,精密称定,加冰醋酸 10 mL 与醋酸汞试液 4 mL 溶解后,加结晶紫指示液 1 滴,用高氯酸滴定液(0.1 mol/L)滴定至溶液显绿色,并将滴定的结果用空白试验校正。每毫升高氯酸滴定液(0.1 mol/L)相当于 32.18 mg 的 $C_{17}H_{19}NO_3 \cdot HCl$。

2)含量计算

$$含量(\%) = \frac{(V - V_0) \times T \times F \times 10^{-3}}{m} \times 100\% \tag{6-10}$$

式中,V 表示滴定时消耗高氯酸滴定液的体积,mL;V_0 表示空白试验时消耗高氯酸滴定液的体积,mL;F 表示高氯酸滴定液的浓度校正因子;T 表示滴定度,mg/mL;m 表示供试品的取样量,g。

2. 盐酸吗啡片剂的含量测定

1)测定方法

(1)供试品溶液:取本品 20 片(如为薄膜衣片,仔细除去薄膜衣)精密称定,研细,精密称取适量(相当于盐酸吗啡 10 mg),置 100 mL 容量瓶中,加水 50 mL,振摇,使盐酸吗啡溶解,用水稀释至刻度,摇匀,过滤,精密量取续滤液 15 mL,置 50 mL 容量瓶中,加 0.2 mol/L 氢氧化钠溶液 25 mL,用水稀释至刻度,摇匀。

(2)对照品溶液:取吗啡对照品适量,精密称定,加 0.1 mol/L 氢氧化钠溶液溶解并定量稀释制成每 1 mL 中约含 20 μg 的溶液。

(3)测定法:取供试品溶液与对照品溶液,在 250 nm 波长处分别测定吸光度,计算,结果乘以 1.317,即得盐酸吗啡($C_{17}H_{19}NO_3 \cdot HCl \cdot 3H_2O$)的含量。

2)含量计算

$$含量(\%) = \frac{c_R \times \dfrac{A_X}{A_R} \times V \times 1.317 \times \overline{W}}{m \times S} \times 100\% \tag{6-11}$$

式中,A_X 表示供试品溶液的吸光度;A_R 表示对照品溶液的吸光度;c_R 表示对照品溶液的浓度,mg/mL;V 表示供试品溶液的体积,mL;$\overline{W}$ 表示平均片重,g;m 表示供试品的取样量,g;S 表示标示量,mg;1.317 表示分子量换算因数,即每克无水盐酸吗啡相当于盐酸吗啡($C_{17}H_{19}NO_3 \cdot HCl \cdot 3H_2O$)的重量(g)。

四、咖啡因的质量分析

咖啡因是一种中枢兴奋药,用于解除中枢抑制状态,如严重传染性疾病、镇静催眠药中毒引起的昏睡及呼吸循环抑制。

(一)结构与性质

1. 结构

咖啡因为黄嘌呤类生物碱,其结构如下。

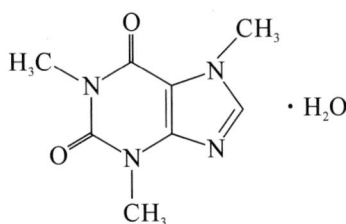

2. 性质

（1）性状：咖啡因为白色或带极微黄绿色、有丝光的针状结晶或结晶性粉末；无臭；有风化性。在热水或三氯甲烷中易溶，在水、乙醇或丙酮中略溶，在乙醚中极微溶。

（2）酸碱性：咖啡因分子结构中有 4 个氮原子，但由于邻位羰基的影响，碱性非常弱。其 pK_b 值为 14.15，很难与酸成盐，难以游离形式存在。

（3）紫脲酸铵反应：分子中黄嘌呤结构的特征显色反应，可用于鉴别。

（二）鉴别试验

1. 紫脲酸铵反应

咖啡因分子中的黄嘌呤结构，遇盐酸和氯酸钾，在水浴上共热蒸干，残渣与氨气生成甲基紫脲酸铵，显紫色，再加氢氧化钠溶液，紫色则消失。

方法：取本品约 10 mg，加盐酸 1 mL 与氯酸钾 0.1 g，置水浴上蒸干，残渣遇氨气即显紫色；再加氢氧化钠试液数滴，紫色即消失。

2. 咖啡因与碘试液的沉淀反应

咖啡因在酸性环境中可以与碘试液生成红棕色沉淀，在稍过量的碱性环境中又能溶解。

方法：取本品的饱和水溶液 5 mL，加碘试液 5 滴，不生成沉淀；再加稀盐酸 3 滴，即生成红棕色的沉淀，并能在稍过量的氢氧化钠试液中溶解。

3. 红外分光光度法

本品的红外吸收图谱应与对照的图谱（光谱集 1289 图）一致。

（三）杂质检查

《中国药典》（2020 年版）规定咖啡因除需检查"溶液的澄清度""干燥失重""炽灼残渣"等一般杂质外，还采用薄层色谱法检查"有关物质"，以控制生产过程中引入的其他生物碱。

有关物质检查：取本品适量，加溶剂（三氯甲烷-甲醇（3：2））溶解制成每毫升中约含 20 mg 的溶液，即得供试品溶液；精密量取供试品溶液适量，用溶剂定量稀释制成每 1 mL 中约含 0.10 mg 的溶液，即得对照溶液；照薄层色谱法（通则 0502）试验，吸取上述两种溶液各 10 μL，分别点于同一硅胶 GF$_{254}$ 薄层板，以正丁醇-丙酮-三氯甲烷-浓氨溶液（40：30：30：10）为展开剂，展开，取出，晾干，在紫外灯（254 nm）下检视。供试品溶液如显杂质斑点，与对照溶液的主斑点比较，不得更深。

（四）含量测定

《中国药典》（2020 年版）采用非水滴定法测定其含量。

1. 测定方法

取本品约 0.15 g，精密称定，加醋酐-冰醋酸（5：1）的混合液 25 mL，微温使溶解，放冷，加结晶紫指示液 1 滴，用高氯酸滴定液（0.1 mol/L）滴定至溶液显黄色，并将滴定的结果用空白试验校正。每毫升高氯酸滴定液（0.1 mol/L）相当于 19.42 mg 的 $C_8H_{10}N_4O_2$。

2. 计算方法

$$含量(\%) = \frac{(V - V_0) \times T \times F \times 10^{-3}}{m} \times 100\% \tag{6-12}$$

式中，V 表示滴定时消耗高氯酸滴定液的体积，mL；V_0 表示空白试验时消耗高氯酸滴定液的体积，mL；F 表示高氯酸滴定液的浓度校正因子；T 表示滴定度，mg/mL；m 表示供试品的取样量，g。

本节知识点

异喹啉类生物碱
酸碱两性 —— 结构与性质
显色反应

甲醛–硫酸反应
钼硫酸反应(Frohde反应)
还原反应 —— 鉴别试验
红外分光光度法
氯化物反应

铵盐
阿扑吗啡
罂粟酸 —— 杂质检查
有关物质:伪吗啡、可待因等其他生物碱杂质

非水滴定法
紫外–可见分光光度法 —— 含量测定
高效液相色谱法

黄嘌呤类生物碱
酸碱性 —— 结构与性质
紫脲酸铵反应

紫脲酸铵反应
咖啡因与碘试液的沉淀反应 —— 鉴别试验
红外分光光度法

薄层色谱法 有关物质 杂质检查
非水滴定法 含量测定

盐酸吗啡

咖啡因

生物碱类药物的分析

硫酸阿托品

托烷类生物碱
碱性
水解性 —— 结构与性质
旋光性

维他立(Vitali)反应
红外分光光度法 —— 鉴别
与硫酸根的反应

莨菪碱
有关物质 —— 杂质检查

原料:非水滴定法
片剂、注射剂:酸性染料比色法 —— 含量测定
眼膏剂:高效液相色谱法

盐酸麻黄碱

苯烃胺类生物碱
碱性
旋光性 —— 结构与性质
氨基醇性质
光谱吸收特征

双缩脲反应
红外分光光度法 —— 鉴别试验
氯化物反应

杂质检查 高效液相色谱法

原料:非水滴定法
注射剂:高效液相色谱法 —— 含量测定
滴鼻剂:高效液相色谱法

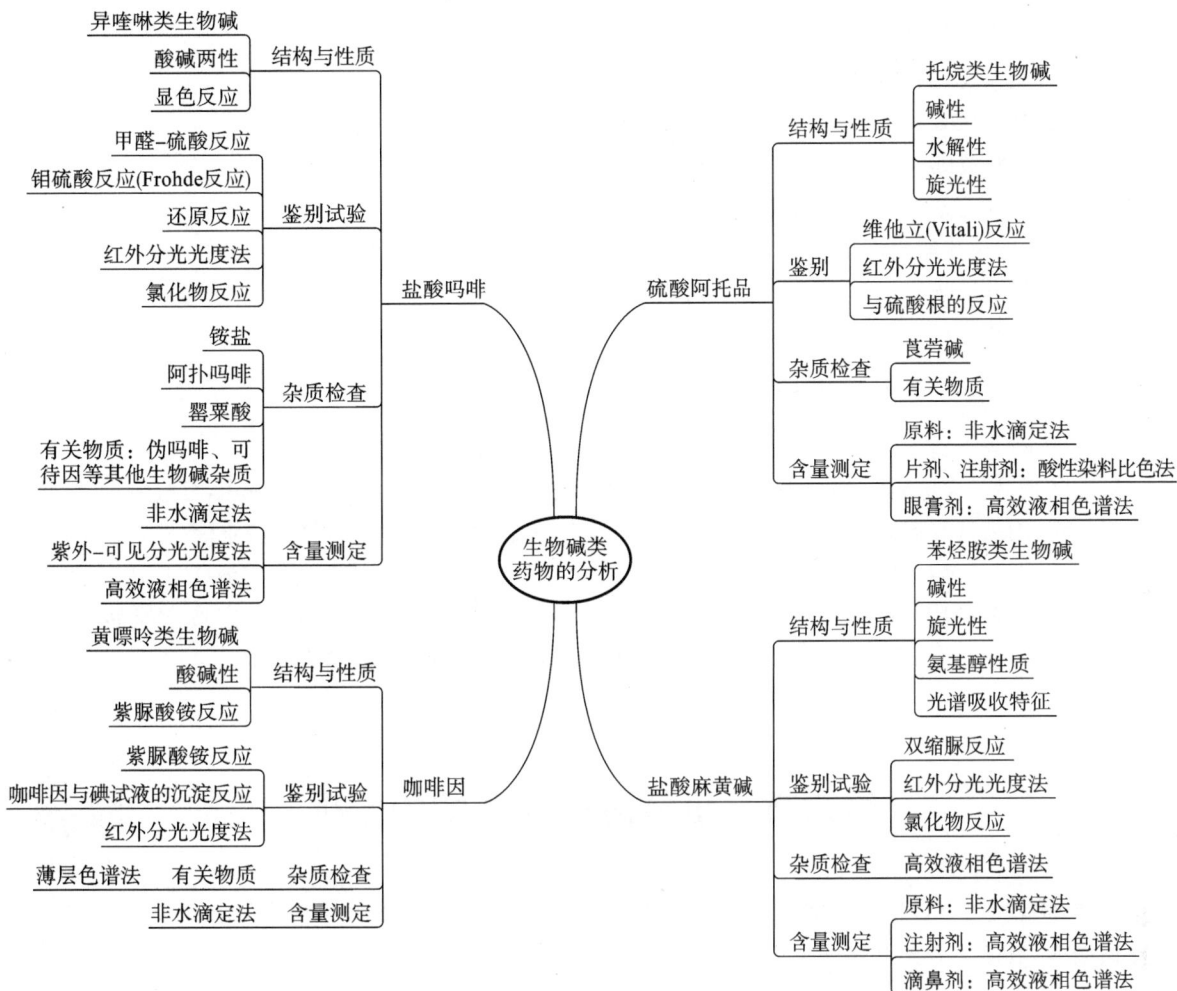

同步能力检测题

同步能力检测答案

一、选择题

（一）单项选择题

1. 既可溶于酸又可溶于碱的药物是（   ）。

A. 吗啡   B. 可待因   C. 阿托品   D. 奎尼丁

2. 能用 Vitali 反应鉴别的药物是（   ）。

A. 麻黄碱   B. 山莨菪碱   C. 可待因   D. 咖啡因

3. 能用紫脲酸铵反应鉴别的药物是（   ）。

A. 盐酸吗啡   B. 咖啡因   C. 可待因   D. 硫酸阿托品

4.《中国药典》(2020 年版)中规定检查硫酸阿托品中的莨菪碱采用的方法是（   ）。

A. 气相色谱法   B. 旋光法

C. 紫外-可见分光光度法   D. 高效液相色谱法

5.《中国药典》(2020 年版)对生物碱的原料药的含量测定大多采用（   ）。

A. 比色法   B. 旋光法

C. 紫外-可见分光光度法   D. 非水滴定法

6. 盐酸麻黄碱与双缩脲试剂反应后(　　)。

A.乙醚层显紫红色,水层显蓝色　　　　B.乙醚层显蓝色,水层显紫红色

C.石油醚层显紫红色,水层显蓝色　　　　D.石油醚层显蓝色,水层显紫红色

(二)多项选择题

1. 具有氨基醇结构的药物是(　　)。

A.盐酸麻黄碱　　　　　　B.盐酸吗啡　　　　　　C.磷酸可待因

D.盐酸伪麻黄碱　　　　　E.咖啡因

2. 用非水滴定法测定盐酸吗啡含量时,应使用(　　)。

A.5%醋酸汞冰醋酸溶液　　B.盐酸　　　　　　　　C.冰醋酸

D.二甲基甲酰胺　　　　　E.高氯酸

二、简答题

生物碱类药物含量测定常用方法有哪些?

三、计算题

硫酸阿托品的含量测定:取本品约 0.4780 g,精密称定,加冰醋酸和醋酐各 10 mL,溶解后,加结晶紫指示液 2 滴,用高氯酸滴定液(0.1012 mol/L)滴定,至溶液显纯蓝色,消耗高氯酸滴定液(0.1012 mol/L)6.92 mL,空白试验消耗高氯酸滴定液(0.1012 mol/L)0.02 mL。每毫升高氯酸滴定液(0.1012 mol/L)相当于 67.68 mg 的硫酸阿托品($C_{17}H_{23}NO_3$)$_2$ · H_2SO_4。《中国药典》(2020 年版)规定按干燥品计算,含($C_{17}H_{23}NO_3$)$_2$ · H_2SO_4 不得少于 98.5%,通过计算判断该样品的含量是否符合要求。

(余杰)

第六节　甾体激素类药物的分析

扫码看 PPT

甾体激素类药物是指分子结构中含有甾体结构的激素类药物,该类药物均具有环戊烷并多氢菲的母核结构,其基本骨架和编号如下。

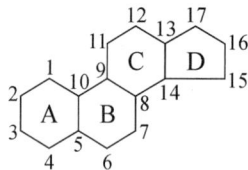

按其药理作用,甾体激素类药物可分为肾上腺皮质激素和性激素两大类。性激素又可分为雄性激素及蛋白同化激素、雌性激素和孕激素等。按其化学结构,甾体激素类药物可分为雄甾烷类、雌甾烷类和孕甾烷类,其区别在于甾体母核的 C_{10} 和 C_{17} 位上是否引入甲基。

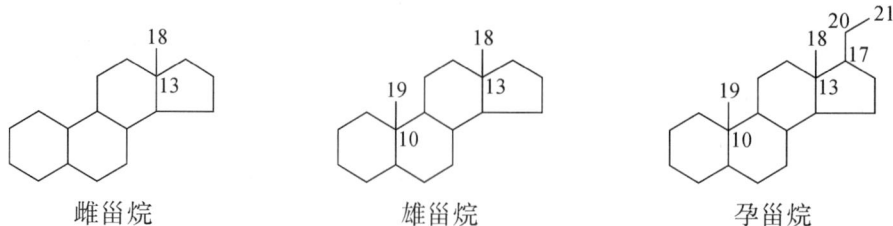

雌甾烷　　　　　　　　　雄甾烷　　　　　　　　　孕甾烷

一、典型药物结构

(一)肾上腺皮质激素

肾上腺皮质激素具有孕甾烷基本母核,《中国药典》(2020 年版)收载的常用药物有氢化可的松

（hydrocortisone）、醋酸泼尼松（prednisone acetate）、醋酸可的松（cortisone acetate）、醋酸地塞米松（dexamethasone acetate）、醋酸氟轻松（fluocinonide）、地塞米松磷酸钠（dexamethasone sodium phosphate）、倍他米松（betamethasone）和丙酸倍氯米松（beclometasone dipropionate）、丙酸氯倍他索（clobetasol propionate）等原料及其制剂。

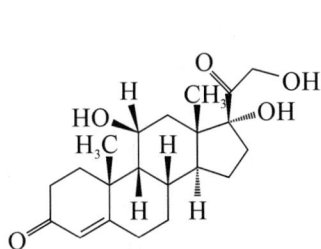

氢化可的松

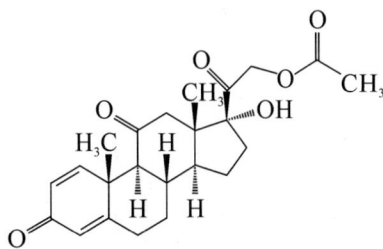

醋酸泼尼松

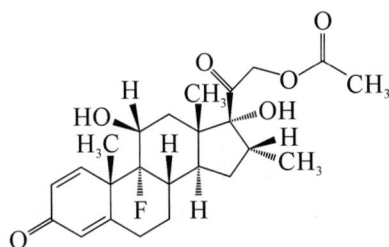

醋酸地塞米松

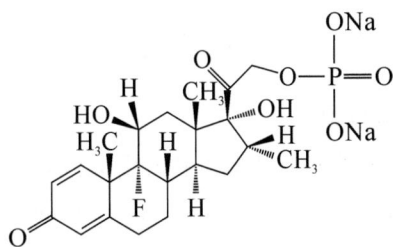

地塞米松磷酸钠

（二）雄性激素及蛋白同化激素

雄性激素及蛋白同化激素具有雄甾烷基本母核，《中国药典》（2020年版）收载的常用药物有甲睾酮（methyltestosterone）、丙酸睾酮（testosterone propionate）、苯丙酸诺龙（nandrolone phenylpropionate）等原料及其制剂。

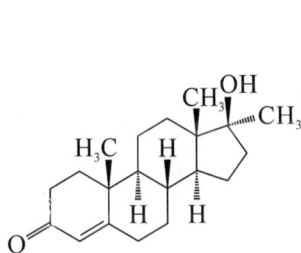

甲睾酮

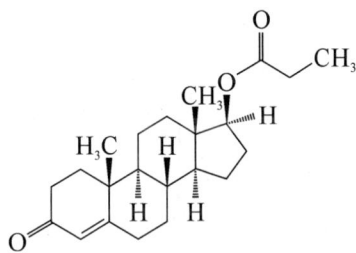

丙酸睾酮

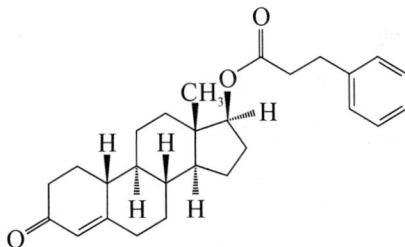

苯丙酸诺龙

（三）雌性激素

雌性激素具有雌甾烷基本母核，《中国药典》（2020年版）收载的常用药物有雌二醇（estradiol）、戊酸雌二醇（estradiol valerate）、炔雌醇（ethinylestradiol）、苯甲酸雌二醇（estradiol benzoate）、炔雌醚（quinestrol）等原料及其制剂。

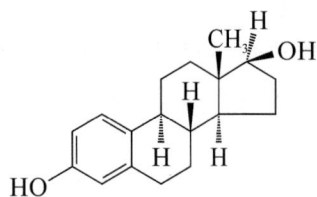

雌二醇

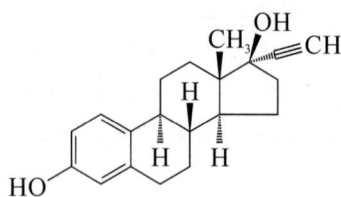

炔雌醇

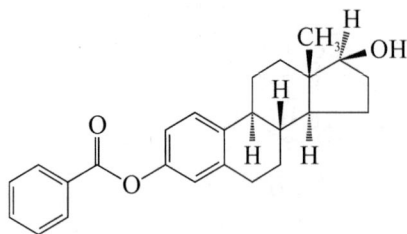

苯甲酸雌二醇

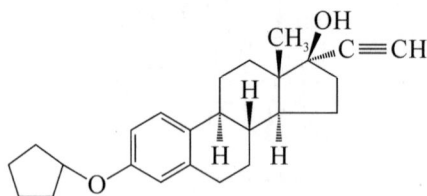

炔雌醚

（四）孕激素

孕激素具有孕甾烷基本母核，《中国药典》（2020 年版）收载的常用药物有黄体酮（progesterone）、炔孕酮（ethisterone）、炔诺酮（norethisterone）、炔诺孕酮（norgestrel）、醋酸氯地孕酮（chlormadinone acetate）和醋酸甲地孕酮（megestrol acetate）

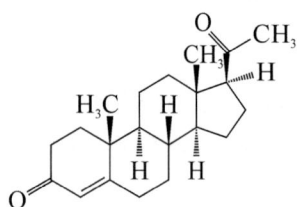

黄体酮

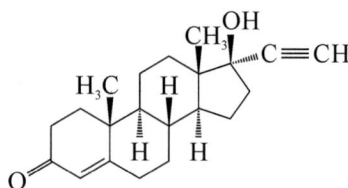

炔孕酮

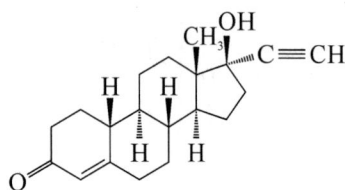

炔诺酮

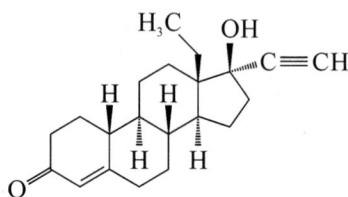

炔诺孕酮

（五）甾体激素类药物的结构特点

甾体激素类药物的基本结构主要由 3 个六元环和 1 个五元环组成，4 个环分别称为 A、B、C、D 环，在各个环上引入不同的取代基形成了各类药物，甾体激素类药物的结构特点见表 6-3。

表 6-3　甾体激素类药物的结构特点

分类	A 环为 Δ^4-3-酮	C_{17}-β-醇酮基或成酯	C_{17}-β-羟基或成酯	C_{17}-甲酮基	C_{17} 为羟基或酮基或成酯，或乙炔基	A 环为 3-OH 苯环
肾上腺皮质激素	＋	＋	－	－	－	－
雄性激素	＋	－	＋	－	＋	－
雌性激素	－	－	＋	－	＋	＋
孕激素	＋	－	－	＋	＋	－

注："＋"表示具有的特点，"－"表示不具有的特点。

二、典型药物的性质及鉴别反应

1. 性状

大部分甾体激素类药物为白色或类白色结晶性粉末,无臭,易溶于有机溶剂,不易溶于水。分子结构中具有手性碳原子,具有旋光性。

2. 与强酸的显色反应

具有甾体激素母核结构的甾体激素类药物都能与硫酸、盐酸、磷酸、高氯酸等强酸反应而显色,其中以与硫酸的显色反应最常用。在与硫酸的显色反应中,酮基先质子化,形成碳正离子,再与 HSO_4^- 作用而显色。常见的甾体激素类药物与硫酸的显色反应见表 6-4。

表 6-4 常见甾体激素类药物与硫酸的显色反应

药品名称	生成的颜色/荧光	加水稀释后的现象
氢化可的松	棕黄色至红色并显绿色荧光	黄色至橙黄色,微带绿色荧光,生成少量絮状沉淀
地塞米松	淡红棕色	颜色消失,溶液应澄清
地塞米松磷酸钠	黄色或红棕色	黄色絮状沉淀
醋酸泼尼松	橙色	黄色渐变为蓝绿色
甲睾酮	显黄色并带有黄绿色荧光*	(一)
雌二醇	显黄绿色荧光	红色
炔雌醇	橙红色并显黄绿色荧光	玫瑰红色絮状沉淀
炔雌醚	橙红色并显黄绿色荧光	红色沉淀
苯甲酸雌二醇	黄绿色并显蓝色荧光	淡橙色
炔孕酮	红色*并显亮红色荧光**	(一)
炔诺酮	红褐色并显绿色荧光	黄褐色沉淀

注:*指与硫酸-乙醇反应的显色现象;**指在 365 nm 紫外灯下观察的荧光。

甾体激素类药物与硫酸的显色反应灵敏,操作方便,而且不同的药物可与硫酸作用产生不同的颜色或荧光,可用于药物之间的互相区别。

《中国药典》(2020 年版)收载的醋酸泼尼松的鉴别方法如下:取本品约 5 mg 加硫酸 1 mL 使溶解,放置 5 min,显橙色;将此溶液倾入 10 mL 水中,即变成黄色,渐渐变为蓝绿色。

炔雌醇的鉴别方法:取本品 2 mg,加硫酸 2 mL 溶解后,溶液显橙红色,在反射光线下出现黄绿色荧光;将此溶液倾入 4 mL 水中,即生成玫瑰红色絮状沉淀。

甲睾酮的鉴别方法:取本品 5 mg,加硫酸-乙醇(2∶1)1 mL 使溶解,即显黄色并带有黄绿色荧光。

3. 酮基的显色反应

具有 C_3-酮基或 C_{20}-酮基的甾体激素类药物可与 2,4-二硝基苯肼、硫酸苯肼、异烟肼等羰基试剂发生缩合反应,形成黄色的腙而用于药物的鉴别。

《中国药典》(2020 年版)收载的氢化可的松的鉴别方法:取本品约 0.1 mg,加乙醇 1 mL 溶解后,加临用新制的硫酸苯肼试液 8 mL,在加热 15 min,即显黄色。

4. 甲酮基的显色反应

含有甲酮基的甾体激素类药物,能与亚硝基铁氰化钠、间二硝基苯、芳香醛等反应而显色。其中黄体酮因结构中含有 C_{17}-甲酮基,其与亚硝基铁氰化钠反应可生成蓝紫色配位化合物,被认为是黄体酮的专属性鉴别反应。

5. 酚羟基的显色反应

含有酚羟基的雌性激素类药物,可与三氯化铁试液或重氮苯磺酸反应而显色。

163

《中国药典》(2020 年版)收载的雌二醇的鉴别方法:取本品约 2 mg,加硫酸 2 mL 溶解,溶液显黄绿色荧光,加三氯化铁试液 2 滴,显草绿色,再加水稀释,溶液变为红色。

6. 与 β-醇酮基的反应

肾上腺皮质激素类药物 C_{17} 位的 β-醇酮基,具有还原性,能与碱性酒石酸铜试液(费林试剂)、氨制硝酸银试液(多伦试剂)及四氮唑盐(氯化三苯四氮唑)等试液发生氧化还原反应。如与费林试剂生成砖红色的氧化亚铜沉淀,与多伦试剂生成黑色金属银沉淀。

《中国药典》(2020 年版)收载醋酸氟氢可的松的鉴别方法:取本品约 10 mg,加甲醇 1 mL,微温溶解后,加热的碱性酒石酸铜试液 1 mL,即生成红色沉淀。

醋酸泼尼松的鉴别方法:取本品约 1 mg 加乙醇 2 mL 使溶解,加 10%氢氧化钠溶液 2 滴与氯化三苯四氮唑试液 1 mL,即显红色。

7. 显卤化物的反应

含有氟取代的甾体激素类药物,如倍他米松、醋酸氟轻松、醋酸氟氢可的松、醋酸地塞米松,或含有氯取代的甾体激素类药物,如丙酸氯倍他索、丙酸倍氯米松,结构中的氯或氟原子以共价键与碳原子结合,鉴别时先采用氧瓶燃烧法或回流分解法,将分子结构中的氯或氟原子转换为无机氯化物或氟化物后,显卤化物的鉴别反应。

《中国药典》(2020 年版)收载醋酸氟轻松的鉴别方法:本品显有机氟化物的鉴别反应(通则 0301)。醋酸氟轻松经有机破坏后,生成无机氟化物与茜素氟蓝试液及硝酸亚铈试液反应,生成蓝紫色配位化合物。

丙酸氯倍他索的鉴别方法:取本品少许,加乙醇 1 mL,混合,置水浴上加热 2 min,加硝酸(1→2) 2 mL,摇匀,加硝酸银试液数滴,即生成白色沉淀。

8. 与硝酸银的反应

含有炔基的甾体激素类药物,如炔雌醇、炔诺酮,遇硝酸银试液,分别生成白色的炔雌醇银沉淀和炔诺酮银沉淀。

《中国药典》(2020 年版)收载炔诺酮的鉴别方法:取本品 10 mg,加乙醇 1 mL 溶解后,加硝酸银试液 5~6 滴,即生成白色沉淀。

9. 紫外吸收特性

本类药物分子结构中具有 Δ^4-3-酮、$\Delta^{1,4}$-3-酮或苯环的共轭体系,在紫外区有特征吸收,可用紫外-可见分光光度法进行鉴别或含量测定。

《中国药典》(2020 年版)收载丙酸倍氯米松的鉴别方法:取本品,精密称定,加乙醇溶解并定量稀释制成每 1 mL 中约含 20 mg 的溶液,照紫外-可见分光光度法(通则 0401)测定,在 239 nm 的波长处有最大吸收,吸光度为 0.57~0.60;在 239 nm 与 263 nm 的波长处的吸光度比值应为 2.25~2.45。

> **知识链接**
>
> 《中国药典》(2020 年版)通则 0301"一般鉴别试验"有机氟化物的鉴别方法:
>
> 取供试品约 7 mg,照氧瓶燃烧法(通则 0703)进行有机破坏,用水 20 mL 与 0.01 mol/L 氢氧化钠溶液 6.5 mL 为吸收液,燃烧完毕后,充分振摇;取吸收液 2 mL,加茜素氟蓝试液 0.5 mL,再加 12%醋酸钠的稀醋酸溶液 0.2 mL,用水稀释至 4 mL,加硝酸亚铈试液 0.5 mL,即显蓝紫色;同时做空白对照试验。

三、黄体酮及其制剂的质量分析

黄体酮为白色或类白色的结晶性粉末;无臭;在三氯甲烷中极易溶解,在乙醇、乙醚或植物油中溶解,在水中不溶;本品的熔点(通则 0612)为 128~131 ℃。比旋度为＋186°~＋198°(1%乙醇溶液)。

（一）鉴别试验

1. 甲酮基的显色反应

黄体酮结构中含有 C_{17}-甲酮基,可与亚硝基铁氰化钠反应生成蓝紫色配位化合物,该反应为黄体酮的专属性鉴别反应。

操作方法:取本品约 5 mg,加甲醇 0.2 mL 溶解后,加亚硝基铁氰化钠的细粉约 3 mg、碳酸钠与醋酸铵各约 50 mg,摇匀,放置 10～30 min,应显蓝紫色。

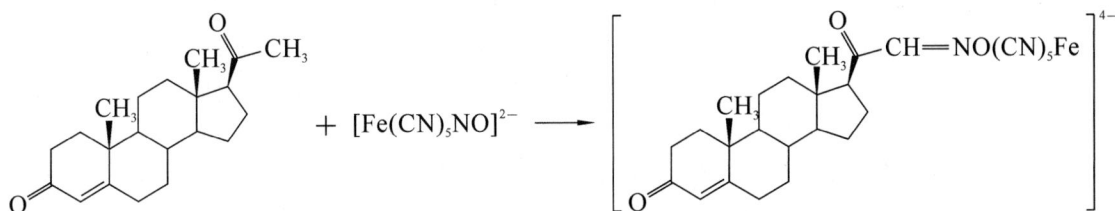

2. 酮基的呈色反应

黄体酮分子结构中含有 C_3-酮基,可与 2,4-二硝基苯肼、硫酸苯肼、异烟肼等羰基试剂发生缩合反应,形成黄色的腙而用于药物的鉴别。

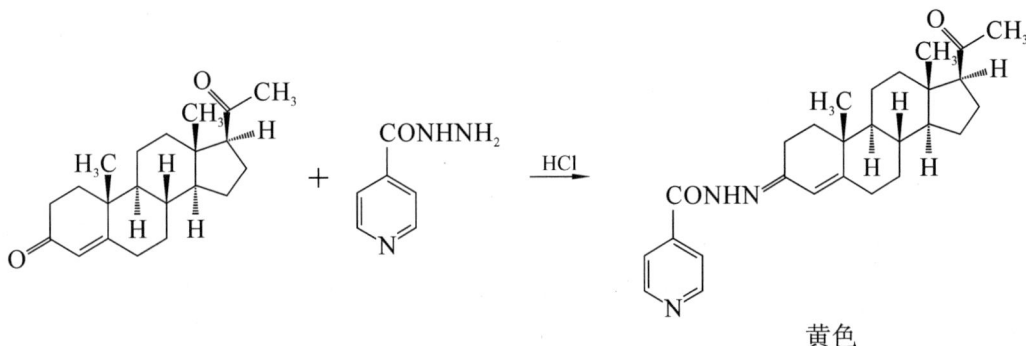

操作方法:取本品约 0.5 mg,加异烟肼约 1 mg 与甲醇 1 mL 溶解后,加稀盐酸 1 滴,即显黄色。

3. 红外光谱法的鉴别

黄体酮分子中含有 Δ^4-3-酮、C_{20}-酮基,在红外光谱中能产生特征吸收峰,峰的归属见表 6-5。

表 6-5　黄体酮红外光谱中特征吸收峰的归属

波数/cm^{-1}	振动类型	归属
1700	$\nu_{C=O}$	C_{20}-酮基
1665	$\nu_{C=O}$	C_3-酮基
1615	$\nu_{C=C}$	C_4-烯
870	δ_{C-H}	C_4-烯

（二）有关物质检查

黄体酮在合成的过程中,残留的原料、中间体、异构体或降解产物等杂质统称为有关物质,该有关物质结构未知,但又与药物结构类似,具有一定的药理作用,但作用又互不相同,因此,必须要对黄体酮及其制剂进行有关物质的检查。《中国药典》(2020 年版)均采用高效液相色谱法对黄体酮及其注射液进行有关物质的检查。

《中国药典》(2020 年版)收载黄体酮的有关物质检查方法如下:取本品,加甲醇溶解并稀释制成每毫升中约含 1 mg 的溶液,作为供试品溶液;精密量取 1 mL,置 100 mL 容量瓶中,用甲醇稀释至刻度,摇匀,作为对照溶液。照含量测定项下的色谱条件,精密量取供试品溶液与对照溶液各 10 μL,分别注入液相色谱仪,记录色谱图至主成分峰保留时间的 2 倍,供试品溶液色谱图中如有杂质峰,单个杂质峰面积不得大于对照溶液主峰面积的 0.5 倍(0.5%),各杂质峰面积的和不得大于对照溶液主峰面积(1.0%)。供试品溶液色谱图中小于对照溶液主峰面积 0.05 倍的色谱峰忽略不计。

（三）含量测定

《中国药典》(2020 年版)收载的黄体酮及其注射液均采用高效液相色谱法进行含量测定。

1. 测定方法

(1) 色谱条件与系统适用性试验:用辛基硅烷键合硅胶为填充剂;以甲醇-乙腈-水(25:35:40)为流动相;检测波长为 241 nm。进样体积 10 μL。取黄体酮 25 mg,置 25 mL 容量瓶中,加 0.1 mol/L 氢氧化钠甲醇溶液 10 mL 使溶解,置 60 ℃ 水浴中保温 4 h,放冷,用 1 mol/L 盐酸溶液调节至中性,用甲醇稀释至刻度,摇匀,取 10 μL 注入液相色谱仪,调节流速使黄体酮峰的保留时间约为 12 min,黄体酮峰与相对保留时间约为 1.1 的降解产物峰的分离度应大于 4.0。

(2) 测定法:用内容量移液管精密量取本品适量(相当于黄体酮 50 mg),置 50 mL 容量瓶中,用乙醚分数次洗涤移液管内壁,洗液并入容量瓶中,用乙醚稀释至刻度,摇匀,精密量取 5 mL,置具塞离心管中,在温水浴中使乙醚挥散,用甲醇振摇提取 4 次(第 1~3 次 每次 5 mL,第 4 次 3 mL),每次振摇 10 min 后离心 15 min,将甲醇液移置 25 mL 容量瓶中,合并提取液,用甲醇稀释至刻度,摇匀,作为供试品溶液,精密量取 10 mL 注入液相色谱仪,记录色谱图;另取黄体酮对照品,同法测定。按外标法以峰面积计算,即得(黄体酮注射液规格为 1 mL:10 mg)。

2. 含量计算

本法用外标法计算黄体酮注射液中黄体酮的含量。

$$含量(\%) = \frac{c_R \times \dfrac{A_X}{A_R} \times V \times D \times V_0}{V_S \times m_{标}} \times 100\% \tag{6-13}$$

式中,A_X 表示供试品溶液的峰面积;A_R 表示对照品溶液的峰面积;c_R 表示对照品溶液的浓度,g/mL;D 表示供试品的稀释倍数;V 表示供试品初次配制的体积,mL;V_S 表示供试品的取样量,mL;V_0 表示每支容量,mL。

四、其他甾体激素类药物的质量分析

（一）鉴别试验

1. 酯的反应

C_{17} 或 C_{21} 位置上具有羧酸酯结构的甾体激素类药物,如醋酸地塞米松、醋酸可的松、醋酸泼尼松、醋酸甲地孕酮、戊酸雌二醇等药物,水解后产生相应的羧酸,可根据羧酸的性质进行鉴别。

《中国药典》(2020 年版)收载的醋酸地塞米松的鉴别方法:取本品约 50 mg,加乙醇制成氢氧化钾试液 2 mL,置水浴中加热 5 min,放冷,加硫酸溶液(1→2)2 mL 缓缓煮沸 1 min,即产生乙酸乙酯的香气。

2. 薄层色谱法的鉴别

根据甾体激素类药物分子结构上的差异,在一定条件下,供试品的比移值(R_f 值)与对照品按同法所得的色谱图的比移值(R_f 值)做对比,以进行药物的鉴别。一般的方法:吸取一定量的供试品溶液和对照品溶液,分别点在同一薄层板上,展开,显色后检视,供试品溶液主斑点的位置和颜色应与对照品溶液的主斑点相同。

《中国药典》(2020 年版)收载苯甲酸雌二醇注射液的鉴别方法:取本品适量(相当于苯甲酸雌二醇 1 mg),加无水乙醇 10 mL,强力振摇,置冰浴中放置使分层,取上层乙醇溶液,置离心管中,离心,取上清液,作为供试品溶液;另取苯甲酸雌二醇对照品适量,加无水乙醇溶解并稀释制成每毫升中含 0.1 mg 的溶液,作为对照品溶液。照薄层色谱法(通则 0502)试验,吸取上述两种溶液各 10 μL,分别点于同一硅胶 G 薄层板上,以苯-乙醚-冰醋酸(50:30:0.5)为展开剂,展开,晾干,喷以硫酸-无水乙醇(1:1),于 105 ℃ 加热 10~20 min,取出,放冷,置紫外灯(365 nm)下检视。供试品溶液所显主斑点的位置和颜色应与对照品主峰溶液的主斑点相同。

3. 高效液相色谱法的鉴别

采用高效液相色谱法对药物的含量进行测定时,同时也采用高效液相色谱法对药物进行鉴别,比较供试品主峰的保留时间应与对照品主峰的保留时间一致。

《中国药典》(2020年版)收载醋酸泼尼松的鉴别方法:在含量测定项下记录的色谱图中,供试品溶液主峰的保留时间应与对照品溶液主峰的保留时间一致。

(二)杂质检查

有关物质作为甾体激素类药物中的主要特殊杂质,甾体激素类药物的原料药及其制剂几乎都要检查此类杂质,检查方法一般采用薄层色谱法和高效液相色谱法。此外,某些甾体激素类药物还需要检查游离磷酸盐、甲醇和丙酮、硒、乙炔基等其他杂质项目。

1. 有关物质检查——薄层色谱法

有关物质检查多采用高低浓度对照法(主成分自身对照法),将供试品溶液按限度要求稀释至一定浓度作为对照溶液,与供试品溶液分别点于同一薄层板上,展开,显色,利用供试品溶液图谱中杂质斑点的数目和颜色与对照溶液图谱的主斑点进行比较,控制杂质斑点的数目和单一杂质的量。

《中国药典》(2020年版)收载炔孕酮的杂质检查方法如下:取供试品炔孕酮适量,加溶剂(三氯甲烷-甲醇(3:1))溶解并稀释制成每毫升中约含10 mg的溶液,作为供试品溶液;精密量取1 mL,置200 mL容量瓶中,用上述溶剂稀释至刻度,摇匀,作为对照溶液。照薄层色谱法(通则0502)试验,吸取上述两种溶液各10 μL,分别点于同一硅胶G薄层板上,以三氯甲烷-甲醇(95:5)为展开剂,展开,晾干,喷以硫酸-乙醇(2:8),在120 ℃加热5 min,置紫外灯(365 nm)下检视。供试品溶液如显杂质斑点,其荧光强度与对照溶液的主斑点比较,不得更深(0.5%)。

2. 游离磷酸盐的检查

在甾体激素生产的过程中,由于磷酸酯化不完全而残留过量的磷酸盐,可采用钼蓝比色法对其进行检查。检查原理如下:在酸性溶液中磷酸盐与钼酸铵作用,生成磷钼酸铵,再经1-氨基-2-萘酚-4-磺酸溶液还原形成磷钼酸蓝(钼蓝),在740 nm波长处有最大吸收,通过比较供试品溶液与对照品溶液的吸光度可控制药物中游离磷酸盐的限度。

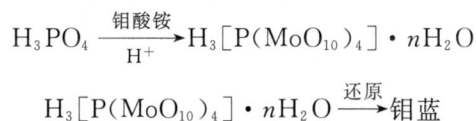

$$H_3PO_4 \xrightarrow[H^+]{钼酸铵} H_3[P(MoO_{10})_4] \cdot nH_2O$$

$$H_3[P(MoO_{10})_4] \cdot nH_2O \xrightarrow{还原} 钼蓝$$

《中国药典》(2020年版)收载地塞米松磷酸钠中游离磷酸盐的检查方法如下:精密称取本品20 mg,置25 mL容量瓶中,加水15 mL使溶解;另取标准磷酸盐溶液,精密称取经105 ℃干燥2 h的磷酸二氢钾0.35 g,置1000 mL容量瓶中,加硫酸溶液(3→10)10 mL与水适量使溶解,用水稀释至刻度,摇匀;临用时再稀释10倍,取4.0 mL,置25 mL容量瓶中,加水11 mL;各精密加钼酸铵硫酸试液2.5 mL与1-氨基-2-萘酚-4-磺酸溶液(取无水亚硫酸钠5 g、亚硫酸氢钠94.3 g与1-氨基-2-萘酚-4-磺酸0.7 g,充分混合,临用时取此混合物1.5 g加水10 mL使溶解,必要时过滤)1 mL,加水至刻度,摇匀,在20 ℃放置30~50 min。照紫外-可见分光光度法(通则0401),在740 nm波长处测定吸光度。供试品溶液的吸光度不得大于对照溶液的吸光度。

3. 有机溶剂残留量的检查

某些甾体激素类药物在生产过程中使用大量的有机溶剂,如未能完全去除而残留在药物中会对人体造成毒害,因此,药典规定某些药物采用残留溶剂测定法(气相色谱法)检查有机溶剂的残留量。如《中国药典》(2020年版)规定要对地塞米松磷酸钠中的残留溶剂(甲醇、乙醇和丙酮)进行检查。

4. 乙炔基的检查

《中国药典》(2020年版)中炔诺孕酮中乙炔基的检查方法如下:取本品约0.2 g,精密称定,置50 mL烧杯中,加四氢呋喃20 mL,搅拌使溶解,加5%硝酸银溶液10 mL,照电位滴定法(通则0701),以玻璃电极为指示电极,饱和甘汞电极(套管内装硝酸钾饱和溶液)为参比电极,用氢氧化钠滴定液

(0.1 mol/L)滴定。每毫升氢氧化钠滴定液(0.1 mol/L)相当于 2.503 mg 的乙炔基(—C≡CH),含乙炔基应为 7.8%～8.2%。

(三) 含量测定

1. 紫外-可见分光光度法

甾体激素类药物分子中具有 Δ^4-3-酮基、$\Delta^{1,4}$-3-酮基或苯环的共轭体系,在紫外区有特征吸收,可用于药物的含量测定,用吸光系数法或对照品比较法进行定量。

《中国药典》(2020 年版)收载醋酸泼尼松龙片的含量测定方法如下:取本品 20 片,精密称定,研细,精密称取适量(相当于醋酸泼尼松龙 20 mg),置 100 mL 容量瓶中,加无水乙醇约 60 mL,振摇 15 min 使醋酸泼尼松龙溶解,用无水乙醇稀释至刻度,摇匀,过滤,精密量取续滤液 5 mL 置 100 mL 容量瓶中,用无水乙醇稀释至刻度,摇匀,照紫外-可见分光光度法(通则 0401),在 243 nm 波长处测定吸光度,按 $C_{23}H_{33}O_6$ 吸光系数($E_{1\,cm}^{1\%}$)为 370 计算,即得。

计算公式为

$$含量(\%) = \frac{\frac{A}{E_{1\,cm}^{1\%} \times L} \times 1\% \times V \times D \times \overline{W}}{S \times 标示量} \times 100\% \tag{6-14}$$

式中,A 表示供试品溶液的吸光度;V 表示供试品溶液的体积,mL;D 表示稀释倍数;$\overline{W}$ 表示平均片重,g;S 表示供试品量,g。

2. 四氮唑盐比色法

肾上腺皮质激素类药物分子结构中的 C_{17}-α-醇酮基具有还原性,在强碱性条件下,能将四氮唑盐定量地还原为有色甲臜,该甲臜具有一定的稳定性,且紫外光区有最大的吸收,因而四氮唑比色法可用于肾上腺皮质激素类药物含量测定。

《中国药典》(2020 年版)收载氢化可的松乳膏的含量测定方法如下:取本品适量(相当于氢化可的松 20 mg),精密称定,置烧杯中,加无水乙醇约 30 mL,在水浴上加热使溶解,再置冰浴中冷却,过滤,滤液置 100 mL 容量瓶中,同法提取 3 次,滤液并入容量瓶中放至室温,用无水乙醇稀释至刻度,摇匀,作为供试品溶液。另取氢化可的松对照品约 20 mg,精密称定,置 100 mL 容量瓶中,加无水乙醇溶解并稀释至刻度,摇匀,作为对照品溶液。精密量取供试品溶液与对照品溶液各 1 mL,分别置干燥具塞试管中,各精密加无水乙醇 9 mL 与氯化三苯四氮唑试液 1 mL,摇匀,再各精密加氢氧化四甲基铵试液 1 mL,摇匀,在 25 ℃的暗处静置 40～45 min,照紫外-可见分光光度法(通则 0401),在 485 nm 波长处分别测定吸光度,计算,即得。

计算公式为

$$含量(\%) = \frac{c_R \times \frac{A_X}{A_R} \times V \times D}{S \times m_{标}} \times 100\% \tag{6-15}$$

式中,c_R 表示对照品的浓度,g/mL;A_X 表示供试品的吸光度;A_R 表示对照品的吸光度;V 表示供试品溶液的体积,mL;D 表示稀释倍数;S 表示供试品取样量,g;$m_{标}$ 表示制剂的标示量,mg/g。

知识链接

甾体激素类药物的其他含量测定方法

异烟肼比色法:甾体激素类药物的 C_3-酮基及其他位置上的酮基能在酸性条件下与羰基试剂异烟肼缩合,生成黄色的异烟腙,在一定波长处具有最大吸收,可用比色法测定甾体激素类药物的含量。

柯柏(Kober)反应比色法:雌性激素类药物与硫酸-乙醇共热,被氧化生成黄色产物,用水或稀硫酸稀释后,加热继续发生氧化,最终生成红色产物,该产物在 515 nm 波长附近有最大吸收,可用于雌性激素类药物的含量测定。

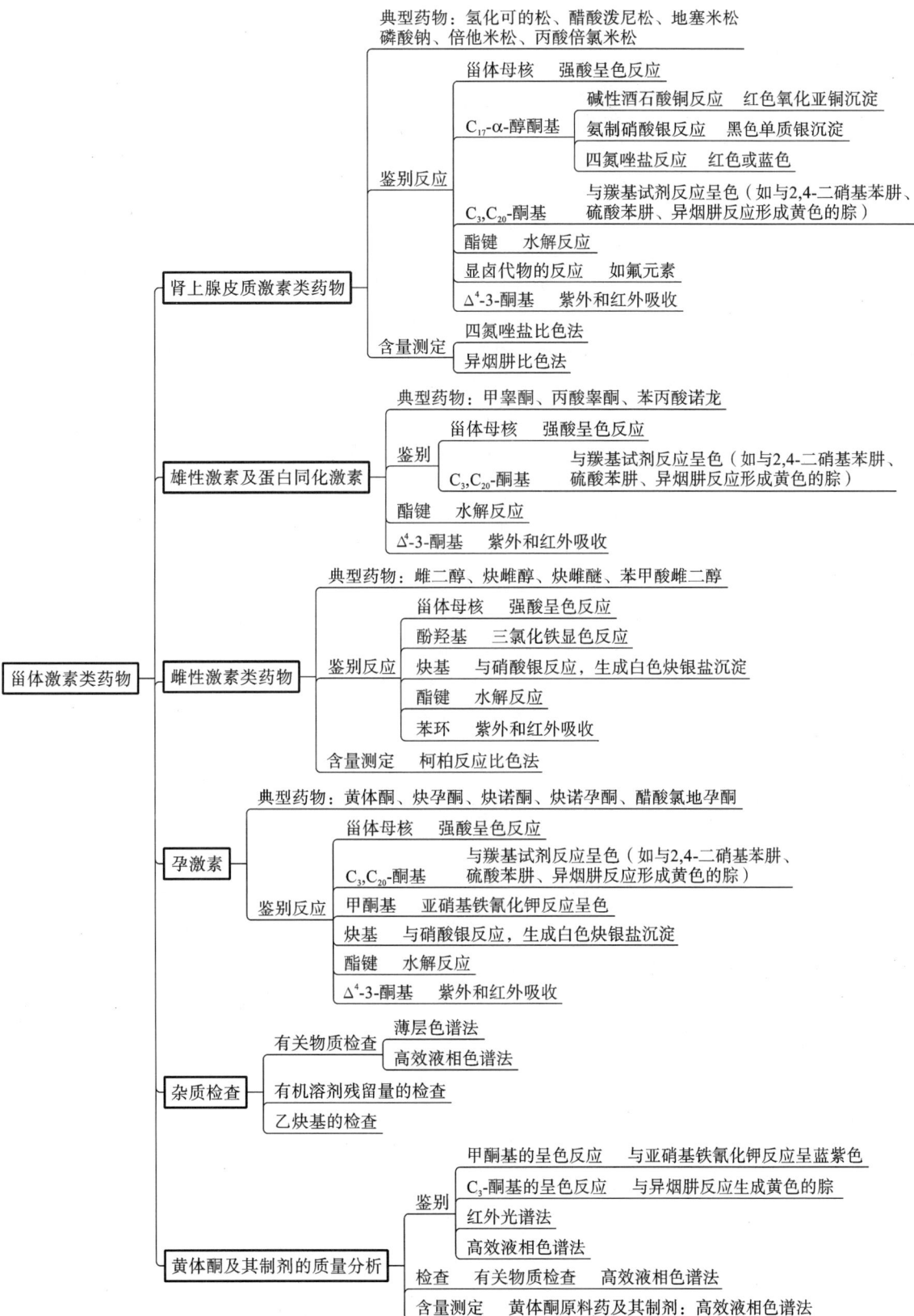

本节知识点

甾体激素类药物
- 肾上腺皮质激素类药物
  - 典型药物：氢化可的松、醋酸泼尼松、地塞米松磷酸钠、倍他米松、丙酸倍氯米松
  - 鉴别反应
    - 甾体母核　强酸呈色反应
    - C_{17}-α-醇酮基
      - 碱性酒石酸铜反应　红色氧化亚铜沉淀
      - 氨制硝酸银反应　黑色单质银沉淀
      - 四氮唑盐反应　红色或蓝色
    - C_3、C_{20}-酮基　与羰基试剂反应呈色（如与2,4-二硝基苯肼、硫酸苯肼、异烟肼反应形成黄色的腙）
    - 酯键　水解反应
    - 显卤代物的反应　如氟元素
    - Δ^4-3-酮基　紫外和红外吸收
  - 含量测定
    - 四氮唑盐比色法
    - 异烟肼比色法
- 雄性激素及蛋白同化激素
  - 典型药物：甲睾酮、丙酸睾酮、苯丙酸诺龙
  - 鉴别
    - 甾体母核　强酸呈色反应
    - C_3、C_{20}-酮基　与羰基试剂反应呈色（如与2,4-二硝基苯肼、硫酸苯肼、异烟肼反应形成黄色的腙）
    - 酯键　水解反应
    - Δ^4-3-酮基　紫外和红外吸收
- 雌性激素类药物
  - 典型药物：雌二醇、炔雌醇、炔雌醚、苯甲酸雌二醇
  - 鉴别反应
    - 甾体母核　强酸呈色反应
    - 酚羟基　三氯化铁显色反应
    - 炔基　与硝酸银反应，生成白色炔银盐沉淀
    - 酯键　水解反应
    - 苯环　紫外和红外吸收
  - 含量测定　柯柏反应比色法
- 孕激素
  - 典型药物：黄体酮、炔孕酮、炔诺酮、炔诺孕酮、醋酸氯地孕酮
  - 鉴别反应
    - 甾体母核　强酸呈色反应
    - C_3、C_{20}-酮基　与羰基试剂反应呈色（如与2,4-二硝基苯肼、硫酸苯肼、异烟肼反应形成黄色的腙）
    - 甲酮基　亚硝基铁氰化钾反应呈色
    - 炔基　与硝酸银反应，生成白色炔银盐沉淀
    - 酯键　水解反应
    - Δ^4-3-酮基　紫外和红外吸收
- 杂质检查
  - 有关物质检查
    - 薄层色谱法
    - 高效液相色谱法
  - 有机溶剂残留量的检查
  - 乙炔基的检查
- 黄体酮及其制剂的质量分析
  - 鉴别
    - 甲酮基的呈色反应　与亚硝基铁氰化钾反应呈蓝紫色
    - C_3-酮基的呈色反应　与异烟肼反应生成黄色的腙
    - 红外光谱法
    - 高效液相色谱法
  - 检查　有关物质检查　高效液相色谱法
  - 含量测定　黄体酮原料药及其制剂：高效液相色谱法

→ **同步能力检测题**

同步能力检测答案

一、选择题

（一）单项选择题

1. 肾上腺皮质激素的结构特点不包括（　　）。

A. A 环为芳环　　　　B. C_{10} 有角甲基　　　　C. C_{13} 有角甲基　　　　D. C_{17} 有 α-醇酮基

2. 下列哪个药物可用四氮唑比色法测定含量？（　　）

A. 炔雌醇　　　　B. 黄体酮　　　　C. 醋酸可的松眼膏　　　　D. 丙酸睾酮

3. 具有 α-醇酮基的药物可与下列哪种试剂作用？（　　）

A. 异烟肼　　　　B. 亚硝基铁氰化钠　　　　C. 间二硝基酚　　　　D. 碱性酒石酸铜试液

4. 以下不与异烟肼发生缩合反应的药物是（　　）。

A. 甲睾酮　　　　B. 黄体酮　　　　C. 氢化可的松　　　　D. 雌二醇

5. 甾体激素类药物能与羰基试剂发生显色反应，是因其结构中有（　　）。

A. 活泼亚甲基　　　B. C_3-酮和 C_{20}-酮　　　C. 乙炔基　　　　D. 酚羟基

6. 黄体酮的专属鉴别反应是（　　）。

A. 与硝酸银作用　　　　　　　　　　B. 与亚硝基铁氰化钠作用

C. 与异烟肼显色　　　　　　　　　　D. 与三氯化铁显色

7. 部分甾体激素类药物遇硝酸银反应生成白色沉淀，是因为该药结构中含有（　　）。

A. 羰基　　　　B. α-醇酮基　　　　C. 甲酮基　　　　D. 炔基

8. 采用茜素氟蓝和硝酸亚铈试剂是用于鉴别（　　）。

A. 含铜化合物　　　B. 氯离子　　　　C. 溴离子　　　　D. 氟离子

9. 可用柯柏（Kober）反应比色法测定含量的药物是（　　）。

A. 雌性激素　　　B. 孕激素　　　　C. 皮质激素　　　　D. 雄性激素

10. 《中国药典》（2020 年版）中，甾体激素类药物含量测定使用最多的方法是（　　）。

A. 紫外-可见分光光度法　　　　　　　B. 高效液相色谱法

C. 异烟肼比色法　　　　　　　　　　D. 四氮唑比色法

（二）多项选择题

1. 可用于甾体激素类药物的测定方法有（　　）。

A. 高效液相色谱法　B. 四氮唑盐法　　C. 紫外-可见分光光度法

D. 异烟肼比色法　　E. 柯柏（Kober）反应比色法

2. 能与异烟肼反应的药物有（　　）。

A. 醋酸地塞米松　B. 黄体酮　　　　C. 葡萄糖

D. 丙酸睾酮　　　E. 雌二醇

3. 需要检查有关物质的药物有（　　）。

A. 炔雌醇　　　　　　　　　　　　　B. 黄体酮

C. 醋酸地塞米松　　　　　　　　　　D. 丙酸睾酮

E. 葡萄糖

4. 雌二醇的鉴别反应有（　　）。

A. 与氨制硝酸银的反应　　　　　　　B. 与异烟肼的反应

C. 与三氯化铁的反应　　　　　　　　D. 紫外-可见分光光度法

E. 红外光谱法

5. 黄体酮的分子结构中具有以下哪些特征？（　　）

A. A 环为芳环　　　　　　　　　　　B. A 环有 Δ^4-3-酮基

C. 共有 21 个碳原子　　　　　　　　　D. C_{17} 位有 α-醇酮基

E. C_{17} 位有甲酮基

二、简答题

1. 甾体激素类药物的哪些官能团可用于药物的鉴别分析？

2. 取炔孕酮 0.0103 g，加无水乙醇溶解并稀释至 10 mL，取 1.0 mL，置 100 mL 容量瓶中，加无水乙醇至刻度，置 1 cm 吸收池内，在 240 nm 的波长处测得吸光度为 0.532，按 $C_{21}H_{28}O_2$ 的吸光系数 $E_{1\,cm}^{1\%}$ 为 520 计算炔孕酮的含量。

（邓礼荷）

第七节　维生素类药物分析

扫码看 PPT

维生素（vitamins）是维持人体正常代谢功能所必需的一类活性物质，大部分在体内不能自行合成，必须从食物中摄取。从化学结构上看，维生素类并非同属于一类有机化合物，其中有些是醇、酯，有些是酸、胺类，还有一些是酚和醛类，各具有不同的理化性质和生理作用。《中国药典》（2020 年版）收载了维生素 A、维生素 B_1、维生素 B_2、维生素 B_6、维生素 B_{12}、维生素 C、维生素 D_2、维生素 D_3、维生素 E、维生素 K_1、叶酸、烟酸、烟酰胺等原料及制剂共 40 多个品种，按其溶解度分为脂溶性维生素和水溶性维生素两大类。其中脂溶性维生素有维生素 A、维生素 D、维生素 E、维生素 K 等；水溶性维生素有维生素 B_1、维生素 B_2、维生素 C、烟酸、泛酸、叶酸等。

维生素类药物的分析方法很多，依据药物的化学结构、理化性质及生物特性，可采用生物法、微生物法、化学法和物理化学法。目前，常用的分析方法主要是化学法或物理化学法。本节仅对《中国药典》（2020 年版）中维生素 A、维生素 B_1、维生素 C、维生素 E 的化学结构、理化性质、鉴别、杂质检查和含量测定等内容进行讨论。

一、维生素 A 的分析

维生素 A（vitamin A）包括维生素 A_1（视黄醇）、去氢维生素 A（维生素 A_2）和去水维生素 A（维生素 A_3）等，其中维生素 A_1 活性最高，维生素 A_2 的生物活性是维生素 A_1 的 30%～40%，维生素 A_3 的生物活性是维生素 A_1 的 0.4%，故通常所说的维生素 A 系指维生素 A_1。维生素 A_1 是一种不饱和脂肪醇，在自然界中，其天然产物主要来源于鲛类无毒海鱼肝脏中提取的脂肪油（即鱼肝油），但目前主要用人工合成方法制取。在鱼肝油中，维生素 A 多以各种酯类混合物形式存在，其中主要为醋酸酯和棕榈酸酯。

《中国药典》（2020 年版）收载的维生素 A 是指人工合成的维生素 A 醋酸酯结晶加精制植物油制成的油溶液，其制剂有维生素 A 软胶囊、维生素 AD 软胶囊和维生素 AD 滴剂等品种。

知识链接

维生素 A 是一种用来治疗夜盲症和干眼病的维生素，在 20 世纪初被发现，多存在于鱼肝油、动物肝脏中。缺乏维生素 A 容易患夜盲症，儿童缺乏维生素 A，还会导致生长缓慢。

（一）结构与性质

1. 结构

维生素 A 的结构为具有一个共轭多烯醇侧链的环己烯，因而具有许多立体异构体。天然维生素 A 主要是全反式维生素 A，尚有多种其他异构体。R 的不同决定了维生素 A 的醇式或酯式状态，常见的醇式和酯式分类见表 6-6。

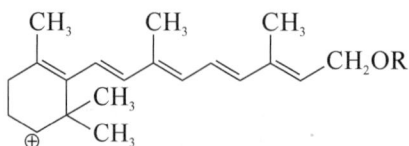

$$CH_3 \quad CH_3 \quad CH_3$$

表 6-6　维生素 A 醇及其酯

名称	—R	分子式	分子量
维生素 A 醇(retinol)	—H	$C_{20}H_{30}O$	286.44
维生素 A 醋酸酯(vitamin A acetate)	—COCH₃	$C_{22}H_{32}O_2$	328.48
维生素 A 棕榈酸酯(vitamin A palmitate)	—COC₁₅H₃₁	$C_{36}H_{60}O_2$	524.84

2. 性质

（1）溶解性：维生素 A 为淡黄色油溶液或结晶与油的混合物，维生素 A 可与三氯甲烷、乙醚、环己烷或石油醚任意混合，在乙醇中微溶，在水中不溶。

（2）不稳定性：维生素 A 分子结构中有多个不饱和键，性质不稳定，易被空气中氧或氧化剂氧化，易被紫外线裂解，特别是在受热或有金属离子存在时，更易氧化变质，生成无生物活性的环氧化合物、维生素 A 醛或维生素 A 酸。维生素 A 对酸不稳定，遇 Lewis 酸或无水氯化氢乙醇溶液，可发生脱水反应，生成脱水维生素 A。维生素 A 醋酸酯较维生素 A 稳定，一般将本品或其棕榈酸酯溶于植物油中供临床使用。为了防止被氧化，维生素 A 及其制剂除需密封在凉暗处保存外，还需充入氮气或加入合适的抗氧剂。

（3）紫外吸收特性：维生素 A 分子中具有共轭多烯醇的侧链结构，在 325～328 nm 波长范围内有最大吸收，可用于鉴别和含量测定。

（4）与三氯化锑的显色反应：维生素 A 在三氯甲烷中与三氯化锑试剂作用，产生不稳定的蓝色。可以此进行鉴别或用比色法测定含量。

（二）鉴别试验——三氯化锑反应（Carr-Price 反应）

维生素 A 在饱和无醇三氯甲烷溶液中与无水三氯化锑反应，形成不稳定的蓝色碳正离子，即显蓝色，渐变成紫红色。其机制为维生素 A 和三氯化锑（Ⅲ）中存在的亲电试剂氯化高锑（Ⅴ）作用形成不稳定的蓝色碳正离子，反应式如下。

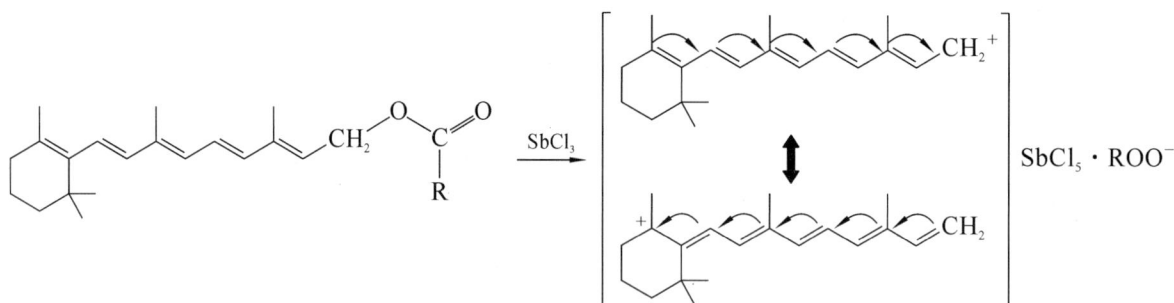

本反应需在无水、无醇条件下进行。因为水可使三氯化锑水解生成氯化氧锑（SbOCl），而乙醇可以和碳正离子作用，使其正电荷消失。所以仪器和试剂必须干燥无水，三氯甲烷中必须无醇。

方法：取本品 1 滴，加三氯甲烷 10 mL 振摇使溶解；取 2 滴，加三氯甲烷 2 mL 与 25％三氯化锑的三氯甲烷溶液 0.5 mL，即显蓝色，渐变成紫红色。

知识链接

　　维生素 A 分子中含有 5 个共轭双键，其无水乙醇溶液在波长 326 nm 处有最大吸收峰。若在盐酸催化下加热，则发生脱水反应而生成脱水维生素 A，后者比维生素 A 多一个共轭双键，故在 340～390 nm 波长间出现 3 个最大吸收峰，可用于维生素 A 的鉴别。

（三）杂质检查

《中国药典》(2020 年版)规定维生素 A 需检查"酸度"和"过氧化值"。

1. 酸度

维生素 A 生产工艺中易引入游离酸,需进行酸度检查。

方法:取乙醇与乙醚各 15 mL,置锥形瓶中,加酚酞指示液 5 滴,滴加氢氧化钠滴定液(0.1 mol/L)至微显粉红色,再加本品 2.0 g,振摇使溶解,用氢氧化钠滴定液(0.1 mol/L)滴定,酸度应不大于 2.0(通则 0713)。

2. 过氧化值

维生素 A 分子结构中含有共轭双键,性质不稳定,易被氧化生成过氧化物杂质。该杂质在酸性溶液中可将碘化钾氧化为碘,碘遇淀粉指示液显紫蓝色。

方法:取本品 1.0 g,加冰醋酸-三氯甲烷(6:4)30 mL,振摇使溶解,加碘化钾的饱和溶液 1 mL,振摇 1 min,加水 100 mL 与淀粉指示液 1 mL,用硫代硫酸钠滴定液(0.01 mol/L)滴定至紫蓝色消失,并将滴定的结果用空白试验校正。消耗硫代硫酸钠滴定液(0.01 mol/L)不得过 1.5 mL。

（四）含量测定

维生素 A 及其制剂的含量测定:《中国药典》(2020 年版)采用紫外-可见分光光度法作为含量测定方法。早期应用的三氯化锑比色法反应专属性差、显色不稳定,结果受温度、水影响较大,被紫外-可见分光光度法所取代,但由于三氯化锑比色法操作较为方便,目前仍然是食品或饮料中维生素 A 含量测定的常用方法。

紫外-可见分光光度法(三点校正法)如下所示。

1. 测定方法的建立

维生素 A 在 325~328 nm 波长范围内具有最大吸收峰,可用于含量测定。但其最大吸收峰的位置随溶剂的不同而异,表 6-7 所示为维生素 A 在不同溶剂中的最大吸收波长、吸光系数及换算因子。

表 6-7　维生素 A 在不同溶剂中的紫外吸收数据

溶剂	维生素 A 醋酸酯			维生素 A 醇		
	λ_{max}/nm	$E_{1cm}^{1\%}$	换算因子	λ_{max}/nm	$E_{1cm}^{1\%}$	换算因子
环己烷	327.5	1530	1900	326.5	755	1900
异丙醇	325	1600	1830	325	1820	1830

由于维生素 A 原料中常混有其他杂质,包括其多种异构体、氧化降解产物、合成中间体、副产物等有关物质,且维生素 A 制剂中常含稀释用油。这些杂质在紫外区也有吸收,为了得到准确的测定结果,消除因非维生素 A 物质的吸收而引入的误差,故采用紫外-可见分光光度法(又称"三点校正法")测定维生素 A 的含量。在三个波长处测得吸光度后,在规定的条件下以校正公式进行校正,再计算含量。这样可消除无关吸收的干扰,求得维生素 A 的真实含量。

2. 测定原理

(1) 供试品中干扰物质(其他杂质和稀释用油)的吸收在 310~340 nm 波长范围内呈线性,且随波长的增长而吸收减小,即在维生素 A 最大吸收波长附近,干扰物质的吸收几乎为一直线。

(2) 物质对光的吸收具有加和性,即在供试品溶液的吸收曲线上,各波长的吸光度是维生素 A 与杂质吸收的代数和,因而吸收曲线也是两者吸收曲线的叠加。

3. 波长的选择

三点波长的选择原则:其中一点是在维生素 A 的最大吸收波长处(即 λ_1)测定吸收度,其余两点分别在 λ_1 两侧各选一点(λ_2 和 λ_3)测定吸光度。

4. 杂质的吸收

对维生素 A 测定有影响的杂质,主要包括下列几种。

(1) 维生素 A_2 和维生素 A_3:维生素 A_2 在 325~350 nm 波长范围内有吸收。

（2）维生素 A 的氧化产物：包括环氧化物、维生素 A 醛和维生素 A 酸。

（3）维生素 A 在光照条件下产生的无活性的聚合物：鲸醇。

（4）维生素 A 的异构体和合成过程中产生的中间体等：异构体包括新维生素 A_a、新维生素 A_b、新维生素 A_c、异维生素 A_a、异维生素 A_b。

以上杂质均在波长 310～340 nm 范围内有吸收，所以干扰维生素 A 的测定。因此，在测定维生素 A 的含量时，必须排除这些杂质的干扰，三点校正法即可消除这些杂质的影响。

5. 测定方法

《中国药典》（2020 年版）（通则 0721）项下维生素 A 测定法中收载了"第一法"和"第二法"两种方法。合成维生素 A 和天然鱼肝油中的维生素 A 均为酯式维生素 A，若供试品中干扰测定的杂质较少，符合第一法测定的规定时，可直接用溶剂溶解供试品后测定；否则应按第二法，即高效液相色谱法测定含量。

维生素 A 的含量用生物效价即国际单位来表示：每"单位"相当于 0.344 μg 全反式维生素 A 醋酸酯或 0.300 μg 全反式维生素 A 醇。

下面以"第一法"为例简要介绍维生素 A 的含量测定方法。

（1）方法：取供试品适量，精密称定，加环己烷溶解并定量稀释制成每 1 mL 中含 9～15 单位的溶液，照紫外-可见分光光度法（通则 0401），测定其吸收峰的波长，并在表 6-8 所列各波长处分别测定吸光度，计算各吸光度与 328 nm 波长处吸光度的比值和 328 nm 波长处的 $E_{1\,cm}^{1\%}$ 值。

表 6-8　各吸光度与 328 nm 波长处吸光度的比值

测定波长/nm	吸光度	吸光度比值	
		规定值	计算值
300	A_0	0.555	A_0/A_2
316	A_1	0.907	A_1/A_2
328	A_2	1.000	A_2/A_2
340	A_3	0.811	A_3/A_2
360	A_4	0.299	A_4/A_2

（2）计算：如果吸收峰波长在 326～329 nm 之间，且所测得各波长吸光度比值在表 6-8 中规定值 ±0.02 范围内，可用下式计算含量：

每 1 g 供试品中含有的维生素 A 的单位 = $E_{1\,cm\,(328\,nm)}^{1\%} \times 1900$

如果吸收峰波长在 326～329 nm 之间，且所测得的各波长吸光度比值超出表 6-8 中规定值 ±0.02 的范围，应按下式求出校正后的吸光度，然后计算含量。

$$A_{328（校正）} = 3.52(2A_{328} - A_{316} - A_{340})$$

如果在 328 nm 处的校正吸光度与未校正吸光度相差不超过 ±3.0%，则不用校正吸光度，仍以未经校正的吸光度计算含量。

如果校正吸光度与未校正吸光度相差在 −15%～−3% 之间，则以校正吸光度计算含量。如果校正吸光度与未校正吸光度相差超过 −15%～−3% 的范围，或者吸收峰波长不在 326～329 nm 之间，则供试品须按其他方法来测定。方法详见《中国药典》（2020 年版）（通则 0721）"维生素 A 测定法"。

（3）实例分析：紫外分光光度法测定维生素 A 胶丸含量。

精密称取本品装量差异项下的内容物 0.1027 g，加环己烷溶解并定量转移至 50 mL 容量瓶中，用环己烷稀释至刻度，摇匀，精密量取 5 mL，置另一个 50 mL 容量瓶中，用环己烷稀释至刻度，摇匀。测得各波长处的吸光度分别为 0.380（300 nm）、0.594（316 nm）、0.668（328 nm）、0.562（340 nm）、0.232（360 nm）。已知胶丸内容物平均装量（$\overline{W}$）为 0.08246 g；胶丸标示量为 5000 IU。《中国药典》（2020 年版）规定每丸维生素 A 应为标示量的 90.0%～120.0%。试判断本品是否符合《中国药典》（2020 年版）规定的含量限度。

该法为维生素 A 测定方法的第一法。

①计算 A_i/A_{328}，并与规定值比较。其中 A_{340}/A_{328}、A_{360}/A_{328} 与规定值之差均超过规定限度，应计算校正吸光度。

②计算校正吸光度，并与实测值比较。

$$A_{328(校正)}=3.52(2A_{328}-A_{316}-A_{340})=3.52(2\times0.668-0.594-0.562)=0.634$$

$$\frac{A_{328(校正)}-A_{328(实测)}}{A_{328(实测)}}\times100\%=-5.1\% \tag{6-16}$$

因校正吸光度与实测值之差已超过实测值的 -3%，故以 $A_{328(校正)}$ 计算含量。

③计算维生素 A 胶丸的含量。

$$含量(\%)=\frac{A_{328(校正)}\times D\times1900\times\overline{W}}{W\times100\times L\times5000}\times100\%$$

$$=\frac{0.634\times\dfrac{50\times50}{5}\times1900\times0.08246}{0.1027\times100\times1\times5000}\times100\%=96.72\%$$

④结论：本品符合《中国药典》(2020 年版)规定的含量测定。

二、维生素 E 的分析

维生素 E(Vitamin E)为 α-生育酚(α-tocopherol)及其各种酯类，生育酚主要具 α-、β-、γ-和 δ-异构体等多种异构体，其中以 α-异构体的生理活性最强，有天然型和合成型之分。天然型为右旋体，合成型为消旋体，右旋体与消旋体效价比为 1.4∶10，一般药用品为合成型，即消旋体。《中国药典》(2020 年版)收载维生素 E 包括合成型维生素 E 和天然型维生素 E。合成型维生素 E 是消旋的 α-生育酚醋酸酯，天然型维生素 E 为右旋的 α-生育酚醋酸酯。收载的维生素 E 制剂有片剂、软胶囊、粉剂和注射剂。

（一）结构与性质

1. 结构

维生素 E 为苯并二氢吡喃醇衍生物，苯环上有一个乙酰化的酚羟基，故又称生育酚醋酸酯。

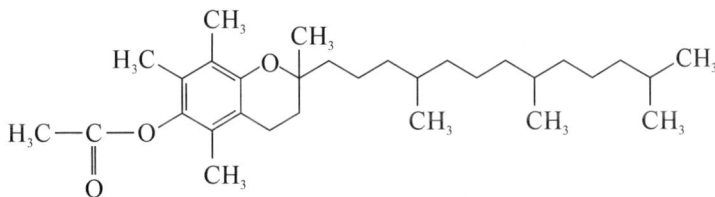

2. 性质

（1）性状：维生素 E 为微黄色至黄色或黄绿色澄清的黏稠液体；几乎无臭；遇光色渐深。天然型放置会固化，25 ℃左右熔化。

（2）溶解性：在无水乙醇、丙酮、乙醚、植物油中易溶，在水中不溶。

（3）水解性：维生素 E 苯环上有乙酰化的酚羟基，在酸性或碱性溶液中加热可水解生成游离生育酚，故常将其作为特殊杂质进行检查。

（4）氧化性：维生素 E 在无氧条件下对热稳定，加热 200 ℃也不破坏，但对氧十分敏感，遇光、空气可被氧化。游离生育酚在有氧或其他氧化剂存在时，则进一步氧化生成有色的醌型化合物，尤其在碱性条件下，氧化反应更易发生，所以游离生育酚暴露于空气和日光中，极易被氧化变色，故应避光保存。

（5）紫外吸收特性：维生素 E 结构中含有苯环，故具有紫外吸收。其无水乙醇溶液在 284 nm 波长处有最大吸收，其吸光系数($E_{1\,cm}^{1\%}$)为 41.0～45.0。

（6）旋光性：维生素 E 天然型为右旋体，具有旋光活性，比旋度不低于 $+24°$。

（7）折光性：本品的折光率为 1.494～1.499。

（二）鉴别试验

1. 硝酸反应

维生素 E 在酸性条件下加热，先水解生成生育酚，再进一步被硝酸氧化成生育红而显橙红色。

方法：取本品约 30 mg，加无水乙醇 10 mL 溶解后，加硝酸 2 mL，摇匀，在 75 ℃加热约 15 min，溶液显橙红色。

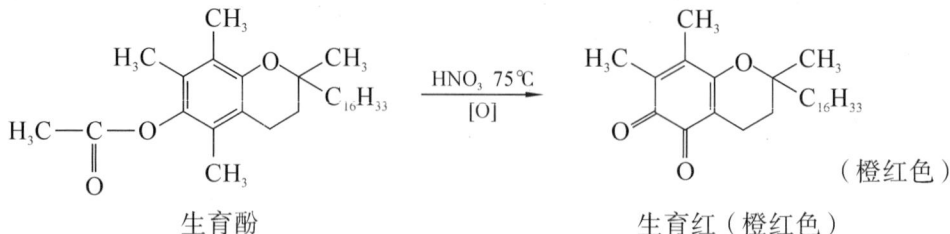

生育酚 → HNO₃ 75℃ [O] → 生育红（橙红色）

2. 红外光谱法

维生素 E 结构中含有苯环，苯环上有乙酰化的酚羟基，它们都可在红外光谱中产生特征吸收峰。本品的红外吸收图谱应与对照的图谱（光谱集 1206 图）一致。此外，《中国药典》（2020 年版）采用气相色谱法鉴别维生素 E 软胶囊和维生素 E 粉，按含量测定项下的方法试验，供试品溶液主峰的保留时间应与维生素 E 对照品溶液主峰的保留时间一致。

（三）杂质检查

《中国药典》（2020 年版）规定本品需检查"酸度""游离生育酚""有关物质"和"残留溶剂"。

1. 酸度

检查维生素 E 制备过程中引入的游离醋酸。

方法：取乙醇与乙醚各 15 mL，置锥形瓶中，加酚酞指示液 0.5 mL，滴加氢氧化钠滴定液（0.1 mol/L）至微显粉红色，加本品 1.0 g，溶解后，用氢氧化钠滴定液（0.1 mol/L）滴定，消耗的氢氧化钠滴定液（0.1 mol/L）不得过 0.5 mL。

2. 生育酚（天然型）

采用硫酸铈滴定法检查制备过程中未酯化的游离生育酚及在储存过程中酯键水解产生的游离生育酚。利用游离生育酚具有较强的还原性，可被硫酸铈定量氧化的原理，通过限制硫酸铈滴定液消耗的体积，来控制游离生育酚的限度。每毫升硫酸铈滴定液（0.01 mol/L）相当于 2.154 mg 的生育酚。按上述规定的检查方法，得出维生素 E 中含游离生育酚杂质限度为 2.15%。因维生素 E 的酚羟基被乙酰化，故对游离生育酚的检查无干扰。

方法：取本品 0.10 g，加无水乙醇 5 mL 溶解后，加二苯胺试液 1 滴，用硫酸铈滴定液（0.01 mol/L）滴定，消耗的硫酸铈滴定液（0.01 mol/L）不得过 1.0 mL。

3. 有关物质

通过气相色谱法检测有关物质，旨在控制合成型维生素 E 杂质限度。

方法：取本品，用正己烷稀释制成每毫升中约含 2.5 mg 的溶液，作为供试品溶液；精密量取适量，用正己烷定量稀释制成每毫升中含 25 μg 的溶液，作为对照溶液。照含量测定项下的色谱条件，精密量取供试品溶液与对照溶液各 1 μL，分别注入气相色谱仪，记录色谱图至主成分峰保留时间的 2 倍，供试品溶液的色谱图中如有杂质峰，α-生育酚（杂质Ⅰ）（相对保留时间约为 0.87）的峰面积不得大于对照溶液主峰面积（1.0%），其他单个杂质峰面积不得大于对照溶液主峰面积的 1.5 倍（1.5%），各杂质峰面积的和不得大于对照溶液主峰面积的 2.5 倍（2.5%）。

4. 残留溶剂

天然的维生素 E 需检查残留溶剂正己烷，采用气相色谱法进行检查。测定时以正己烷为对照品，采用外标法计算供试品中正己烷的含量。

方法：取本品，精密称定，加 N,N-二甲基甲酰胺溶解并定量稀释制成每毫升中约含 50 mg 的溶液，作为供试品溶液；另取正己烷，加 N,N-二甲基甲酰胺定量稀释制成每毫升中约含 10 μg 的溶液，作为对照品溶液。照残留溶剂测定法（通则 0861 第一法）试验，以 5％ 苯基甲基聚硅氧烷为固定液（或极性相近的固定液），起始柱温为 50 ℃，维持 8 min，然后以每分钟 45 ℃ 的速率升温至 260 ℃，维持 15 min，正己烷的残留量应符合规定。

（四）含量测定

维生素 E 的含量测定方法很多，主要是利用其水解产物游离生育酚的还原性，可用硫酸铈滴定液直接滴定；或将 Fe^{3+} 还原为 Fe^{2+}，再与不同试剂反应生成配位化合物进行比色测定。目前，《中国药典》（2020 年版）和其他国家药典多采用气相色谱法测定含量。该法简便、快速、专属性强，适合维生素 E 及其制剂的分析。

1. 测定方法

气相色谱法是集分离与测定于一体的分析方法，适用于多组分混合物的定性、定量分析。《中国药典》（2020 年版）收载的维生素 E 原料及其制剂均采用本法测定，维生素 E 的沸点虽高达 350 ℃，但仍不可直接用气相色谱法测定其含量，测定时均采用正三十二烷的内标法。

（1）色谱条件与系统适用性试验：用硅酮（OV-17）为固定液，涂布浓度为 2％ 的填充柱，或用 100％二甲基聚硅氧烷为固定液的毛细管柱；柱温为 265 ℃。理论板数（n）按维生素 E 峰计算不低于 500（填充柱）或 5000（毛细管柱），维生素 E 峰与内标物质峰的分离度（R）应符合要求。

（2）校正因子测定：取正三十二烷适量，加正己烷溶解并稀释成每毫升中含 1.0 mg 的溶液，作为内标溶液。另取维生素 E 对照品约 20 mg，精密称定，置棕色具塞瓶中，精密加内标溶液 10 mL，密塞，振摇使溶解，取 1～3 μL 注入气相色谱仪，测定，按内标法计算，即得。

维生素 E 片、维生素 E 软胶囊、维生素 E 粉和维生素 E 注射剂均采用气相色谱法测定含量。

2. 含量计算

（1）计算校正因子。

$$校正因子(f) = \frac{A_S/c_S}{A_R/c_R} \qquad (6\text{-}17)$$

式中，A_S 为对照品溶液中内标物的峰面积；A_R 为对照品溶液中维生素 E 的峰面积；c_S 为内标物的浓度（mg/mL）；c_R 为维生素 E 对照品的浓度（mg/mL）。

（2）计算供试品中测定组分的量。

$$c_X = f \times \frac{A_X}{A_S/c_S} \qquad (6\text{-}18)$$

式中，c_X 为供试品溶液中测定组分的浓度（mg/mL）；A_X 为供试品溶液中维生素 E 的峰面积；A_S 为供试品中内标物的峰面积；c_S 为内标物的浓度（mg/mL）。

（3）计算含量。

$$含量(\%) = \frac{c_X \times D \times V}{m} \times 100\% \qquad (6\text{-}19)$$

式中，c_X 为供试品溶液中测定组分的浓度（mg/mL）；D 为供试品的稀释倍数；V 为供试品溶液原始体积（mL）；m 为供试品的取样量（g）。

三、维生素 B_1 的分析

维生素 B_1（vitamin B_1）广泛存在于米糠、麦麸和酵母中，此外来源于人工合成。本品具有维持糖代谢及神经传导与消化的正常功能的作用，临床主要用于预防和治疗脚气病、多发性神经炎、心肌炎，以及胃肠道疾病的辅助治疗或其他原因所致的维生素 B_1 缺乏症的补充治疗。《中国药典》（2020 年版）收载有维生素 B_1 及其片剂和注射液。

（一）结构与性质

1. 结构

维生素 B_1（亦称盐酸硫胺，thiamine hydrochloride）是由氨基嘧啶环和噻唑环通过亚甲基连接而成的季铵类化合物，噻唑环上季铵及嘧啶环上氨基为两个碱性基团，可与酸成盐。结构式如下：

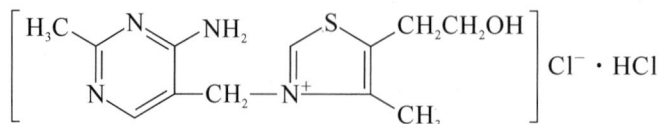

2. 性质

（1）溶解性：维生素 B_1 为白色结晶或结晶性粉末，有微弱的特臭，味苦；干燥品在空气中迅速吸收 4% 的水分。本品在水中易溶，在乙醇中微溶，在乙醚中不溶。可取本品的水溶液显酸性。

（2）硫色素反应：噻唑环在碱性介质中可开环，再与嘧啶环上的氨基环合，经铁氰化钾等氧化剂氧化成具有荧光的硫色素，后者溶于正丁醇中呈蓝色荧光。

（3）紫外吸收特性：维生素 B_1 结构中的嘧啶环为一芳香杂环，具有紫外吸收。可取本品的 $12.5\ \mu g/mL$ 盐酸溶液（$9\rightarrow1000$），在 $246\ nm$ 波长处测定吸光度，本品的吸光系数（$E_{1\ cm}^{1\%}$）为 $406\sim436$。

（4）与生物碱沉淀试剂反应：维生素 B_1 分子中含有两个杂环（嘧啶环和噻唑环），含有碱性氮原子，可与某些生物碱沉淀试剂（如碘化汞钾、三硝基酚、碘溶液和硅钨酸等）反应生成组成恒定的沉淀，可用于鉴别和含量测定。

（5）氯化物的特性：维生素 B_1 为盐酸盐，故本品的水溶液显氯化物的鉴别反应。

（二）鉴别试验

1. 硫色素反应

维生素 B_1 在碱性溶液中，可被铁氰化钾氧化生成硫色素。硫色素溶于正丁醇（或异丁醇等）中，显蓝色荧光。硫色素反应为维生素 B_1 的专属性鉴别反应，《中国药典》（2020 年版）用于本品鉴别。

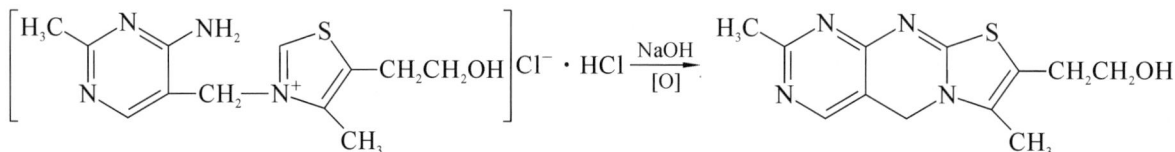

方法：取本品约 5 mg，加氢氧化钠试液 2.5 mL 溶解后，加铁氰化钾试液 0.5 mL 与正丁醇 5 mL，强力振摇 2 min，放置使分层，上层显强烈的蓝色荧光；加酸使呈酸性，荧光即消失；再加碱使呈碱性，荧光又重现。

2. 氯化物反应

本品的水溶液显氯化物的鉴别反应（通则 0301）。

3. 红外分光光度法

取本品适量，加水溶解，水浴蒸干，在 105 ℃ 干燥 2 h 测定。本品的红外吸收图谱应与对照的图谱（光谱集 1205 图）一致。

（三）检查

维生素 B_1 除需检查"酸度""溶液的澄清度与颜色""硫酸盐""干燥失重""炽灼残渣""铁盐"和"重金属"等杂质外，还应检查以下特殊杂质。

1. 硝酸盐

维生素 B_1 在合成中需要使用硝酸盐，所以《中国药典》（2020 年版）需对其进行检查。

方法：取本品 1.0 g，加水溶解并稀释至 100 mL，取 1.0 mL，加水 4.0 mL 与 10% 氯化钠溶液 0.5 mL，摇匀，精密加稀靛胭脂试液［取靛胭脂试液，加等量的水稀释。临用前，量取本液 1.0 mL，用水稀释至 50 mL,照紫外-可见分光光度法(通则 0401),在 610 nm 波长处测定,吸光度应为 0.3～0.4]1 mL,摇匀,沿管壁缓缓加硫酸 5.0 mL,立即缓缓振摇 1 min,放置 10 min,与标准硝酸钾溶液(精密称取在 105 ℃干燥至恒重的硝酸钾 81.5 mg,置 50 mL 容量瓶中,加水溶解并稀释至刻度,摇匀,精密量取 5 mL,置 100 mL 容量瓶中,用水稀释至刻度,摇匀。每毫升相当于 50 μg 的 NO_3)0.50 mL 用同法制成的对照液比较,不得更浅(0.25%)。

2. 总氯量

本品为盐酸盐,《中国药典》(2020 年版)需检查总氯量。

方法:取本品约 0.2 g,精密称定,加水 20 mL 溶解后,加稀醋酸 2 mL 与溴酚蓝指示液 8～10 滴,用硝酸银滴定液(0.1 mol/L)滴定至显蓝紫色。每毫升硝酸银滴定液(0.1 mol/L)相当于 3.54 mg 的氯(Cl)。按干燥品计算,含总氯量应为 20.6%～21.2% 。

3. 有关物质

方法:取本品,精密称定,用流动相溶解并稀释制成每毫升中约含 1 mg 的溶液,作为供试品溶液;精密量取 1 mL,置 100 mL 容量瓶中,用流动相稀释至刻度,摇匀,作为对照溶液。照高效液相色谱法(通则 0512)试验,用十八烷基硅烷键合硅胶为填充剂,以甲醇-乙腈-0.02 mol/L 庚烷磺酸钠溶液(含 1%三乙胺,用磷酸调节 pH 值至 5.5)(9∶9∶82)为流动相,检测波长为 254 nm,理论板数按维生素 B_1 峰计算不低于 2000,维生素 B_1 峰与相邻峰的分离度均应符合要求。精密量取供试品溶液与对照溶液各 20 μL,分别注入液相色谱仪,记录色谱图至主峰保留时间的 3 倍。供试品溶液色谱图中如有杂质峰,各杂质峰面积的和不得大于对照溶液主峰面积的 0.5 倍(0.5%)。

(四)含量测定

维生素 B_1 及其制剂常用的含量测定方法有非水滴定法、紫外-可见分光光度法和硫色素荧光法。《中国药典》(2020 年版)用非水滴定法测定原料药,片剂和注射液均采用紫外-可见分光光度法。

1. 非水滴定法

(1)原理:维生素 B_1 分子中含有两个碱性的已成盐的伯氨基和季铵基,在非水溶液中,均与高氯酸作用,以电位滴定法指示终点。根据消耗高氯酸的量即可计算维生素 B_1 的含量。

(2)方法:取本品约 0.12 g,精密称定,加冰醋酸 20 mL 微热使溶解,放冷,加醋酐 30 mL,照电位滴定法(通则 0701),用高氯酸滴定液(0.1 mol/L)滴定,并将滴定的结果用空白试验校正。每毫升高氯酸滴定液(0.1 mol/L)相当于 16.86 mg 的 $C_{12}H_{17}ClN_4OS \cdot HCl$。

(3)含量计算。

$$含量(\%) = \frac{(V - V_0) \times F \times T \times 10^{-3}}{m} \times 100\% \tag{6-20}$$

式中,V 为滴定时消耗高氯酸滴定液的体积(mL);V_0 为空白试验消耗高氯酸滴定液的体积(mL);F 为高氯酸滴定液的浓度校正因子;T 为滴定度(mg/mL);m 为供试品的取样量(g)。

(4)讨论:本法可用于弱碱性药物及其盐类的含量测定。维生素 B_1 具有两个碱性基团,故与高氯酸反应的物质的量的比为 1∶2。维生素 B_1 分子量为 337.27,所以高氯酸滴定液(0.1 mol/L)的滴定度(T)为 16.86 mg/mL。

2. 紫外-可见分光光度法

(1)原理:维生素 B_1 分子中具有共轭双键结构,在紫外区有吸收,根据其最大吸收波长处的吸光度即可计算含量。《中国药典》(2020 年版)收载的维生素 B_1 片剂和注射液均采用本法测定含量。

(2)维生素 B_1 片的含量测定。

方法:取本品 20 片,精密称定,研细,精密称取适量(相当于维生素 B_1 25 mg),置 100 mL 容量瓶中,加盐酸溶液(9→1000)约 70 mL,振摇 15 min 使维生素 B_1 溶解,用上述溶剂稀释至刻度,摇匀,用干燥滤纸过滤,精密量取续滤液 5 mL,置另一个 100 mL 容量瓶中,再加上述溶剂稀释至刻度,摇匀,照紫外-可见分光光度法(通则 0401),在 246 nm 波长处测定吸光度。按 $C_{12}H_{17}ClN_4OS \cdot HCl$ 的吸光系数($E_{1\,cm}^{1\%}$)为 421 计算,即得。

计算:

$$含量(\%) = \frac{A \times D \times \overline{W}}{E_{1\,cm}^{1\%} \times 100 \times W \times S} \times 100\% \tag{6-21}$$

式中,A 为供试品在 246 nm 波长处测得的吸光度;D 为供试品的稀释倍数;$\overline{W}$ 为维生素 B_1 片的平均片重,mg;W 为称取维生素 B_1 片粉的重量,mg;S 为维生素 B_1 片的标示量,mg。

(3) 维生素 B_1 注射剂的含量测定。

方法:精密量取本品适量(相当于维生素 B_1 50 mg),置 200 mL 容量瓶中,加水稀释至刻度,摇匀,精密量取 5 mL,置 100 mL 容量瓶中,加盐酸溶液(9→1000)稀释至刻度,摇匀,照紫外-可见分光光度法,在 246 nm 波长处测定吸光度,按 $C_{12}H_{17}ClN_4OS \cdot HCl$ 的吸光系数($E_{1\,cm}^{1\%}$)为 421 计算,即得。

$$含量(\%) = \frac{A \times D}{E_{1\,cm}^{1\%} \times 100 \times V \times S} \times 100\% \tag{6-22}$$

式中,A 为供试品吸光度;D 为稀释倍数;V 为取样量。

讨论:维生素 B_1 的紫外吸收峰随溶液 pH 值的变化而不同,pH 值为 2(0.1 mol/L HCl 溶液)时,最大吸收波长在 246 nm 处,吸光系数为 421;pH 值为 7(磷酸盐缓冲液)时,有两个吸收峰,在 232~233 nm 波长处吸光系数为 345;在 266 nm 波长处的吸光系数为 255。可采用差示分光光度法测定其含量,消除背景和辅料的干扰。

四、维生素 C 的分析

维生素 C(vitamin C)又称 L-抗坏血酸,在化学结构上和糖类十分相似,有 2 个手性碳原子,4 个光学异构体,其中以 L 构型右旋体的生物活性最强。《中国药典》(2020 年版)收载了维生素 C 原料药及其制剂(片剂、泡腾片、泡腾颗粒、注射液和颗粒剂)。

> **知识链接**
>
> 维生素 C 是高等灵长类动物与其他少数生物的必需营养素。抗坏血酸在大多数生物体可由新陈代谢制造出来,但是人类是最显著的例外。最广为人知的是缺乏维生素 C 会导致坏血病。在生物体内,维生素 C 是一种抗氧化剂,保护身体免于自由基的威胁,维生素 C 同时也是一种辅酶。其广泛的食物来源为各类新鲜蔬果。

(一) 结构与性质

1. 结构

维生素 C 分子中具有烯二醇结构和内酯环,性质极为活泼,且有 2 个手性碳原子(C_4、C_5),具有旋光性。结构式如下。

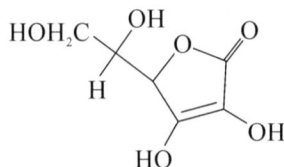

2. 性质

(1) 溶解性:维生素 C 为白色结晶或结晶性粉末;无臭,微酸;在水中易溶,水溶液呈酸性;在乙醇中略溶,在三氯甲烷或乙醚中不溶。

(2) 酸性:维生素 C 分子结构中的烯二醇基,尤其是 C_3 位—OH 受共轭效应的影响,酸性较强(pK_1 4.17);C_2 位—OH 由于形成分子内氢键,酸性极弱(pK_2 11.57)。故维生素 C 一般表现为一元酸,可与碳酸氢钠作用生成钠盐。

（3）还原性:维生素C分子结构中的烯二醇基具有极强的还原性,易被氧化为二酮基而成为去氢维生素C,加氢又可还原为维生素C。在碱性溶液或强酸性溶液中,去氢维生素C可以进一步水解为二酮古洛糖酸而失去活性,此反应为不可逆反应。

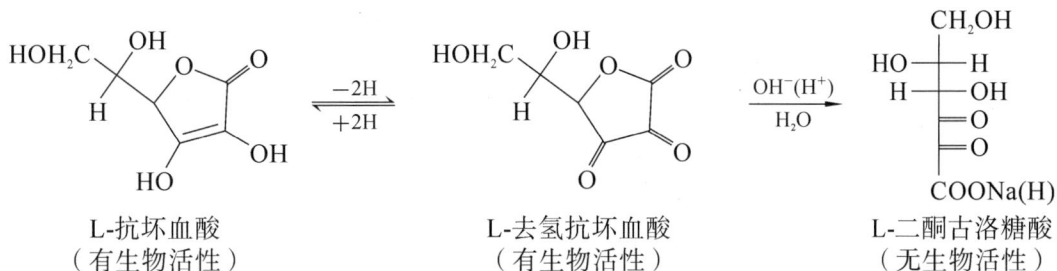

L-抗坏血酸 （有生物活性） 　　L-去氢抗坏血酸 （有生物活性） 　　L-二酮古洛糖酸 （无生物活性）

（4）旋光性:维生素C分子结构中有2个手性碳原子,故有4个光学异构体,其中L(＋)-抗坏血酸活性最强。0.10 g/mL的维生素C水溶液,比旋度为＋20.5°～＋21.5°。

（5）水解性:维生素C因双键使内酯环变得较稳定,与碳酸钠作用可生成单钠盐,不致发生水解;但在强碱中,内酯环可水解,生成酮酸盐。

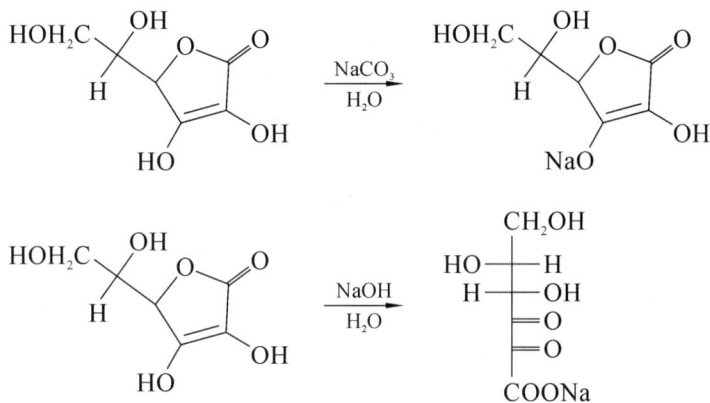

（6）糖类的性质:维生素C的化学结构与糖类相似,具有糖类的性质和反应。

（7）紫外吸收特性:维生素C分子结构中具有共轭双键,其稀盐酸溶液在243 nm波长处有最大吸收,$E_{1 cm}^{1\%}$ 为560,可用于鉴别和含量测定。若在中性或碱性条件下,则最大吸收峰红移至265 nm波长处。

（二）鉴别试验

1. 与硝酸银及2,6-二氯靛酚的反应

维生素C分子中有烯二醇基,具有强还原性,可被硝酸银氧化为去氢维生素C,同时产生黑色金属银沉淀。2,6-二氯靛酚为一种染料,其氧化型在酸性介质中为玫瑰红色,碱性介质中为蓝色,与维生素C作用后生成无色的还原型酚亚胺。

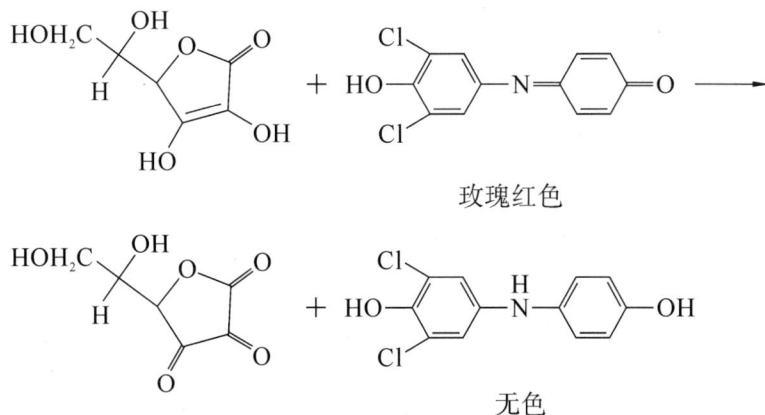

玫瑰红色

无色

$$\text{（结构式）} + 2AgNO_3 \longrightarrow \text{（结构式）} + 2HNO_3 + 2Ag\downarrow$$

黑色

方法：取本品 0.2 g，加水 10 mL 溶解后，分成两等份，一份中加硝酸银试液 0.5 mL，即生成银的黑色沉淀；另一份中加二氯靛酚钠试液 1～2 滴，试液的颜色即消失。

2. 红外光谱法

维生素 C 分子有红外吸收，《中国药典》（2020 年版）用此法进行鉴别，本品的红外吸收图谱应与对照的图谱（光谱集 450 图）一致。

（三）杂质检查

《中国药典》（2020 年版）规定除需检查维生素 C "炽灼残渣"和"重金属"外，还应检查以下杂质。

1. 溶液的澄清度与颜色

维生素 C 及其制剂在储存期间易变色，且颜色随储存时间的延长而逐渐加深。因为维生素 C 的水溶液在高于或低于 pH 5～6 时，受空气、光线和温度影响，分子中的内酯环可发生水解、脱羧反应生成糠醛聚合物而显色。《中国药典》（2020 年版）采用紫外-可见分光光度法，通过测定吸光度来控制有色杂质的限度。

方法：取本品 3.0 g，加水 15 mL，振摇使溶解，溶液应澄清无色；如显色，将溶液经 4 号垂熔玻璃漏斗过滤，取滤液，照紫外-可见分光光度法（通则 0401），在 420 nm 波长处测定吸光度，不得过 0.03。

维生素 C 制剂加工过程中有色杂质增加，故限度比原料药宽一些。注射剂和片剂所含有色杂质的吸收峰略有不同，故测定限度时，所用波长也不同。注射剂中测定波长为 420 nm，杂质的吸光度不得过 0.06；片剂中杂质的吸光度不得过 0.07。

2. 铁、铜离子的检查

维生素 C 中可能存在一定量的铁和铜离子，其存在会加速维生素 C 的氧化、分解，《中国药典》（2020 年版）对维生素 C 中所含铁和铜均采用原子吸收分光光度法进行检查。

《中国药典》（2020 年版）对维生素 C 中铁离子的检查：取本品 5.0 g 两份，分别置 25 mL 容量瓶中，一份中加 0.1 mol/L 硝酸溶液溶解并稀释至刻度，摇匀，作为供试品溶液（B）；另一份中加标准铁溶液（精密称取硫酸铁铵 863 mg，置 1000 mL 容量瓶中，加 1 mol/L 硫酸溶液 25 mL，用水稀释至刻度，摇匀，精密量取 10 mL，置 100 mL 容量瓶中，用水稀释至刻度，摇匀）1.0 mL，加 0.1 mol/L 硝酸溶液溶解并稀释至刻度，摇匀，作为对照溶液（A）。照原子吸收分光光度法（通则 0406），在 248.3 nm 波长处分别测定，应符合规定。

《中国药典》（2020 年版）对维生素 C 中铜离子的检查：取本品 2.0 g 两份，分别置 25 mL 容量瓶中，一份中加 0.1 mol/L 硝酸溶液溶解并稀释至刻度，摇匀，作为供试品溶液（B）；另一份中加标准铜溶液（精密称取硫酸铜 393 mg，置 1000 mL 容量瓶中，加水溶解并稀释至刻度，摇匀，精密量取 10 mL，置 100 mL 容量瓶中，用水稀释至刻度，摇匀）1.0 mL，加 0.1 mol/L 硝酸溶液溶解并稀释至刻度，摇匀，作为对照溶液（A）。照原子吸收分光光度法（通则 0406），在 324.8 nm 的波长处分别测定，应符合规定。

3. 草酸

草酸是维生素 C 的代谢产物之一，草酸与钙等金属离子作用易形成沉淀，通过比浊法控制维生素

C 中草酸的限度。

方法:取本品 0.25 g,加水 4.5 mL,振摇使维生素 C 溶解,加氢氧化钠试液 0.5 mL、稀醋酸 1 mL 与氯化钙试液 0.5 mL,摇匀,放置 1 h,作为供试品溶液;另精密称取草酸 75 mg,置 500 mL 容量瓶 中,加水溶解并稀释至刻度,摇匀,精密量取 5 mL,加稀醋酸 1 mL 与氯化钙试液 0.5 mL,摇匀,放置 1 h,作为对照溶液。供试品溶液产生的浑浊不得浓于对照溶液(0.3%)。

4. 细菌内毒素

《中国药典》(2020 年版)要求注射用维生素 C 需做此项检查。

方法:取本品,加碳酸钠(170 ℃加热 4 h 以上)适量,使混合,依法检查(通则 1143),每 1 mg 维生 素 C 中含内毒素的量应小于 0.020 EU(供注射用)。

(四) 含量测定

维生素 C 的含量测定大多是利用其具有强还原性,可被不同的氧化剂定量氧化,而采用氧化还原 滴定法测定其含量。维生素 C 的碘量法、2,6-二氯靛酚法等滴定分析法,被各国药典所广泛采用。维 生素 C 制剂和体液中维生素 C 的专属测定,则可采用紫外-可见分光光度法、高效液相色谱法。目前 最常用的方法为碘量法。

1. 原理

维生素 C 在醋酸酸性条件下,可被碘定量氧化。根据消耗碘滴定液的体积,即可计算维生素 C 的 含量。反应式如下:

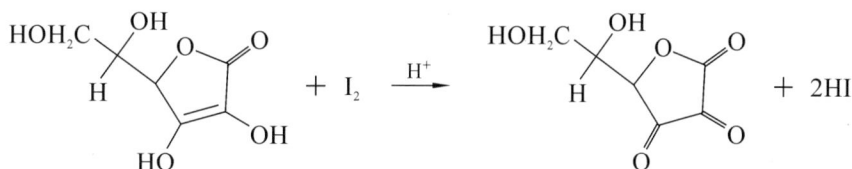

2. 测定方法

取本品约 0.2 g,精密称定,加新沸过的冷水 100 mL 与稀醋酸 10 mL 使溶解,加淀粉指示液 1 mL,立即用碘滴定液(0.05 mol/L)滴定,至溶液显蓝色并在 30 s 内不褪。每毫升碘滴定液 (0.05 mol/L)相当于 8.806 mg 的 $C_6H_8O_6$。

3. 含量计算

$$含量(\%) = \frac{V \times F \times T \times 10^{-3}}{m} \times 100\% \tag{6-23}$$

式中,V 为消耗碘滴定液的体积(mL);F 为碘滴定液的浓度校正因子;T 为滴定液(mg/mL);m 为供 试品的取样量(g)。

4. 注意事项

(1) 因在酸性介质中维生素 C 受空气中氧的氧化速率减慢,所以滴定时,须加稀醋酸 10 mL 使滴 定在酸性溶液中进行。但样品溶于稀酸后仍需立即进行滴定。

(2) 加新沸过的冷水,目的是减少水中溶解的氧对测定的影响。

(3)《中国药典》(2020 年版)采用本法对维生素 C 原料、片剂、泡腾片、颗粒剂和注射剂进行含量 测定。为消除制剂中辅料对测定的干扰,滴定前要进行必要的处理。如片剂溶解后应过滤,取续滤液 测定;注射剂测定前加丙酮 2 mL,以消除注射剂中抗氧剂亚硫酸氢钠对测定的影响。

→ 本节知识点

```
                                            鉴别    三氯化锑反应
                              维生素A        杂质检查   酸度检查
                脂溶性维生素                          过氧化值检查
                                            含量测定   三点校正法
                                            鉴别     硝酸反应
                              维生素E                红外分光光度法
                                            杂质检查   生育酚
维生素类药物                                   含量测定   气相色谱法
                                            鉴别    硫色素反应
                              维生素B₁       杂质检查
                水溶性维生素                   含量测定   非水滴定法
                                                      紫外-可见分光光度法
                                            鉴别     硝酸银反应
                              维生素C                2,6-二氯靛酚反应
                                            杂质检查
                                            含量测定   碘量法
```

→ 同步能力检测题

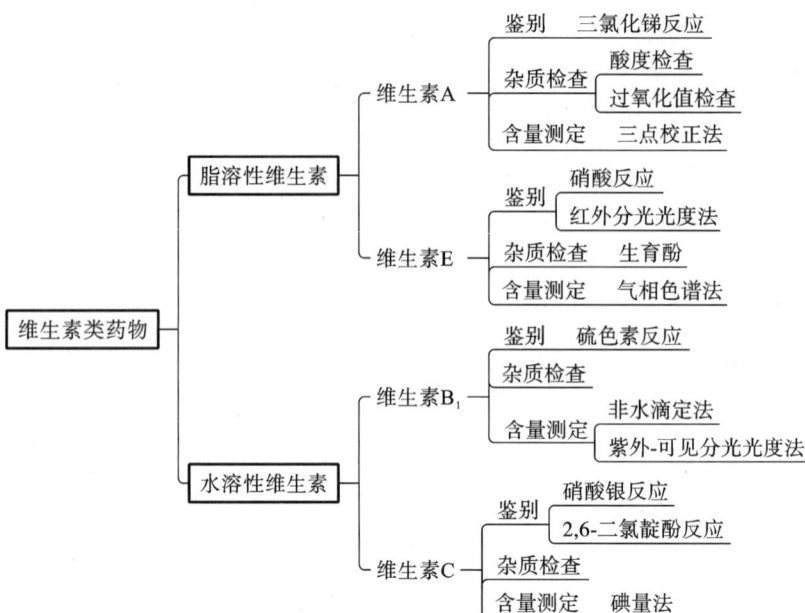

同步能力检测答案

一、选择题

（一）单项选择题

1. 紫外-可见分光光度法测定维生素 A 的方法是（   ）。

A. 三点校正法   B. 差示分光光度法   C. 比色法   D. 导数光谱法

2. 《中国药典》(2020 年版)记载采用气相色谱法测定维生素 E 的含量,内标物为（   ）。

A. 正二十二烷   B. 正二十六烷   C. 正三十烷   D. 正三十二烷

3. 可用于维生素 A 的鉴别试验是（   ）。

A. 三氯化铁反应   B. 硫酸锑反应

C. 2,6-二氯靛酚反应   D. 三氯化锑反应

4. 测定维生素 C 注射剂的含量时,在操作过程中要加入丙酮,这是为了（   ）。

A. 消除注射剂中抗氧剂的干扰   B. 增加维生素 C 的溶解度

C. 使反应完全   D. 加快反应速率

5. 下列药物的碱性溶液,加入铁氰化钾后,再加正丁醇,显蓝色荧光的是（   ）。

A. 维生素 A   B. 维生素 B₁   C. 维生素 C   D. 维生素 E

6. 维生素 E 的杂质检查项目是（   ）。

A. 游离肼   B. 生育酚   C. 游离磷酸盐   D. 对氨基苯甲酸

（二）多项选择题

1. 从结构上看鉴别维生素 E 可采用的反应有（   ）。

A. 硝酸反应   B. 三氯化铁反应   C. 盐酸反应

D. 硫酸素反应   E. 三氯化锑反应

2. 维生素 C 常采用的鉴别试验有（   ）。

A. 硝酸银反应鉴别法   B. 硫色素反应鉴别法   C. 三氯化锑反应

D. 碱性酒石酸铜反应鉴别法　　　　　　　E. 2,6-二氯靛酚反应鉴别法

3. 维生素 C 的性质有（　　　　）。

A. 水溶液显酸性　　　　B. 具有旋光性　　　　C. 具有极强的还原性

D. 具有紫外吸收　　　　E. 水解性

二、简答题

1. 维生素 A 三点校正法的波长选择原则是什么？

2. 简述碘量法测定维生素 C 的原理。为什么要采用酸性介质和新沸过的冷水？如何消除维生素 C 注射剂中稳定剂的影响？

三、计算

有一酯式维生素 A，按其标示量用环己烷配成浓度为 10 IU/mL 溶液，在规定的波长下进行测定。

测定波长/nm	规定吸光度比值	吸光度
300	0.555	0.252
316	0.907	0.385
328	1.000	0.430
340	0.811	0.350
360	0.299	0.129

计算 1 mL 样品溶液中维生素 A 的国际单位（IU/mL）。已知：$E_{1\,cm}^{1\%}=1530$，$A_{328（校正）}=3.52(2A_{328}-A_{316}-A_{340})$，1 IU=0.344 μg 全反式维生素 A 醋酸酯。

（李玉婷）

第八节　糖类和苷类药物分析

扫码看 PPT

糖类（saccharides）亦称碳水化合物，糖类药物包括单糖类的葡萄糖、果糖，双糖类的乳糖、麦芽糖、蔗糖，多糖类的淀粉及淀粉水解后，经加热改性得到的聚合物糊精等。《中国药典》（2020 年版）收载的糖类药物包括葡萄糖和果糖。葡萄糖是人体主要热量来源，每克葡萄糖可产生 16.7 kJ 热能，临床上将其用于营养及补充治疗。除葡萄糖外，其他糖类化合物作为重要的药用辅料，常用作药物制剂的填充剂、矫味剂、黏合剂及崩解剂。

苷类（glycosides）亦称苷或配糖体，是由糖或糖的衍生物，与另一非糖物质，通过脱水缩合形成的一类化合物。糖与糖及糖的衍生物形成的化学键均称为苷键，苷类水解后生成两部分，即糖类化合物和非糖类化合物，后者又称为苷元。强心苷是存在于植物中具有强心作用的甾体苷类化合物，临床上用于治疗心力衰竭及心律失常，代表药物有地高辛（digoxin）、甲地高辛（metildigoxin）、毒毛花苷 K（strophanthin K）、洋地黄毒苷（digitoxin）、去乙酰毛花苷（deslanoside）等。

一、典型药物结构与性质

（一）糖类

糖类是一类具有多羟基醛或酮的化合物。

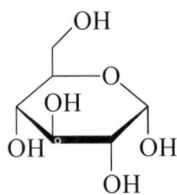
葡萄糖

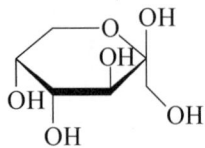
果糖

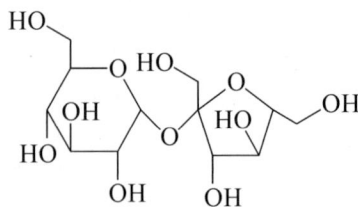
蔗糖

1. 性状

糖类药物多为无色结晶或白色结晶性粉末或颗粒性粉末,无臭,味甜,易溶于水,微溶于乙醇,不溶于三氯甲烷和乙醚。

2. 旋光性

糖类药物分子中有不对称碳原子,有旋光性。如葡萄糖、乳糖、蔗糖均为右旋体,其水溶液均具有一定的比旋度。

3. 还原性

单糖或含有半缩醛基的双糖分子结构中含有醛基或酮基而具有还原性,可被碱性酒石酸铜试液氧化,可用于鉴别。蔗糖无还原性。

4. 水解性

淀粉在酸或酶的作用下,经水解生成糊精、麦芽糖,进一步水解成葡萄糖。

（二）强心苷

强心苷元是甾体的衍生物,绝大部分天然存在的强心苷在甾体母核 C_{17} 的侧链上都有一个不饱和五元内脂环,C_3 位有羟基与糖缩合成苷。各种强心苷类药物的结构见表 6-9,基本结构如下。

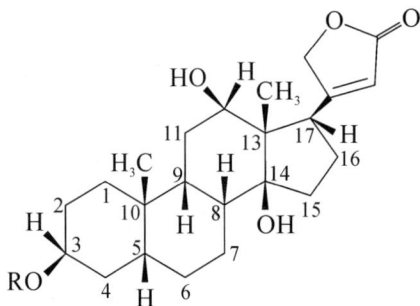

表 6-9　各种强心苷类药物的结构

药物	苷元上有关碳位上的取代基		糖质部分(3 位)
	11	12	
地高辛	H	OH	洋地黄毒糖
甲地高辛	CH₃	OH	磁麻糖
洋地黄毒苷	H	H	洋地黄毒糖
去乙酰毛花苷	H	OH	洋地黄毒糖-葡萄糖

1. 性状

强心苷多为无色结晶或结晶性粉末,无臭,味苦,一般具有旋光性。在水中几乎不溶或不溶。

2. 水解性

2-去氧糖具有较大的活泼性,与苷元结合生成的苷易水解。

3. 显色反应

2-去氧糖可与冰醋酸-三氯化铁试剂反应而显色,可用于鉴别。强心苷元上的不饱和内酯侧链在碱性条件下可与芳香硝基化合物作用而显色,可用于含量测定。

二、葡萄糖的质量分析

（一）鉴别试验

1. 与费林（Fehling）试液反应

葡萄糖具有还原性,可将费林试液即碱性酒石酸铜试液中的铜离子还原,生成红色的氧化亚铜沉淀,可供鉴别。蔗糖不具有还原性,故加酸水解后,生成葡萄糖,方可与费林试剂反应,生成红色沉淀。

2. 葡萄糖的鉴别

取本品约 0.2 g,加水 5 mL 溶解后,缓缓滴入微温的碱性酒石酸铜试液中,即生成氧化亚铜的红色沉淀。

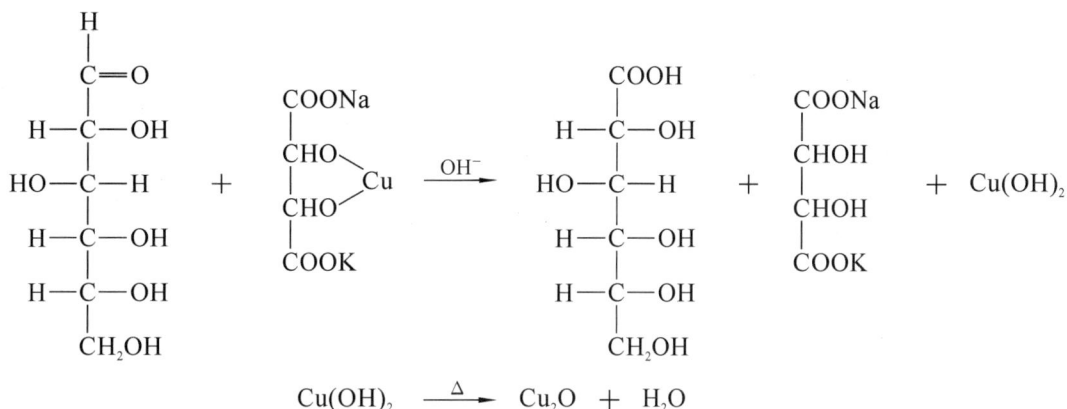

$$Cu(OH)_2 \xrightarrow{\Delta} Cu_2O + H_2O$$

（二）杂质检查

《中国药典》（2020 年版）收载的葡萄糖原料药检查项目包括酸度、溶液的澄清度与颜色、乙醇溶液的澄清度、氯化物、硫酸盐、亚硫酸盐与可溶性淀粉、干燥失重、炽灼残渣、蛋白质、钡盐、钙盐、铁盐、重金属、砷盐、微生物限度的检查。葡萄糖注射液需进行 pH 值、5-羟甲基糠醛、重金属、细菌内毒素、无菌及注射剂项下的有关检查。

1. 乙醇溶液的澄清度

如淀粉水解不完全,葡萄糖中可引入淀粉、糊精等杂质。利用糊精不溶于乙醇的性质进行检查。

检查方法:取葡萄糖 1.0 g,加乙醇 20 mL,置水浴上加热回流约 40 min,溶液应澄清。

2. 亚硫酸盐与可溶性淀粉

亚硫酸盐是在硫酸水解淀粉制备葡萄糖的过程中,部分硫酸被还原引入的。可溶性淀粉是未反应完的原料。检查时加入碘试液,如有可溶性淀粉存在则显蓝色,而亚硫酸盐可以将碘还原,故有亚硫酸盐存在时应褪色。

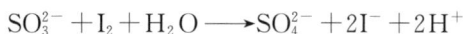

$$SO_3^{2-} + I_2 + H_2O \longrightarrow SO_4^{2-} + 2I^- + 2H^+$$

检查方法:取葡萄糖 1.0 g,加水 10 mL 溶解后,加碘试液 1 滴,应即显黄色。

3. 5-羟甲基糠醛

葡萄糖注射液在高温加热灭菌时,可脱水分解产生 5-羟甲基糠醛,此物可进一步分解为乙酰丙酸和甲酸或聚合物生成有色物等。这是葡萄糖溶液变黄,产生浑浊或细微絮状沉淀以及 pH 值降低的主要原因。

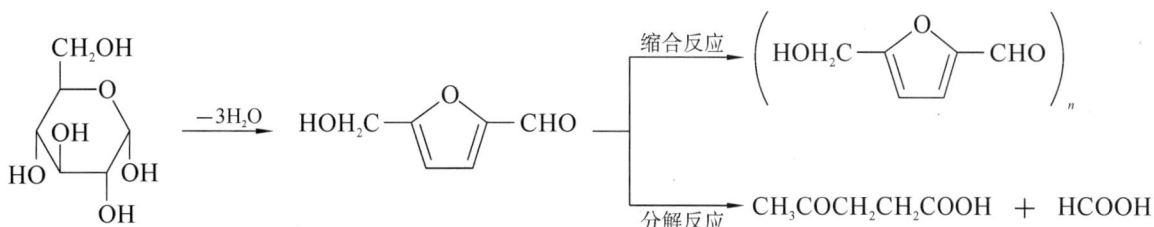

检查方法:精密量取葡萄糖注射液适量(相当于葡萄糖 1.0 g),置 100 mL 容量瓶中,用水稀释至刻度,摇匀,照紫外-可见分光光度法,在 284 nm 波长处测定,吸光度不得大于 0.32。

(三)含量测定

1. 原料药含量测定

葡萄糖和无水葡萄糖分子中含有多个手性碳,具有旋光性,其比旋度能反映它们的纯度。因此,《中国药典》(2020 年版)对其规定比旋度的范围,而不做专项含量测定,蔗糖亦采用本法。

葡萄糖的比旋度测定方法:取本品约 10 g,精密称定,置 100 mL 容量瓶中,加水适量与氨试液 0.2 mL,溶解后,用水稀释至刻度,摇匀,放置 10 min,在 25 ℃时,依法测定,比旋度为 +52.6°～+53.2°。

2. 制剂含量测定

葡萄糖注射液的含量测定采用旋光度法。

葡萄糖注射液含量测定方法:精密称取本品适量(相当于葡萄糖 10 g),置 100 mL 容量瓶中,加氨试液 0.2 mL(10% 或 10% 以下规格的本品可直接取样测定),用水稀释至刻度,摇匀,静置 10 min,在 25 ℃时,依法测定旋光度,与 2.0852 相乘,即得供试量中含有 $C_6H_{12}O_6 \cdot H_2O$ 的重量(g)。

含量测定结果的计算:按上法测定的旋光度与 2.0852 相乘,即得供试品中含一结晶水葡萄糖($C_6H_{12}O_6 \cdot H_2O$)的重量。

计算因素 2.0852 的由来:

已知 $\alpha = 1°$,无水葡萄糖的 $[\alpha] = +52.75°$,测定管长度为 1 dm,则

$$C = \frac{100\alpha}{[\alpha]_D^{25}L} = \frac{100 \times 1}{52.75 \times 1} = 1.8975$$

即旋光度为 1°时,相当于每 100 mL 待测溶液中无水葡萄糖的重量(g),因此,$C = \alpha \times 1.8957$(无水葡萄糖),再换算成一分子结晶水葡萄糖的重量(g)。

$$\alpha \times 1.8957 \times C_6H_{12}O_6 \cdot H_2O/C_6H_{12}O_6 = 1 \times 1.8957 \times 198.17/180.16 = 2.0852$$

知识链接

葡萄糖的水溶液具有右旋性,由于葡萄糖在水中有三种互变异构体存在,具有变旋现象。须置 6 h 以上或加热、加酸、加弱碱,使变旋光反应达到平衡再行测定。

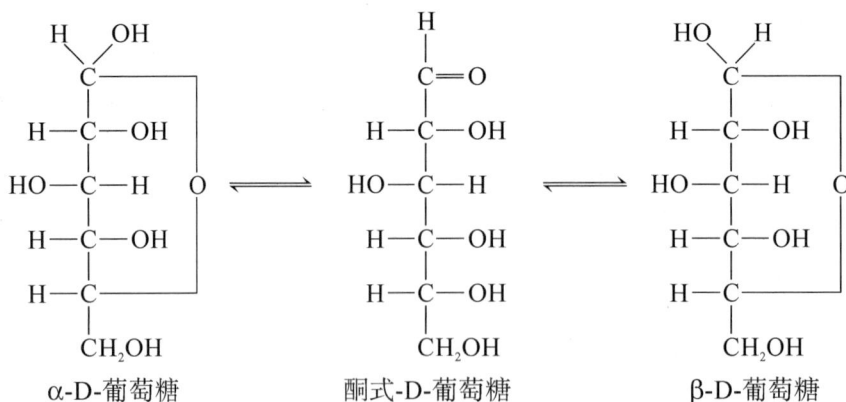

α-D-葡萄糖　　　　　酮式-D-葡萄糖　　　　　β-D-葡萄糖

$[\alpha]_D^{25} = +113.4°$(占 36%)　　$[\alpha]_D^{25} = +52.75°$(占 0.024%)　　$[\alpha]_D^{25} = +19.7°$(占 64%)

《中国药典》(2020 年版)采用旋光度法测定葡萄糖注射液、葡萄糖氯化钠及复方乳酸钠葡萄糖注射液的含量,该法准确、简便。

三、地高辛的质量分析

（一）鉴别试验

1. 冰醋酸-三氯化铁试剂（Keller-Kiliani）反应

游离的 2-去氧糖或能水解生成 2-去氧糖的强心苷，其溶于 Fe^{3+} 的冰醋酸溶液，沿管壁滴加浓硫酸，冰醋酸层渐呈蓝色或蓝绿色，接界面显色随苷元不同而异。本法广泛用于强心苷类原料药及制剂的鉴别。

地高辛的鉴别方法：取本品 1 mg，置小试管中，加含三氯化铁的冰醋酸 1 mL 溶解后，沿管壁缓缓加硫酸 1 mL，使成两液层，接界处显棕色，放置后，上层显靛蓝色。

> **知识链接**
>
> 地高辛和甲地高辛由于糖质部分结构差异，采用 Keller-Kiliani 法鉴别时，所呈颜色也不尽相同，如甲地高辛，采用本法鉴别时，接界处显紫色，冰醋酸层显蓝色。

2. 红外分光光度法

红外分光光度法专属性强，定性可靠，广泛用于原料药的鉴别。本品的红外吸收图谱应与对照的图谱一致。

3. 高效液相色谱法

当药物采用高效液相色谱法测定含量时，可同时进行鉴别。强心苷类原料药及片剂均采用本法进行鉴别。

地高辛的鉴别：在含量测定项下记录的色谱图中，供试品溶液主峰的保留时间应与对照品溶液主峰的保留时间一致。

（二）杂质检查

《中国药典》（2020 年版）收载的地高辛检查项目包括溶液的澄清度、有关物质和干燥失重。

有关物质：地高辛是由玄参科植物紫花洋地黄或毛花洋地黄叶中提取制得的，提取分离过程中可能带入有关物质。

检查方法：取地高辛适量，精密称定，加稀乙醇溶解并定量稀释制成每毫升中约含 1 mg 的溶液，作为供试品溶液；精密量取 2 mL，置 100 mL 容量瓶中，用稀乙醇稀释至刻度，摇匀，作为对照溶液。另取洋地黄毒苷对照品，精密称定，加稀乙醇溶解并定量稀释制成每毫升中约含 0.02 mg 的溶液，作为对照品溶液。照含量测定项下的色谱条件，精密量取供试品溶液、对照溶液、对照品溶液各 20 μL，分别注入液相色谱仪，记录色谱图至主成分峰保留时间的 3 倍。供试品溶液的色谱图中如有与洋地黄毒苷峰保留时间一致的色谱峰，按外标法以峰面积计算，含洋地黄毒苷的量不得超过 2.0%；其他各杂质峰面积不得大于对照溶液的主峰面积（2.0%），杂质总量不得超过 4.0%。

> **知识链接**
>
> 地高辛进行有关物质检查时，不仅对单个杂质洋地黄毒苷，采用外标法进行了限量是，同时对其他杂质及杂质总量，采用主成分自身对照法进行了限量检查，体现了《中国药典》对药品安全性要求提高的变化。

（三）含量测定

地高辛常用的含量测定方法有比色法、荧光法、高效液相色谱法。

1. 比色法

地高辛苷元 C_{17} 位上的丁烯内酯部分非常活泼，很容易与芳香硝基化合物（如碱性三硝基苯酚）形成配位阴离子。所得配合物在 485～495 nm 波长处有最大吸收峰。测定时,分别配制对照品溶液和供试品溶液适量,与一定量的碱性三硝基苯酚在 20～25 ℃的暗处反应 30～45 min,于 485 nm 波长处分别测定吸光度,按对照品比较法计算供试品中所含地高辛的量。

测定时应注意,显色剂碱性三硝基苯酚试液应新鲜配制,并在 2 日内使用。显色反应在 30～45 min 内较稳定。

2. 荧光法

利用维生素 C 与过氧化氢和盐酸等试剂可使地高辛产生荧光的原理测定含量,提高了定量分析的灵敏度。测定时,按规定方法分别配制对照品溶液和供试品溶液适量,分别依次加入规定量的维生素 C 的甲醇溶液与过氧化氢溶液,再加稀盐酸稀释至刻度,于 30 ℃避光放置 2 h,在激发光波长 360 nm 与发射光波长 485 nm 处分别测定荧光强度,按对照品比较法计算供试品中所含地高辛的量。

3. 高效液相色谱法

《中国药典》(2020 年版)采用高效液相色谱法测定地高辛及其制剂、甲地高辛及其制剂的含量。地高辛的含量测定方法如下。

(1)色谱条件与系统适用性试验:用十八烷基硅烷键合硅胶为填充剂;以乙腈-水(10:90)为流动相 A,乙腈-水(60:40)为流动相 B;按表 6-10 所示进行梯度洗脱;检测波长为 230 nm;流速为 1.5 mL/min。理论塔板数按地高辛峰计算不低于 2000。

表 6-10　地高辛含量测定流动相梯度

时间/min	流动相 A/(%)	流动相 B/(%)
0	60	40
5	60	40
15	0	100
15.1	60	40
20	60	40

(2)测定法:取本品适量,精密称定,加稀乙醇溶解并定量稀释制成每毫升中约含 0.1 mg 的溶液,作为供试品溶液,精密量取 20 μL,注入液相色谱仪,记录色谱图;另取地高辛对照品适量,同法测定。按外标法以峰面积计算,即得。

▶ **本节知识点**

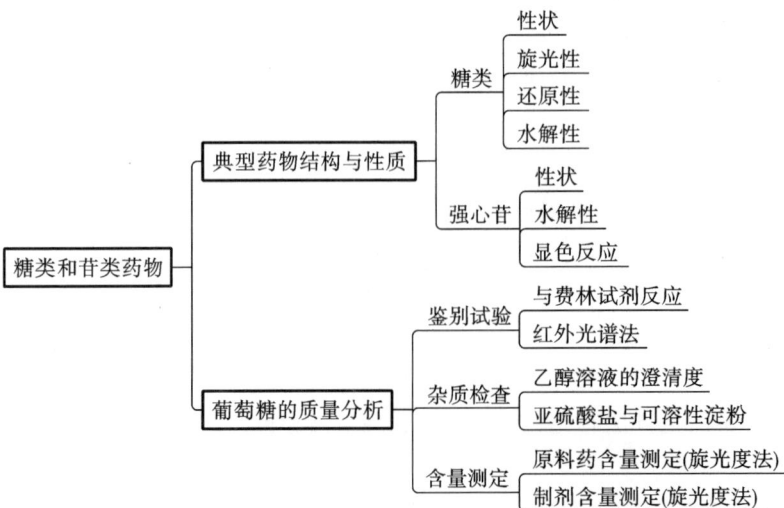

```
                                        冰醋酸-三氯化铁试剂(Keller-Kiliani)反应
                            鉴别试验      红外分光光度法
                                        高效液相色谱法
                                        溶液的澄清度
                            杂质检查      有关物质
糖类和苷类药物  地高辛的质量分析                干燥失重
                                        比色法
                            含量测定      荧光法
                                        高效液相色谱法
```

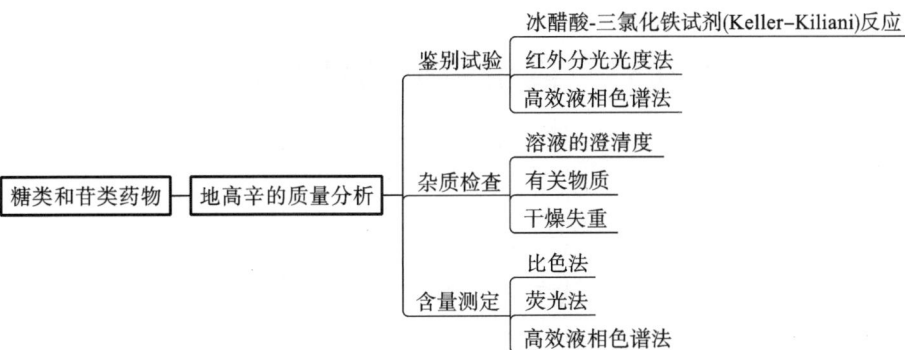

→ 同步能力检测题

一、选择题

（一）单项选择题

1. 葡萄糖和费林试剂反应生成红色沉淀是因为葡萄糖具有（　　）。

A. 旋光性　　　　　　B. 氧化性　　　　　　C. 还原性　　　　　　D. 水解性

2. 葡萄糖和费林试剂反应生成的红色沉淀是（　　）。

A. CuO　　　　　　B. Cu_2O　　　　　　C. $CuSO_4$　　　　　　D. Cu

3. 《中国药典》(2020 年版)收载的葡萄糖注射液含量测定的方法是（　　）。

A. 滴定分析　　　　　　　　　　　B. 紫外-可见分光光度法

C. 荧光分析法　　　　　　　　　　D. 旋光度测定法

4. 地高辛的鉴别:取本品 1 mg 置小试管中,加含三氯化铁的冰醋酸 1 mL 溶解后,沿管壁缓缓加硫酸 1 mL,使成两液层,接界处显棕色,放置后,上层显（　　）。

A. 靛蓝色　　　　　　B. 绿色　　　　　　C. 紫色　　　　　　D. 猩红色

5. 《中国药典》(2020 年版)收载的地高辛及其制剂均采用（　　）测定其含量。

A. 滴定分析　　　　　　　　　　　B. 紫外-可见分光光度法

C. 荧光分析法　　　　　　　　　　D. 高效液相色谱法

（二）多项选择题

1. 《中国药典》(2020 年版)收载的葡萄糖注射液杂质检查项目包括（　　）。

A. pH 值　　　　B. 5-羟甲基糠醛　　　　C. 重金属

D. 细菌内毒素　　　　E. 无菌及注射剂项下有关的检查

2. 《中国药典》(2020 年版)收载的地高辛鉴别试验项目包括（　　）。

A. 显色反应　　　　B. 沉淀反应　　　　C. 紫外吸收图谱

D. 红外吸收图谱　　　　E. 高效液相色谱

二、简答题

简述地高辛结构性质与分析方法之间的关系。

（魏新宇）

第九节　抗生素类药物的分析

一、抗生素的概述

（一）简介

抗生素（antibiotics）类药物是临床上常用的一类重要药物，临床使用的抗生素主要由生物合成，经过发酵和提纯两步制得；也有少数是利用化学合成或半合成方法制得的。

1929年弗莱明发现青霉素，1943年塞尔曼·瓦克斯曼发现链霉素，才给出抗生素的定义，即微生物代谢产生的能抑制他种微生物生长活动甚至杀灭他种微生物的化学物质。

抗生素的产生不仅限于细菌、放线菌和霉菌等微生物，植物和动物也能产生抗生素。抗生素的应用也远远超出了抗菌范围。一般认为，比较确切的抗生素定义如下：抗生素是生物（包括微生物、植物、动物）在其生命活动中产生的（或用化学、生物或生化方法衍生的），能在低微浓度下有选择地抑制或影响他种生物功能的化学物质的总称。

在长期的抗生素选择之后出现的对相应抗生素产生耐受能力的微生物，统称为耐药菌。所谓细菌的耐药性（bacterial resistance）又称抗药性，是指细菌产生的对抗菌药不敏感的现象，是细菌自身生存过程的一种特殊表现形式。天然抗生素是细菌次级代谢产物，是用于抵御其他微生物、保护自身安全的化学物质。人类将细菌产生的这种物质制成抗菌药，用于杀灭感染的微生物。微生物接触到抗菌药，也会通过改变代谢途径或制造出相应的灭活物质，使其避免被抗菌药抑制或杀灭，形成耐药性。耐药菌的出现增加了感染性疾病治愈的难度，并迫使人类寻找新的对抗微生物感染的方法。

（二）抗生素的分类

抗生素种类繁多，性质复杂，用途各异，对其进行系统分类有一定困难。根据研究目的不同，抗生素有多种分类方式，其中以作用对象、化学结构不同进行分类是较常用的，前者对于临床选用抗生素带来一定方便，后者有利于抗生素工业生产和质量分析的研究。通常将抗生素分为 β-内酰胺类（青霉素类、头孢菌素类）、四环素类（四环素、金霉素、土霉素等）、氨基糖苷类（链霉素、庆大霉素等）、大环内酯类（红霉素、罗红霉素、阿奇霉素等）、多烯大环类抗生素（制霉菌素、两性霉素 B 等）、多肽类（盐酸万古霉素、放线菌素等）、酰胺醇类（氯霉素等）和其他类抗生素（凡不属于上述类型的抗生素一般归于其他类）。

由于抗生素的结构与性质各异，以上分类远不能涵盖所有抗生素。本章主要讨论 β-内酰胺类、氨基糖苷类、大环内酯类抗生素的物理化学性质、鉴别反应、杂质检查、含量测定方法与原理。关于生物学方法（如异常毒性、热原、降压物质、无菌、生物效价测定法等），根据专业要求，在此不赘述。

二、典型药物的结构与性质

（一）β-内酰胺类抗生素

本类抗生素包括青霉素类和头孢菌素类，它们的分子结构中含有 β-内酰胺环，因此统称为 β-内酰胺类抗生素。

青霉素类和头孢菌素类分子中均含有游离羧基和酰胺侧链。氢化噻唑环或氢化噻嗪环与 β-内酰胺骈合的杂环，分别构成二者的母核。青霉素类分子母核为 6-氨基青霉烷酸（6-APA），头孢菌素类分子母核为 7-氨基头孢菌烷酸（7-ACA）。所以也可以说，青霉素的分子结构由侧链的RCO—与母核 6-APA 两部分结合而成；头孢菌素类由侧链RCO—与 7-ACA 组成。

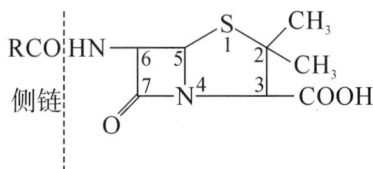

6-APA
青霉素

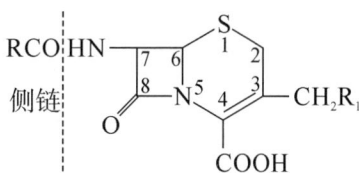

7-ACA
头孢菌素

通常青霉素类分子中含有三个手性碳原子 C_3、C_5、C_6，头孢菌素类分子中含有两个手性碳原子 C_6、C_7。由于酰胺基上 R 以及 R_1 的不同，所构成的青霉素和头孢菌素也不同。

青霉素类药物母核中无共轭体系，因此母核部分无紫外吸收，但其侧链部分由于具有苯环共轭体系，因此分子具有紫外吸收；头孢菌素母核中有共轭体系 O＝C—N—C＝C，故分子中存在紫外吸收。

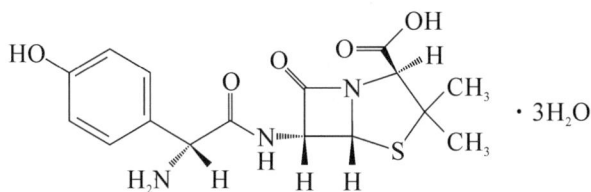

阿莫西林

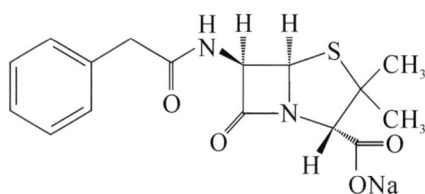

青霉素钠

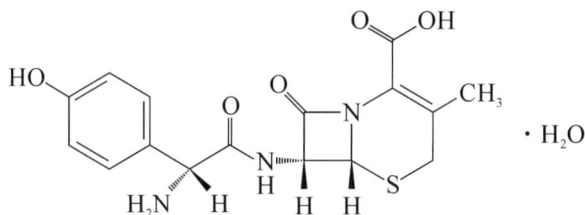

头孢羟氨苄

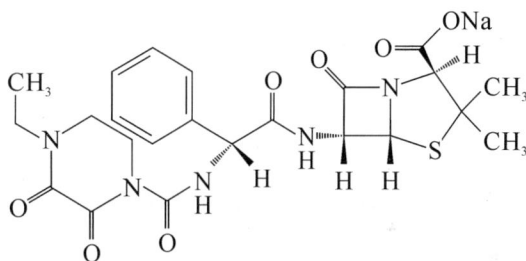

哌拉西林钠

1. 性状

青霉素和头孢菌素类药物均为白色、类白色或微黄色结晶性粉末，其分子中的游离羧基具有较强的酸性（大多数青霉素的 pK_a 值在 $2.5 \sim 2.8$ 之间），能与无机碱或某些有机碱作用成盐，如青霉素钠（钾）、氨苄西林钠等。其碱金属盐水溶液遇酸则析出游离酸的白色沉淀。

2. 旋光性

青霉素和头孢菌素类的母核中均含有手性碳原子，都具有旋光性。利用这一特点，可对这两类药物进行定性分析。

3. 紫外吸收

青霉素类分子中的母核部分无紫外吸收，但若其侧链酰胺基团上的 R 具有苯环或共轭体系，则分子存在紫外吸收特征。如青霉素钠的 R 为苄基，其水溶液在 264 nm 波长处具有较强吸收。头孢菌素由于母核部分具有 O＝C—N—C＝C 结构，故分子存在紫外吸收。如头孢呋辛钠水溶液在波长 274 nm 处有最大吸收。

4. β-内酰胺环的不稳定性

干燥纯净的青霉素钠盐很稳定，在室温下可保存 3 年以上。但青霉素的水溶液很不稳定，β-内酰胺环是青霉素结构中最不稳定的部分，如与酸、碱、青霉素酶、羟胺及某些金属离子（铜、铅、汞、银）等作用时，易发生水解和分子重排，产生一系列降解产物，如青霉素噻唑酸、青霉酸、青霉醛、青霉胺、α-青霉噻唑酰基羟胺酸和青霉烯酸等。

头孢菌素干燥粉末于 25 ℃下密封保存,可储存 3 年以上,酸、碱、β-内酰胺酶、胺类(包括胺、氨基酸、羟胺等)均能促使供试品降解。与青霉素相比,头孢菌素不易发生开环反应,对青霉素酶和稀酸比较稳定。

5. 特殊性质

β-内酰胺类抗生素特征取代基的特殊性质可用于具体药物的鉴别,如氨苄基取代,具有典型的 α-氨基酸的性质,可发生双缩脲和茚三酮反应;酚羟基取代,可与重氮苯磺酸试液发生偶合反应。

此外,β-内酰胺类注射剂多以钠盐使用,可显钠离子的特征鉴别反应。

(二) 氨基糖苷类抗生素

本类抗生素均以碱性环己多元醇为苷元,可与氨基糖苷缩合成苷,故称为氨基糖苷类抗生素。本类抗生素主要有链霉素、庆大霉素、卡那霉素、硫酸阿米卡星、新霉素、巴龙霉素等,这些药物的抗菌谱和化学性质都有共同之处。本节以链霉素为例,讨论它们的物理、化学性质,鉴别和检查方法,其原料和制剂采用微生物检定法测定生物效价。

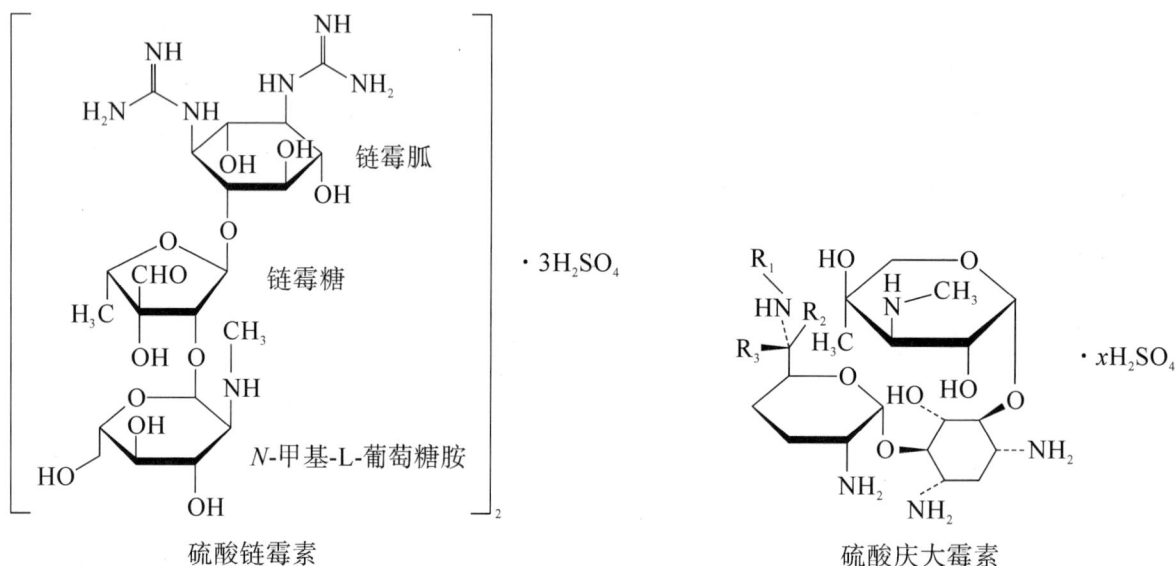

硫酸链霉素　　　　　　　　　硫酸庆大霉素

硫酸庆大霉素为庆大霉素 C 的复合物,R_1、R_2、R_3 的不同决定其为不同的庆大霉素 C 组分。

1. 性状

硫酸链霉素为白色或类白色粉末;无臭或几乎无臭;有引湿性;易溶于水,不溶于乙醇。硫酸庆大霉素为白色或类白色粉末;无臭;有引湿性;在水中易溶,在乙醇、丙酮或乙醚中不溶。药物结构中的氨基和胍基为碱性基团,具有碱性。

2. 水解性

硫酸链霉素水溶液在 pH 值为 5～7.5 时最为稳定,过酸或过碱条件下易水解失效。由于链霉胍和链霉糖胺之间的苷键要比链霉糖和氨基葡萄糖之间的苷键弱得多,因此在酸性条件下,链霉素水解为链霉胍和链霉双糖胺,进一步水解则得 N-甲基-L-葡萄糖胺。弱碱性也能使链霉素水解为链霉胍和链霉双糖胺,但随后链霉糖部分分子重排生成麦芽酚。麦芽酚反应是链霉素的特征反应。庆大霉素对光、热、空气均较稳定,水溶液亦稳定,pH 值为 2～12 时,100 ℃加热 30 min 活性无明显变化。

3. 氧化还原性

链霉素分子结构中具有醛基,遇氧化剂如高锰酸钾、氯酸钾、过氧化氢等易被氧化成链霉酸而失效;遇还原剂如维生素 C、葡萄糖、半胱氨酸等被还原为双氢链霉素,毒性增加。

(三) 大环内酯类抗生素

大环内酯类抗生素结构中含有 1 个十四元或十六元的大环内酯结构,并通过内酯环上的羟基与去氧氨基糖或 6-去氧糖缩合成碱性苷。

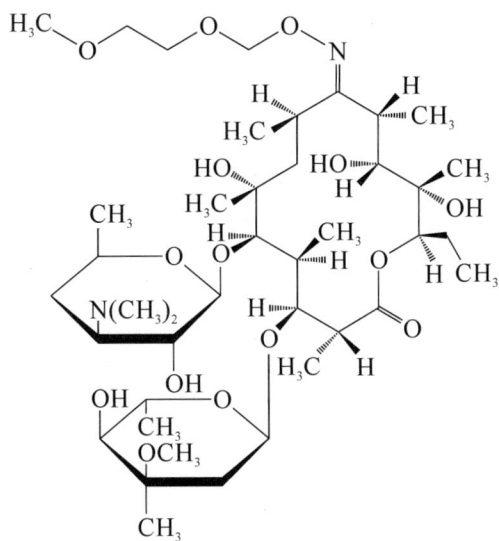

罗红霉素

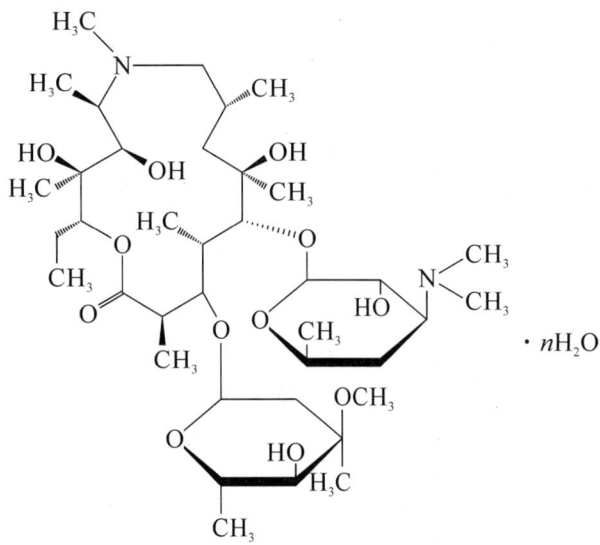

阿奇霉素

1. 性状

本类药物均为白色或类白色粉末;无臭,微苦;微有引湿性。在水中溶解性差,在甲醇、乙醇、丙酮中溶解。

2. 碱性

氨基显碱性,可与酸成盐,盐易溶于水。

3. 旋光性

本类药物结构具有多个手性碳原子,具有旋光性。

4. 水解性

内酯与苷键对酸、碱不稳定,可发生苷键水解、内酯环开环以及脱酰基反应,导致药物的抗菌活性降低或丧失。

三、抗生素类药物的质量分析

由于某些抗生素生物发酵的生产技术比较复杂、异物污染的可能性较大,虽然经过精制提纯,成品中仍不可避免地含有杂质,如无机盐、脂肪、各种蛋白质及其降解产物以及色素、热厚、毒性物质等;此外,大多数抗生素的性质不够稳定,分解后使疗效降低或失效,甚至引起毒副作用。为保证临床用药安全和有效,根据抗生素的性质预计生产方法的特殊性和复杂性,各国药典均对抗生素药物制定了严格的质量控制内容。

(一)鉴别试验

抗生素药物的鉴别试验主要为理化方法,常用的方法如下。

1. 化学方法及物理化学方法

化学方法及物理方法是根据抗生素药物典型的结构及取代基团的特征化学反应(官能团显色反应)进行鉴别,如 β-内酰胺环的羟肟酸铁反应,链霉素的麦芽酚反应、坂口反应等;或依据抗生素类药物的分子结构及衍生物的特性采用物理的方法进行鉴别。如红外光谱法和紫外光谱法,薄层色谱法和高效液相色谱法。抗生素的红外光谱分析需注意,由于抗生素存在多晶现象,有时对照品与供试品图谱或对照图谱不一致,最好用相同溶剂同时重结晶供试品和对照品,使其处于相同晶型情况下再进行测定,若多晶现象是由于研磨和压片过程中的晶相转变所致,则应采用溶液法试验。

2. 生物学方法

生物学方法是通过检查抗生素灭活前后的抑菌能力,并与已知含量的对照品对照后进行鉴别,目前此法较少应用。

（二）检查

抗生素类药物的检查项目如下。

（1）影响药品稳定性的检查项目、结晶性、酸碱度、水分或干燥失重等。

（2）控制有机杂质和无机杂质的检查项目：溶液的澄清度与颜色、有关物质、溶剂残留、炽灼残渣、重金属等。

（3）与临床安全性密切相关的检查项目：异常毒性、热原或细菌内毒素、降压物质、无菌等。

（4）与不良反应相关的检查项目。聚合物的检查：（高分子杂质）β-内酰胺抗生素临床上最常见的不良反应就是过敏反应。经研究证明，引发上述过敏反应的原因是其中存在的高分子聚合物。抗生素药物中的高分子杂质按其来源通常分为外源性杂质和内源性杂质。外源性杂质一般来源于发酵工艺，随着现代生产工艺的不断改进和提高，外源性杂质日趋减少，因此对内源性杂质的控制是当前抗生素高分子杂质质量控制的重点。内源性杂质是抗生素自身聚合产物，来自生产过程、储存或在药物使用不当时产生。目前国内外对 β-内酰胺抗生素中聚合物杂质的分离方法主要有凝胶过滤色谱法、离子交换色谱法、反相色谱法。

（5）特殊杂质：抗生素类药物中的有关物质检查，如硫酸庆大霉素 C 组分，硫酸庆大霉素 C_1、C_2、C_{1a} 对微生物的活性无明显差异，但其毒副作用和耐药性有差异，从而影响产品的效价和临床疗效。因此，应规定各组分的相对含量百分比。

（6）其他检查项目：此外，有的抗生素规定"悬浮时间与抽针试验""聚合物""杂质吸光度"等项目。

（三）含量测定或效价测定

1. 微生物检定法

本法是在适宜条件下，根据量反应平行线原理设计的，通过检测抗生素对微生物的抑制作用，计算抗生素活性（效价）的方法。测定方法可分为管碟法和浊度法。

2. 理化方法

理化方法是根据抗生素的分子结构特点，利用其特有的化学或物理化学性质及反应而进行的。对于提纯的产品以及化学结构已确定的抗生素，能较迅速、准确地测定其效价，并具有较高的专属性。目前各国的药典所收载的抗生素理化方法主要是高效液相色谱法，如 β-内酰胺类、大环内酯类等抗生素大多采用高效液相色谱法测定含量。

3. 抗生素活性表示方法

抗生素的活性以效价单位表示，即指每毫升或每毫克中含有某种抗生素有效成分的量。效价以抗菌效能（活性成分）作为衡量的标准，因此，效价的高低是衡量抗生素质量的相对标准。效价用单位（U）或微克（μg）表示。各种抗生素的效价基准是人们为了生产科研方便而规定的，如 1 mg 青霉素钠的效价定为 1670 U，一种抗生素有一个效价基准，同一抗生素的各种盐类的效价可根据其分子量与标准盐类进行换算。如 1 mg 青霉素钾的效价（U）＝$1670 \times 356.4/372.5 = 1598$。以上为抗生素的理论效价，实际样品往往低于该理论效价。

本节以青霉素钠、头孢羟氨苄、硫酸链霉素、罗红霉素及其制剂为代表解析抗生素类药物质量分析方法。

四、典型药物的质量分析

（一）青霉素钠的质量分析

青霉素钠为 β-内酰胺类抗生素，白色结晶性粉末；无臭或微有特异性臭；有引湿性；遇酸、碱或氧化剂等即迅速失效，水溶液在室温放置易失效。在水中极易溶解，在乙醇中溶解，在脂肪油或液体石蜡中不溶。

1. 鉴别

（1）高效液相色谱法（HPLC 法）：在含量测定项下记录的色谱图中，供试品溶液主峰的保留时间应与对照品溶液主峰的保留时间一致。

解析:《中国药典》(2020 年版)采用高效液相色谱法测定青霉素钠及其制剂的含量,同时进行鉴别。

(2)红外光谱法(IR 法):青霉素钠的红外吸收图谱应与对照的图谱一致。

解析:红外光谱法反映了分子的结构特征,各国药典对收载的 β-内酰胺类抗生素均采用本法进行鉴别。

(3)焰色反应:取铂丝,用盐酸湿润后,蘸取供试品,在无色火焰中燃烧,火焰显黄色。

解析:青霉素类制成钠盐或钾盐供临床使用,因而可利用钾、钠离子的火焰反应进行鉴别。

2. 杂质检查

《中国药典》(2020 年版)规定青霉素钠除检查"结晶性""酸碱度""溶液的澄清度与颜色""干燥失重""可见异物""不溶性微粒""细菌内毒素"和"无菌"项目外,还需要检查以下项目。

(1)吸光度:取本品,精密称定,加水溶解并定量稀释制成每毫升中约含 1.80 mg 的溶液,照紫外-可见分光光度法[《中国药典》(2020 年版)(通则 0401)]在 280 nm 与 325 nm 波长处测定,其吸光度均不大于 0.10;在 264 nm 波长处有最大吸收,吸光度应为 0.80～0.88。

解析:青霉素钠侧链的苯环有紫外吸收,其水溶液在 264 nm 波长处有最大吸收,而降解产物在 280 nm 和 325 nm 波长处有最大吸收。测定 264 nm 波长处的吸光度可以控制青霉素钠的含量,测定 280 nm 与 325 nm 波长处的吸光度,则可以控制杂质的量。

(2)有关物质。

方法:取本品适量,加水溶解并稀释成每毫升中含 4 mg 的溶液作为供试品溶液;精密量取 1.0 mL,置 100 mL 容量瓶中,加水稀释至刻度,作为对照溶液;精密量取对照溶液适量,用水定量稀释制成每毫升中约含 1.0 μg 的溶液,作为灵敏度溶液。照《中国药典》(2020 年版)高效液相色谱法(通则 0512)试验。用十八烷基硅烷键合硅胶为填充剂;以磷酸盐缓冲液(取磷酸二氢钾 10.6 g,加水至 1000 mL,用磷酸调节 pH 值至 3.4)-甲醇(72:14)为流动相 A,乙腈为流动相 B。取青霉素系统适用性对照品适量,加水溶解并稀释制成每毫升中约含 4 mg 的溶液,取 20 μL 注入液相色谱仪,先以流动相 A-流动相 B(86.5:13.5)等度洗脱,待杂质 E 的第 3 个色谱峰洗脱完毕后,立即按表 6-11 进行线性梯度洗脱,检测波长为 225 nm,流速为 1.0 mL/min,柱温为 34 ℃。记录的色谱图应与标准图谱一致。取灵敏度溶液 20 μL 注入液相色谱仪,主成分峰峰高的信噪比应大于 10。精密量取供试品溶液与对照溶液,分别注入液相色谱仪,记录色谱图。供试品溶液色谱图中如有杂质峰,各杂质峰面积的和不得大于对照溶液主峰面积(1.0%)。供试品溶液中小于灵敏度溶液主峰面积的峰忽略不计。

表 6-11 青霉素钠有关物质检查流动相梯度

时间/min	流动相 A/(%)	流动相 B/(%)
0	86.5	13.5
t_g+2	86.5	13.5
t_g+26	64	36
t_g+38	64	36
t_g+39	86.5	13.5
t_g+50	86.5	13.5

注:t_g 为青霉素系统适用性对照溶液中杂质 E 的第 3 个色谱峰的保留时间。

解析:本类药物多数规定有关物质检查,通常采用高效液相色谱法检查。

(3)青霉素聚合物:照分子排阻色谱法[《中国药典》(2020 年版)(通则 0514)]测定。供试品溶液临用时新制。

①色谱条件与系统适用性试验:用葡萄糖凝胶 G-10(40～120 μm)为填充剂,玻璃柱内径为 1.0～

1.4 cm,柱长为 30～40 cm,流动相 A 为 pH 7.0 的 0.01 mol/L 磷酸盐缓冲液,流动相 B 为水,流速为 1.5 mL/min,检测波长为 254 nm。量取 0.1 mol/L 蓝色葡聚糖 2000 溶液 100～200 μL,注入液相色谱仪,分别以流动相 A、B 进行测定,记录色谱图。理论板数按蓝色葡聚糖 2000 峰计算均不低于 400,拖尾因子均应小于 2.0,在两种流动相系统中蓝色葡聚糖 2000 保留时间的比值均应在 0.93～1.07 之间。取本品约 0.4 g,置 10 mL 容量瓶中,加 0.5 mol/L 蓝色葡聚糖 2000 溶液溶解并稀释至刻度,摇匀。量取 100～200 μL,连续进样 5 次,峰面积的 RSD 应不大于 5.0%。

②对照溶液的制备:取青霉素对照品适量,精密称定,加水溶解并定量稀释制成每毫升中约含青霉素 0.1 mg 的溶液。

③测定法:取本品约 0.4 g,精密称定,置 10 mL 容量瓶中,加水适量使溶解后,用水稀释至刻度,摇匀,立即精密量取 100～200 μL 注入液相色谱仪,以流动相 B 为流动相进行测定,记录色谱图。按外标法以青霉素峰面积计算,青霉素聚合物的量不得过 0.08%。

解析:青霉素类药物在临床上有时会引起过敏性休克反应,过敏原为药物中的高分子杂质(蛋白多肽类杂质和聚合物类杂质)。针对青霉素类药物与其高分子杂质的分子量不同,《中国药典》(2020 年版)采用分子排阻色谱法检查聚合物类杂质。分子排阻色谱法是根据待测组分的分子大小进行分离的一种液相色谱法,分离原理为凝胶色谱柱的分子筛机制,故又称凝胶色谱法。

> **知识链接** ◎
>
> ### β-内酰胺类抗生素的显色反应
>
> (1) 异羟肟酸铁反应:青霉素及头孢菌素在碱性条件中与羟胺作用,β-内酰胺环生成异羟肟酸,在稀酸中与高铁离子显色。
>
> (2) 类似肽键的反应:本类药物具有 —CONH— 结构,一些取代基有 α-氨基酸结构,可显双缩脲和茚三酮反应。
>
> (3) 其他显色反应:侧链含有 —C_6H_5—OH 基团时,能与重氮苯磺酸试液发生偶合反应而显色。此外,本类药物还可以与变色酸-硫酸、硫酸-甲醛等试剂反应而显色。

3. 含量测定

照高效液相色谱法 [《中国药典》(2020 年版)(通则 0512)] 测定。

①供试品溶液:取本品适量,精密称定,加水溶解并定量稀释制成每毫升中约含 1 mg 的溶液。

②对照溶液:取青霉素对照品适量,精密称定,加水溶解并定量稀释制成每毫升中约含 1 mg 的溶液。

③系统适用性溶液:取青霉素系统适用性对照品适量,加水溶解并稀释制成每毫升中约含 1 mg 的溶液。

④色谱条件与系统适用性试验:用十八硅烷键合硅胶为填充剂;以有关物质项下流动相 A-流动相 B(85∶15)为流动相,检测波长为 225 nm,进样体积为 20 μL。

⑤系统适用性要求:系统适用性溶液色谱图应与标准图谱一致。

⑥测定法:精密量取供试品溶液与对照品溶液,分别注入液相色谱仪,记录色谱图。按外标法以峰面积计算,其结果乘以 1.0658,即为供试品中 $C_{16}H_{17}N_2NaO_4S$ 的含量。

$$含量(\%) = \frac{A_X \times m_R \times 1.0658}{A_R \times m \times (1-G)} \times 100\% \tag{6-24}$$

式中,A_X 为供试品中青霉素的峰面积;A_R 为对照品溶液中青霉素的峰面积;m_R 为对照品的取样量,mg;m 为供试品的取样量,mg;G 为供试品的干燥失重;1.0658 为青霉素钠分子量(356.38)与青霉素分子量(334.39)的比值。

青霉素钠原料药含量按干燥品计算,含 $C_{16}H_{17}N_2NaO_4S$ 不得少于 96.0%。

注射用青霉素钠为青霉素钠的无菌粉末。制剂含量按干燥品计算,含 $C_{16}H_{17}N_2NaO_4S$ 不得少于

96.0%;按平均装量计算,含 $C_{16}H_{17}N_2NaO_4S$ 应为标示量的 95.0%～115.0%。

$$含量(\%) = \frac{c_R \times \dfrac{A_X}{A_R} \times V \times D \times \overline{W}}{m \times S} \times 100\% \tag{6-25}$$

式中,A_X 为供试品溶液峰面积;A_R 为对照品溶液峰面积;c_R 为对照溶液浓度,g/mL;m 为称取的供试品重量,g;D 为供试品稀释倍数;V 为供试品初次配制的体积,mL;S 为标示量,g;$\overline{W}$ 为平均装量,g。

解析:由于青霉素类药物不稳定,药物中存在降解产物等杂质,使用滴定分析法不能有效排除杂质的干扰。故《中国药典》(2020 年版)规定采用反相高效液相色谱法测定青霉素钠及其制剂的含量。

(二)头孢羟氨苄的质量分析

头孢羟氨苄为 β-内酰胺类抗生素,白色或类白色结晶性粉末;有特异性臭味;在水中微溶,在乙醇或乙醚中几乎不溶。

比旋度的测定:取头孢羟氨苄粉末,精密称定,加水溶解并定量稀释制成每毫升中约含 6 mg 的溶液,依法测定[《中国药典》(2020 年版)(通则 0621)],比旋度为 +165°～+178°。

1. 鉴别

(1)三氯化铁反应:取本品适量,加水适量,超声使溶解并稀释制成每毫升中约含 12.5 mg 的溶液,取溶液 1 mL,加三氯化铁试液 3 滴,即显棕黄色。

(2)高效液相色谱法(HPLC法):在含量测定项下记录的色谱图中,供试品溶液主峰的保留时间应与对照品溶液主峰的保留时间一致。

解析:《中国药典》(2020 年版)采用高效液相色谱法测头孢羟氨苄及其制剂的含量,同时进行鉴别。

(3)红外光谱法(IR法):头孢羟氨苄的红外吸收图谱应与对照的图谱(光谱 596)一致。

解析:红外光谱法反映了分子的结构特征,各国药典对收载的 β-内酰胺类抗生素均采用本法进行鉴别。

2. 检查

《中国药典》(2020 年版)规定头孢羟氨苄检查"结晶性""酸度""水分""溶出度"等项目,还需要检查有关物质,照高效液相色谱法(通则 0512)测定。

①供试品溶液:取含量测定项下的细粉适量,精密称定,加流动相 A 溶解并定量稀释制成每 1 mL 中约含头孢羟氨苄(按 $C_{16}H_{17}N_3O_5S$ 计)1 mg 的溶液,过滤,取续滤液。

②对照溶液:精密量取供试品溶液 1 mL,置 100 mL 容量瓶中,用流动相 A 稀释至刻度,摇匀。

③对照品溶液 a:取 α-对羟基苯甘氨酸对照品约 10 mg,置 10 mL 容量瓶中,加流动相 A 适量,超声使溶解并稀释至刻度,摇匀。

④对照品溶液 b:取 7-氨基去乙酰氧基头孢烷酸对照品约 10 mg,置 10 mL 容量瓶中,加 pH 7.0磷酸盐缓冲液(取无水磷酸氢二钠 28.4 g,加水 800 mL 使溶解,用 30%的磷酸溶液调节 pH 值至7.0,用水稀释至 1000 mL,混匀)适量,超声使溶解并稀释至刻度,摇匀。

⑤杂质对照品溶液:精密量取对照品溶液 a 和 b 各 1 mL,置 100 mL 容量瓶中,用流动相 A 稀释至刻度,摇匀。

⑥系统适用性溶液:杂质对照品溶液与供试溶液(9:1)的混合溶液。

⑦色谱条件:用十八烷基硅烷键合硅胶为填充剂;流动相 A 为 0.02 mol/L 磷酸二氢钾溶液(取磷酸二氢钾 2.72 g,加水 800 mL 使溶解,用 1 mol/L 氢氧化钾溶液调节 pH 值至 5.0,用水稀释至1000 mL,混匀),流动相 B 为甲醇,按表 6-12 进行线性梯度洗脱;检测波长为 220 nm;进样体积为20 μL。

表 6-12　头孢羟氨苄有关物质检查流动相梯度

时间/min	流动相 A/(%)	流动相 B/(%)
0	98	2
1	98	2
25	70	30
28	98	2
40	98	2

⑧系统适用性要求:系统适用性溶液色谱图中,头孢羟氨苄峰的保留时间约为 10 min,α-对羟基苯甘氨酸峰和 7-氨基去乙酰氧基头孢烷酸与头孢羟氨苄峰间的分离度应大于 5.0。

⑨测定法:精密量取供试品溶液、对照品溶液与杂质对照品溶液,分别注入液相色谱仪,记录色谱图。

⑩限度:供试品溶液色谱图中如有杂质峰,α-对羟基苯甘氨酸和 7-氨基去乙酰氧基头孢烷酸与按外标法以峰面积计算,均不得过标示量的 1.0%;其他单个杂质峰面积不得大于对照溶液主峰面积(1.0%),其他各杂质峰面积的和不得大于对照溶液主峰面积的 3 倍(3.0%),小于对照溶液主峰面积 0.05 倍的峰忽略不计。

解析:本类药物多数规定有关物质检查,通常采用高效液相色谱法检查。

目前《中国药典》(2020 年版)收载的头孢羟氨苄制剂有头孢羟氨苄片、头孢羟氨苄胶囊、头孢羟氨苄颗粒,对于制剂还需检查其"溶出度",详细方法见《中国药典》(2020 年版)二部正文部分,其中头孢羟氨苄片照溶出度与释放度测定法(通则 0931 第二法),其溶出度限度为 75%,应符合规定;头孢羟氨苄胶囊照溶出度与释放度测定法(通则 0931 第一法),其溶出度限度为 80%,应符合规定。

3. 含量测定

照高效液相色谱法[《中国药典》(2020 年版)(通则 0512)]测定。

①溶剂:见有关物质项下流动相 A。

②供试品溶液:取本品适量,精密称定,加溶剂溶解并定量稀释制成每毫升中约含头孢羟氨苄(按 $C_{16}H_{17}N_3O_5S$ 计)0.3 mg 的溶液。

③对照品溶液:取头孢羟氨苄对照品适量,精密称定,加溶剂溶解并定量稀释制成每毫升中约含头孢羟氨苄(按 $C_{16}H_{17}N_3O_5S$ 计)0.3 mg 的溶液。

④系统适用性溶液:取头孢羟氨苄对照品和 7-氨基去乙酰氧基头孢烷酸对照品各适量,加有关物质项下的 pH 7.0 磷酸盐缓冲液适量,超声使溶解,再用溶剂稀释制成每毫升中分别约含 0.3 mg 与 0.1 mg 的混合溶液。

⑤色谱条件:用十八硅烷键合硅胶为填充剂;以有关物质项下流动相 A-流动相 B(98∶2)为流动相,检测波长为 230 nm;进样体积 10 μL。

⑥系统适用性要求:系统适用性溶液色谱图中,头孢羟氨苄峰与 7-氨基去乙酰氧基头孢烷酸峰之间的分离度应大于 5.0。

⑦测定法:精密量取供试品溶液与对照品溶液,分别注入液相色谱仪,记录色谱图。按外标法以峰面积计算。

$$含量(\%) = \frac{c_R \times \dfrac{A_X}{A_R} \times V \times D}{m} \times 100\% \tag{6-26}$$

式中,A_X 为头孢羟氨苄供试品峰面积;A_R 为头孢羟氨苄对照品峰面积;c_R 为头孢羟氨苄对照品溶液的浓度,μg/mL(备注:需根据购买对照品的实际效价进行换算);D 为头孢羟氨苄供试品溶液的稀释倍数；V 为供试品溶液的初始体积，mL；m 为头孢羟氨苄供试品取样量，mg。

头孢羟氨苄的原料药含量按无水物计算，含头孢羟氨苄（$C_{16}H_{17}N_3O_5S$ 计）不得少于 95.0%。

头孢羟氨苄的制剂片剂、胶囊剂、颗粒剂含头孢羟氨苄（$C_{16}H_{17}N_3O_5S$ 计）应为标示量的 90.0%～110.0%。

$$含量（\%）= \frac{c_R \times \dfrac{A_X}{A_R} \times V \times D \times \overline{W}}{m \times S} \times 100\% \tag{6-27}$$

式中，A_X 为头孢羟氨苄供试品溶液峰面积；A_R 为头孢羟氨苄对照品溶液峰面积；c_R 为头孢羟氨苄对照品溶液浓度，g/mL；m 为称取的头孢羟氨苄供试品重量，g；D 为头孢羟氨苄供试品稀释倍数；V 为供试品初次配制的体积，m 为头孢羟氨苄供试品取样量；S 为标示量，g；$\overline{W}$ 为片剂平均重量，g。

解析：高效液相色谱法具有对混合物分离及定量检测的优点，不但可快速、准确地测定药物含量，更能将抗生素中存在的有关物质及有关组分分别检测及定量，正成为逐渐代替微生物检定法的常规理化检定方法。《中国药典》（2020 年版）收载的 β-内酰胺类药物的含量测定多采用高效液相色谱法，使用十八烷基硅烷键合硅胶作为固定相，采用外标法定量。头孢羟氨苄及其制剂含量测定系统适用性实验中要求头孢羟氨苄与主要杂质 7-氨基去乙酰氧基头孢烷酸的分离度应大于 5.0。而 7-氨基去乙酰氧基头孢烷酸（7-ADCA）是合成头孢菌素类如头孢氨苄、头孢羟氨苄、头孢拉定等市场需求量较大的抗生素的重要中间体。

（三）硫酸链霉素的质量分析

硫酸链霉素为氨基糖苷类抗生素，白色或类白色粉末；无臭或几乎无臭；有引湿性。在水中微溶，在乙醇中不溶。

1. 鉴别

（1）坂口（Sakaguchi）反应。

①方法：取本品约 0.5 mg，加水 4 mL 溶解后，加氢氧化钠试液 2.5 mL 与 0.1% 8-羟基喹啉的乙醇溶液 1 mL，放冷至约 15 ℃，加次溴酸钠试液 3 滴，即显橙红色。

②解析：坂口反应是链霉素水解产物链霉胍的特征反应。本品水溶液加氢氧化钠试液，水解生成链霉胍。链霉胍和 8-羟基喹啉（或 α-萘酚）分别同次溴酸钠反应，其各自产物再相互作用生成橙红色化合物。

（2）麦芽酚（Maltol）反应。

①方法：取本品约 20 mg，加水 5 mL 溶解后，加氢氧化钠试液 0.3 mL，置水浴上加热 5 min，加硫酸铁铵溶液（取硫酸铁铵 0.1 g，加 0.5 mol/L 硫酸溶液 5 mL 使溶解）0.5 mL，即显紫红色。

②解析：麦芽酚反应为链霉素的特征反应。麦芽酚为 3-羟基-2-甲基-4-吡喃酮，链霉素经碱性水解后生成链霉糖，链霉糖经分子重排使环扩大形成六元环，然后消除 N-甲基葡萄糖胺，再消除链霉胍生成麦芽酚。麦芽酚可与铁离子在微酸性溶液中形成紫红色配位化合物。

（3）红外光谱法（IR 法）：硫酸链霉素的红外吸收图谱应与对照的图谱（光谱集 491 图）一致。

解析：红外光谱法反映了分子的结构特征，各国药典对收载的 β-内酰胺类抗生素几乎均采用本法进行鉴别。

（4）硫酸盐反应：硫酸链霉素的水溶液显硫酸盐的鉴别反应（通则 0301）。

解析：利用硫酸盐能与氯化钡试液生成白色硫酸钡沉淀进行鉴别。

2. 杂质检查

《中国药典》（2020 年版）规定硫酸链霉素除检查 "酸度" "溶液的澄清度与颜色" "硫酸盐" "干燥失重" "可见异物" "不溶性微粒" "异常毒性" 和 "细菌内毒素" 项目外，还需要检查以下项目。

（1）硫酸盐：取本品 0.25 g，精密称定，置碘量瓶中，加水 100 mL 使溶解，用氨试液调节 pH 值至 11，精密加入氯化钡滴定液（0.1 mol/L）10 mL 及酞紫指示液 5 滴，用乙二胺四乙酸二钠滴定液

(0.1 mol/L)滴定,注意保持滴定过程中的 pH 值为 11,滴定至紫色开始消退,加乙醇 50 mL,继续滴定至紫蓝色消失,并将滴定结果用空白试验校正。每毫升氯化钡滴定液(0.1 mol/L)相当于 9.606 mg 的硫酸盐(SO_4)。按干燥品计算,含硫酸盐应为 18.0%~21.5%。

解析:链霉素临床应用的为其硫酸盐,《中国药典》(2020 年版)规定用 EDTA 配位滴定法测定硫酸盐以控制其质量。

(2)硫酸链霉素有关物质的检查。

①有关物质:照高效液相色谱法(通则 0512)测定。

②供试品溶液:取本品适量,加水溶解并定量稀释制成每毫升中约含链霉素 3.5 mg 的溶液。

③对照溶液 a:精密量取供试品溶液适量,用水定量稀释制成每毫升中约含链霉素 35 μg 的溶液。

④对照溶液 b:精密量取供试品溶液适量,用水定量稀释制成每毫升中约含链霉素 70 μg 的溶液。

⑤对照溶液 c:精密量取供试品溶液适量,用水定量稀释制成每毫升中约含链霉素 0.14 mg 的溶液。

⑥系统适用性溶液:取链霉素标准品适量,加水溶解并稀释制成每毫升中约含链霉素 3.5 mg 的溶液,置日光灯(3000 lx)下照射 24 h,作为分离度试验用的溶液;另取妥布霉素标准品适量,用此溶液溶解并稀释制成每毫升中约含妥布霉素 0.06 mg 的混合溶液,量取 10 μL 注入液相色谱仪,记录色谱图。

⑦色谱条件:用十八烷基硅烷键合硅胶为填充剂;以 0.15 mol/L 的三氟醋酸溶液为流动相;流速为 0.5 mL/min;用蒸发光散射检测器检测(参考条件:漂移管温度为 110 ℃,载气流速为 2.8 L/min);进样体积 10 μL。

⑧系统适用性要求:系统适用性溶液色谱图中,链霉素峰保留时间为 10~12 min,链霉素峰(相对保留时间为 1.0)与相对保留时间约为 0.9 处的杂质峰的分离度和链霉素峰与妥布霉素峰之间的分离度应分别大于 1.2 和 1.5。连续进样 5 次,链霉素峰面积的相对标准偏差应不大于 2.0%。

⑨测定法:照含量测定项下的色谱条件,量取对照液(2)10 μL 注入液相色谱仪,调节检测灵敏度,使主成分峰的峰高为满量程的 10%~20%,精密量取供试品溶液与对照溶液(1)、(2)、(3),分别注入液相色谱仪,对照溶液(1)~(3)色谱图中,以对照溶液浓度的对数值与相应峰面积的对数值计算线性回归方程,相关系数(r)应不小于 0.99。另取供试品溶液,同法测定,记录色谱图至主成分峰保留时间的 2 倍。

⑩限度:供试品溶液色谱图中如有杂质峰(除硫酸峰外),用线性回归方程计算,最大单一杂质不得过 2.0%,杂质总量不得过 5.0%。

(3)无菌:取本品,用适宜溶剂溶解并稀释后,转移至不少于 500 mL 的 0.9% 无菌氯化钠溶液中,经薄膜过滤法处理,依法检查(通则 1101),应符合规定。另取装量 10 mL 的 0.5% 葡萄糖肉汤培养基 6 管,分别加入每毫升中含 2 万单位的溶液 0.25~0.5 mL,3 管置 30~35 ℃ 下培养,另 3 管置 20~25 ℃ 下培养,应符合规定(供无菌分装用)。

3. 含量测定

取硫酸链霉素适量,加灭菌水定量制成每毫升中约含 1000 U 的溶液,照抗生素微生物鉴定法(通则 1201)测定。1000 U 链霉素相当于 1 mg 的 $C_{21}H_{39}N_7O_{12}$。

解析:《中国药典》(2020 年版)规定,硫酸链霉素及其制剂均采用抗生素微生物检定法进行含量测定。抗生素微生物检定法以抗生素抑制细菌生长的能力或其杀菌力来衡量抗生素活性(效价)。

硫酸链霉素的原料药含量按干燥品计算,每毫升的效价不得少于 720 U。注射用硫酸链霉素为硫酸链霉素的无菌粉末,按干燥品计算,每毫升的效价不得少于 720 U。按平均装量计算,含链霉素($C_{21}H_{39}N_7O_{12}$)应为标示量的 93.0%~107.0%。

知识链接

氨基糖苷类抗生素的鉴别反应

（1）茚三酮反应：氨基糖苷类抗生素为氨基糖苷结构，具有羟基胺类和 α-氨基酸的性质，可与茚三酮缩合成蓝紫色化合物。《中国药典》（2020 年版）采用本法鉴别硫酸小诺米霉素及其制剂。

（2）Molisch 试验：具有无碳糖或六碳糖结构的氨基糖苷类抗生素经水解后，在盐酸（或硫酸）作用下脱水生成糠醛（五碳糖）或羟甲基糠醛（六碳糖）。这些产物遇 α-萘酚或蒽酮显色。《中国药典》（2020 年版）采用本法鉴别阿米卡星。

（3）N-甲基葡萄糖胺反应（Elson-Morgan 反应）：本类药物经水解，产生葡萄糖胺衍生物，如硫酸新霉素中的 D-葡萄糖胺，在碱性溶液中与乙酰丙酮缩合生成吡咯衍生物，与对二甲氨基苯甲醛的酸性醇溶液（Ehrlish 试剂）反应，生成樱桃红色缩合物。

（四）罗红霉素的质量分析

罗红霉素为大环内酯类抗生素，白色或类白色的结晶性粉末；无臭；略有引湿性。

罗红霉素在乙醇、丙酮中易溶，在甲醇中可溶，在乙腈中略溶，在水中几乎不溶。

比旋度：取罗红霉素，精密称定，加无水乙醇溶解并定量稀释制成每 1 mL 中约含 20 mg 的溶液，依法测定[《中国药典》（2020 年版）（通则 0621）]，比旋度为 $-87°\sim-82°$。

1. 鉴别

（1）高效液相色谱法（HPLC 法）：在含量测定项下记录的色谱图中，供试品溶液主峰的保留时间应与对照品溶液主峰保留时间一致。

解析：《中国药典》（2020 年版）采用高效液相色谱法测定罗红霉素及其制剂的含量，同时进行鉴别。

（2）红外光谱法（IR 法）：罗红霉素的红外吸收图谱应与对照的图谱（光谱集 786 图）一致，如不一致时，取罗红霉素 1 g，置 10 mL 具塞试管中，加 80% 丙酮溶液 2 mL，加热振摇使溶解，自然或冰浴降温结晶，如结晶为糊状或絮状，重新加热溶解后再结晶，抽滤，取残渣置 60 ℃下减压干燥后测定。

2. 检查

《中国药典》（2020 年版）规定罗红霉素除检查"碱度""水分""炽灼残渣""重金属""干燥失重"，制剂的"溶出度"外，还需要检查以下项目。

1）有关物质

照高效液相色谱法（通则 0512）测定。

①供试品溶液：取罗红霉素适量，加流动相溶解并稀释制成每毫升中约含罗红霉素 2.0 mg 的溶液。

②对照品溶液：精密量取对照品溶液 1 mL，置 100 mL 容量瓶中，用流动相稀释至刻度，摇匀。

③系统适用性溶液：取罗红霉素对照品和红霉素标准品适量，加流动相溶解并稀释至刻度，加流动相稀释制成每毫升中约含 1 mg 的混合溶液。

④色谱条件：用十八烷基硅烷键合硅胶为填充剂；以 0.067 mol/L 磷酸二氢铵溶液（用三乙胺调节 pH 值至 6.5）-乙腈（65：35）为流动相；检测波长为 210 nm；进样体积为 20 μL。

⑤系统适用性要求：系统适用性溶液色谱图中，罗红霉素峰的保留时间约为 14 min，其与红霉素峰间的分离度应不小于 15.0，罗红霉素峰与相对保留时间约为 0.95 处杂质峰之间的分离度应不小于 2.0。

⑥测定法：精密量取供试品溶液与对照溶液，分别注入液相色谱仪，记录色谱图至主成分峰保留时间的 4 倍。

⑦限度:供试品溶液色谱图中如有杂质峰,除 N,N-二甲基甲酰胺峰(用流动相制成 0.001% 的 N,N-二甲基甲酰胺溶液同法测定,按保留时间定位)外,单个杂质峰面积不得大于对照溶液主峰面积的 4 倍(4.0%),小于对照溶液主峰面积 0.1 倍的峰忽略不计。

2)残留溶剂

(1) 甲醇、丙酮、三乙胺与二氯甲烷:照残留溶剂测定法(通则 0861 第二法)测定。

①供试品溶液:取本品约 0.2 g,精密称定,置顶空瓶中,加二甲基亚砜 5 mL 使之溶解,密封。

②对照品溶液:精密称取甲醇、丙酮、三乙胺与二氯甲烷各适量,用二甲基亚砜定量稀释制成每毫升中约含甲醇 0.12 mg、丙酮 0.20 mg、三乙胺 0.013 mg 与二氯甲烷 0.024 mg 的混合溶液,精密量取 5 mL 置顶空瓶中,密封。

③色谱条件:以 6% 氰丙基苯基-94% 二甲基聚硅氧烷(或极性相近)为固定液的毛细管柱为色谱柱;起始温度为 40 ℃,维持 5 min,以 30 ℃/min 的速率升至 200 ℃,维持 15 min;检测器温度为 250 ℃;进样口温度为 230 ℃;顶空瓶平衡温度为 105 ℃,平衡时间为 30 min。

④系统适用性要求:对照品溶液色谱图中,各成分峰间的分离度均应符合要求。

⑤测定法:取供试品溶液与对照品溶液,分别顶空进样,记录色谱图。

⑥限度:按外标法以峰面积计算,三乙胺的残留量不得过 0.032%,甲醇、丙酮、二氯甲烷的残留量均应符合规定。

(2) N,N-二甲基甲酰胺:照残留溶剂测定法(通则 0861 第三法测定)。

①供试品溶液:精密称本品适量,精密称定,加二甲基亚砜溶解并定量稀释制成每毫升中约含 50 mg 的溶液。

②对照品溶液:取 N,N-二甲基甲酰胺适量,精密称定,用二甲基亚砜定量稀释制成每毫升约含 N,N-二甲基甲酰胺 45 μg 的溶液。

③色谱条件:以 6% 氰丙基苯基-94% 二甲基聚硅氧烷(或极性相近)为固定液的毛细管柱为色谱柱;起始温度为 120 ℃,维持 4 min,以 30 ℃/min 的速率升至 200 ℃,维持 5 min;检测器温度为 250 ℃;进样口温度为 230 ℃;进样体积 1.0 μL。

④测定法:精密量取供试品溶液与对照品溶液,分别注入气相色谱仪,记录色谱图。

⑤限度:按外标法以峰面积计算,N,N-二甲基甲酰胺的残留量应符合规定。

目前《中国药典》(2020 年版)收载的罗红霉素制剂有罗红霉素干混悬剂、罗红霉素片剂、罗红霉素胶囊剂、罗红霉素颗粒剂,对于制剂还需检查其"溶出度",详细方法见《中国药典》(2020 年版)二部正文部分,其中罗红霉素干混悬剂[照溶出度与释放度测定法(通则 0931)第二法]、罗红霉素片[照溶出度与释放度测定法(通则 0931)第一法]的溶出度限度为 80%,应符合规定;罗红霉素胶囊[照溶出度与释放度测定法(通则 0931)第一法]的溶出度限度为 75%,应符合规定;罗红霉素颗粒(非包衣颗粒)[照溶出度与释放度测定法(通则 0931)第二法]的溶出度限度为 80%,应符合规定;罗红霉素颗粒(包衣颗粒)[照溶出度与释放度测定法(通则 0931)第一法]的溶出度限度为 70%,应符合规定。

3. 含量测定

照高效液相色谱法[《中国药典》(2020 年版)(通则 0512)]测定。

①供试品溶液:取本品适量,精密称定,加流动相溶解并定量稀释制成每毫升中约含 1.0 mg 的溶液。

②对照品溶液:取罗红霉素对照品适量,精密称定,加流动相溶解并定量稀释制成每毫升中约含 1.0 mg 的溶液。

③系统适用性溶液、色谱条件与系统适用性要求见有关物质项下。

④测定法:精密量取供试品溶液与对照品溶液,分别注入液相色谱仪,记录色谱图。按外标法以峰面积计算。

罗红霉素的原料药含量按无水物与无溶剂物计算,含罗红霉素($C_{41}H_{76}N_2O_{15}$ 计)不得少于 94.0%。

$$含量(\%) = \frac{c_R \times \dfrac{A_X}{A_R} \times V \times D}{m} \times 100\%$$ (6-28)

式中,A_X 为罗红霉素供试品溶液峰面积;A_R 为罗红霉素对照品溶液峰面积;c_R 为罗红霉素对照品溶液浓度,g/mL;m 为称取的罗红霉素供试品重量,g;D 为罗红霉素供试品稀释倍数;V 为罗红霉素供试品初次配制的体积,mL。

罗红霉素的制剂干混悬剂、片剂、胶囊剂、颗粒剂含罗红霉素($C_{41}H_{76}N_2O_{15}$ 计)应为标示量的 90.0%~110.0%。

$$标示量(\%) = \frac{c_R \times \dfrac{A_X}{A_R} \times V \times D \times \overline{W}}{m \times S} \times 100\%$$ (6-29)

式中,A_X 为罗红霉素供试品溶液峰面积;A_R 为罗红霉素对照品溶液峰面积;c_R 为罗红霉素对照品溶液浓度,g/mL;m 为称取的罗红霉素供试品重量,g;D 为罗红霉素供试品稀释倍数;V 为供试品初次配制的体积,mL;S 为标示量,g;$\overline{W}$ 为罗红霉素片剂平均重量,g。

▶ 本节知识点

抗生素类药物分析

β-内酰胺类药物
- 鉴别
  - 头孢羟氨苄与三氯化铁的呈色反应
  - 红外光谱标准图谱比较
  - 高效液相色谱图谱保留时间比较
  - 青霉素钠的焰色反应
- 杂质检查
  - 青霉素钠的吸光度检查
  - 有关物质检查
  - 青霉素聚合物检查
- 含量测定
  - 青霉素钠及其制剂高效液相色谱法
  - 头孢羟氨苄及其制剂高效液相色谱法

氨基糖苷类药物
- 鉴别
  - 硫酸链霉素坂口反应
  - 硫酸链霉素麦芽酚反应
  - 红外光谱标准图谱比较
  - 硫酸链霉素硫酸盐反应
- 检查
  - 硫酸链霉素硫酸盐检查
  - 硫酸链霉素有关物质检查
  - 硫酸链霉素无菌检查
- 含量测定 硫酸链霉素及制剂抗生素生物检定法效价测定

大环内酯类药物
- 鉴别
  - 罗红霉素高效液相色谱法
  - 罗红霉素红外光谱标准图谱比较
- 检查
  - 罗红霉素有关物质
  - 罗红霉素 N, N-二甲基甲酰胺检查
  - 罗红霉素残留溶剂检查
- 含量测定 罗红霉素及制剂高效液相色谱法

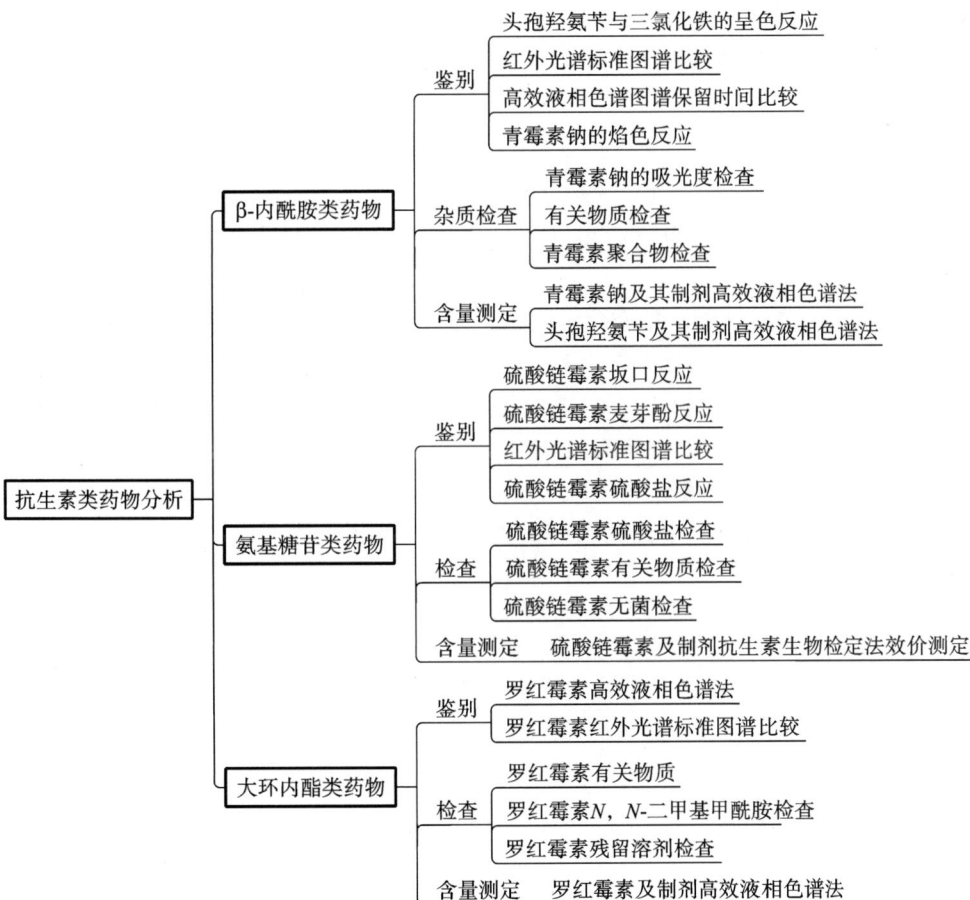

▶ 同步能力检测题

同步能力检测答案

一、选择题

（一）单项选择题

1. 属于 β-内酰胺类抗生素的药物是（   ）。

A. 异烟肼　　　　　B. 庆大霉素　　　　　C. 青霉素钾　　　　　D. 阿奇霉素

2. 青霉素钠为钠盐,焰色鉴别反应的颜色应为( )。

A. 紫色　　　　　B. 无色　　　　　C. 黄色　　　　　D. 绿色

3. 属于氨基糖苷类抗生素的药物为( )。

A. 阿莫西林　　　　　B. 头孢羟氨苄　　　　　C. 阿奇霉素　　　　　D. 硫酸链霉素

4. 需要检查聚合物的药物是( )。

A. 硫酸庆大霉素　　　　　B. 阿奇霉素　　　　　C. 红霉素　　　　　D. 青霉素钠

（二）多项选择题

1. 青霉素钠的检查项目包括( )。

A. 吸光度　　　　　B. 细菌内毒素　　　　　C. 有关物质　　　　　D. 无菌

E. 青霉素聚合物

2.《中国药典》(2020 年版)采用高效液相色谱法测定含量的药物有( )。

A. 阿司匹林　　　　　B. 头孢羟氨苄　　　　　C. 硫酸链霉素　　　　　D. 罗红霉素

E. 青霉素钠

二、简答题

1. 试写出鉴别硫酸链霉素的反应。

2. 试写出青霉素钾的特殊杂质检查方法。

三、计算题

某胶囊剂药品 B 的含量测定:

色谱条件与系统适用性试验:以十八烷基硅烷键合硅胶为填充剂;水-甲醇-3.86％醋酸钠溶液-4％醋酸溶液(742∶240∶15∶3)为流动相;检测波长为 254 nm;理论塔板数按成分 B 峰计算不低于 1500。

取本品(标示量0.125 g)10 粒,精密称定 3.2833 g,除去内容物后,精密称定胶囊壳的重量0.7793 g,计算平均装量。取内容物混合均匀,精密称定 0.2008 g,置于 100 mL 容量瓶中,加流动相适量,充分振摇,使其溶解,再加流动相稀释至刻度,摇匀,过滤,精密量取续滤液 5 mL,置 50 mL 容量瓶中,加流动相稀释至刻度,摇匀,取 20 μL 注入高效液相色谱仪,记录色谱图,得知峰面积为 2262;另精密称取成分 B 对照品 0.1018 g,同法测定,得知峰面积为 2380。按外标法以峰面积计算供试品中成分 B 标示量百分含量并做出结论。[《中国药典》(2020 年版)规定本品含成分 B 为标示量的 90.0％～110.0％)]

（孙权乐）

中药制剂分析简介

扫码看PPT

学习目标

一、知识目标

1. 掌握《中国药典》(2020年版)收载的中药制剂分析的基本程序,中药制剂分析待测成分的提取、纯化方法。

2. 熟悉中药制剂分析的特点、要点等。

3. 了解影响中药制剂质量的因素。

二、职业技能目标

1. 熟练应用药物分析的基础知识和基本技术,依据药品质量标准,完成对药品的鉴别、检查及含量测定等质量分析的基本操作。

2. 初步具备解析中药制剂质量分析方法的能力。

三、课程思政目标

通过本章的学习,能够依据药品质量标准,以实例解释理论,对中药制剂的质量分析方法进行解析,具备中药制剂质量检测的能力,牢牢树立药品质量意识,确保人民用药安全、有效、质量可控。

第一节 概　　述

中药是指在中医药理论指导下,用于预防、治疗、诊断疾病并具有康复、保健作用的物质。中药制剂质量的优劣,直接影响预防和治疗疾病的效果,直接关系到人民群众的身体健康和生命安全。《中国药典》(2020年版)一部收录中药品种2711种,相较于2015年版新增117种,修订452种。中药种类繁多、制剂成分复杂,随着中药制剂在临床的广泛应用,中药的安全有效性备受重视,《中国药典》(2020年版)增加了对中药的限度指标的检查,如重金属、农药残留、其他有害物质的检查。中药制剂分析是指对中药材、饮片及中药提取物、中药制剂的质量进行研究,采用现代分析理论和方法,以中医药理论为基础进行分析的一门学科,是药物分析学科中的分支学科。本节我们将对中药分析的特点、方法等进行简要介绍。

一、中药制剂分析的特点

中药制剂分析的对象是中药复方制剂,其具有种类繁杂、成分复杂等特性,因此中药制剂分析具有以下特点。

(1) 以中医药理论为指导,具有整体性和规律性:中医理论体系的重要观念是整体观,从整体去治疗疾病。中药多以复方治疗疾病,而中药复方制剂以中医理论为指导,遵循君臣佐使的组方原则,具有整体性和规律性。因此在进行中药制剂分析时也必须遵循中医理论。君药是组方中必不可少的针对主要症状起主要作用的药物;臣药主要是起辅助君药治疗主要症状的药物;佐药和使药主要是起辅助和调剂作用的药物。在分析中药制剂时,选择检测指标通常优先以君药、臣药为主,同时结合中医临床主治功能确定。由于中药具有整体性的特点,选择主要药物成分进行质量评价可能具有片面性,近年来,正在推行的中药指纹图谱,试图对中药整体进行一个定性分析。

(2)中药及其制剂成分复杂多样,有效成分具有难确定性:中药制剂的治疗作用往往是由多种药物协同发挥作用的结果。单味药中含有的化学成分复杂,结构多样,复方制剂由多种药材组成,成分更是复杂多样,很难确定其中的有效成分,且不同成分的含量差别大,各成分之间还会相互影响,给质量分析增加难度。因此,进行中药及其制剂的质量分析必须综合考虑。

(3)中药制剂成分含量具有不稳定性:中药及其制剂中有效成分含量差异较大,容易受多种因素影响,不容易控制。①药物来源影响:不同植物来源、不同产地、不同年限、不同部位、不同采收期的中药中相同成分含量差异较大,例如麻黄碱的含量在中麻黄中最低,木贼麻黄中最高;青蒿素在酉阳地区的青蒿中含量高,其他地区含量低。②药物炮制的影响:从中药材到临床应用的整个过程,尤其是炮制加工后,药物成分会发生质和量的变化,从而引起药理变化。例如生大黄主要作用是导泄,而酒炙大黄主要作用是活血化瘀。③不同生产工艺、辅料的影响:中药制剂种类繁多,有丸剂、散剂、片剂、合剂、丹剂、酒剂、汤剂、颗粒剂、注射剂等,制备方法多样,工艺复杂,使用的辅料也不同,如蜂蜡、糯米粉、黄米粉等,不同厂家生产工艺不同,质量标准也不相同,往往会对药物有效成分产生影响。基于以上特点,在对中药及其制剂进行分析时,必须考虑药物制剂成分含量的变化,尤其是对有效成分和毒性成分的控制,严格按照规定进行样品取样,选择合适的分析方法,排除辅料等的干扰,测定方法要注意线性范围、专属性、灵敏度等要求。

(4)制剂杂质来源途径复杂,种类繁多:中药制剂杂质可由生产过程带入,可能是非药用部分、泥沙、重金属、残留农药,也可能保管不当引起霉变等,所以中药制剂应严格控制重金属、砷盐、残留农药等杂质。

(5)分析方法先进:正是由于中药及其制剂具有以上特点,所以中药制剂分析方法需要具有更高的专属性及灵敏度,常采用生物测定技术、中药指纹图谱、色谱法等先进分析方法。

二、影响中药制剂质量的因素

中药材及辅料、炮制、处方与剂型、生产工艺、质量标准与质量监控措施、厂房设施等因素都影响中药制剂质量。

1. 中药材及辅料

中药材及辅料是中药制剂生产的基础物质,是制剂生产的第一关,其质量状况将会直接影响药品的质量。中药材取自植物、动物、矿物等,来源复杂,种类繁多,存在同名异物、同物异名现象,严重影响中药制剂的用药准确性;生长环境、土壤、气候、采收季节、加工对中药材质量影响大,进而直接影响到中药制剂产品的质量及其安全性和有效性。

2. 炮制

中药炮制之后能降低或消除药材毒性或副作用、改变或缓和药物的性能、增强疗效、便于制剂和保持药效等,这是中医用药的一个特点。不同的处方、不同的剂型有不同的炮制要求和方法。因此,必须严格、科学、系统地管理所用药材,严格按照处方规定,遵照炮制规范进行炮制加工,还需进行质量检验,合格者才能投入使用。

3. 处方与剂型

中药制剂研究的基础和依据,是影响中药制剂疗效的主要因素,无论是古方、验方还是医院协定处方,在制备制剂前都必须进行处方中药、各药间用量比例及日服剂量的筛选,使处方尽量严谨,符合中医辨证施治的原则。中药制剂的剂型是影响中药制剂质量稳定性、有效成分溶出和吸收、药物显效快慢强弱的重要因素,即剂型与制剂疗效直接相关。因此,必须根据临床防治疾病的需要、处方药物及有效成分的性质和生产的技术水平等条件来选择合适的剂型。

4. 生产工艺

一般中药制剂以中药材为起始原料,为达到高疗效、小剂量的要求,中药制剂大多需选用适当的溶剂和方法,进行提取,再进一步精制、纯化后做成制剂,应用于临床发挥治疗和调节作用。生产工艺可改变药物有效成分及其释放速率,影响药物的吸收速率,因此,制剂生产工艺是否合理是影响中药制剂质量的重要因素。选择合适的制剂生产工艺,在生产过程中严格遵守操作规程,才能尽可能多地保留有效成分或有效部位,从而保证制剂质量。

5.质量标准与质量监控措施

质量是疗效的保证,是工艺的体现,质量标准是药品质量优劣的指标。中药生产现代化和质量标准科学化是发展中药的关键。由于中药的有效成分复杂,疗效多根据传统经验的积累,作用于人体多强调整体性、互补性、协调性,而且目前中药制剂的质量标准水平相对较低,因此,促进中药现代化的重点和难题是采用现代分析技术手段与传统经验借鉴相结合,制定出能指导生产操作和反映产品内在质量的均一性、有效性、稳定性、重现性的多元化可控指标,从而提高药物质量。

6.厂房设施

符合质量要求的厂房设施是提高中药制剂质量的保证,厂房的设计、空气洁净技术的应用、生产车间的设计与管理以及设备的选型、安装、维修与保养等影响着中药制剂的质量。因此,生产企业必须按照 GMP 组织生产,牢固树立质量第一的思想,在生产中严格执行生产工艺规程、岗位操作方法和标准操作规程;质量管理部门要加强对生产全过程的质量管理和检验,控制有效成分的稳定性,保证最终产品批次间的质量统一。

三、中药指纹图谱

中药指纹图谱是基于图谱的整体信息,用于中药质量的整体评价,确保其内在质量的稳定。目前指纹图谱已成为国际公认的控制中药或天然药物质量的最有效手段,被收录到多国药典。

(一)中药指纹图谱含义和特点

中药指纹图谱是指中药材或中药制剂等经过适当处理后,运用现代分析技术对中药化学信息以图谱的形式进行表征;得到能够体现中药整体特性的图谱。中药指纹图谱可对中药复杂多元的物质体系进行检测,获得尽可能全面的中药化学成分群的整体特征信息,是一种综合的、可量化的鉴定手段,可用于中药的质量控制、质量评价、新药研究。中药指纹图谱具有整体性、模糊性的特点,从宏观和整体来看,中药指纹图谱可准确、量化地对中药进行真伪鉴别和质量评价。从微观和细节上看,由于中药材有产地、采集时间和加工法等因素的限制,很难给出一个对所有中药都适用的共有峰和非共有峰的比例,更不能按西药来要求一一对应,所以,中药指纹图谱又是模糊的。

(二)中药指纹图谱的分类

中药指纹图谱一般按应用对象和检测手段进行分类。

(1)按应用对象分类:中药指纹图谱可分为中药材(原料药材)指纹图谱、中药原料药(包括饮片、配伍颗粒)指纹图谱、工艺生产过程中间产物指纹图谱和中药制剂指纹图谱。值得注意的是,由于中药材品种混杂,历史上形成的同名异物、异名同物,以及同一物种受产地环境、不同有效部位影响所含成分的波动大,给质量控制带来了很多困扰。因此对于某一种中药材的指纹图谱,需要有大量的数据积累,才能制定合理的相似性标准。

(2)按检测手段分类:中药指纹图谱按测定手段可分为中药生物指纹图谱和中药化学(成分)指纹图谱。

中药生物指纹图谱包括中药材 DNA 指纹图谱、生物活性图谱等。DNA 指纹图谱主要是测定各种中药材的 DNA 图谱,由于每个物种基因的唯一性和遗传性,中药材 DNA 指纹图谱可用于对中药材的种属鉴定、植物分类研究和品质研究。中药生物活性指纹图谱包括中药基因组学和中药蛋白组学指纹图谱,是测定中药或中药制剂作用于某特定细胞或动物后,引起的基因和蛋白质的变化。

中药化学(成分)指纹图谱是指采用光谱、色谱等分析方法测定中药材所含各种化学成分(次生代谢产物)而建立的指纹图谱。中药化学(成分)指纹图谱主要分析方法有光谱法和色谱法(如 UV、IR、MS(质谱)、NMR(核磁共振谱)、TLC、GC、HPLC、CE(毛细管电泳)等),以及各种联用技术,其中首选色谱和色谱联用技术。目前 HPLC 是应用最为广泛的方法。中药指纹图谱对控制中药材质量具有更直接、更重要的意义。

（三）中药指纹图谱建立的意义

中药指纹图谱的建立以系统的化学成分研究和药理学研究为依托,因此所建立的指纹图谱必须是该药材所独有的、能与其他药材相区别,其反映的化学信息是具有高度选择性的,即具有专属性;中药材的指纹图谱应该是从某中药材的多批次中归纳出的共性,图谱中的共有峰或特征峰应相对稳定,即具有稳定性;同时所指定的指纹图谱在规定条件下应能再现指纹特征(如共有峰、数目、大小、位置等),不同的实验室、不同的操作人员,其误差应在允许的范围内,即具有重现性。建立中药指纹图谱能较为全面地反映中药及其制剂中所含化学成分的种类与数量,进而对药品质量进行整体评价。

案例:HPLC 法对三七舒通胶囊的指纹图谱研究

称取白花蛇舌草样品 0.25 g,置 25 mL 容量瓶中,加入乙腈-水(19.5∶80.5)混合溶液 20 mL,超声提取 10 min,冷却,加乙腈-水(19.5∶80.5)混合溶液至刻度,取上清液用微孔滤膜(0.45 μm)过滤,取续滤液即得供试品溶液。

色谱条件:十八烷基硅烷键合硅胶(250 mm×4.6 mm,5 mm)为色谱柱,柱温为 30 ℃,以乙腈为流动相进行梯度洗脱,检测波长为 210 nm,进样量 20 μL。记录色谱图和各色谱峰保留时间,以面积归一化法计算各色谱峰相对峰面积(A_R)。供试品与对照品相似度计算,不得低于 0.9,如图 7-1 所示。

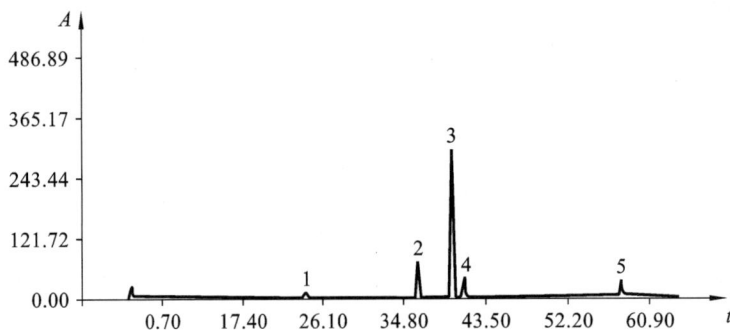

图 7-1 对照指纹图谱

注:5 个共有峰中,峰 2 表示三七皂苷 R_1;峰 3 表示人参皂苷 Rg_1;峰 3 表示人参皂苷 Re。

四、中药制剂待测成分的提取分离及纯化

中药制剂分析基本程序与化学药物分析相似,包括取样、鉴别、检查、含量测定等步骤,而由于中药制剂组方复杂,成分多,除药材本身复杂的成分外,还有其他附加剂,形成大量的干扰成分,影响测定,因此,在测定时需对样品待测成分进行分离提取以及纯化处理。

（一）待测成分分离提取

1. 萃取法

萃取法是利用待测成分在互不相溶的溶剂中溶解度的不同,将待测成分从一种溶剂转移到另一种溶剂中分离提取出来的方法。该法主要用于液体制剂中待测组分的提取分离,萃取通常在分液漏斗中进行,加入有机溶剂后,振荡、放置分层后分取有机相。若提取液用作鉴别,一般只提取一次;若用作含量测定,须通过多次萃取提高提取效率。萃取过程中应注意防止和消除乳化现象。溶质在有机相和水相的分配比越大,萃取效率越高。对于弱酸、弱碱性组方,应注意水相的 pH 值可影响弱酸、弱碱性物质在两相的分配,溶液的 pH 值应根据组分的 pK_a 值来确定,酸性组分提取的 pH 值一般应比 pK_a 值低 1~2 个 pH 值单位,碱性组分提取的 pH 值一般应比 pK_a 值高 1~2 个 pH 值单位。

2. 冷浸法

冷浸法适用于固体制剂中待测成分的提取,尤其是遇热不稳定组分的提取,操作简便,是将溶剂加入样品粉末中,室温下放置一段时间,组分因扩散而从样品粉末中浸出的提取方法。冷浸法所需时

间较长,溶剂量大,提取率低。

3. 回流提取法

回流提取法是用乙醇等易挥发的有机溶剂提取药材成分,将浸出液加热蒸馏,其中挥发性溶剂馏出后又被冷凝流回样品管。回流提取法通常包括回流热浸法和回流冷浸法。回流提取法主要用于固体制剂的提取,不宜用于对热不稳定或具有挥发性组分药物的提取,提取速度快,但操作较烦琐。

4. 水蒸气蒸馏法

水蒸气蒸馏法适用于具有挥发性,能随水蒸气蒸馏而不被破坏,与水不发生反应,难溶或不溶于水的化学成分的提取、分离。如可随水蒸发的挥发油、一些小分子的生物碱(如麻黄碱、槟榔碱)、某些酚类化合物(如丹皮酚)以及游离香豆素等的提取(图 7-2)。

5. 超声提取法

超声提取法简便,不需加热,提取时间短,适用于固体制剂中待测组分的提取。提取时将供试品粉末置具塞锥形瓶中,加入一定量的提取溶剂,再将锥形瓶置超声振荡器(或超声清洗机)槽内,槽内应加有适量的水,开启超声振荡器,进行超声振荡提取。用于含量测定时,由于溶剂可能有一定损失,应先定量,提取冷却后再补足重量,过滤后取滤液备用。用于药材粉末提取时,由于组分是由细胞内逐步扩散出来的,速度较慢,加溶剂后宜先放置一段时间,再超声振荡提取。

6. 超临界流体萃取法

超临界流体是指压力和温度达到物质的临界点时,所形成的单一相态,具有密度大、黏度小、扩散系数大等优良的特质。超临界流体萃取法是近年来发展起来的一种新的提取分离方法,具有提取率高、产品纯度好、能耗低等特点,可通过改变萃取温度、压力选择性萃取某些组分,常用的超临界流体是 CO_2 和 N_2O,特别适用于中药及其制剂中待测组分的分离提纯,目前应用日益广泛。

（二）待测成分的纯化

待测成分被分离提取后,还需要进一步除去干扰成分的影响。常用的纯化方法有萃取法、沉淀法和柱色谱法等。

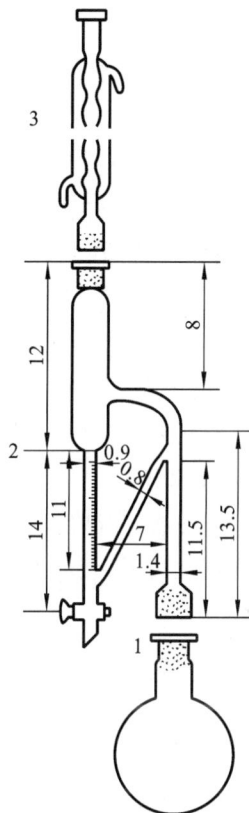

图 7-2　挥发油测定装置图(单位:cm)

1. 为圆底烧瓶;2. 为挥发油提取器;
3. 为冷凝管

萃取法既可用于提取待测成分,也可用于纯化处理待测成分,即采用适宜的溶剂直接除去杂质,如用乙醚、石油醚等非极性溶剂提取除去脂溶性色素。

有些待测成分可与一些试剂反应生成沉淀,过滤使杂质存在于溶液中,也可使杂质沉淀析出而使被测物质保留在母液中,从而达到纯化的目的。

色谱法为目前常用的纯化分离方法之一,常用色谱柱有硅藻土色谱柱、硅胶色谱柱、氧化铝色谱柱、C_{18} 色谱柱等。多数情况是将待测成分保留于柱上,将杂质洗去,再用适当溶剂将待测成分洗脱下来;也可将待测成分洗脱下而将杂质保留于柱上,达到纯化的目的。

第二节　中药制剂分析基本程序

中药制剂分析与一般药物分析相似,基本程序包括取样、鉴别、检查、含量测定等步骤,分析时应参照国家药典等有关规定执行。

一、取样

取样应具有科学性、真实性和代表性。一般应从每个包装的四角和中间 5 处取样。袋装可从袋中间垂直插入,桶装可在桶中央取样,深度可达 1/3～1/2 处。取得的样品要妥善保管,同时注明品名、批号、数量、取样日期及取样人,对外观性状发生变化者,应分别取样,装入不同容器内。各类中药制剂的取样量至少为检测用量的 3 倍,贵重药可酌情取样。

1. 药材、饮片的取样

100 件以下的,取样 5 件;100～1000 件,按 5% 比例取样;超过 1000 件的,超过部分按 1% 比例取样;贵重药材和饮片,不论多少件均逐件取样。每一件的取样量:一般药材和饮片抽取 100～500 g,粉末状药材和饮片抽取 25～50 g,贵重药材和饮片抽取 5～10 g。

2. 固体中药制剂(片剂、丸剂、胶囊)的取样

一般片剂取样 20 片,未成片前已制成颗粒者可取 100 g,丸剂一般取 10 丸。胶囊按药典规定取样,不得少于 20 个胶囊,倾出其内容物并仔细将附着在胶囊上的药物刮下,合并,混匀,并称定空胶囊的重量,由原来的总重量减去空胶囊的重量,即为胶囊内药物的重量,一般取样量为 100 g。

3. 粉状中药制剂(散剂或颗粒剂)的取样

一般取样 100 g,可在包装的上、中、下 3 层或间隔相等部位取样若干。将取出的供试品混匀,然后按"四分法"从中取出所需供试量。

4. 液体中药制剂(口服液、酊剂、酒剂、糖浆)的取样

一般取样数量为 200 mL,同时须注意容器底是否有沉渣,应彻底摇匀,均匀取样。

5. 注射剂的取样

取样要进行 2 次,配制后在灌封、熔封、灭菌前进行一次取样,经灭菌后的注射剂按原方法进行,检验合格后方可供药用。已封好的安瓿取样量一般为 200 支。其他制剂可根据具体情况随机抽样。

二、鉴别

中药制剂的鉴别试验是根据中药制剂的性状、组织学特征以及所含化学成分的理化性质,采用一定的分析方法来确认药味的存在、判断中药制剂的真伪。中药制剂成分复杂,一般不要求对所含的每种药味都进行鉴别,鉴别是控制中药制剂质量的前提,应遵循处方的原则,首选君药与臣药进行鉴别;贵重药虽然量少,但有时起重要作用,也应加强质量监督,毒、剧药物也需要鉴别。鉴别的方法一般包括性状鉴别、显微鉴别、理化鉴别和色谱鉴别。

(一) 性状鉴别

利用中药及其制剂外观、感官性质等特征鉴别真伪。如中药材及其炮制品的形状、大小、色泽、表面特征、质地、折断面特征以及气味等;中药制剂的外观及内容物的形状、颜色、气味等,均可作为描述的内容。性状鉴别是评价药材及其制剂质量的一项重要指标。中药制剂的性状鉴别也可参照中药材鉴别的方法进行。如复方丹参片除去糖衣后,片心呈棕色至棕褐色,气芳香,味微苦。

(二) 显微鉴别

利用显微镜来观察中药制剂中原药材的组织、细胞或内含物等特征进行鉴别,适用于含原生药粉末的中药制剂,是中药制剂主要的鉴别方式。鉴别时应选择具有专属性的特征,如薄壁细胞、木栓组织分泌细胞和分泌腔、纤维以及淀粉粒、花粉粒、碳酸钙结晶等,对多来源的药材选择共有特征。处方中主要药味及化学成分不清楚或无化学鉴别方法的药物应做显微鉴别。如《中国药典》(2020 年版)银翘解毒片的显微鉴别:花粉粒类球形,直径约 76 μm,外壁有刺状雕纹,具 3 个萌发孔;草酸钙簇晶成片,直径为 5～17 μm,存在于薄壁细胞中(金银花)。联结乳管直径为 14～25 μm,含淡黄色颗粒状物(桔梗)。

（三）理化鉴别

理化鉴别法是根据中药及其制剂中所含主要化学成分的理化性质，采用物理、化学或物理化学的方法进行鉴别。一般理化鉴别方法有荧光法、显色法、沉淀法、升华法、结晶法等。所鉴别的成分应是已知的有效成分或其他特征成分，还应是处方中某一味药所单独含有的成分。鉴别反应应专属性强、灵敏、简便。有的反应，如泡沫反应、三氯化铁反应等，植物药中所含类似成分较多，专属性不强，不宜采用。其他成分是否有干扰，应做阴性对照试验。阴性对照试验是取不含鉴别药物的制剂（阴性对照），在相同的条件下反应，若不显阳性反应，则说明其他药物和辅料不干扰鉴别。

（四）色谱鉴别

色谱法分离效能好、灵敏度高、应用范围广，特别适合中药制剂的鉴别。色谱法常用的方法有薄层色谱法、高效液相色谱法、纸色谱法、气相色谱法和高效毛细管电泳法等。其中薄层色谱法操作简便，不需要特殊的仪器设备，具有分离和鉴定双重功能，是目前中药制剂分析中应用最多的鉴别方法。薄层色谱法常采用对照法进行鉴别，该法是将中药制剂样品和对照品在同一条件下进行分离分析，观察样品在对照品相同斑点位置上是否有同一颜色（或荧光）的斑点，来确定样品中有无要检出的成分。常用对照法包括对照品法、对照药材法。

（1）对照品法：利用中药制剂中某一药材的某一有效成分或指标性的对照品来鉴别中药制剂中是否含有该药材，该法不适用于几种药材含有同一有效成分的情况。

（2）对照药材法：将供试品溶液与对照药材制成的溶液点于同一薄层板上。将两者的薄层色谱进行对比，来鉴别中药制剂中是否含有该药材。

三、检查

中药制剂检查是指对其加工、生产、储存过程中可能需要控制的物质或物理参数进行检查，主要涉及的是杂质检查。中药制剂的杂质检查是制剂安全性评价的重要保证。《中国药典》（2020 年版）完善了"药材和饮片检定通则"，新增了 4 个与中药安全性相关的指导原则，中药制剂的检查除杂质检查外，辅料的质量检查、与剂型相关的一般项检查也属此项内容。主要包括：①一般理化检查项目，包括水分测定、相对密度测定、浸出物及总固体测定、乙醇含量测定、旋光度测定、折光率测定和干燥失重测定等；②杂质检查，包括杂质限度检查、灰分测定、酸碱度检查、氯化物检查、特殊杂质及掺伪物、农药残留量检查等；③重金属检查，包括铅盐、砷盐、铁盐及其他重金属的限度检查。

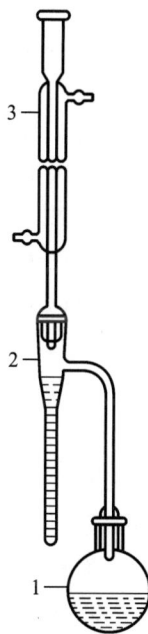

图 7-3 甲苯法仪器装置

1. 为圆底烧瓶；
2. 为水分测定管；
3. 为冷凝管

（一）水分测定

多数固体中药制剂要检查水分，因为水分含量过高，可引起有效成分的分解、制剂结块、霉变等。因此，水分是丸剂、散剂、颗粒剂、胶囊剂等固体制剂的常规检查项目，在《中国药典》（2020 年版）制剂通则中规定了水分的限度。《中国药典》（2020 年版）四部收载的水分测定法有费休氏法、烘干法、甲苯法和减压干燥法及气相色谱法 5 种方法。烘干法适用于不含或少含挥发性成分的药物，甲苯法适用于含挥发性成分的药物，装置如图 7-3 所示。减压干燥法适用于含挥发性成分的贵重药品，气相色谱法简便快捷，适用于大多数药物。

（二）灰分测定

本法按《中国药典》（2020 年版）通则 2302 进行，主要是检查中药制剂的无机盐类和外来的泥沙等杂质。

中药中的灰分包括生理灰分和外来灰分，合称总灰分。总灰分是指中药经高温炽灼至灰化，残留细胞壁和细胞内含物成为灰烬而形成的残留物。大多数中药的生理灰分都在一定的范围内,然而有的中药生理灰分差异较大,在这种情况下,测定总灰分并不能说明有无外来无机杂质的存在,需要测定酸不溶性灰分以控制中药中无机杂质的含量,而且对于保证中药的纯度都有重要的意义。酸不溶性灰分是指总灰分加盐酸处理,得到的不溶于盐酸的部分,因生理灰分一般溶于稀盐酸,而外来灰分如泥沙等主要成分为硅酸盐,不溶于稀盐酸,所以酸不溶性灰分主要是检查外来的泥土沙石等。

1. 总灰分测定法

测定用的供试品须粉碎,使其能通过二号筛,混合均匀后,取供试品2～3 g(如需测定酸不溶性灰分,可取供试品3～5 g),置于炽灼至恒重的坩埚中,称定重量(精确至0.01 g),缓缓炽热,注意避免燃烧,至完全炭化时,逐渐升高温度至500～600 ℃,使完全灰化并至恒重。根据残渣重量,计算供试品中总灰分的含量(%)。

如供试品不易灰化,可将坩埚放冷,加热水或10%硝酸铵溶液2 mL,使残渣湿润,然后置水浴上蒸干,残渣照前法炽灼,至坩埚内容物完全灰化。

如预胶化淀粉中灰分检查:取本品1.0 g,置于炽灼至恒重的坩埚中,精密称定,缓缓炽灼至完全炭化后,逐渐升高温度至600～700 ℃,使完全灰化并恒重,灰分不得超过0.3%。

2. 酸不溶性灰分测定法

取上项所得的灰分,在坩埚中小心加入稀盐酸约10 mL,用表面皿覆盖坩埚,置水浴上加热10 min,表面皿用热水5 mL冲洗,洗液并入坩埚中,用无灰滤纸过滤,坩埚内的残渣用水洗于滤纸上,并洗涤至洗液不显氯化物反应为止。滤渣连同滤纸移置同一坩埚中,干燥,炽灼至恒重。根据残渣重量,计算供试品中酸不溶性灰分的含量(%)。

（三）重金属及有害元素检查

重金属铅、汞、镉、铜等对人体均有严重的毒害作用。由于环境污染和使用农药等原因,中药材中容易引入重金属杂质,所以中药制剂中重金属的含量同样需要控制,特别是新研制的中药制剂和出口的中药制剂。我国规定,重金属及有害元素铅不得超过万分之五,砷不得超过百万分之二,汞不得超过千万分之二。《中国药典》(2020年版)提高了对药品有害物质的控制水平,制定了中药材及饮片中二氧化硫含量限度标准,增加了珍珠海藻等中药材制剂重金属及有害物质检查。能与硫代乙酰胺或硫化钠作用显色的金属杂质可用比色法进行检查。由于中药制剂组成复杂,部分制剂含药材粉末,所以需进行有机破坏后方能检查。有机破坏的方法有干法破坏和湿法破坏。

（四）农药残留量检查

农药残留量检查主要用于测定中药材、中药饮片及中药制剂中部分有机氯、有机磷和拟除虫菊酯类等农药的残留量。常用农药按照化学结构,可分为:①有机氯类农药;②有机磷类农药;③苯氧羧酸类除草剂;④氨基甲酸酯类农药;⑤二硫代氨基甲酸酯类农药;⑥无机农药;⑦植物性农药等类别。其中有机氯类和有机磷类农药是可以长期残留的,故应测定其含量。

1. 农药残留量的一般测定方法

（1）残留农药的提取:使用广泛的提取溶剂有乙腈、丙酮、苯、三氯甲烷、二氯甲烷、乙酸乙酯、乙醇、乙烷、甲醇或它们的混合剂。分析有机氯类农药常用正乙烷(或石油醚)、乙腈、丙酮、苯等,混合溶剂常用正乙烷(或石油醚)、丙酮、乙腈、水等。有机磷类农药一般应根据其极性采用相应极性的溶剂进行提取,常用的提取方法有索氏提取法和振荡提取法。

（2）样品的纯化:最常用的净化步骤是液-液分配(LLP)后经过柱色谱分离。液-液分配常用的溶剂体系有二氯甲烷-丙酮/水、二氯甲烷-甲醇/水、乙腈、石油醚/水、二氯甲烷-乙腈/水等。柱色谱常用的吸附剂有硅胶、氧化铝、活性炭等。

（3）检测方法以色谱分离方法为主,常用薄层色谱法和气相色谱法。

①薄层色谱法:a. 色谱系统:有机氯类农药薄层色谱法常用的吸附剂是硅胶G和氧化铝或它们的荧光吸附剂如GF2s等,常用的展开剂是己烷和庚烷;有机磷类农药薄层色谱法最常用的吸附剂是硅

胶 G,此外还有氧化铝、硅藻土、纤维素粉和聚酰胺等,常用的展开剂是丙酮、氯仿、乙腈、环己烷等。b. 显色剂:有机氯类农药显色剂用得最多的是硝酸银显色剂,有机磷类农药显色剂常用的有刚果红、4-(对硝基苄基)吡啶、硝酸银-溴酚蓝等。

②气相色谱法:a. 色谱缸:常用玻璃柱(柱长以 1~2 m 为宜)或弹性毛细管柱。b. 检测器:常用电子捕获检测器。c. 固定液及其配比:对于有机氯类农药,常用 DC-200、OV-17、QF-1、SE-30、OV-210 等。配比一般为 1.5%~10%。而有机磷类农药常用 10%DC-200、2%DEGS、10%DC-200 和 15%QF-1 等。d. 担体:AW DMOS,目数一般用 80~100 目。e. 柱温:对有机氯类的检测,一般为 180~220 ℃,视农药不同而异,其中以 200 ℃ 最为常用。f. 载气:常使用高纯氮(含氮 99.99%),流速为 50~150 mL/min。

2. 有机氯类农药残留量测定

由于农药的种类较多,每种农药残留的检查各有差异,下面以《中国药典》(2020 年版)一部收载的甘草中的有机氯类农药残留量检查为例进行介绍。

(1)甘草中的农药残留量测定方法:照农药残留量测定法(通则 2341 有机氯类农药残留量测定——第一法)测定。

(2)色谱条件与系统适用性试验:弹性石英毛细管柱(30 m×0.32 mm×0.25 μm)SE-54(或 DB-1701),Ni-ECD 电子捕获检测器。进样口温度为 230 ℃,检测器温度为 300 ℃,不分流进样。程序升温:初始 100 ℃,10 ℃/min 升至 220 ℃,8 ℃/min 升至 250 ℃,保持 10 min。理论板数按 α-BHC 峰计算应不低于 $1×10$,两个相邻色谱峰的分离度应大于 1.5。

(3)对照品储备液的制备:精密称取六六六(BHC)(α-BHC,β-BHC,γ-BHC,δ-BHC)、滴滴涕(DDT)(PP'-DDE,PP'-DDD,OP'-DDT,PP'-DDT)及五氯硝基苯(PCNB)农药对照品适量,用石油醚(60~90 ℃)分别制成 1 mL 含 4~5 μg 的溶液,即得。

(4)混合对照品储备液的制备:精密量取上述各对照品储备液 0.5 mL 置 10 mL 容量瓶中,用石油醚(60~90 ℃)稀释至刻度,摇匀,即得。

(5)混合对照品溶液的制备:精密量取上述混合对照品储备液,用石油醚(60~90 ℃)制成每毫升分别含 0 mg、1 mg、5 mg、10 mg、50 mg、100 mg、250 mg 的溶液,即得。

(6)供试品溶液的制备:取甘草药材供试品适量,于 60 ℃ 干燥 4 h,粉碎成细粉(过三号筛),取约 2 g,精密称定,置 100 mL 具塞锥形瓶中,加水 20 mL 浸泡过夜,精密加丙酮 40 mL,称定重量,超声处理 30 min 放冷,再称定重量,用丙酮补足减失的重量,再加氯化钠约 6 g,精密加二氯甲烷 30 mL,称定重量,超声处理 15 min,再称定重量,用二氯甲烷补足减失的重量,静置(使分层),将有机相迅速移入装有一定量无水硫酸钠的 100 mL 具塞锥形瓶中,放置 4 h。精密量取 35 mL,于 40 ℃ 水浴上减压浓缩至近干,加少量石油醚(60~90 ℃)如前反复操作至二氯甲烷及丙酮除净,用石油醚(60~90 ℃)溶解并转移至 10 mL 具塞刻度管中,加石油醚(60~90 ℃)精密稀释至 5 mL,小心加入硫酸 1 mL,振摇 1 min,离心(3000 r/min)10 min,精密量取上清液 2 mL,置于具刻度的浓缩瓶中,连接旋转蒸发器,40 ℃ 下(或用氮气)将溶液浓缩至适量,稀释至 1 mL,即得。

(7)制剂:取供试品,研成细粉(蜜丸切碎,液体直接量取),精密称取适量(相当于药材 2 g),以下按上述供试品溶液制备法制备,即得供试品溶液。

(8)测定:分别精密吸取供试品溶液和与之相对应浓度的混合对照品溶液各 1 μL,分别连续进样 3 次,取 3 次平均值,按外标法计算供试品中 9 种有机氯类农药残留量。

(9)限度:(甘草中的农药残留)六六六(总 BHC)不得超过千万分之二,滴滴涕(总 DDT)不得超过千万分之二,五氯硝基苯(PCNB)不得超过千万分之一。

(五)黄曲霉毒素测定

黄曲霉毒素是黄曲霉和寄生曲霉的代谢产物,是一类化学结构类似的化合物,是一种毒性极强的剧毒物质。《中国药典》(2020 年版)四部通则中,黄曲霉毒素测定法采用第一法(高效液相色谱法)和第二法(高效液相-质谱法)测定中药材、中药饮片及中药制剂中的黄曲霉毒素,当第一法测定结果超出限度时,采用第二法进行确认。如《中国药典》(2020 年版)新增对柏子仁等 14 味易受黄曲霉毒素污染的中药材及中药饮片"黄曲霉毒素"检查项目和限度标准。

四、含量测定

有效成分的含量测定是评价中药制剂内在质量的重要方法,但由于中药制剂成分复杂,大部分中药制剂的有效成分尚不十分清楚,其药效是多种化学成分协同作用的结果。目前难以做到对中药制剂的全面质量控制。但以中医药理论为基础,结合现代科学研究,测定药物相关有效成分或特征性成分,对药物的内在质量的评价仍然具有重要的意义。

(一)含量测定对象选择

(1)中药复方制剂首选君药及贵重药建立含量测定方法。若君药含量太低无法测定,则应在检查项下规定限度检查项目;若上述药物基础研究薄弱或无法进行君药含量测定,可依次选臣药及其他药测定含量。如含有毒性药,也应建立含量测定项目。如为中药和化学药物的复方制剂,既要测定君药,也要测定化学药物。

(2)有效成分或指标成分清楚的,应首选测定有效成分或指标成分的含量。有效成分类别清楚的,可测定某一类总成分的含量,如总黄酮、总生物碱、总皂苷等。

(3)应选归属于某一单味药的待测成分,若为两味或两味以上药材均含有的成分,则不应选为定量测定对象。如处方中有黄连和黄柏,最好不选小檗碱作为定量的成分。

(4)应尽量选与中医理论、用药的功能主治相近的成分。如山楂在制剂中若以消食健胃功能为主,应测定其有机酸含量,若以治疗心血管病为主,则应测定其黄酮类成分。如板蓝根具有抗病毒的功效,应选择溶于水与乙醇、含量稳定的喹唑酮为定量指标。测定成分需考虑生产工艺,若成分在炮制加工等过程中易被破坏或损失,需进行含量测定或限度检查。

(5)确实无法进行含量测定的,可选合适溶剂,测定浸出物含量以间接控制其质量。溶剂的选择应有针对性,因水或乙醇的溶出物量太大,一般不选用。如含皂苷类成分,可用正丁醇为溶剂测定浸出物含量。挥发油和脂溶性成分可测定挥发性醚浸出物含量。

(二)中药制剂含量测定的方法

含量测定是控制中药制剂质量的重要内容。目前常用的中药制剂的含量测定方法包括高效液相色谱法、薄层色谱扫描法、气相色谱法、紫外-可见分光光度法等。

1. 高效液相色谱(HPLC)法

HPLC 法是中药制剂含量测定的首选方法,具有分离效能高、分析速度快、灵敏度高、应用范围广的特点。《中国药典》(2020 年版)一部收载的中药及其制剂,大多采用 HPLC 法测定含量。

1)色谱条件的选择

(1)色谱柱:中药制剂分析多采用反相高效液相色谱法,固定相常使用非极性填充柱如十八烷基键合硅胶柱等,流动相为极性溶剂,如甲醇-水、乙腈-水的混合溶剂,制剂中极性附加剂及其他干扰组分先流出,不会停留在柱上污染色谱柱。若分离酸性组分,如黄芩苷、丹参素、甘草酸等,可在流动相中加入适量酸,如醋酸、磷酸,以抑制其离解;对酸性较强的组分,也可使用离子对色谱法,常用的反离子试剂有氢氧化四丁基铵等。若分离碱性组分,如小檗碱、麻黄碱等,多采用反相离子对色谱法,在酸性流动相中加入烷基磺酸盐、有机酸盐,也可使用无机阴离子,如磷酸盐作为反离子。

(2)检测器:HPLC 法最常采用的检测器是紫外-可见分光检测器。其灵敏度高,线性范围宽,适合在紫外、可见光区具有吸收性物质的测定。除此之外,还有荧光检测器、示差检测器、电化学检测器、质谱检测器等。

2)供试品溶液的制备

对于组成复杂、成分的性质差异较大或待测组分含量较低的中药制剂,在进行 HPLC 分析前,一般需要对样品进行提取分离、纯化处理,浓集样品或进行衍生化等预处理,样品的预处理是中药及其制剂分析的重要保证,如采用萃取法或柱色谱等方法对组成复杂的供试品进行纯化处理。中药制剂中多含有糖等附加剂,制备供试品时,宜使用高浓度的醇或其他有机溶剂提取待测组分,最好不使用水溶剂,以免提出的糖污染色谱柱,提取方法视制剂的情况而定。也可采用萃取(用于液体制剂)、回流或超声振荡提取(用于固体制剂)等方法。

3)含量测定方法

《中国药典》(2020年版)一部大多数中药品种采用HPLC法测定,其主要的定量方法是外标法和内标法。

(1)外标法:若标准曲线过原点,待测组分含量变化不大,可使用外标一点法。由于中药制剂中待测组分含量的波动范围较大,所以最好采用标准曲线法定量。采用紫外-可见分光检测器时,多采用外标一点法。

(2)内标法:一般情况下,中药及其制剂的含量测定不提倡使用内标法。中药制剂组成复杂时,使用内标法,会增加分离的难度,内标峰容易受其他成分干扰,不提倡使用,因此,只有制剂组成相对简单,杂质不干扰内标峰时,才能使用内标法定量。

2. 气相色谱法

气相色谱法是采用气体为流动相,即载气经过装有填充剂的色谱柱进行分离测定,是中药制剂常规分析方法。含挥发油及其他挥发性组分的药物,如冰片、桉叶素、樟脑、丁香酚、龙脑等的含量测定,中药及其制剂中含水量或含醇量的测定,如天麻丸、六神丸、人丹等制剂中含水量和藿香正气水含醇量测定可采用气相色谱法。

1)色谱条件的选择

(1)流动相:也称载气,需根据检测器的种类、供试品的性质选择氦气(He)、氮气(N_2)、氢气(H_2)等作为载气。如热导检测器应选用H_2、He;火焰离子化检测器和电子捕获检测器一般采用N_2,N_2是最常用的载气。常采用直接进样、自动进样或顶空进样的方式进样。

(2)固定相:气液色谱中固定相由固定液和载体组成,常为填充柱或毛细管柱。按"相似性"原则选择固定液;分析非极性样品时用非极性固定液;分析强极性样品时用极性强的固定液,对复杂样品的分析可使用混合固定液。常用载体为经酸洗并硅烷化处理的硅藻土或高分子多孔小球,常用固定液有甲基聚硅氧烷、聚乙二醇等。中药制剂分析中气固色谱的固定相大多采用高分子多孔微球(GDX),用于分离水及含羟基(醇)的化合物。长期未用的色谱柱或新色谱柱使用前需进行老化处理,以使基线稳定。

(3)柱温:柱温对分离度影响很大,是分离条件选择的关键。在难分离组分有符合要求分离度的前提下,尽可能采用较低的柱温,但以保留时间适宜及不拖尾为度,同时注意柱温要低于固定液的最高使用温度。温度控制一般分为恒温升温和程序升温两种。

(4)检测器:用于中药制剂分析的检测器有热导检测器(TCD)、火焰离子化检测器(FID)、氮-磷检测器(NPD)和电子捕获检测器(ECD)。其中FID在制剂分析中应用最广泛,适用于大多数药物的测定。NPD为专属性检测器,对含N、P有机化合物特别灵敏,可用于中药及其制剂中农药残留量的检测。

2)测定方法

气相色谱法常用的定量方法有内标法、外标法、归一化法、标准加入法等。

(1)内标法:中药及其制剂含量测定最常用的方法,适用于样品的所有组分不能全部流出色谱柱,或检测器不能对每个组分都产生信号或只需测定样品中某几个组分含量的情况。内标法对进样量的一致性、进样速度等操作要求不高,因而适合中药及其制剂中某些有效成分或微量杂质的含量测定。内标法可抵消仪器稳定性差、进样量不够准确等原因带来的误差。不足之处是样品的配制较麻烦,有些内标物不易找到,内标法又分为内标加校正因子法、内标对比法及内标工作曲线法。

(2)外标法:外标法操作简便,计算方便,不需用校正因子,不论样品中其他组分是否出峰,均可对被测组分定量,但要求进样准确及实验条件恒定。外标法又分为工作曲线法、外标一点法等。

（3）归一化法：归一化法的定量结果与进样的重复性无关，操作条件略有变化对结果影响较小。但其缺点是要求所有组分均要产生色谱峰，不适合微量杂质的含量测定。

（4）标准加入法：精密称（量）取某个杂质或待测成分对照品适量，配制成一定浓度的对照品溶液，取一定量，加入供试品溶液中，根据外标法或内标法测定杂质或主成分含量，再扣除加入的对照品溶液含量，即得供试品溶液中某个杂质和主成分量。

> **知识链接**
>
> **案例分析：GC 法测定冰片中龙脑的含量**
>
> 精密称取龙脑对照品适量，加乙酸乙酯制成每毫升含 5 mg 的溶液，即得对照品溶液。取待测冰片细粉 50 mg，置 10 mL 容量瓶中，用乙酸乙酯稀释定容至刻度线，摇匀，即得供试品溶液。色谱条件：色谱柱以聚乙二醇 20000（PEG-20M）为固家相，柱温为 140 ℃。理论板数按龙脑峰计算应不低于 2000，取对照液、供试液 1 μL 注入气相色谱仪测定即可。

3. 薄层色谱扫描法

薄层色谱扫描法是将供试品溶液点于薄层板上，在展开容器内用展开剂展开，使供试品所含成分分离，用一定波长的光照射在薄层板上，对薄层色谱中吸收紫外线和可见光的斑点，或经激发后能发射出荧光的斑点进行扫描，所得色谱图与适宜的标准物质按同法所得的色谱图对比，用于鉴别、检查或含量测定的一种方法。根据扫描方式不同，薄层色谱扫描法分为薄层吸收扫描法和薄层荧光扫描法两种。薄层色谱扫描法具有分离效能高、简便快速等特点，因而适合中药制剂的分析，本法的准确度和精密度虽不及高效液相色谱法，但可以作为高效液相色谱法的补充，用于无紫外吸收或不能采用高效液相色谱法分析的组分。如人参皂苷、贝母生物碱和马钱子散等。

1）实验条件的选择

（1）色谱条件：测定结果准确的先决条件是选择合适的色谱条，组分应在选定的条件下能完全分离，斑点对称，均匀，不拖尾。

（2）测量方法：根据光测定方式可分为反射法和透射法，反射法受薄层厚度影响较小，基线较稳，透射法受薄层厚度影响较大，且玻璃对紫外线有吸收，因而反射法应用较多，透射法应用较少。

（3）检测方法：根据扫描仪的特点，按规定方式扫描测定，可采用吸收法和荧光法。吸收法可用于在可见光、紫外光有吸收的组分测定。荧光法用于有荧光的组分测定。荧光法具有专属性强、灵敏度高和线性范围宽等特点。

（4）扫描方法：根据光学系统不同，扫描方法又可分为单波长扫描法和双波长扫描法，定量分析时一般采用双波长扫描法。单波长扫描法通常用于斑点吸收光谱的测定。

2）定量方法的选择

薄层扫描定量测定应保证供试品斑点的量在线性范围内，必要时可适当调整供试品溶液的点样量，供试品与对照品同板点样、展开、扫描、测定和计算。测定方法常用外标法、内标法等。外标法是薄层色谱扫描法最常用的定量方法，方法简单，但点样必须准确，内标法以其峰面积的比值作为定量的依据，目前应用较少。供试品和对照品溶液应交叉点于同一薄层板上，供试品点样不得少于 2 个，对照品每一浓度不得少于 2 个，扫描时点样量准确，薄层厚度均匀平整，应沿展开方向扫描，显色应均匀。

4. 紫外-可见分光光度法

紫外-可见分光光度法在中药制剂分析中也有应用，但由于中药制剂成分复杂，不同组分的紫外吸收光谱往往彼此重叠，因此在测定前必须经过提取与纯化等步骤，以排除干扰。常用的有对照品比较法、吸光系数法、液-液萃取比色法等，如《中国药典》（2020 年版）中复合胆红素钙的胆红素、灵芝中多糖含量的测定等。

第三节　中药制剂分析药典实例

一、人参的分析

（一）鉴别

1. 显微鉴别

本品横切面木栓层为数列细胞,栓内层窄,韧皮部外侧有裂隙,内侧薄壁细胞排列较紧密,有树脂道散在,内含黄色分泌物,形成层成环,木质部射线宽广,导管单个散在或数个相聚,断续排列成放射状,导管旁偶有非木化的纤维,薄壁细胞含草酸钙簇晶。本品粉末淡黄白色,树脂道碎片易见,含黄色块状分泌物,草酸钙簇晶直径为 $20\sim68~\mu m$,棱角锐尖,木栓细胞表面观类方形或多角形,壁细波状弯曲,网纹导管和梯纹导管直径为 $10\sim56~\mu m$,淀粉粒甚多,单粒类球形、半圆形或不规则多角形,直径为 $4\sim20~\mu m$,脐点点状或裂缝状,复粒由 $2\sim6$ 个分粒组成。

2. 色谱法鉴别

取本品粉末 1 g,加三氯甲烷 40 mL,加热回流 1 h,弃去三氯甲烷液,药渣挥干溶剂,加水 0.5 mL 搅拌使其混匀,加水饱和正丁醇 10 mL,超声处理 30 min,吸取上清液加 3 倍量氨试液,摇匀,放置分层,取上层液蒸干,残渣加甲醇 1 mL 使溶解,作为供试品溶液。另取人参对照药材 1 g,同法制成对照药材溶液。再取人参皂苷 Rb₁ 对照品、人参皂苷 Re 对照品、人参皂苷 Rf 对照品及人参皂苷 Rg₁ 对照品,加甲醇制成每毫升各含 2 mg 的混合溶液,作为对照品溶液。照薄层色谱法(通则 0502)试验,吸取上述三种溶液各 $1\sim2~\mu L$,分别点于同一硅胶 G 薄层板上,以三氯甲烷-乙酸乙酯-甲醇-水(15：40：22：10)10 ℃以下放置的下层溶液为展开剂,展开,取出,晾干,喷以 10% 硫酸乙醇溶液,在 105 ℃ 加热至斑点显色清晰,分别置日光和紫外灯(365 nm)下检视。供试品色谱中,在与对照药材色谱和对照品色谱相应位置上,分别显相同颜色的斑点或荧光斑点。

（二）检查

1. 水分检查

采用烘干法检查水分含量。取供试品 $2\sim5$ g,平铺于干燥至恒重的扁形称量瓶中,厚度不超过 5 mm,疏松供试品不超过 10 mm,精密称定,开启瓶盖,在 $100\sim105$ ℃ 干燥 5 h,将瓶盖盖好,移至干燥器中,放冷 30 min,精密称定,再在上述温度干燥 1 h,放冷,称重,至连续两次称重的差异不超过 5 mg 为止。根据减失的重量,计算供试品中含水量(%),水分不得超过 12.0%。

2. 灰分检查

供试品须粉碎,使其能通过二号筛,混合均匀后,取供试品 $2\sim3$ g(如需测定酸不溶性灰分,可取供试品 $3\sim5$ g),置炽灼至恒重的坩埚中,称定重量(准确至 0.01 g),缓缓炽热,注意避免燃烧,至完全炭化时,逐渐升高温度至 $500\sim600$ ℃,使完全灰化并至恒重。根据残渣重量,计算供试品中总灰分的含量(%)。如供试品不易灰化,可将坩埚放冷,加热水或 10% 硝酸铵溶液 2 mL,使残渣湿润,然后置水浴上蒸干,残渣照前法炽灼,至坩埚内容物完全灰化,总灰分不得超过 5.0%。

3. 农药残留量

采用色谱法测定农药残留量。以 50% 苯基 50% 二甲基聚硅氧烷或(5% 苯基)甲基聚硅氧烷为固定液的弹性石英毛细管柱(30 m×0.25 mm×0.25 μm),氮-磷检测器(NPD)或火焰光度检测器(FPD)。进样口温度为 220 ℃,检测器温度为 300 ℃,不分流进样。程序升温,理论板数按敌敌畏峰计算应不低于 6000,两个相邻色谱峰的分离度应大于 1.5。精密称取对硫磷、甲基对硫磷、乐果、氧化乐果、甲胺磷、久效磷、二嗪磷、乙硫磷、马拉硫磷、杀扑磷、敌敌畏、乙酰甲胺磷农药对照品适量,用乙酸乙酯分别制成每毫升约含 100 μg 的溶液,分别精密量取上述各对照品储备液 1 mL,置 20 mL 棕色量瓶中,加乙酸乙酯稀释至刻度,摇匀,精密量取上述混合对照品储备液,用乙酸乙酯制成每毫升含 0.1 μg、0.5 μg、1 μg、2 μg、5 μg 的浓度系列,即得混合对照液。取供试品粉碎成粉末(过三号筛),约 5 g,精密称定,加无水硫酸钠 5 g,加入乙酸乙酯 50～100 mL,冰浴超声处理 3 min,放置,取上层液过滤,药渣加入乙酸乙酯 30～50 mL,冰浴超声处理 2 min,放置,过滤,合并两次滤液,用少量乙酸乙酯洗涤滤纸及残渣,上述滤液合并。取滤液于 40 ℃ 以下减压浓缩至近干,用乙酸乙酯转移至 5 mL 容量瓶中,并稀释至刻度;精密吸取上述溶液 1 mL,置石墨化炭小柱(250 mg/3 mL,用乙酸乙酯 5 mL 预洗)上,用正己烷-乙酸乙酯(1∶1)混合溶液 5 mL 洗脱,收集洗脱液,置氮吹仪上浓缩至近干,加乙酸乙酯定容至 1 mL,涡旋使溶解,即得供试品溶液。分别精密吸取供试品溶液和与之相对应浓度的混合对照品溶液各 1 μL,注入气相色谱仪,按外标法计算供试品中 12 种有机磷农药残留量。

(三)含量测定

照高效液相色谱法(通则 0512)测定。以十八烷基硅烷键合硅胶为填充剂;以乙腈为流动相 A,以水为流动相 B,按表 7-1 中的规定进行梯度洗脱;检测波长为 203 nm。理论板数按人参皂苷 Rg_1 峰计算应不低于 6000。

表 7-1 高效液相色谱测定人参成分含量梯度洗脱程序

时间/min	流动相 A/(%)	流动相 B/(%)
0～35	19	81
35～55	19→29	81→71
55～70	29	71
70～100	29→40	71→60

精密称取人参皂苷 Rg_1 对照品、人参皂苷 Re 对照品及人参皂苷 Rb_1 对照品,加甲醇制成每毫升各含 0.2 mg 的混合溶液,摇匀,即得对照液。取本品粉末(过四号筛)约 1 g,精密称定,置索氏提取器中,加三氯甲烷加热回流 3 h,弃去三氯甲烷液,药渣挥干溶剂,连同滤纸筒移入 100 mL 锥形瓶中,加水使正丁醇形成饱和溶液 50 mL,密塞,放置过夜,超声处理(功率 250 W,频率 50 kHz)30 min,过滤,弃去初滤液,精密量取续滤液 25 mL,置蒸发皿中蒸干,残渣加甲醇溶解并转移至 5 mL 容量瓶中,加甲醇稀释至刻度,摇匀,过滤,取续滤液,即得供试品溶液。分别精密吸取对照品溶液 10 μL 与供试品溶液 10～20 μL,注入液相色谱仪测定。本品按干燥品计算,含人参皂苷 Rg_1($C_{42}H_{72}O_{14}$)和人参皂苷 Re($C_{48}H_{82}O_{18}$)的总量不得少于 0.30%,人参皂苷 Rb_1($C_{54}H_{92}O_{23}$)不得少于 0.20%。

二、十一味参芪片的分析

十一味参芪片是由人参(去芦)、黄芪、天麻、当归、熟地黄、泽泻、决明子、菟丝子、鹿角、枸杞子、细辛十一味药材经炮制加工形成的糖衣片或薄膜衣片。除去包衣后显棕褐色,气芳香,味微苦。

(一)鉴别

1. 显微鉴别法

取本品,置显微镜下观察:草酸钙簇晶直径为 20～68 μm,棱角锐尖(人参)。纤维成束或散离,壁厚,表面有纵裂纹,两端断裂成帚状或较平截(黄芪)。薄壁细胞纺锤形,壁略厚,表面有极微细的斜向交错纹理(当归)。

2. 色谱法

用以鉴别人参、黄芪、当归等。

(1) 人参的鉴别:取本品,除去包衣,研细,取约 3 g,加水 3 mL 使湿润,加水饱和的正丁醇 20 mL,超声处理 30 min,取上清液,加 3 倍量氨试液,摇匀,放置使分层,取正丁醇液,蒸干,残液加甲醇 0.5 mL 使溶解,作为供试品溶液,另取人参对照药材 1 g,加水 1 mL,同法制成对照药材溶液。再取人参皂苷 Re 对照品、人参皂苷 Rg_1 对照品,加甲醇制成每 1 mL 各含 2 mg 的混合溶液,作为对照品溶液。照薄层色谱法(通则 0502)试验,吸取上述三种溶液各 5 μL,分别点于同一硅胶 G 薄层板上,以三氯甲烷-乙酸乙酯-甲醇-水(15∶40∶22∶10)10 ℃以下放置的下层溶液为展开剂,展开,取出,晾干,喷以10%硫酸乙醇溶液。在105 ℃加热至斑点显色清晰。供试品色谱中,在与对照药材色谱和对照品色谱相应的位置上,显相同颜色的斑点。

(2)黄芪的鉴别:取本品,除去包衣,研细,取约4 g,加乙醇40 mL,加热回流30 min,过滤,滤液蒸干,残渣加0.3%氢氧化钠溶液20 mL使溶解,过滤,滤液用稀盐酸调节pH值至5～6,用乙酸乙酯25 mL振摇提取,分取乙酸乙酯液,用铺有适量无水硫酸钠的滤纸过滤,滤液蒸干,残渣加乙酸乙酯液1 mL使溶解,作为供试品溶液。另取黄芪对照药材2 g,同法制成对照药材溶液。照薄层色谱法(通则0502)试验,吸取上述两种溶液各5 μL,分别点于同一硅胶G薄层板上,以三氯甲烷-甲醇(10∶1)为展开剂,展开,取出,晾干,置氨蒸气中熏后,在紫外灯(365 nm)下检视。供试品色谱中,在与对照药材色谱相应的位置上,显相同颜色的荧光斑点。

(3)当归的鉴别:取本品,除去包衣,研细,取约3 g,加乙酸乙酯40 mL,超声处理20 min,过滤,滤液蒸干,残渣加乙酸乙酯1 mL使溶解,作为供试品溶液。另取当归对照药材1 g,加乙酸乙酯15 mL,同法制成对照药材溶液。照薄层色谱法(通则0502)试验,吸取上述两种溶液各5 μL,分别点于同一硅胶G薄层板上,以正己烷-乙酸乙酯(4∶1)为展开剂,展开,取出,晾干,在紫外灯(365 nm)下检视。供试品色谱中,在与对照药材色谱相应的位置上,显相同颜色的荧光斑点。

(4)熟地黄的鉴别:取本品,除去包衣,研细,取约3 g,加水30 mL,加热煮沸30 min,放冷,离心,上清液用乙酸乙酯振摇提取2次,每次20 mL,合并乙酸乙酯提取液,蒸干,残渣加甲醇1 mL使溶解,作为供试品溶液。另取熟地黄对照药材约1 g,加水20 mL,同法制成对照药材溶液。照薄层色谱法(通则0502)试验,吸取上述两种溶液各5 μL,分别点于同一硅胶G薄层板上,以石油醚(60～90 ℃)-乙酸乙酯(1∶1)为展开剂,展开,取出,晾干,喷以二硝基苯肼试液,在105 ℃加热至斑点显色清晰,在日光下检视。供试品色谱中,在与对照药材色谱相应的位置上,显相同颜色的斑点。

(5)决明子的鉴别:取本品,除去包衣,研细,取约5 g,加甲醇30 mL,超声处理30 min,过滤,滤液蒸干,残渣加水10 mL使溶解,再加盐酸1 mL,加热回流30 min,立即冷却,用乙醚振摇提取2次,每次20 mL,合并乙醚提取液,蒸干,残渣加三氯甲烷1 mL使溶解,作为供试品溶液。另取决明子对照药材约1 g,加甲醇10 mL,同法制成对照药材溶液。再取大黄酚对照品、橙黄决明素对照品,加无水无醇-乙酸乙酯(1∶1)制成每毫升各含1 mg的混合溶液,作为对照品溶液。照薄层色谱法(通则0502)试验,吸取上述三种溶液各3 μL,分别点于同一硅胶H薄层板上,以石油醚(30～60 ℃)-丙酮(2∶1)为展开剂,预平衡30 min,展开,取出,晾干,置氨蒸气中熏至斑点显色清晰。供试品色谱图中,在与对照药材色谱和对照品色谱相应的位置上,显相同颜色的斑点。

（二）检查

按《中国药典》(2020年版)(通则0101)片剂项下有关的各项规定进行检查。

（三）含量测定

1. 人参含量的测定

按高效液相色谱法进行测定。

(1)色谱条件与系统适用性试验:以十八烷基硅烷键合硅胶为填充剂;以乙腈-0.1%磷酸溶液(20∶80)为流动相;检测波长为203 nm。理论板数按人参皂苷Rg_1峰计算应不低6000。

(2)对照品溶液的制备:取人参皂苷Rg_1对照品、人参皂苷Re对照品适量,精密称定,加甲醇制成每毫升含人参皂苷$Rg_1$0.06 mg、人参皂苷Re 0.2 mg的混合溶液,即得。

(3)供试品溶液的制备:取本品20片,除去包衣,精密称定,研细,取约3 g,精密称定,置索氏提取中,用乙酸乙酯加热回流3 h,弃去乙酸乙酯液,药渣挥尽溶剂,用甲醇回流提取至回流液无色,提取液蒸干,残渣加水30 mL使溶解,用水饱和的正丁醇振摇提取4次(30 mL,30 mL,20 mL,20 mL),合并正丁醇提取液,用正丁醇饱和的氨试液洗涤2次(30 mL,20 mL),再用正丁醇饱和的水50 mL洗涤,正丁醇提取液蒸干,残渣加甲醇溶解并转移至5 mL容量瓶中,加甲醇稀释至刻度,摇匀,过滤,取续滤液,即得。

(4)测定法:精密吸取对照品溶液 10 μL 与供试品溶液 10～20 μL,注入液相色谱仪,测定,即得。本品每片含人参以人参皂苷 Rg_1($C_{42}H_{72}O_{14}$)和人参皂苷 Re($C_{48}H_{82}O_{18}$)的总量计,不得少于0.12 mg。

2. 天麻含量测定

照高效液相色谱法(通则0512)测定。

(1)色谱条件与系统适用性试验:以十八烷基硅烷键合硅胶为填充剂,以乙腈-0.1%磷酸溶液(2:98)为流动相,检测波长为220 nm。理论板数按天麻素峰计算应不低于6000。

(2)对照品溶液的制备:取天麻素对照品适量,精密称定,加流动相制成每毫升含50 μg 的溶液,即得。

(3)供试品溶液的制备:取本品20片,除去包衣,精密称定,研细,取约3 g,精密称定,置具塞锥形瓶中,精密加入稀乙醇50 mL,称定重量,加热回流2 h,放冷,再称定重量,用稀乙醇补足减失的重量,摇匀,过滤,精密量取续滤液5 mL,浓缩至近干,残液用流动相溶解,转移至10 mL容量瓶中,并用流动相稀释至刻度,摇匀,过滤,取续滤液,即得。

(4)测定法:精密吸取对照品溶液 10 μL 与供试品溶液 20 μL,注入液相色谱仪,测定,即得。本品每片含天麻以天麻素($C_{13}H_{18}O_7$)计不得少于0.15 mg。

本单元知识点

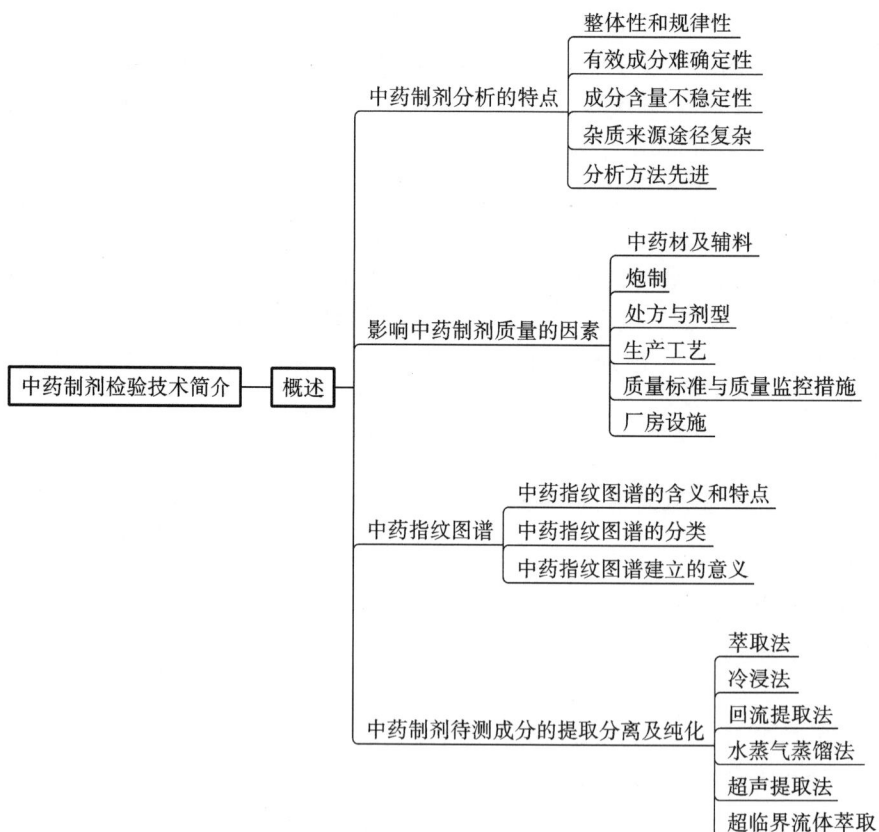

```
                                                      ┌ 整体性和规律性
                                                      ├ 有效成分难确定性
                                  中药制剂分析的特点 ──┼ 成分含量不稳定性
                                                      ├ 杂质来源途径复杂
                                                      └ 分析方法先进

                                                      ┌ 中药材及辅料
                                                      ├ 炮制
                                                      ├ 处方与剂型
                                  影响中药制剂质量的因素 ┼ 生产工艺
                                                      ├ 质量标准与质量监控措施
中药制剂检验技术简介 ─ 概述 ─┤                            └ 厂房设施

                                                      ┌ 中药指纹图谱的含义和特点
                                  中药指纹图谱 ─────────┼ 中药指纹图谱的分类
                                                      └ 中药指纹图谱建立的意义

                                                      ┌ 萃取法
                                                      ├ 冷浸法
                                  中药制剂待测成分的    ┼ 回流提取法
                                  提取分离及纯化        ┼ 水蒸气蒸馏法
                                                      ├ 超声提取法
                                                      └ 超临界流体萃取
```

中药制剂检验技术简介
— 中药制剂分析基本程序
  — 取样
    — 科学性
    — 代表性
    — 真实性
  — 鉴别
    — 性状鉴别
    — 显微鉴别
    — 理化鉴别
    — 色谱鉴别
  — 检查
    — 水分测定
    — 灰分测定
    — 重金属及有害元素
    — 农药残留量检查
    — 黄曲霉毒素测定
  — 含量测定
    — 高效液相色谱法
    — 气相色谱法
    — 薄层色谱扫描法
    — 紫外–可见分光光度法
— 中药制剂分析药典实例
  — 人参的分析
  — 十一味参芪片的分析

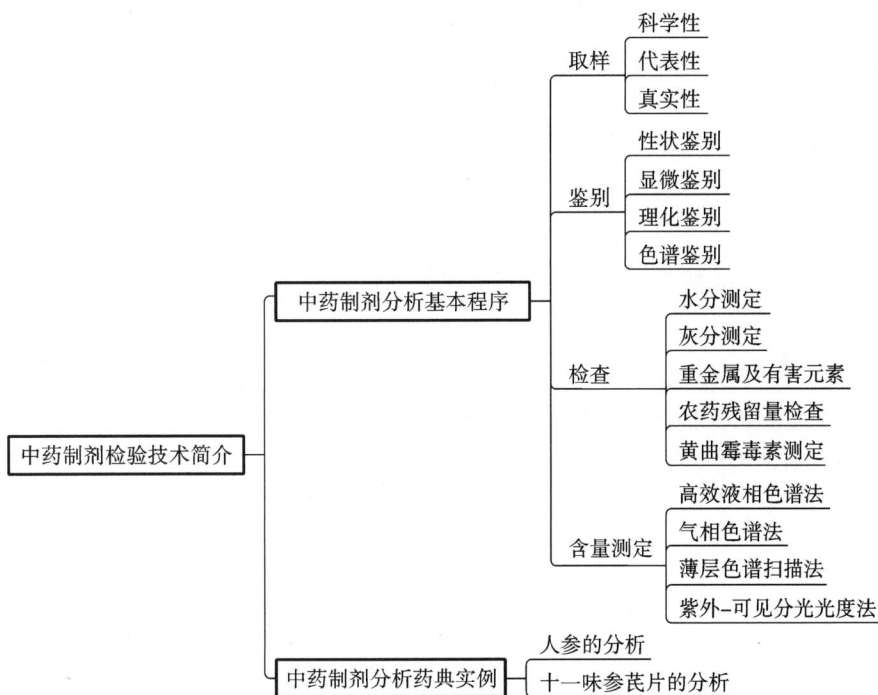

同步能力检测题

同步能力检测答案

一、选择题

（一）单项选择题

1. 中药制剂分析常用的提纯方法是（ ）。

A. 回流提取法　　　　B. 超声提取法　　　　C. 冷浸法　　　　D. A＋B＋C

2. 中药及其制剂的纯化方法一般包括（ ）。

A. 萃取法　　　　B. 柱色谱法　　　　C. 水蒸气蒸馏法　　D. A＋B＋C

3. 中药制剂的鉴别方法包括（ ）。

A. 性状鉴别　　　　B. 显微鉴别　　　　C. 理化鉴别　　　　D. A＋B＋C

4. 高效液相色谱法测定中药含量，紫外检测器检测采用的方法有（ ）。

A. 外标法　　　　B. 内标法　　　　C. 归一化法　　　　D. 阳性对照法

5. 对热稳定的小分子生物碱组分的提取应采用（ ）。

A. 萃取法　　　　B. 冷浸法　　　　C. 回流法　　　　D. 水蒸气蒸馏法

（二）多项选择题

1. 中药制剂分析常用的定量测定方法有（ ）。

A. 化学分析法　　　　B. 红外光谱法　　　　C. 分光光度法

D. 薄层色谱扫描法　　E. 高效液相色谱法

2. 中药制剂中残留农药的检查项目主要有（ ）。

A. 重金属　　　　B. 总氯量　　　　C. 总磷量

D. 砷盐　　　　E. 总灰分

3. 《中国药典》(2020 年版)附录收载的水分测定法有（ ）。

A. 烘干法　　　　B. 甲苯法　　　　C. 减压干燥法

D. 干燥剂法　　　　E. 气相色谱法

4. 影响中药制剂质量的因素包括（ ）。

A.原料药材　　　　　B.制剂工艺　　　　　C.储藏条件

D.流通过程　　　　　E.炮制

5.中药指纹图谱包括(　　　)。

A.色谱指纹图谱　　　B.光谱指纹图谱　　　C.DNA指纹图谱

D.生物活性图谱　　　E.中药化学指纹

二、名词解释

1.中药制剂　　　2.显微鉴别　　　3.中药制剂理化鉴别

三、论述题

1.试述中药制剂分析的一般程序。

2.中药制剂中杂质检查的项目包括哪些?

3.中药复方制剂含量测定药味选择原则是什么?

（付恩桃）

生化药物分析简介

扫码看 PPT

学习目标

一、知识目标

1. 熟悉非无菌产品微生物限度检查和抗生素效价的微生物检定法。

2. 了解无菌检查和药品安全性检查。

二、职业技能目标

1. 基本具备对非无菌产品进行微生物限度检查、对抗生素效价进行微生物检定的基本操作技能。

2. 初步具备对无菌制剂进行无菌检查、对药品进行药品安全性检查的基本操作技能。

三、课程思政目标

通过本章的学习,使学生明确药品生物检定的重要性,树立强烈的药品全面质量管理观念,以确保人民用药的安全有效。

药品生物检定技术是指以生物学方法和药物的药理为基础,以生物统计为工具,运用特定的试验方法来测定和评价药品的有效性和安全性的一项综合性技术。本章主要介绍药品的无菌检查和非无菌产品微生物限度检查、抗生素微生物检定法和药品的安全性检查。检查方法按照《中国药典》(2020年版)规定的方法进行。

第一节 无菌检查

活菌进入人体内可导致剧烈的反应,会引起并发症,甚至危及生命。在药品生产加工过程中,由于受到药物性质的限制,有时不能进行可靠的高压、热压灭菌处理,而采取无菌操作、除菌过滤以及间歇灭菌等技术,因此,法定无菌制剂必须进行严格的无菌检查后方能用于临床。

无菌检查是用于检查药典要求无菌的药品、生物制品、医疗器具、原料、辅料及其他品种是否无菌的一种方法。若供试品符合无菌检查的规定,仅表明了供试品在该检验条件下未发现微生物污染。

常用的无菌检查法是将药品或材料在严格的无菌操作条件下,接种于适合各种微生物生长的不同培养基中,置于不同的适宜温度下培养一定的时间,逐日观察微生物的生长情况,并结合阳性和阴性对照试验的结果,判断供试品是否无菌。无菌检查法包括薄膜过滤法和直接接种法两种。

一、无菌检查常规技术要求

(1) 无菌检查应在无菌条件下进行,试验环境必须达到无菌检查的要求。

(2) 检验全过程应严格遵守无菌操作,防止微生物污染,防止污染的措施不得影响供试品中微生物的检出。

(3) 单向流空气区域、工作台面及受控环境应定期按医药工业洁净室(区)悬浮粒子、浮游菌和沉降菌测试方法的现行国家标准进行洁净度确认。

二、培养基

无菌检查需按照《中国药典》(2020年版)规定选择适合厌氧菌、需氧菌或真菌生长的培养基,按规定处方制备,亦可使用按该处方生产的符合规定的脱水培养基或成品培养基。配制后应采用验证合格的灭菌程序灭菌。制备好的培养基应保存在2~25 ℃、避光的环境。试验前需做适用性检查。

(一)培养基的种类

《中国药典》(2020年版)无菌检查规定的培养基共有8种,包括硫乙醇酸盐流体培养基(主要用于厌氧菌的培养,也可用于需氧菌的培养)、胰酪大豆胨液体培养基(用于真菌和需氧菌的培养)、中和或灭活用培养基、0.5%葡萄糖肉汤培养基(用于硫酸链霉素等抗生素的无菌检查)、胰酪大豆胨琼脂培养基、沙氏葡萄糖液体培养基、沙氏葡萄糖琼脂培养基和马铃薯葡萄糖琼脂培养基。

(二)培养基的适用性检查

无菌检查用的培养基应在供试品的无菌检查前或检查的同时做适用性检查,包括无菌性检查和灵敏度检查。

1. 无菌性检查

每批培养基随机取不少于5支(瓶),置各培养基规定的温度培养14 d,应无菌生长。

2. 灵敏度检查

以证明进行药物的无菌检查时,所加的菌种能够在培养基中生长良好。用于培养基灵敏度检查的菌株传代次数不得超过5代,所用菌种有金黄色葡萄球菌、铜绿假单胞菌、枯草芽孢杆菌、生孢梭菌、白色念珠菌和黑曲霉。

(1)检查方法:取适宜装量的硫乙醇酸盐流体培养基7支,分别接种不大于100 CFU的金黄色葡萄球菌、铜绿假单胞菌、生孢梭菌各2支,另1支不接种作为空白对照;取适宜装量的胰酪大豆胨液体培养基7支,分别接种不大于100 CFU的枯草芽孢杆菌、白色念珠菌、黑曲霉各2支,另1支不接种作为空白对照。接种细菌的培养管培养时间不得超过3 d,接种真菌的培养管培养时间不得超过5 d。

(2)结果判定:空白对照管应无菌生长,若加菌的培养基管均生长良好,判定该培养基的灵敏度检查符合规定。

三、方法适用性试验

进行产品无菌检查时,应进行方法适用性试验,以确认所采用的方法适合该产品的无菌检查,即需要先排除供试品是否具有抑制细菌与真菌生长的作用,避免假阴性结果。若检验程序或产品发生变化可能影响检验结果,应重新进行方法适用性试验。方法适用性试验按"供试品的无菌检查"的规定及要求进行操作,操作方法包括薄膜过滤法和直接接种法。方法适用性试验也可与供试品的无菌检查同时进行。

1. 薄膜过滤法

按供试品的无菌检查要求,取每种培养基规定接种的供试品总量,采用薄膜过滤法过滤,冲洗,在最后一次的冲洗液中加入不大于100 CFU的试验菌,过滤。加培养基至滤筒内,接种金黄色葡萄球菌、大肠埃希菌、生孢梭菌的滤筒内加硫乙醇酸盐流体培养基;接种枯草芽孢杆菌、白色念珠菌、黑曲霉的滤筒内加胰酪大豆胨液体培养基。另取一装有同体积培养基的容器,加入等量试验菌,作为对照。置规定的温度培养,培养时间不得超过5 d。

2. 直接接种法

取符合直接接种法培养基用量要求的硫乙醇酸盐流体培养基6管,分别接入不大于100 CFU的金黄色葡萄球菌、大肠埃希菌、生孢梭菌各2管;取符合直接接种法培养基用量要求的胰酪大豆胨液体培养基6管,分别接入不大于100 CFU的枯草芽孢杆菌、白色念珠菌、黑曲霉各2管。其中1管接入每支培养基规定的供试品接种量,另1管作为对照,置规定的温度培养,培养时间不得超过5 d。

3. 结果判断

与对照管比较,如含供试品容器中的试验菌均生长良好,则说明供试品的该检验量在该检验条件下无抑菌作用或其抑菌作用可以忽略不计,照此检查方法和检查条件进行供试品的无菌检查。如含供试品的任一容器中的试验菌生长微弱、缓慢或不生长,则说明供试品的该检验量在该检验条件下有抑菌作用,应采用增加冲洗量、增加培养基的用量、使用中和剂或灭活剂、更换滤膜品种等方法,消除供试品的抑菌作用,并重新进行方法适用性试验。

四、无菌检查法

无菌检查法包括薄膜过滤法和直接接种法。只要供试品性质允许,应采用薄膜过滤法。供试品无菌检查所采用的检查方法和检验条件应与方法适用性试验确认的方法相同。

（一）检验数量及检验量

检验数量是指一次试验所用供试品最小包装容器的数量,成品每亚批均应进行无菌检查。检验量是指供试品每个最小包装接种至每份培养基的最小量(g 或 mL)。供试品的检验数量和检验量根据《中国药典》(2020 年版)列出的附表规定进行取样。

（二）对照试验

供试品在做无菌检查的同时还需做对照试验,包括阳性对照和阴性对照。

1. 阳性对照

应根据供试品特性选择阳性对照菌:无抑菌作用及抗革兰阳性菌为主的供试品,以金黄色葡萄球菌为对照菌;抗革兰阴性菌为主的供试品以大肠埃希菌为对照菌;抗厌氧菌的供试品,以生孢梭菌为对照菌;抗真菌的供试品,以白色念珠菌为对照菌。阳性对照试验的菌液制备同方法适用性试验,加菌量不大于 100 CFU,供试品用量同供试品无菌检查时每份培养基接种的样品量。阳性对照管培养不超过 5 d,应生长良好。

2. 阴性对照

供试品无菌检查时,应取相应溶剂和稀释液、冲洗液同法操作,作为阴性对照。阴性对照不得有菌生长。

（三）检查方法

1. 薄膜过滤法

薄膜过滤法适用性广、准确性高,适用于任何类型的药品,尤其适用于具有抑菌作用供试品的无菌检查。该法通过微孔滤膜过滤,将供试品中可能存在的微生物富集于微孔滤膜上,再冲洗掉滤膜上的抑菌成分,在薄膜过滤器滤筒内加入相应的培养基,在所需温度下进行培养 14 d,观察是否有菌生长。

薄膜过滤法一般应采用封闭式薄膜过滤器,根据供试品及其溶剂的特性选择滤膜材质。无菌检查用的滤膜孔径应不大于 0.45 μm。滤膜直径约为 50 mm,若使用其他尺寸的滤膜,应对稀释液和冲洗液体积进行调整,并重新验证。使用时,应保证滤膜在过滤前后的完整性。不同类型的供试品,过滤操作方法有所不同。《中国药典》(2020 年版)分别介绍了水溶液供试品、水溶性固体供试品、非水溶性供试品、可溶于十四烷酸异丙酯的膏剂和黏性油剂供试品、无菌气雾剂供试品、装有药物的注射器供试品和具有导管的医疗器械(输血、输液袋等)供试品的薄膜过滤操作方法。

2. 直接接种法

直接接种法操作简便,适用于无法用薄膜过滤法进行无菌检查的供试品。该法系将规定量供试品分别等量接种至硫乙醇酸盐流体培养基和胰酪大豆胨液体培养基中,在所需温度下培养 14 d,观察是否有菌生长。

不同类型的供试品,过滤操作方法有所不同。《中国药典》(2020 年版)分别介绍了混悬液等非澄清水溶液供试品、固体供试品、非水溶性供试品、敷料供试品、肠线、缝合线等供试品、灭菌医用器械供试品和放射性药品的直接接种操作方法。

3. 培养及观察

将含有培养基的容器分别按各培养基规定的温度培养 14 d；接种生物制品的硫乙醇酸盐流体培养基的容器应分成两等份，一份置 30～35 ℃培养，另一份置 20～25 ℃培养。培养期间应定期观察并记录是否有菌生长。如在加入供试品后或在培养过程中，培养基出现浑浊，培养 14 d 后，不能从外观上判断有无菌生长，可取该培养液不少于 1 mL 转种至同种新鲜培养基中，将原始培养物和新接种的培养基继续培养不少于 4 d，观察接种的同种新鲜培养基是否再出现浑浊；或取培养液涂片，染色，镜检，判断是否有菌。

五、无菌检查结果判断

（1）若供试品管均澄清，或虽显浑浊但经确证无菌生长，判供试品符合规定。

（2）若供试品管中任何一管显浑浊并确证有菌生长，判供试品不符合规定，除非能充分证明试验结果无效，即生长的微生物非供试品所含。

（3）当符合下列至少一个条件时方可认为试验无效：

①无菌检查试验所用的设备及环境的微生物监控结果不符合无菌检查法的要求。

②回顾无菌试验过程，发现有可能引起微生物污染的因素。

③在阴性对照中观察到微生物生长。

④供试品管中生长的微生物经鉴定后，确证是因无菌试验中所使用的物品和（或）无菌操作技术不当引起的。

试验若经确认无效，应重试。重试时，重新取同量供试品，依法检查，若无菌生长，判供试品符合规定；若有菌生长，判供试品不符合规定。

知识链接

欣弗药品事件

2006 年 8 月，原卫生部发出紧急通知，停用某生物药业有限公司生产的克林霉素磷酸酯葡萄糖注射液（商品名"欣弗"）。该药品在青海、黑龙江、广西、浙江和山东等省区使用过程中，陆续出现胸闷、心悸、心慌、寒战、肾区疼痛、腹痛、腹泻、恶心、呕吐、过敏性休克、肝肾功能损害等临床症状病例，全国 16 个省（区市）共报告"欣弗"病例 93 例，死亡 11 例。后经原国家食品药品监督管理局调查确定，2006 年 6—7 月，该生物药业有限公司在生产欣弗注射液过程中未按批准的工艺参数灭菌，降低灭菌温度、缩短灭菌时间、增加灭菌柜装载量，影响了灭菌效果。中国药品生物制品检定所对相关药品样品检验结果表明，该药品无菌检查和热原检查不符合规定。

第二节　非无菌产品微生物限度检查

原料药、辅料及药物制剂等的微生物数量对判定其被污染的程度具有积极意义。微生物越多，表明其受到致病菌污染的可能性越大，安全性越差。多数药物制剂不能做到绝对无菌，属于非无菌制剂。为保证药品的用药安全，微生物限度检查成为非无菌产品保证药品质量的重要检查内容，也是综合评价药品生产各环节卫生状况的重要依据之一。

《中国药典》（2020 年版）规定非无菌产品微生物限度检查包括微生物计数法和控制菌检查法。

一、微生物计数法

微生物计数法用于能在有氧条件下生长的嗜温细菌和真菌的计数。当本法用于检查非无菌制剂及其原料药、辅料等是否符合规定的微生物限度标准时,应按下列规定进行检验,包括样品的取样量和结果的判断等。除另有规定外,本法不适用于活菌制剂的检查。

（一）技术要求

（1）微生物计数试验环境应符合微生物限度检查的要求。

（2）检验全过程必须严格遵守无菌操作,防止再污染,防止污染的措施不得影响供试品中微生物的检出。

（3）洁净空气区域、工作台面及环境应定期进行监测。

（4）如供试品有抗菌活性,应尽可能去除或中和。供试品检查时,若使用了中和剂或灭活剂,应确认其有效性及对微生物无毒性。

（5）供试液制备时如果使用了表面活性剂,应确认其对微生物无毒性以及与所使用中和剂或灭活剂的相容性。

（6）需氧菌培养温度为 30～35 ℃,霉菌和酵母菌培养温度为 20～25 ℃。

（二）计数法

计数法包括平皿法、薄膜过滤法和最可能数法（most-probable-number method,简称 MPN 法）。

（三）计数培养基适用性检查和供试品计数方法适用性试验

供试品微生物计数中所使用的培养基应进行适用性检查。供试品的微生物计数法应进行方法适用性试验,以确认所采用的方法适合该产品的微生物计数。若检验程序或产品发生变化可能影响检验结果,计数法应重新进行适用性试验。

1. 菌种及菌液制备

（1）菌种:试验用菌株的传代次数不得超过 5 代（从菌种保藏中心获得的干燥菌种为第 0 代）,并采用适宜的菌种保藏技术进行保存,以保证试验菌株的生物学特性。

（2）菌液制备:按规定程序培养各试验菌株。取金黄色葡萄球菌、铜绿假单胞菌、枯草芽孢杆菌、白色念珠菌和黑曲霉的新鲜培养物按要求制备菌悬液。菌液制备后若在室温下放置,应在 2 h 内使用;若保存在 2～8 ℃,可在 24 h 内使用。

2. 阴性试验

为确认试验条件是否符合要求,应进行阴性对照试验,阴性对照试验应无菌生长。如阴性对照试验有菌生长,应进行偏差调查。

3. 培养基适用性检查

微生物计数用的商品化的预制培养基、由脱水培养基或按处方配制的培养基均应进行培养基适用性检查。

将上述菌液（不大于 100 CFU）接种至胰酪大豆胨液体培养基管或胰酪大豆胨琼脂培养基平板或沙氏葡萄糖琼脂培养基平板,在规定条件下培养,并用相应的对照培养基替代被检培养基进行上述试验。

被检固体培养基上的菌落平均数与对照培养基上的菌落平均数的比值应在 0.5～2 范围内,且菌落形态大小应与对照培养基上的菌落一致;被检液体培养基管与对照培养基管比较,试验菌应生长良好。

4. 计数方法适用性试验

（1）供试液的制备:根据供试品的理化特性与生物学特性,采取适宜的方法制备供试液。供试液制备若需加温,应均匀加热,且温度不应超过 45 ℃。供试液从制备至加入检验用培养基,不得超过 1 h。《中国药典》（2020 年版）介绍了水溶性供试品、水不溶性非油脂类供试品、油脂类供试品和需用特殊方法制备供试液的供试品的制备方法。

（2）接种和稀释：按要求进行供试液的接种和稀释，制备微生物回收试验用供试液。所加菌液的体积应不超过供试液体积的1%。为确认供试品中的微生物能被充分检出，首先应选择最低稀释级的供试液进行计数方法适用性试验。

（3）抗菌活性的去除或灭活：供试液接种后，按规定的方法进行微生物计数。若试验组菌落数减去供试品对照组菌落数的值小于菌液对照组菌落数值的50%，可采用适宜方法消除供试品的抑菌活性。方法包括增加稀释液或培养基体积、加入适宜的中和剂或灭活剂、采用薄膜过滤法和上述方法的联合使用。

（4）供试品中微生物的回收：上述计数方法适用性试验用的各试验菌应逐一进行微生物回收试验。微生物的回收可采用平皿法、薄膜过滤法或MPN法。

（5）结果判定：计数方法适用性试验中，采用平皿法或薄膜过滤法时，试验组菌落数减去供试品对照组菌落数的值与菌液对照组菌落数的比值应在0.5～2范围内；采用MPN法时，试验组菌落数应在菌液对照组菌落数的95%置信限内。若各试验菌的回收试验均符合要求，照所用的供试液制备方法及计数方法进行该供试品的需氧菌总数、霉菌和酵母菌总数计数。

方法适用性试验确认时，若采用上述方法还存在一株或多株试验菌的回收达不到要求，则应选择回收最接近要求的方法和试验条件进行供试品检查。

（四）供试品检查

1. 检验量

检验量即一次试验所用的供试品量（g、mL或cm²）。一般应随机抽取不少于2个最小包装的供试品，混合，取规定量供试品进行检验。

除另有规定外，一般供试品的检验量为10 g或10 mL；膜剂、贴剂和贴膏剂为100 cm²；贵重药品、微量包装药品的检验量可以酌减。检验时，应从2个以上最小包装单位中抽取供试品，大蜜丸还不得少于4丸，膜剂、贴剂和贴膏剂还不得少于4片。

2. 阴性对照试验

以稀释液代替供试液进行阴性对照试验，阴性对照试验应无菌生长，如果阴性试验对照有菌生长，应进行偏差调查。

3. 供试品检查

按计数方法适用性试验确认的计数方法进行供试品中需氧菌总数、霉菌和酵母菌总数的测定。胰酪大豆胨琼脂培养基或胰酪大豆胨液体培养基用于测定需氧菌总数，沙氏葡萄糖琼脂培养基用于测定霉菌和酵母菌总数。

1）平皿法

平皿法包括倾注法和涂布法。除另有规定外，取规定量供试品，按方法适用性试验确认的方法进行供试液制备和菌落数测定，每稀释级每种培养基至少制备2个平板。

（1）培养和计数：除另有规定外，胰酪大豆胨琼脂培养基平板在30～35 ℃培养3～5 d，沙氏葡萄糖琼脂培养基平板在20～25 ℃培养5～7 d，观察菌落生长情况，点计平板上生长的所有菌落数，计数并报告。菌落蔓延生长成片的平板不宜计数。点计菌落数后，计算各稀释级供试液的平均菌落数，按菌落数报告规则报告菌落数。若同稀释级两个平板的菌落数平均值不小于15，则两个平板的菌落数不能相差1倍或以上。

（2）菌落数报告规则：需氧菌总数测定宜选取平均菌落数小于300 CFU的稀释级、霉菌和酵母菌总数测定宜选取平均菌落数小于100 CFU的稀释级，作为菌落数报告的依据。取最高的平均菌落数，计算1 g、1 mL或10 cm²供试品中所含的微生物数，取两位有效数字报告。

如各稀释级的平板均无菌落生长，或仅最低稀释级的平板有菌落生长，但平均菌落数小于1时，以<1乘以最低稀释倍数的值报告菌落数。

2)薄膜过滤法

除另有规定外,按计数方法适用性试验确认的方法进行供试液制备。取相当于 1 g、1 mL 或 10 cm² 供试品的供试液,若供试品所含的菌落数较多,可取适宜稀释级的供试液,照方法适用性试验确认的方法加至适量稀释液中,立即过滤,冲洗,冲洗后取出滤膜,菌面朝上贴于胰酪大豆胨琼脂培养基或沙氏葡萄糖琼脂培养基上培养。

(1)培养和计数:培养条件和计数方法同平皿法,每张滤膜上的菌落数应不超过 100 CFU。

(2)菌落数报告规则:以相当于 1 g、1 mL 或 10 cm² 供试品的菌落数报告菌落数;若滤膜上无菌落生长,以<1 来报告菌落数(每张滤膜过滤 1 g、1 mL 或 10 cm² 供试品),或<1 乘以最低稀释倍数的值报告菌落数。

3)MPN 法

取规定量供试品,按方法适用性试验确认的方法进行供试液制备和供试品接种,所有试验管在 30～35 ℃培养 3～5 d,如果需要确认是否有微生物生长,按方法适用性试验确定的方法进行。记录每一稀释级微生物生长的管数,对照规定表格查每 1 g、1 mL 或 10 cm² 供试品中需氧菌总数的最可能数。

(五) 结果判断

需氧菌总数是指胰酪大豆胨琼脂培养基上生长的总菌落数(包括真菌菌落数),霉菌和酵母菌总数是指沙氏葡萄糖琼脂培养基上生长的总菌落数(包括细菌菌落数)。若因沙氏葡萄糖琼脂培养基上生长的细菌使霉菌和酵母菌的计数结果不符合微生物限度要求,可使用含抗生素(如氯霉素、庆大霉素)的沙氏葡萄糖琼脂培养基或其他选择性培养基(如玫瑰红钠琼脂培养基)进行霉菌和酵母菌总数测定。使用选择性培养基时,应进行培养基适用性检查。若采用 MPN 法,测定结果为需氧菌总数。

若供试品的需氧菌总数、霉菌和酵母菌总数的检查结果均符合该品种项下的规定,判供试品符合规定;若其中任何一项不符合该品种项下的规定,判供试品不符合规定。

二、控制菌检查法

控制菌检查法是用于在规定的试验条件下,检查供试品中是否存在特定的微生物的方法。当本法用于检查非无菌制剂及其原料药、辅料等是否符合相应的微生物限度标准时,应按下列规定进行检验,包括样品取样量和结果判断等。

供试品检出控制菌或其他致病菌时,按一次检出结果为准,不再复试。

(一) 技术要求

(1)供试液制备及试验环境要求同微生物计数法的规定。

(2)如供试品有抗菌活性,应尽可能去除或中和。供试品检查时,若使用了中和剂或灭活剂,应确认其有效性及对微生物无毒性。

(3)供试液制备时若使用了表面活性剂,应确认其对微生物无毒性以及与所使用中和剂或灭活剂的相容性。

(二) 培养基适用性检查和控制菌检查方法适用性试验

供试品控制菌检查中所使用的培养基应进行适用性检查。供试品的控制菌检查方法应进行方法适用性试验,以确认所采用的方法适合该产品的控制菌检查。若检验程序或产品发生变化可能影响检验结果,控制菌检查方法应重新进行适用性试验。

1. 菌种及菌液制备

(1)菌种:试验用菌株的传代次数不得超过 5 代,并采用适宜的菌种保藏技术进行保存,以保证试验菌株的生物学特性。《中国药典》(2020 年版)规定该检查所用菌种包括金黄色葡萄球菌、铜绿假单胞菌、大肠埃希菌、乙型副伤寒沙门菌、白色念珠菌和生孢梭菌。

(2)菌液制备:按规定程序培养各试验菌株。培养物用 pH 7.0 无菌氯化钠-蛋白胨缓冲液或

0.9%无菌氯化钠溶液制成适宜浓度的菌悬液。菌液制备后若在室温下放置,应在2h内使用;若保存在2~8℃,可在24h内使用。

2. 阴性试验

为确认试验条件是否符合要求,应进行阴性对照试验,阴性对照试验应无菌生长。如阴性对照试验有菌生长,应进行偏差调查。

3. 培养基适用性检查

控制菌检查用的商品化的预制培养基、由脱水培养基或按处方配制的培养基均应进行培养基的适用性检查。控制菌检查用培养基的适用性检查项目包括促生长能力、抑制能力及指示特性的检查。

4. 控制菌检查方法适用性试验

(1) 供试液的制备:按下述"供试品检查"中的规定制备供试液。

(2) 试验菌:根据各品种项下微生物限度标准中规定检查的控制菌选择相应试验菌,确认耐胆盐革兰阴性菌检查方法时,采用大肠埃希菌和铜绿假单胞菌为试验菌。

(3) 适用性试验:按控制菌检查法取规定量供试液及不大于100 CFU的试验菌接入规定的培养基中;采用薄膜过滤法时,取规定量供试液,过滤,冲洗,在最后一次冲洗液中加入试验菌,过滤后,注入规定的培养基或取出滤膜接入规定的培养基中。依相应的控制菌检查方法,在规定的温度和最短时间下培养,应能检出所加试验菌相应的反应特征。

(4) 结果判断:试验若检出试验菌,按此供试液制备法和控制菌检查方法进行供试品检查;若未检出试验菌,应按要求消除供试品的抑菌活性,并重新进行方法适用性试验。

(三) 供试品检查

供试品的控制菌检查应按方法适用性试验确认的方法进行。

1. 阳性对照试验

阳性对照试验方法同供试品的控制菌检查,对照菌的加量应不大于100 CFU。阳性对照试验应检出相应的控制菌。

2. 阴性对照试验

稀释剂代替供试液照相应控制菌检查法检查,阴性对照试验应无菌生长。如果阴性对照试验有菌生长,应进行偏差调查。

3. 控制菌检查

1) 耐胆盐革兰阴性菌

耐胆盐革兰阴性菌是《中国药典》(2015年版)新增控制菌检查项目,取代了2010年版大肠菌群的检查,这将更具有卫生学意义,同时与国外药典并轨。《中国药典》(2020年版)规定,呼吸道吸入给药制剂、非无菌含药材原粉的中药固体制剂、非无菌含药材原粉的中药液体制剂等不得检出耐胆盐革兰阴性菌。

(1) 检查方法。

①定性试验:按要求进行供试液制备和预培养,取相当于1g或1mL供试品的预培养物接种至适宜体积(经方法适用性试验确定)肠道菌增菌液体培养基中,30~35℃培养24~48h后,划线接种于紫红胆盐葡萄糖琼脂培养基平板上,30~35℃培养18~24h。如果平板上无菌落生长,判供试品未检出耐胆盐革兰阴性菌。②定量试验:取相当于0.1g、0.01g和0.001g(或0.1mL、0.01mL和0.001mL)供试品的预培养物或其稀释液分别接种至适宜体积(经方法适用性试验确定)肠道菌增菌液体培养基中,30~35℃培养24~48h。上述每一培养物分别划线接种于紫红胆盐葡萄糖琼脂培养基平板上,30~35℃培养18~24h。

(2) 结果判断:若紫红胆盐葡萄糖琼脂培养基平板上有菌落生长,则对应培养管为阳性,否则为阴性。根据各培养管检查结果,从表8-1查1g或1mL供试品中含有耐胆盐革兰阴性菌的可能菌落数。

表 8-1 耐胆盐革兰阴性菌的可能菌落数(N)

供试品量	各供试品量的检查结果		每 1 g(或 1 mL)供试品中
0.1 g 或 0.1 mL	0.01 g 或 0.01 mL	0.001 g 或 0.001 mL	可能的菌落数/CFU
+	+	+	$N>10^3$
+	+	−	$10^2<N<10^3$
+	−	−	$10<N<10^2$
−	−	−	$N<10$

注:①"+"代表紫红胆盐葡萄糖琼脂平板上有菌落生长;"−"代表紫红胆盐葡萄糖琼脂平板上无菌落生长;②若供试品量减少为 1/10(如 0.01 g 或 0.01 mL,0.001 g 或 0.001 mL,0.0001 g 或 0.0001 mL),则每 1 g(或 1 mL)供试品中可能的菌落数(N)应相应增加 10 倍。

2)大肠埃希菌

大肠埃希菌即大肠杆菌,属于杆菌科埃希菌属,是人和温血动物肠道内的栖居菌,可随粪便排出体外,是粪便污染的指示菌。致病性大肠埃希菌能引起婴幼儿和成人爆发性腹泻、化脓或败血症,口服药品必须检查大肠埃希菌。

(1)检查方法:按要求进行供试液制备和增菌培养,取供试液培养物 1 mL 接种至 100 mL 麦康凯液体培养基中,42~44 ℃培养 24~48 h。取麦康凯液体培养物划线接种于麦康凯琼脂培养基平板上,30~35 ℃培养 18~72 h。

(2)结果判断:若麦康凯琼脂培养基平板上有菌落生长,应进行分离、纯化及适宜的鉴定试验,确证是否为大肠埃希菌;若麦康凯琼脂培养基平板上没有菌落生长,或虽有菌落生长但鉴定结果为阴性,判供试品未检出大肠埃希菌。

3)沙门菌

沙门菌属于肠杆菌科沙门菌属,是人畜共患的肠道病原菌,可引起伤寒、肠炎、肠热病和食物中毒。《中国药典》(2020 年版)规定,含脏器提取物的制剂、非无菌含药材原粉的固体口服给药制剂、非无菌含药材原粉的液体口服给药制剂等均不得检出沙门菌。

(1)检查方法:按要求进行供试液制备和增菌培养,取供试液培养物 0.1 mL 接种至 10 mL 的 RV 沙门菌增菌液体培养基中,30~35 ℃培养 18~24 h。取少量 RV 沙门菌增菌液体培养物划线接种于木糖赖氨酸脱氧胆酸盐琼脂培养基平板上,30~35 ℃培养 18~48 h。

沙门菌在木糖赖氨酸脱氧胆酸盐琼脂培养基平板上生长良好,菌落为淡红色或无色、透明或半透明、中心有或无黑色。用接种针挑选疑似菌落于三糖铁琼脂培养基高层斜面上进行斜面和高层穿刺接种,培养 18~24 h,或采用其他适宜方法进一步鉴定。

(2)结果判断:若木糖赖氨酸脱氧胆酸盐琼脂培养基平板上有疑似菌落生长,且三糖铁琼脂培养基的斜面为红色、底层为黄色,或斜面黄色、底层黄色或黑色,应进一步进行适宜的鉴定试验,确证是否为沙门菌。如果平板上没有菌落生长,或虽有菌落生长但鉴定结果为阴性,或三糖铁琼脂培养基的斜面未见红色、底层未见黄色,或斜面黄色、底层未见黄色或黑色,判定供试品未检出沙门菌。

4)铜绿假单胞菌

铜绿假单胞菌是常见的化脓性感染菌,在烧伤、烫伤、眼科及其他外科疾病中常可引起继发感染,且对许多抗菌药物具有天然的耐药性。《中国药典》(2020 年版)规定,口腔黏膜给药制剂、耳用制剂、皮肤给药制剂、呼吸道吸入给药制剂、阴道与尿道给药制剂和直肠给药制剂等均不得检出金黄色葡萄球菌。

(1)检查方法:按要求进行供试液制备和增菌培养,取供试品培养物划线接种于溴化十六烷基三甲铵琼脂培养基平板上,30~35 ℃培养 18~72 h。取上述平板上生长的菌落进行氧化酶试验,或采用其他适宜方法进一步鉴定。如菌落形态特征相符或疑似,还要做氧化酶试验以进一步判断。

(2)结果判断:若溴化十六烷基三甲铵琼脂培养基平板上有菌落生长,且氧化酶试验为阳性,应进一步做适宜的鉴定试验,确证是否为铜绿假单胞菌。如果平板上没有菌落生长,或虽有菌落生长但鉴定结果为阴性,或氧化酶试验为阴性,判定供试品未检出铜绿假单胞菌。

5)金黄色葡萄球菌

金黄色葡萄球菌是化脓性感染重要的病原菌,分布广泛,可产生多种毒素及酶,引起局部及全身化脓性炎症,严重时可导致败血症和脓毒血症。《中国药典》(2020年版)规定,口腔黏膜给药制剂、耳用制剂、皮肤给药制剂、呼吸道吸入给药制剂、阴道与尿道给药制剂和直肠给药制剂等均不得检出金黄色葡萄球菌。

(1)检查方法:按要求进行供试液制备和增菌培养,取供试品培养物划线接种于甘露醇氯化钠琼脂培养基平板上,30~35 ℃培养18~72 h。

(2)结果判断:若甘露醇氯化钠琼脂培养基平板上有黄色菌落或外周有黄色环的白色菌落生长,应进行分离、纯化及适宜的鉴定试验,确证是否为金黄色葡萄球菌;若平板上没有与上述形态特征相符或疑似的菌落生长,或虽有相符或疑似的菌落生长但鉴定结果为阴性,判定供试品未检出金黄色葡萄球菌。

6)梭菌

梭菌中的主要病原菌有产气荚膜梭菌、破伤风梭菌、肉毒梭菌、艰难梭菌和气性坏疽病原菌群,可产生强烈的外毒素和侵袭性酶类,使人和动物致病。《中国药典》(2020年版)规定,不含药材原粉的中药阴道、尿道给药制剂,非无菌含药材原粉的中药固体局部给药制剂等不得检出梭菌。

(1)检查方法:按要求进行供试液制备和热处理,取供试品培养液2份分别接种至适宜体积(经方法适用性试验确定)的梭菌增菌培养基中,于厌氧条件下30~35 ℃培养48 h。取上述每一培养物少量,分别涂抹接种于哥伦比亚琼脂培养基平板上,于厌氧条件下30~35 ℃培养48~72 h。如菌落形态特征相符或疑似,还要做过氧化氢酶试验以进一步判断。

(2)结果判断:若哥伦比亚琼脂培养基平板上有厌氧杆菌生长(有或无芽孢),且过氧化氢酶反应阴性,应进一步做适宜的鉴定试验,确证是否为梭菌;如果哥伦比亚琼脂培养基平板上没有厌氧杆菌生长,或虽有相符或疑似的菌落生长但鉴定结果为阴性,或过氧化氢酶反应阳性,判定供试品未检出梭菌。

7)白色念珠菌

白色念珠菌是内源性真菌,是医学全身性真菌感染病的重要病菌之一。通常存在于健康人的口腔、上呼吸道、肠道及阴道中,正常机体中数量较少,一般不引起疾病。当机体免疫功能下降或正常菌群相互制约作用失调时,白色念珠菌会大量繁殖并改变生长形式而侵入细胞引起疾病。白色念珠菌可侵犯人体许多部位,引起皮肤念珠菌病、黏膜念珠菌病、内脏及中枢神经念珠菌病。《中国药典》(2020年版)规定,阴道、尿道给药制剂均不得检出白色念珠菌。

(1)检查方法:按要求进行供试液制备和增菌培养,取供试品预培养物划线接种于沙氏葡萄糖琼脂培养基平板上,于30~35 ℃培养24~48 h。白色念珠菌在沙氏葡萄糖琼脂培养基上生长的菌落呈乳白色,偶见淡黄色,表面光滑有浓酵母气味,培养时间稍久则菌落增大,颜色变深、质地变硬或有皱褶。挑取疑似菌落接种至念珠菌显色培养基平板上,培养24~48 h(必要时延长至72 h),或采用其他适宜方法进一步鉴定。

(2)结果判断:若沙氏葡萄糖琼脂培养基平板上有疑似菌落生长,且疑似菌在念珠菌显色培养基平板上生长的菌落呈阳性反应,应进一步做适宜的鉴定试验,确证是否为白色念珠菌;若沙氏葡萄糖琼脂培养基平板上没有菌落生长,或虽有菌落生长但鉴定结果为阴性,或疑似菌在念珠菌显色培养基平板上生长的菌落呈阴性反应,判定供试品未检出白色念珠菌。

三、非无菌药品微生物限度标准

非无菌药品的微生物限度标准是基于药品的给药途径和对患者健康潜在的危害以及药品的特殊性而制定的。药品生产、贮存、销售过程中的检验,药用原料、辅料及中药提取物的检验,新药标准制定,进口药品标准复核,考察药品质量及仲裁等,除另有规定外,其微生物限度均以该标准为依据。

（1）制剂通则、品种项下要求无菌的制剂及标示无菌的制剂和原料、辅料应符合无菌检查法规定。

（2）用于手术、严重烧伤、严重创伤的局部给药制剂应符合无菌检查法规定。

（3）非无菌化学药品制剂、生物制品制剂、不含药材原粉的中药制剂的微生物限度标准见表8-2。

表8-2 非无菌化学药品制剂、生物制品制剂、不含药材原粉的中药制剂的微生物限度标准

给药途径	需氧菌总数 （CFU/g、CFU/mL 或 CFU/10 cm²）	霉菌和酵母菌总数 （CFU/g、CFU/mL 或 CFU/10 cm²）	控制菌

口服给药[①]
  固体制剂
  液体及半固体制剂
	10^3
	10^2
		10^2
		10^1
			不得检出大肠埃希菌（1 g 或 1 mL）；含脏器提取物的制剂还不得检出沙门菌（10 g 或 10 mL）

口腔黏膜给药制剂 齿龈给药制剂 鼻用制剂	10^2	10^1	不得检出大肠埃希菌、金黄色葡萄球菌、铜绿假单胞菌（1 g、1 mL 或 10 cm²）
耳用制剂 皮肤给药制剂	10^2	10^1	不得检出金黄色葡萄球菌、铜绿假单胞菌（1 g、1 mL 或 10 cm²）
呼吸道吸入给药制剂	10^2	10^1	不得检出大肠埃希菌、金黄色葡萄球菌、铜绿假单胞菌、耐胆盐革兰阴性菌（1 g 或 1 mL）
阴道、尿道给药制剂	10^2	10^1	不得检出金黄色葡萄球菌、铜绿假单胞菌、白色念珠菌（1 g、1 mL 或 10 cm²）；中药制剂还不得检出梭菌（1 g、1 mL 或 10 cm²）

直肠给药
  固体及半固体制剂
  液体制剂
	10^3
	10^2
		10^2
		10^2
			不得检出金黄色葡萄球菌、铜绿假单胞菌（1 g 或 1 mL）

其他局部给药制剂	10^2	10^2	不得检出金黄色葡萄球菌、铜绿假单胞菌（1 g 或 1 mL）

注：化学药品制剂和生物制品制剂若含有未经提取的动植物来源的成分及矿物质，还不得检出沙门菌（10 g 或 10 mL）。

（4）非无菌含药材原粉的中药制剂的微生物限度标准见表8-3。

表8-3 非无菌含药材原粉的中药制剂的微生物限度标准

给药途径	需氧菌总数 （CFU/g、CFU/mL 或 CFU/10 cm²）	霉菌和酵母菌总数 （CFU/g、CFU/mL 或 CFU/10 cm²）	控制菌

固体口服给药制剂
  不含豆豉、神曲等发酵原粉
  含豆豉、神曲等发酵原粉
	10^4（丸剂 3×10^4）
	10^5
		10^2
		5×10^2
			不得检出大肠埃希菌（1 g）；不得检出沙门菌（10 g）；耐胆盐革兰阴性菌应小于 10^2 CFU（1 g）

液体及半固体口服给药制剂
  不含豆豉、神曲等发酵原粉
  含豆豉、神曲等发酵原粉
	5×10^2
	10^3
		10^2
		10^2
			不得检出大肠埃希菌（1 mL）；不得检出沙门菌（10 mL）；耐胆盐革兰阴性菌应小于 10^1 CFU（1 mL）

续表

给药途径	需氧菌总数 (CFU/g、CFU/mL 或 CFU/10 cm²)	霉菌和酵母菌总数 (CFU/g、CFU/mL 或 CFU/10 cm²)	控制菌
固体局部给药制剂 　用于表皮或黏膜不完整 　用于表皮或黏膜完整	10^3 10^4	10^2 10^2 10^2	不得检出金黄色葡萄球菌、铜绿假单胞菌(1 g 或 10 cm²);阴道、尿道给药制剂还不得检出白色念珠菌、梭菌(1 g 或 10 cm²)
液体及半固体局部给药制剂 　用于表皮或黏膜不完整 　用于表皮或黏膜完整	10^2 10^2	10^2 10^2	不得检出金黄色葡萄球菌、铜绿假单胞菌(1 mL);阴道、尿道给药制剂还不得检出白色念珠菌、梭菌(1 mL)

(5) 非无菌药用原料及辅料的微生物限度标准见表 8-4。

表 8-4　非无菌药用原料及辅料的微生物限度标准

	需氧菌总数/ (CFU/g 或 CFU/mL)	霉菌和酵母菌总数/ (CFU/g 或 CFU/mL)	控制菌
药用原料及辅料	10^3	10^2	*

注:* 表示未做统一规定。

(6) 中药提取物及中药饮片的微生物限度标准见表 8-5。

表 8-5　中药提取物及中药饮片的微生物限度标准

	需氧菌总数 (CFU/g、CFU/mL 或 CFU/10 cm²)	霉菌和酵母菌总数 (CFU/g、CFU/mL 或 CFU/10 cm²)	控制菌
中药提取物	10^3	10^2	*
直接口服及 泡服饮片	10^5	10^3	不得检出大肠埃希菌(1 g 或 1 mL);不得检出沙门菌(10 g 或 10 mL);耐胆盐革兰阴性菌应小于 10^4 CFU(1 g 或 1 mL)

注:* 表示未做统一规定。

(7) 有兼用途径的制剂应符合各给药途径的标准。

第三节　抗生素效价的微生物检定法

抗生素类药物的含量测定方法主要包括仪器分析法和微生物检定法。抗生素微生物检定法是在适宜条件下,根据量反应平行线原理设计,通过检测抗生素对微生物的抑制作用,计算抗生素活性(效价)的方法。

抗生素微生物检定法的优点在于:以抗生素的抗菌活性作为检测指标,测定原理与药物临床应用一致,能直接反映抗生素的医疗价值,试验灵敏度较高,抗生素用量较小,对抗生素纯度要求也较宽。目前,一些组分复杂的全生物合成的抗生素类药物仍采用该法检测其效价,同时该法也是新发现的抗生素类药物效价测定的首选方法。

抗生素微生物检定法包括两种方法,即管碟法和浊度法。

一、管碟法

管碟法是琼脂扩散法中的一种,已被各国药典广泛采用,作为法定的抗生素微生物检定法之一。本法是利用抗生素在琼脂培养基内的扩散作用,比较标准品与供试品两者对接种的试验菌产生的抑菌圈的大小,以测定供试品效价的一种方法。

(一)菌悬液的制备

管碟法所采用的试验菌包括枯草芽孢杆菌、短小芽孢杆菌、金黄色葡萄球菌、藤黄微球菌、大肠埃希菌、啤酒酵母菌、肺炎克雷伯菌和支气管炎博德特菌,各菌悬液按照《中国药典》(2020 年版)规定方法进行制备。

(二)标准品溶液和供试品溶液的制备

1. 标准品溶液的制备

标准品的使用和保存,应按照标准品说明书的规定进行。临用时按照规定进行稀释。

2. 供试品溶液的制备

精密称(或量)取供试品适量,用各品种项下规定的溶剂溶解后,再按规定稀释至与标准品相当的浓度。

(三)双碟的制备

1. 底层的制备

取直径约 90 mm,高 16～17 mm 的平底双碟,分别注入加热融化的培养基 20 mL,使在碟底内均匀摊布,放置水平台面上使凝固,作为底层。

2. 菌层的制备

另取培养基适量加热融化后,放冷至 48～50 ℃(芽孢可至 60 ℃),加入规定的试验菌悬液适量(以能得清晰的抑菌圈为度:二剂量法标准品溶液的高浓度所致的抑菌圈直径为 18～22 mm,三剂量法标准品溶液的中心浓度所致的抑菌圈直径为 15～18 mm),摇匀,在每 1 双碟中分别加入 5 mL,使在底层上均匀摊布,作为菌层。

双碟放置在水平台面上冷却后,在每 1 双碟中以等距离均匀安置不锈钢小管(内径为 6.0 mm±0.1 mm,高为 10.0 mm±0.1 mm,外径为 7.8 mm±0.1 mm)4 个(二剂量法)或 6 个(三剂量法),用陶瓦圆盖覆盖备用。

(四)检定法

1. 二剂量法

取照上述方法制备的双碟不得少于 4 个,在每 1 双碟中对角的 2 个不锈钢小管中分别滴装高浓度及低浓度的标准品溶液,其余 2 个小管中分别滴装相应的高、低两种浓度的供试品溶液;高、低浓度的剂距为 2：1 或 4：1。在规定条件下培养后,测量各个抑菌圈直径(或面积),按照《中国药典》(2020 年版)生物检定统计法进行可靠性测验及效价计算。

2. 三剂量法

取照上述方法制备的双碟不得少于 6 个,在每 1 双碟中间隔的 3 个不锈钢小管中分别滴装高浓度(S3)、中浓度(S2)及低浓度(S1)的标准品溶液,其余 3 个小管中分别滴装相应的高、中、低三种浓度的供试品溶液;高、低浓度的剂距为 1：0.8。在规定条件下培养后,测量各个抑菌圈直径(或面积),按照《中国药典》(2020 年版)生物检定统计法进行可靠性测验及效价计算。

管碟法的优点是基本操作和设计适用于多种抗生素,试验结果较为稳定,样品用量少、灵敏度高;缺点是具有抗生素的物质会干扰测定结果,试验过程长、影响因素多等。

二、浊度法

浊度法是利用抗生素在液体培养基中对试验菌生长的抑制作用,通过测定培养后细菌浊度值的大小,比较标准品与供试品对试验菌生长抑制的程度,以测定供试品效价的一种方法。

（一）菌悬液的制备

浊度法所采用的试验菌包括金黄色葡萄球菌、大肠埃希菌和白色念珠菌,各菌悬液按照《中国药典》(2020 年版)规定方法进行制备。

（二）标准品溶液和供试品溶液的制备

1. 标准品溶液的制备

标准品的使用和保存,应按照标准品说明书的规定进行。临用时按照规定进行稀释。

2. 供试品溶液的制备

精密称(或量)取供试品适量,照各品种项下规定进行供试品溶液的配制。

3. 含试验菌液体培养基的制备

临用前,取规定的试验菌悬液适量(35～37 ℃培养 3～4 h 后测定的吸光度为 0.3～0.7,且剂距为 2 的相邻剂量间的吸光度差值不小于 0.1),加入各规定的液体培养基中,混合,使在试验条件下能得到满意的剂量-反应关系和适宜的测定浊度。

（三）检定法

1. 标准曲线法

标准品溶液选择 5 个剂量,剂量间的比例应适宜(通常为 1∶1.25 或更小),供试品根据估计效价或标示量溶液选择中间剂量,每一剂量不少于 3 支试管。

取适宜的大小、厚度均匀的已灭菌的试管,精密加入含试验菌的液体培养基 9.0 mL,再分别精密加入各浓度的标准品或供试品溶液各 1.0 mL,立即混匀,按随机区组分配将各管在规定条件下培养至适宜测量的浊度值（通常约为 4 h）,在线测定或取出立即加入甲醛溶液(1→3)0.5 mL 以终止微生物生长,在 530 nm 或 580 nm 波长处测定各管的吸光度。

同时另取 2 支试管各加入药品稀释剂 1.0 mL,再分别加入含试验菌的液体培养基 9.0 mL,其中一支试管与上述各管同法操作作为细菌生长情况的阳性对照,另一支试管立即加入甲醛溶液 0.5 mL,混匀,作为吸光度测定的空白液。照标准曲线法进行可靠性检验和效价计算。

2. 二剂量法或三剂量法

取大小一致的已灭菌的试管,在各品种项下规定的剂量反应线性范围内,选择适宜的高、中、低浓度,分别精密加入各浓度的标准品和供试品溶液各 1.0 mL,二剂量的剂距为 2∶1 或 4∶1,三剂量的剂距为 1∶0.8。同标准曲线法操作,每一浓度组不少于 4 支试管,按随机区组分配将各试管在规定条件下培养。按照《中国药典》(2020 年版)生物检定统计法进行可靠性测验及效价计算。

与管碟法相比,浊度法具有快速、灵敏度高、易操作等优点。

第四节　药品的安全性检查

药品的安全性检查是指药品的毒性和有害物质方面的检查、无菌检查和微生物限度检查。无菌检查和微生物限度检查已在前面介绍,《中国药典》(2020 年版)规定的有害物质检查法包括异常毒性检查法、热原检查法、细菌内毒素检查法、升压物质检查法、降压物质检查法、组胺类物质检查法、过敏反应检查法和溶血与凝聚检查法。

本节主要介绍异常毒性检查法、热原检查法、细菌内毒素检查法。

一、异常毒性检查法

一种新药或生化制品,在临床应用前,为了确保用药的安全性,必须进行异常毒性检查,以检查药品中是否含有目标产品以外的有毒物质。异常毒性有别于药物本身所具有的毒性特征,是指由生产过程引入或其他原因所致的毒性。

本法是通过给予动物一定剂量的供试品溶液,在规定时间内观察动物出现的异常反应或死亡情况,检查供试品中是否污染有外源性毒性物质以及是否存在意外的不安全因素。

(一)供试品溶液的制备

按各品种项下规定的浓度制成供试品溶液。临用前,供试品溶液应平衡至室温。

(二)试验用动物

非生物制品试验用动物为小鼠,生物制品试验用动物为小鼠和豚鼠。试验用动物应健康合格,在试验前及试验的观察期内,均应按正常饲养条件饲养。做过本试验的动物不得重复使用。

(三)检查法

1. 非生物制品试验

除另有规定外,取小鼠 5 只,体重 18～22 g,每只小鼠分别静脉给予供试品溶液 0.5 mL,应在 4～5 s 内匀速注射完毕。规定缓慢注射的品种可延长至 30 s。除另有规定外,全部小鼠在给药后 48 h 内不得有死亡;如有死亡,应另取体重 19～21 g 的小鼠 10 只复试,全部小鼠在 48 h 内不得有死亡。

2. 生物制品试验

试验中按要求设同批动物空白对照,观察 7 d,观察期内,动物全部健存,且无异常反应,到期时每只动物体重均增加,则判定试验成立。

除另有规定外,取小鼠 5 只和豚鼠 2 只,注射前每只动物称体重,小鼠应为 18～22 g,豚鼠应为250～350 g。每只小鼠腹腔注射供试品溶液 0.5 mL,每只豚鼠腹腔注射 5.0 mL,观察 7 d。观察期内,试验动物全部健存,且无异常反应,到期时每只小鼠和豚鼠体重均增加,判定供试品符合规定。如不符合上述要求,应另取体重 19～21 g 的小鼠 10 只,或 4 只豚鼠,复试 1 次,判定标准同前。

二、热原检查法

临床上静脉滴注大量药液时,由于药液中含有热原,患者在 0.5～1 h 内出现寒战、高热、出汗、昏晕、呕吐等症状,高热时体温可达 40 ℃,严重者甚至可休克,这种现象称为热原反应。引起发热的物质很多,有内毒素、病毒、细菌及其他微生物,这些物质进入机体后被吞噬细胞吞噬,吞噬细胞崩解后释放内源性致热原,其作用于下丘脑体温调节中枢,使机体温度升高。

热原检查法是将一定剂量的供试品,静脉注入家兔体内,在规定时间内,观察家兔体温升高的情况,以判定供试品中所含热原的限度是否符合规定的方法。

1. 试验用动物

热原检查法试验用动物为家兔,供试用家兔必须符合《中国药典》(2020 年版)规定。

2. 试验前的准备

在做热原检查前 1～2 d,供试家兔应尽可能处于同一温度的环境中,实验室和饲养室的温度相差不得大于 3 ℃,实验室的温度应为 17～25 ℃,在试验过程中,应注意室温变化不得大于 3 ℃,应防止动物骚动并避免噪声干扰。家兔在试验前至少 1 h 开始停止给食,并置于宽松适宜的装置中,直至试验完毕。测量家兔体温应使用精密度为 ±0.1 ℃ 的测温装置。测温探头或肛温计插入肛门的深度和时间各兔应相同,深度一般约 6 cm,时间不得少于 1.5 min,每隔 30 min 测量体温 1 次,一般测量 2次,两次体温之差不得超过 0.2 ℃,以此两次体温的平均值作为该兔的正常体温。当日使用的家兔,正常体温应在 38.0～39.6 ℃ 的范围内,且各兔间正常体温之差不得超过 1.0 ℃。

与供试品接触的试验用器皿应无菌、无热原。去除热原通常采用干热法(250 ℃ 加热 30 min),也可用其他适宜的方法去除热原。

3. 检查方法

取适用的家兔 3 只,测定其正常体温后 15 min 以内,自耳缘静脉缓缓注入规定剂量并温热至约38 ℃ 的供试品溶液,然后每隔 30 min 按前法测量其体温 1 次,共测 6 次,以 6 次体温中最高的 1 次减去正常体温,即为该兔体温的升高温度(℃)。如3只家兔中有1只体温升高0.6℃或高于0.6℃,或3只家兔体温升高总和达1.3℃或高于1.3℃,应另取5只家兔复试,检查方法同上。

4. 结果判断

在初试3只家兔中,体温升高均低于0.6℃,并且3只家兔体温升高总和低于1.3℃;或在复试的5只家兔中,体温升高0.6℃或高于0.6℃的家兔不超过1只,并且初试、复试合并8只家兔的体温升高总和为3.5℃或低于3.5℃,均判断供试品的热原检查符合规定。

在初试3只家兔中,体温升高0.6℃或高于0.6℃的家兔超过1只;或在复试的5只家兔中,体温升高0.6℃或高于0.6℃的家兔超过1只;或在初试、复试合并8只家兔的体温升高总和超过3.5℃,均认为供试品的热原检查法不符合规定。

当家兔升温为负值时,均以0℃计。

三、细菌内毒素检查法

细菌内毒素是革兰阴性菌细胞壁的组成成分,为外源性致热原,细菌在生活状态时并不释放内毒素,只有当死亡自溶或黏附在其他细胞时,其毒性才表现出来。细菌内毒素在机体内可激活中性粒细胞,造成内源性热原物质释放,作用于体温调节中枢引起机体发热。细菌内毒素是药品热原检查不合格的主要原因,在GMP条件下,药品生产的质量控制一般认为无细菌内毒素即无热原,控制细菌内毒素就是控制热原。

细菌内毒素检查法是利用鲎试剂来检测或量化由革兰阴性菌产生的细菌内毒素,以判断供试品中细菌内毒素的限度是否符合规定的一种方法。细菌内毒素的量用内毒素单位(EU)表示。细菌内毒素检查法因具有方法灵敏、准确、快速和经济的优点,越来越多地被用于控制药品注射剂质量,成为静脉、鞘内给药药物及放射性药物等质量控制的一个重要方面。

《中国药典》(2020年版)中细菌内毒素检查方法包括凝胶法和光度测定法。供试品检测时,可使用其中任何一种方法进行试验。当测定结果有争议时,除另有规定外,以凝胶法测得的凝胶限度试验结果为准。这里只介绍凝胶法,具体如下。

(一)标准品及检查用水

《中国药典》(2020年版)规定,细菌内毒素国家标准品是自大肠埃希菌提取精制而成。用于标定、复核、仲裁鲎试剂灵敏度和标定细菌内毒素工作标准品的效价。

细菌内毒素工作标准品以细菌内毒素国家标准品为基准标定其效价,用于试验中鲎试剂灵敏度复核、干扰试验及设置的各种阳性对照。

细菌内毒素检查用水是指内毒素含量小于0.015 EU/mL,且对细菌内毒素试验无干扰作用的灭菌注射用水。

(二)试验准备

试验所用器皿需经处理,除去可能存在的外源性内毒素,耐热器皿常用干热法灭菌(250℃、30 min以上)除去,也可用其他确证不干扰细菌内毒素的适宜方法。若使用塑料器械,如微孔板和与微量加样器配套的吸头等,应选择标明无细菌内毒素并对试验无干扰的器皿。试验操作过程应防止微生物的污染。

(三)供试品溶液的制备

某些供试品需进行复溶、稀释或在水性溶液中浸提制成供试品溶液。一般要求供试品溶液的pH值为6.0~8.0,可使用适宜的酸、碱性溶液或缓冲液调节pH值。酸或碱性溶液须用细菌内毒素检查用水在已去除细菌内毒素的容器中配制。所用溶剂、酸(碱)性溶液及缓冲液必须经过验证不含细菌内毒素和干扰因子。按照《中国药典》(2020年版)规定进行细菌内毒素限值的确定和最大有效稀释倍数的确定,并制备供试品溶液。

(四)检查方法——凝胶法

凝胶法是通过鲎试剂与细菌内毒素产生凝集反应的原理进行限度检测或半定量检测细菌内毒素

的方法。

1. 鲎试剂灵敏度复核试验

在本检查法规定的条件下,使鲎试剂产生凝集的细菌内毒素的最低浓度即为鲎试剂的标示灵敏度,用 EU/mL 表示。当使用新批号的鲎试剂或试验条件发生了任何可能影响检验结果的改变时,应进行鲎试剂灵敏度复核试验。

根据鲎试剂灵敏度的标示值(λ),将细菌内毒素国家标准品或细菌内毒素工作标准品用细菌内毒素检查用水溶解,在旋涡混合器上混匀 15 min,然后制成 2λ、λ、0.5λ 和 0.25λ 4 个浓度的内毒素标准溶液,每稀释一步均应在旋涡混合器上混匀 30 s。取不同浓度的内毒素标准溶液,分别与等体积(如 0.1 mL)的鲎试剂溶液混合,每一个细菌内毒素浓度平行做 4 管;另外取 2 管加入等体积的细菌内毒素检查用水作为阴性对照。将试管中溶液轻轻混匀后,封闭管口,垂直放入 37 ℃±1 ℃的恒温器中,保温 60 min±2 min。将试管从恒温器中轻轻取出,缓缓倒转 180°,管内形成凝胶,并且凝胶不变形、不从管壁滑脱者为阳性;未形成凝胶或形成的凝胶不坚实、变形并从管壁滑脱者为阴性。保温和拿取试管过程应避免受到振动,以避免造成假阴性结果。

当最大浓度 2λ 管均为阳性,最低浓度 0.25λ 管均为阴性时,阴性对照管为阴性时,试验方为有效。按式(8-1)计算反应终点浓度的几何平均值,即为鲎试剂灵敏度的测定值(λ_c)。

$$\lambda_c = \text{antilg}\left(\sum X/n\right) \tag{8-1}$$

式中,X 为反应终点浓度的对数值($\lg$)。反应终点浓度是指系列递减的细菌内毒素浓度中最后一个呈阳性结果的浓度;n 为每个浓度的平行管数。

当 λ_c 为 0.5λ～2λ 时,方可用于细菌内毒素检查,并以标示灵敏度 λ 为该批鲎试剂的灵敏度。

2. 干扰试验

按表 8-6 所示制备溶液 A、B、C 和 D,使用的供试品溶液应为未检验出细菌内毒素且不超过最大有效稀释倍数(MVD)的溶液,按鲎试剂灵敏度复核试验项下操作。

表 8-6 凝胶法干扰试验溶液的制备

编号	细菌内毒素浓度/被加入细菌内毒素的溶液	稀释用液	稀释倍数	所含细菌内毒素的浓度	平行管数
A	无/供试品溶液	—	—	—	2
B	2λ/供试品溶液	供试品溶液	1	2λ	4
			2	1λ	4
			4	0.5λ	4
			8	0.25λ	4
C	2λ/检查用水	检查用水	1	2λ	2
			2	1λ	2
			4	0.5λ	2
			8	0.25λ	2
D	无/检查用水	—	—	—	2

注:A 为供试品溶液;B 为干扰试验系列溶液;C 为鲎试剂标示灵敏度的对照系列溶液;D 为阴性对照溶液。

只有当溶液 A 和阴性对照溶液 D 的所有平行管都为阴性,并且系列溶液 C 的结果符合鲎试剂灵敏度复核试验要求时,试验方有效。当系列溶液 B 的结果符合鲎试剂灵敏度复核试验要求时,认为供试品在该浓度下无干扰作用。其他情况则认为供试品在该浓度下存在干扰作用。若供试品溶液在小于 MVD 的稀释倍数下对试验有干扰,应将供试品溶液进行不超过 MVD 的进一步稀释,再重复干扰试验。

3. 检查方法

1）凝胶限度试验

按表 8-7 所示制备溶液 A、B、C 和 D。使用稀释倍数为 MVD 并且已经排除干扰的供试品溶液来制备溶液 A 和 B。按鲎试剂灵敏度复核试验项下操作。

表 8-7　凝胶限度试验溶液的制备

编号	细菌内毒素浓度/配制细菌内毒素的溶液	平行管数
A	无/供试品溶液	2
B	2λ/供试品溶液	2
C	2λ/检查用水	2
D	无/检查用水	2

注：A 为供试品溶液；B 为供试品阳性对照溶液；C 为阳性对照溶液；D 为阴性对照溶液。

结果判断：保温 60 min±2 min 后观察结果。若阴性对照溶液 D 的平行管均为阴性，供试品阳性对照溶液 B 的平行管均为阳性，阳性对照溶液 C 的平行管均为阳性，试验有效。

若溶液 A 的 2 支平行管均为阴性，判定供试品符合规定；若溶液 A 的 2 支平行管均为阳性，判定供试品不符合规定。若溶液 A 的 2 支平行管中的一管为阳性，另一管为阴性，需进行复试。复试时，溶液 A 需做 4 支平行管，若所有平行管均为阴性，判定供试品符合规定；否则判定供试品不符合规定。

2）凝胶半定量试验

本方法是通过确定反应终点浓度来量化供试品中细菌内毒素的含量。按表 8-8 所示制备溶液 A、B、C 和 D。按鲎试剂灵敏度复核试验项下操作。

表 8-8　凝胶半定量试验溶液的制备

编号	细菌内毒素浓度/被加入细菌内毒素的溶液	稀释用液	稀释倍数	所含内毒素的浓度	平行管数
A	无/供试品溶液	检查用水	1	—	2
			2	—	2
			4	—	2
			8	—	2
B	2λ/供试品溶液		1	2λ	2
C	2λ/检查用水	检查用水	1	2λ	2
			2	1λ	2
			4	0.5λ	2
			8	0.25λ	2
D	无/检查用水	—	—	—	2

注：A 为不超过 MVD 并且通过干扰试验的供试品溶液。从通过干扰试验的稀释倍数开始用检查用水稀释如 1 倍、2 倍、4 倍和 8 倍，最后的稀释倍数不得超过 MVD。B 为 2λ 浓度标准细菌内毒素的溶液 A（供试品阳性对照溶液）。C 为鲎试剂标示灵敏度的对照系列。D 为阴性对照溶液。

结果判断：若阴性对照溶液 D 的平行管均为阴性，供试品阳性对照溶液 B 的平行管均为阳性，系列溶液 C 的反应终点浓度的几何平均值为 $0.5\lambda\sim2\lambda$，则试验有效。

系列溶液 A 中每一系列平行管的终点稀释倍数乘以 λ，为每个系列的反应终点浓度。如果检验的是经稀释的供试品，则将终点浓度乘以供试品进行半定量试验的初始稀释倍数，即得到每一系列细菌内毒素浓度 c。

若每一系列细菌内毒素浓度均小于规定的限值，判定供试品符合规定。若试验中供试品溶液的所有平行管均为阴性，应记为细菌内毒素浓度小于 λ（如果检验的是稀释过的供试品，则记为小于 λ 乘以供试品进行半定量试验的初始稀释倍数）。

若任何系列细菌内毒素浓度不小于规定的限值，则判定供试品不符合规定。当供试品溶液的所有平行管均为阳性，可记为细菌内毒素的浓度等于或大于最大的稀释倍数乘以λ。

本单元知识点

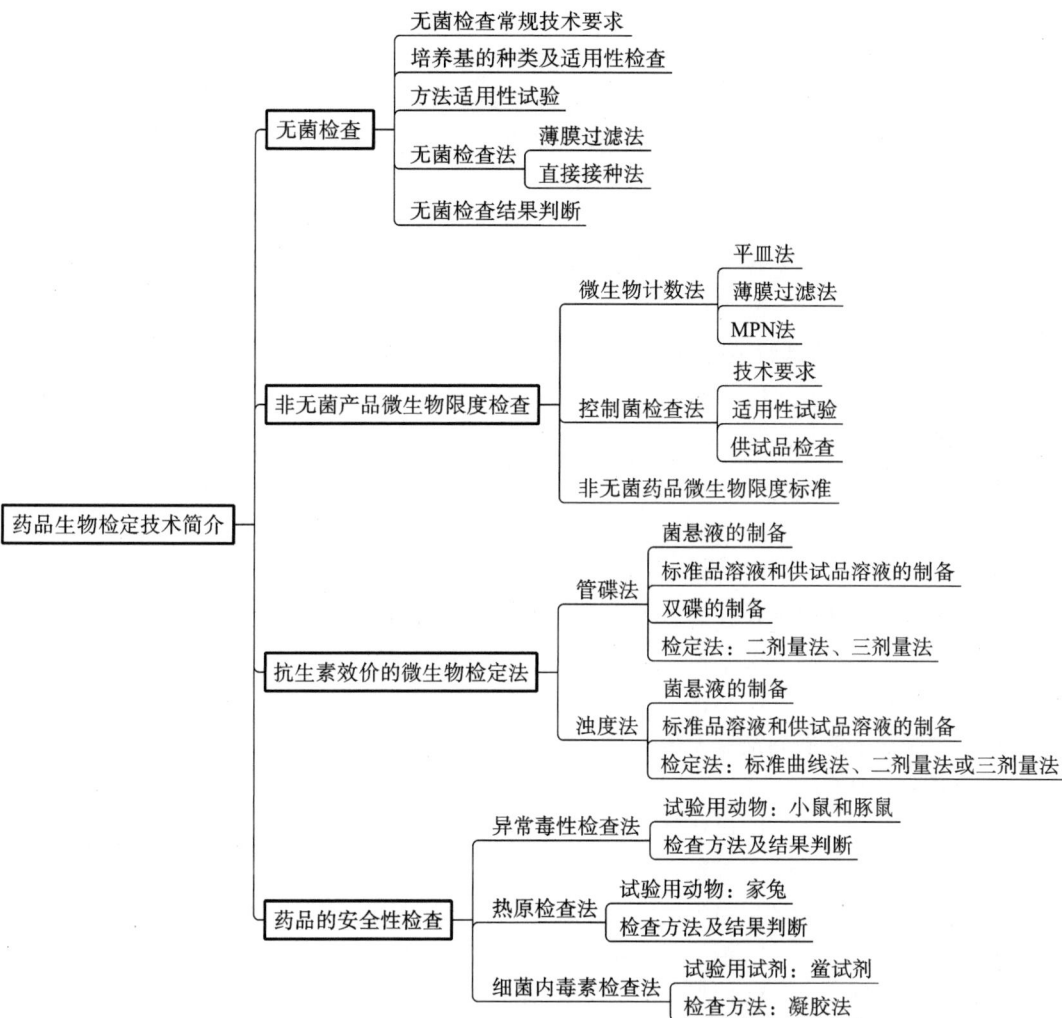

同步能力检测题

同步能力检测答案

（一）单项选择题

1. 药品监督管理部门对无菌产品进行质量监督，判定产品是否被微生物污染的指标是（   ）。

A. 微生物限度检查　　　　　B. 无菌检查　　　　　C. 细菌内毒素检查　　　　　D. 控制菌检查

2. 无菌检查时适用于厌氧菌的培养，也可用于需氧菌的培养的培养基是（   ）。

A. 胰酪大豆胨液体培养基　　　　　　　　　B. 中和或灭活用培养基

C. 硫乙醇酸盐流体培养基　　　　　　　　　D. 沙氏葡萄糖液体培养基

3. 无菌检查时适用于真菌和需氧菌的培养的培养基是（   ）。

A. 胰酪大豆胨液体培养基　　　　　　　　　B. 胰酪大豆胨琼脂培养基

C. 硫乙醇酸盐流体培养基　　　　　　　　　D. 沙氏葡萄糖液体培养基

4. 在做药物的无菌检查时，用以证明所加的菌种能够在培养基中生长良好的试验是培养基的(　　)。

　　A. 无菌性检查　　　　　　B. 阳性试验　　　　　　C. 阴性试验　　　　　　D. 灵敏度检查

　　5. 进行无菌检查时,将含有培养基容器分别按各培养基规定的温度培养(　　)。

　　A. 3 d　　　　　　　　　B. 5 d　　　　　　　　　C. 7 d　　　　　　　　　D. 14 d

　　6. 非无菌产品微生物限度检查:微生物计数法检查中,需氧菌培养温度为(　　)℃;霉菌和酵母菌培养温度为(　　)℃。

　　A. 20~25;30~35　　　B. 30~35;20~25　　　C. 25~30;35~40　　　D. 35~40;25~30

　　7. 在控制菌检查项目中,被列为粪便污染指示菌的是(　　)。

　　A. 大肠埃希菌　　　　　　B. 铜绿假单胞菌　　　C. 梭菌　　　　　　　　D. 金黄色葡萄球菌

　　8. 抗生素效价的微生物检定法管碟法中,二剂量法需在双碟中以等距离均匀安置不锈钢小管(　　)个。

　　A. 1　　　　　　　　　　B. 2　　　　　　　　　C. 4　　　　　　　　　D. 6

　　9. 鲎试剂是一种安全性检查项目的试验试剂,这种检查项目是(　　)。

　　A. 异常毒性　　　　　　　B. 无菌检查　　　　　　C. 细菌内毒素　　　　　D. 热原检查

　　10. 热原检查所使用的试验动物是(　　)。

　　A. 猫　　　　　　　　　　B. 小鼠　　　　　　　　C. 豚鼠　　　　　　　　D. 家兔

(二) 多项选择题

　　1. 无菌检查法包括(　　)。

　　A. 薄膜过滤法　　　　　　B. 平皿法　　　　　　　C. 直接接种法

　　D. MPN 法　　　　　　　E. 标准曲线法

　　2. 非无菌产品微生物限度检查的微生物计数法检查中,计数方法包括(　　)。

　　A. 薄膜过滤法　　　　　　B. 平皿法　　　　　　　C. 直接接种法

　　D. MPN 法　　　　　　　E. 标准曲线法

　　3. 多数药物制剂不能做到绝对无菌,属于非无菌制剂,为保证药品的用药安全,需要进行微生物限度检查,检查项目包括(　　)。

　　A. 需氧菌　　　　　　　　B. 厌氧菌　　　　　　　C. 霉菌

　　D. 酵母菌　　　　　　　　E. 控制菌

　　4. 下列属于非无菌产品微生物限度检查中控制菌检查项目的是(　　)。

　　A. 大肠埃希菌　　　　　　B. 铜绿假单胞菌　　　C. 酵母菌

　　D. 金黄色葡萄球菌　　　　E. 耐胆盐革兰阴性菌

　　5.《中国药典》(2020 年版)规定,抗生素微生物检定方法包括(　　)。

　　A. 管碟法　　　　　　　　B. 吸光系数法　　　　　C. 浊度法

　　D. 外标法　　　　　　　　E. 内标法

　　6. 非无菌化学药品制剂、生物制品制剂、不含药材原粉的中药制剂中,阴道、尿道给药制剂不得检出(　　)。

　　A. 大肠埃希菌　　　　　　B. 铜绿假单胞菌　　　C. 白色念珠菌

　　D. 金黄色葡萄球菌　　　　E. 耐胆盐革兰阴性菌

　　7. 药品的安全性测定是指药品的毒性和有害物质浓度的检查、无菌检查和微生物限度检查。其中毒性和有害物质的检查包括(　　)。

　　A. 异常毒性检查　　　　　B. 热原检查　　　　　　C. 细菌内毒素检查

　　D. 升(降)压物质检查　　　E. 组胺类物质检查

(方丽波)

体内药物分析简介

扫码看PPT

学习目标

一、知识目标

1. 掌握常见样品的种类、前处理方法及测定。
2. 熟悉生物样品的采集与制备。
3. 了解体内药物分析的应用及发展趋势,兴奋剂的检测方法。

二、职业技能目标

1. 熟悉体内药物分析样品的制备。
2. 学会体内药物分析方法的选择。

三、课程思政目标

通过本章的学习,能够对体内药物分析有基本的认识,了解兴奋剂的检测方法,可以做到更加安全有效地使用药物及寻找新药,树立安全用药意识。

第一节 概 述

随着现代药学发展,人们已通过规范药物的生产过程及研究药物的各类理化指标和分析手段实现了药物的质量控制。但在实际用药过程中,人们发现同样的药物在不同用药者体内所体现的临床疗效与不良反应却存在着差异,也就是存在"化学上等价而生物学上不等价"的问题,让人们认识到在对于药物外在质量进行控制的同时,还应对药物在体内的过程进行研究,考察药物在体内的吸收、分布和代谢过程,方能更好地使用药物,发挥药物的疗效,降低药物的不良反应,更好地服务社会,体内药物分析作为一门学科基于此而产生。

体内药物分析是研究生物机体中药物及其代谢产物和内源性物质的质与量变化规律的分析方法学。20世纪70年代初期,体内药物分析开始在发达国家建立与发展,至70年代末,血药浓度监测已广泛应用于临床。进入80年代后,体内药物分析作为一门学科已初具雏形,出版了一些颇具影响的专著,同时在各种药学杂志上也发表了大量的体内药物分析研究论文,一些文摘性期刊也将体内药物分析内容列出专项,并出现专业学术会议及会议论文集,这标志着体内药物分析学科已日趋成熟。进入90年代后,随着各种微量、超微量分离分析技术的应用,体内药物分析得到了快速发展,成为一门综合性较强的应用学科。

一、体内药物分析的性质和意义

(一)体内药物分析的性质

体内药物分析是指通过分析手段了解药物在体内数量与质量的变化,获得药物动力学的各个参数以及药物在体内的吸收、分布、代谢和排泄等信息,从而对药物生产、临床用药、实验研究等方面所研究的药物做出评估,对药物改进和发展做出贡献。随着体内药物分析工作的深入,人们对于药物与人的内在关系必将做出更准确的表达和描述。

（二）体内药物分析的意义

药品质量的优劣、使用是否合理以及使用后是否安全和有效，最终是以临床征象和实际疗效来决定的。体内药物分析的开展对于药品质量管理、药物的临床应用和药物动力学研究等工作具有重要的实际意义。

1. 药物质量全面评价的要求

要做到安全有效地使用药物及寻找新药，从微观方面，应加强对药物在机体内作用规律的研究，包括对药物制剂的生物利用度研究，以便进一步阐明药物剂型-药物浓度-药物效应和药物的作用点及其体内转化等关系，深入了解和阐明药物在体内的转化效率、效应和副作用已成为评价药物质量的重要内容与依据。

2. 临床合理用药的需要

随着临床药学研究的不断开展、给药方案个体化和药学保健工作模式的兴起以及现代分析技术的应用，人们已经认识到药物在体内的吸收、分布、代谢和排泄等过程中存在着个体差异，不完全取决于摄入的药物剂量。还有某些治疗窗窄、安全性小的药物，其有效量与中毒量十分接近，进入体内后，一旦机体对其消除能力达到饱和，任何微小剂量的增加都可引起血药浓度的骤增而导致中毒。所以，不能只注意药物进入机体前的质量控制，还必须熟悉药物的体内过程，进行体内药物分析，才能使药物达到最佳的治疗效果。

3. 药物代谢动力学研究工作的内容

随着药物及其制剂的体内过程、作用机制的深入研究，需要测定各种动力学参数，以便定量地说明浓度与效应、疗效的关系，药物结构与效应的关系等问题。同时，在药物动力学和代谢研究中对于活性代谢产物的检测，也成为新药设计中产生前导药物的一条途径。

二、体内药物分析的对象和任务

（一）体内药物分析的对象

体内药物分析的对象包括人体和动物体，可泛称为有机体。具体到检材，分析的对象包括器官、组织、体液（血液、尿液和唾液）以及呼出气体中与药物有关的成分等。

（二）体内药物分析的任务

（1）体内药物分析方法学研究和新测定方法的开发，体内样品中药物含量较低、干扰成分多，因此只有在灵敏度、专属性及可靠性等诸多方面都能满足一定要求的方法才可用于体内药物分析。

（2）为药物体内研究提供数据，通过体内药物分析方法测定血液、尿液及组织等样品中药物及其代谢产物的浓度，为临床药物监测、药代动力学等方面提供数据与信息。

（3）内源性物质测定以及滥用药物的监测。

三、体内药物分析的特点

与在体外对药物进行质量控制的分析工作相比较，体内药物分析工作要复杂得多，主要具有如下特点。

（1）生物样品组成复杂，干扰成分多，分析前通常需要预处理。样品中存在各种直接或间接影响和干扰测定结果的物质，如无机盐、蛋白质、脂肪、尿素、代谢产物等，大多需要分离和净化，体内药物分析是在大量复杂组分中进行微量或超微量药物及代谢产物的测定工作。

（2）被测药物浓度偏低，对分析方法及仪器设备要求高。通常进入人体内药物的量都较少，在整个生物体中经过吸收、分布、代谢和排泄后，所收集的生物样品的药物浓度则更低，一般只有微克每毫升或纳克每毫升数量级，有些动物体内药物浓度甚至低至皮克每毫升数量级。加之生物样品采集量少，因此对生物样品中较低浓度的物质进行测定时，对分析方法的灵敏度及专属性要求较高。

（3）样品量少，不易重新获得，尤其是在连续测定过程中，很难再度获得完全相同的样品。

（4）要求能很快地提供测定结果，尤其是在毒物学监测工作中。

（5）体内药物分析的方法具有类型多样化和综合性的特点。

四、体内药物分析的发展趋势

随着药物的开发研究，呈现出药物的服用剂量越来越小，体内药物浓度越来越低，对检测技术、仪器设备的要求越来越高的趋势。所以，在体内药物分析方法学的研究与改进中，对方法的灵敏度、选择性、准确度以及分析效率等方面提出了新的要求。

高灵敏度定量方法的应用、高选择性分离分析方法的建立以及分析方法类型的多样化和综合性，使体内药物分析的发展呈现出以下特点。

（1）仪器化：仪器分析具有较高的灵敏度和选择性，所以在体内药物分析的方法中，仪器分析所占的比例越来越大。

（2）自动化：专项或综合多项自动分析仪的研制和应用，使分析方法简便、快速，分析结果准确，重现性好。

（3）微机化：计算机正逐步渗入整个分析过程中，从实验条件的优化到数据处理、曲线的绘制均借助微机的运算，使判断结论更加准确、可靠。

（4）网络化：实验及咨询中心和协作监测网的建立，分工负责不同项目的检测、分析质量管理，开展技术咨询、指导工作。

第二节 样品的种类、采集和储存

一、样品的种类

体内药物分析采用的生物样品种类包括体内的各种体液和组织。常用的体内样品包括血液（血浆、血清、全血）、尿液、唾液、头发、器官、组织等。此外，乳汁、精液、脑脊液、泪液、胆汁、胃液、粪便等有时也作为体内药物分析的样品。根据体内药物分析的不同目的，会选择不同的生物样品。

二、样品的采集

原则上任何体液和组织均可进行分析，但通常情况下，样品的选取依据以下原则。

（1）根据不同分析目的和要求进行选取。

（2）选取样品应能正确反映药物浓度与效应之间的关系。

（3）样品应易于获取，便于处理分析。

（一）血样

血样包括血清、血浆和全血，血浆与血清是体内药物分析较常用的样本，通常所说的血中药物浓度均是指这两者中的药物浓度。其中选用最多的是血浆，因为当药物在体内达到稳态血药浓度时，血浆中药物浓度被认为与药物在作用部位的浓度紧密相关，全血只在极少数体内药物分析中被采用。

1. 血样采集方法

血样采集应待药物在血液中分布均匀后进行，如果能从动脉或者心脏取血则最为理想，但一般只有个别动物试验是如此，血样采集通常采用静脉取血，有时根据血药浓度和分析方法灵敏度，也可从毛细血管取血。

2. 血样采集量

血样的取样量取决于试验目的、分析方法、采血对象和采血部位等因素，取样量受到一定限制，尤其是间隔时间较短的多次取样。人体每次采血量一般为 1～5 mL，动物试验中采血量不宜超过动物总血量的 1/10，随着高灵敏度分析方法的建立，取样量可减少到 1 mL 以下，或改用刺破手指取血，此时取样量往往仅需 0.1 mL，从而减轻患者负担。

3. 血样制备

(1) 血浆：在离心管中预先加入一定量的抗凝剂（肝素、EDTA、枸橼酸盐或草酸等），再加入采集的血液，混合后，以 2500～3000 r/min 离心 5～10 min，使血浆与血细胞分离，所得淡黄色上清液即为血浆，其量约为全血的一半。

(2) 血清：将采集的血液置于离心管中，于 37 ℃或室温下放置 0.5～1 h，待血液凝固后，用玻璃棒或细竹棒轻轻剥去凝固在离心管上的血饼，以 2500～3000 r/min 离心 5～10 min，所得淡黄色上清液即为血清。

(3) 全血：将采集的血液加入含有抗凝剂的试管中，混合后不经离心操作，保持血浆与血细胞处于均相，即为全血。对于一些可与红细胞结合的药物，或药物在血浆中和细胞中的分配比因人而异的情况，则宜采用全血。测定全血一般不能提供更多数据，全血的净化较血浆或血清更为麻烦，尤其是溶血后，红细胞中的血红蛋白会妨碍测定。

4. 血样的取样间隔

血样的取样间隔随测定目的不同而异。如进行动力学参数测定时，需给出药物在体内的浓度-时间曲线，应根据动力学曲线模型与给药方式确定取样间隔和次数，主要在曲线首尾与峰值附近取样。再如，在测定血药浓度，进行治疗药物监测（TDM）时，则应在血中药物浓度达到稳定（一般为连续给药，经过 5 个半衰期）后才有意义。由于每种药物的半衰期不同，所以取样间隔也不同。

（二）尿液

体内药物的清除主要通过尿液排出，测定尿药浓度主要用于药物的剂量回收、肾清除率和生物利用度的研究以及药物代谢类型的测定。当血样中药物浓度过低难以测定时，还可以通过测定尿药浓度用于药物制剂的生物利用度研究。

尿液的主要成分是水、含氮化合物（其中大部分是尿素）以及各种盐类，健康人排出的尿液呈淡黄色或黄褐色，成人一天排尿量为 1～5 L，尿液 pH 值为 4.0～8.0。尿液是一种良好的细菌培养基，所以取样后应及时测定，如不能立即检测，则应加入防腐剂（甲苯、二甲苯、三氯甲烷等）后冷藏或冷冻保存。

采集的尿液包括随时尿、晨尿、白天尿、夜间尿及时间尿几种。尿液浓度在一定时间内变化较大，通常收集规定时间内（8 h、12 h 和 24 h 或更长时间）所有的尿液，并测定体积和尿药浓度。尿液中的药物大多呈结合状态，如与体内某些内源性物质葡萄糖醛酸等结合，或与药物本身的某些代谢产物结合。所以，无论是直接测定还是先进行萃取分离，都必须将结合的药物游离。游离的方法多采用加入无机酸进行水解，对于遇酸或受热不稳定的药物，也可加入特定的酶进行水解。加酸或碱的同时也可改变尿液的酸碱性，抑制微生物生长。

与血液样品不同的是，尿液收集方式是非损伤性采样，尿液中药物浓度普遍较高，收集量一般较多，所以尿样测定时通常需用水或空白尿稀释一定倍数后再进行测定。尿中药物浓度的改变与血浆中药物浓度相关性较差，且受试者肾功能正常与否直接影响药物排泄。此外，尿样采集时也存在排尿时间（尤其是婴儿）较难掌握、尿液不易采集完全和不易保存等问题。

（三）唾液

唾液是由腮腺、舌下腺和颌下腺三个主要的唾液腺分泌汇集而成的混合液体，正常成年人每天的分泌量约为 1200 mL，pH 值为 6.2～7.4，含有体液中的电解质（Na^+、K^+、Cl^-、HCO_3^- 等）、水、无机盐、蛋白质、黏液质和淀粉酶等，唾液的组成受刺激、时间、饮食、年龄、性别及分泌速度变化等因素的影响会发生变化，个体差异较大。

唾液样品采集后，应立即测量其除去泡沫部分的体积，放置分层后，以 3000 r/min 离心 10 min，取上清液作为药物浓度测定的样品，如不能立刻进行分析，应根据具体情况选择冷藏或冷冻储藏。唾液采集是非损伤采样，易于收集，且收集量较多，近年来，唾液用于药物监测及药物动力学研究的情况逐渐增多。此外，唾液中某些药物的浓度与血浆有关，可从唾液中药物浓度推定血浆中药物浓度。

知识链接

唾液的采集及保存

唾液的采集应尽可能在安静状态下进行。一般在漱口后 15 min 收集,1 min 内大约可采集 1 mL。唾液采集后应立即测量其除去泡沫部分的体积,并以 3000 r/min 离心 10 min,分取上清液作为药物浓度测定的样品。

若分泌量少,可转动舌尖促进唾液的分泌;也可采用物理的(如嚼石蜡块)或化学的(如酒石酸)等方法刺激,使短时间内获得大量的唾液。但经刺激后唾液中的药物浓度往往会受到影响。特殊需要时,可采集腮腺、颌下腺及舌下腺分泌的单一唾液。这种单一唾液的采集必须采用特殊唾液采集器。

唾液采集后,应在 4 ℃以下保存。可用碱处理唾液,以使黏蛋白溶解而降低其黏度。冷冻保存的唾液在解冻后应充分搅匀后再使用,以避免因浓度不均匀而产生测定误差。

三、样品的储存

（一）储存

体内药物分析所采用的生物样品是处于变化之中的,所采用的样品只代表当时所处平衡状态时的情况。因此,取样后应立即进行分析测定。若不能立即测定,应予冷藏(4 ℃)或冷冻(-20 ℃)保存,即使这样也不能保证样品不发生变化,只是延缓变化的速度。

(1)血浆或血清:应尽快把血浆或血清从全血中分离出来,分离后再进行冷冻保存;若不预先分离,则因冷冻有时易引起细胞溶解,阻碍血浆或血清的分离。

(2)尿液:常采取冷藏方法或加防腐剂以及改变尿液酸碱性来抑制微生物生长。

(3)组织性样品:常在-20 ℃速冻,不需加防腐剂。

某些药物在生物样品中是不稳定的,所以生物样品的储存应考虑样品的储存条件;样品在储存期间是否稳定,对分析结果有何影响;样品若不稳定,应如何预防或校正分析结果。

（二）稳定性

生物样品中药物的稳定性往往涉及两种情况:一种是待测样品储存中的稳定性;另一种是添加对照品的标准品的使用期限。

常用的检测稳定性的方法有两种:一是重复测定(将样品在 4 ℃下储存,每隔 2 周测定 1 次)样品法;二是在预期的范围内配制标准系列样品,然后储存,与所储存样品一起分析,以观察其变化。

第三节　样品的制备

生物样品具有组成复杂、干扰多、药物浓度低等特点,因此在进行体内药物及其代谢产物测定时,除了极少数情况是将样品经简单处理直接测定外,通常在最后一步测定前,需采取适当的方法进行样品制备,即进行分离、净化、浓集、化学衍生等,然后进行测定。

一、样品制备方法选择的一般原则

在样品制备时,方法的选择应考虑以下几个方面。

（一）生物样品的类型

(1)血清或血浆:常需除蛋白质后提取分离待测成分。

(2)唾液:可采用离心沉淀除去黏蛋白。

(3)尿液:常需采用酸或碱水解的方法使药物从缀合物中游离后提取,若药物以原形排泄,则可简单用水稀释后测定。

（二）药物的理化性质和浓度范围

1．药物的理化性质

样品的分离、纯化依赖于待测药物及代谢产物的理化性质。

（1）药物的酸碱性、溶解度等：涉及药物的提取分离手段。

（2）药物的化学稳定性：涉及样品制备时条件的选择。

（3）药物的光谱特性及官能团性质：涉及分析仪器的选择。

2．浓度范围

不同药物在生物样品中的浓度相差很大，对药物浓度大的样品，处理要求可稍低；药物浓度越小，则样品制备要求就越高。

（三）药物测定的目的

药物测定的目的不同，样品制备的要求也不同。

（1）药物进入人体内后，除了以游离原形药物形式存在外，还可以与蛋白质、葡萄糖醛酸或硫酸结合。通过制备可以使药物（或代谢产物）从结合物或缀合物中释放出来，以便测定药物（或代谢产物）的总浓度。

（2）将药品中药物纯化、浓集。生物样品中药物浓度是微量的，其中包含的内源性物质可能对药物的测定产生干扰。为了准确测定药物的浓度，必须先除去生物样品中大量的内源性杂质，并对低浓度药物进行纯化、浓集后再进行测定。

（3）测定方法与测试仪器的需要。免疫分析法具有专属性高、特异性强的特点，生物样品采用此法时可不做预处理直接分析。紫外-可见分光光度法、荧光分析法等光谱法专属性不高，较易受到各种杂质干扰，必须对生物样品中的药物进行纯化后测定。

二、样品的制备方法

（一）除去蛋白质

在测定血浆、血清、全血和组织匀浆等样品中药物浓度时，首先的处理步骤是除去蛋白质。大多数药物进入体内很快与蛋白质形成结合物，为了测定体液中药物的总浓度，也常需要除去蛋白质。同时除去蛋白质可预防提取过程中制备蛋白质的干扰，保护仪器性能和延长仪器使用期限。

1．加入沉淀剂和变性试剂

除去蛋白质的方法通常是加入沉淀剂或变性试剂。其作用机制是使蛋白质形成不溶性盐而沉淀。

（1）加入中性盐：样品中加入蛋白质沉淀剂中性盐，如硫酸铵、硫酸钠、硫酸镁、枸橼酸盐、磷酸盐等，能成功地与蛋白质分子竞争系统中的水分子，使蛋白质脱水而析出沉淀（盐析）。若血样中加入2倍量的饱和硫酸铵后，于10000 r/min离心1～2 min，即可除去90%以上的蛋白质。

（2）加入酸：阴离子型蛋白质沉淀剂常为一些酸，如三氯醋酸、高氯酸、磷酸、苦味酸、钨酸等，均可在低于等电点的溶液中与蛋白质阴离子形成不溶性盐。若含药物的血清与10%的三氯醋酸（1∶0.6）混合后，于10000 r/min离心1～2 min，可除去90%以上的蛋白质。

（3）加入金属离子：含铜盐、锌盐、汞盐等阳离子型沉淀剂可在高于等电点的溶液中与蛋白质分子中带阴离子的羧基形成不溶性盐，离心后即可除去蛋白质。

2．加入可与水混溶的有机溶剂

几种常用的水溶性有机溶剂，如甲醇、乙醇、丙酮、乙腈、四氢呋喃等，当过量存在时，可使多数药物从蛋白质结合物中游离出来。当血样与1～3倍体积的有机溶剂混合（若仅用小比例溶剂，则仅有少量蛋白沉淀）时，于10000 r/min离心1～2 min，取上清液供分析，可使90%以上的蛋白质沉淀析出。

3. 酶消化法

在测定某些与蛋白质结合力强，且对酸不稳定的药物，尤其是测定组织中的药物时，常采用酶消化法，此法不仅可使组织分解，还可使药物释放出来。最常用的酶是蛋白水解酶中的枯草菌溶素，枯草菌溶素是一种细菌性碱性蛋白分解酶，可在较宽的 pH 值范围（pH 7.0~11.0）内使蛋白质的肽链降解。

（1）测定方法：先将待测组织加 Tris-缓冲液（pH 10.5）和酶，60 ℃培养 1 h，随后用玻璃棉过滤，得到澄清滤液，即可供药物提取之用。

（2）酶消化法的优点：①酶解消化条件温和、平稳，可避免某些药物在酸性条件时和较高温度时水解引起的降解；②对与蛋白质结合力强的药物，可提高回收率；③可用有机溶剂直接提取消化液，而无乳化现象；④当采用高效液相色谱法进行检测时，不需再进行过多的净化操作。但酶消化法不适用于一些碱性条件下易水解的药物。

（二）缀合物水解法

药物经体内代谢后，多与内源性物质结合形成缀合物经尿液排出。如某些含羟基、羧基、氨基和巯基的药物，常与内源性物质葡萄糖醛酸结合形成葡萄糖醛酸苷缀合物，而一些含酚羟基、芳胺及醇类药物则常与内源性物质硫酸结合形成硫酸酯缀合物。形成的缀合物极性往往大于其原形药物、不易被有机溶剂提取，所以在提取之前需要将缀合物中的药物释放，常用酸水解、酶水解及溶剂水解的方法。

（1）酸水解：通常加入适量的盐酸。酸的用量、反应时间及温度等条件会随药物的结构不同而异。酸水解法简便、快速，但是水解过程中反应较剧烈，易导致药物分解，且专一性较差。

（2）水解：常用葡萄糖醛酸苷酶或硫酸酶或葡萄糖醛酸苷酶与硫酸酶的混合酶。酶水解法的缺点是由酶制剂带入的黏蛋白可能导致乳化及色谱柱顶部阻塞，而且酶水解的时间较长。但是该法反应温和，很少使被测药物或共存物发生降解，且专属性较酸水解法强，所以被优先选用，尤其对于遇酸及受热不稳定的药物更为合适。

（三）萃取分离法

1. 液-液萃取法

液-液萃取法（liquid-liquid extraction，LLE）在体内药物分析中应用相当广泛。由于多数药物是亲脂性的，而血样或尿样中含有的大多数内源性杂质是强极性的水溶性物质，因此，液-液萃取一次即可除去大部分杂质，从大量的样品中提取药物经浓集后作为分析用样品。液-液萃取的效果受诸多因素的影响，主要讨论以下几个方面。

（1）溶液 pH 值的调节：一般规则是碱性药物在碱性条件下提取；酸性药物在酸性条件下提取；而对中性药物则可在近中性条件下提取。溶剂提取时，水相的最佳 pH 值选择主要与药物的 pK_a 值有关，从理论上讲，对于碱性药物的最佳 pH 值要高于 pK_a 值 1~2 个 pH 值单位；对于酸性药物则要低于 pK_a 值 1~2 个 pH 值单位。这样可使得 90% 以上的药物以非电离形式存在，易被溶剂提取。在溶剂提取中，为了保持溶液 pH 值的稳定，多采用缓冲溶液，这样也可维持提取效率的重现性。

（2）提取溶剂的选择：一般选择原则是在满足提取需要的前提下，尽可能选用极性小的溶剂。这样既可得到合适的提取回收率，又可使干扰物的提取量减至最小。对于高度电离的极性化合物，很难用有机溶剂从水相中定量提取，可采用"离子对"技术提取。

（3）提取技术。

①提取次数与内标的加入：在体内药物分析中，由于生物样品量少，而且药物含量低，提取时通常不采用反复提取的方法，大多进行 1 次（至多 2 次）提取。在提取之前，于各样品和标准品中加入等量的内标，以待测组分的响应值与内标响应值的比值作为定量信息，可避免由于各样品间的提取率不同而引入的误差。

②混合：可采用具塞试管在密塞情况下，将试管平置于振荡器内振荡，振荡时间和强度由被测组

分与萃取溶剂的情况而定。对易乳化的样品则振荡宜轻缓,但时间可适当延长。也可将试管竖直放在旋涡混合器上旋摇混合。

③提取溶剂的蒸发:提取所得溶剂通常有数毫升,往往不能直接供气相色谱法和高效液相色谱法测定。需将提取液浓集,浓集最常用的方法为真空蒸发或在氮气流下使溶剂挥散。蒸发溶剂所用试管底部应拉成尖锥形状,这样可使最后的数微升溶剂沿管壁流下,集中在管尖。

2. 液-固萃取法

(1) 液-固萃取法(liquid-solid extraction,LSE)的概念:也称固相萃取法,是将具有吸附分配或离子交换性质的、表面积大的载体作为填充剂装于小分离管中,使生物样品的干扰物或药物保留在载体上而进行分离的方法。也可认为液-固萃取法是微型柱色谱法,此法是近年来在生物样品的制备中经常采用的分离纯化的有效方法。

(2) 常用载体。

①亲水性载体:常用的亲水性载体有硅藻土,它可捕集全部样品,样品吸附在载体颗粒表面形成一薄层,用一种与水不相混溶的有机溶剂倾入柱中,即可分离药物。

②疏水性或离子交换树脂载体:常用的有活性炭、聚苯乙烯、十八烷基键合硅胶等,可从样品中吸附亲脂性药物然后用有机溶剂将药物洗脱分离;离子交换柱适用于高极性、可电离的药物,如庆大霉素的分离。

（四）化学衍生化法

在色谱过程中,用特殊的化学试剂借助化学反应给样品化合物接上某个特殊基团,使其转变为相应衍生物之后进行检测的方法。药物分子中含有活泼氢者均可被化学衍生化,如含有—COOH、—OH、—NH₂、—NH—、—SH等官能团的药物都可被衍生化。分离前将药物进行化学衍生化的主要作用是使药物具有能被分离的性质,提高检测灵敏度,增强药物的稳定性,以及提高对光学异构体分离的能力等。

1. 化学衍生化法在 GC 中的应用

GC 中衍生化的目的是使结构中有极性基团(如—COOH、—OH、—NH₂)的药物变成非极性的、易于挥发的药物,使具有能被分离的性质,从而使 GC 的温度不必很高即可适合 GC 的分析要求。主要的衍生化反应有烷基化、酰化、硅烷化等,其中以硅烷化应用最广泛。

常用的烷基化试剂有碘甲烷(CH_3I)、叠氮甲烷(CH_2N_2)、氢氧化三甲基苯胺(TMAH)等;常用的酰化试剂有醋酸酐、丙酸酐等;硅烷化试剂有三甲基氯硅烷(TMCS)、双-三甲基硅烷乙酰胺(BSA)、双-三甲基硅烷三氟乙酰胺(BSTFA)、三甲基硅烷咪唑(MTS)等。

2. 化学衍生化法在 HPLC 中的应用

HPLC 中衍生化的目的是提高药物的检测灵敏度,改善样品混合物的分离度,适用于进一步结构鉴定,如质谱、红外光谱、核磁共振。一些在紫外、可见光区没有吸收或者摩尔吸光系数小的药物,可以使其衍生成对紫外-可见分光检测器、荧光检测器及电化学检测器等具有高灵敏度的衍生物,HPLC常用的衍生化试剂有邻苯二醛、丹酰氯、荧胺等。

以上样品的制备方法适用于药物或其代谢产物的总浓度(游离和结合型)测定。当需测定血浆或血清中游离型药物浓度时,可利用分子大小将游离型与蛋白结合型药物加以分离。常采用的分离方法有平衡透析、超速离心、超滤及凝胶过滤等。

第四节　常用的体内药物分析方法与应用

一、常见的体内药物分析方法

目前,应用于体内药物分析的方法较多,主要有色谱分析法、免疫分析法等。体内药物分析方法的选择受药物结构性质、生物介质种类、药物存在形式等多种因素的影响,但一般来说,生物样品中待测物的预期浓度范围是决定生物样品检测方法的首要因素。无论从动物还是人体内获得的生物样品,其中所含药物或代谢产物的浓度都很低,只有 $10^{-10} \sim 10^{-6}\,\mathrm{g/mL}$,且获得的生物样品量也较少,因此只有通过选择高灵敏度的分析方法才能满足体内药物分析的需要。在实际工作中,应根据这些因素和实验室实际条件选择适宜的分析检测方法。

(一)免疫分析法

免疫分析法利用抗原、抗体的特异反应来测定体内药物的含量,常用的免疫分析法有放射免疫法(RIA)、酶免疫法(EIA)、荧光免疫法(FIA)及游离基免疫法(FRAT),多用于蛋白质、多肽类大分子药物的分析,具有特异性好、灵敏度高、操作简便快速、可不经预处理直接分析等优点,但原形药物与其代谢产物或内源性物质常有交叉反应。此法主要应用于治疗药物监测及生物大分子物质的药物动力学研究。

1. RIA

早期的 RIA 是基于竞争性结合反应原理的放射免疫分析,稍后又发展了非竞争性结合的免疫放射分析(IRMA)。该类技术具有灵敏度高、特异性强、重复性好、样品及试剂用量少、操作简便且易于标准化等优点,广泛应用于生物医学研究和临床诊断领域中各种微量蛋白质、激素、小分子药物和肿瘤标志物的定量分析,对相关学科的发展起到了极大的推动作用。

2. EIA

EIA 是将抗原、抗体的免疫反应和酶的高效催化反应有机结合而发展起来的一种综合技术。由于标记物的多样性,其应用范围更广且无放射性核素污染。在均相酶免疫测定中,因不需分离而使操作更方便、快速,广泛用于抗生素、抗癫痫药、平喘药、心血管系统药等多种药物的测定和药物滥用的监测。

3. FIA

荧光物质比酶稳定且无放射性核素污染。在治疗药物监测中,FIA 应用最为广泛。其中应用较多的是荧光偏振免疫分析法(FPIA),除用于治疗药物监测外,还用于生化检验、内分泌检验和毒性监测等。

4. FRAT

FRAT 可用于阿片类、美沙酮、巴比妥类、苯妥英、苯丙胺等药物的测定。测定可在均相中进行,速度非常快(平均每个样品不超过 1 min),但反应液中杂质的干扰显著,使灵敏性和专一性受到一定影响。

(二)色谱分析法

色谱分析法是可以对复杂样品进行分离后分析的方法,且有很高的选择性和较高的灵敏度,色谱分析法主要包括气相色谱法、高效液相色谱法以及高效液相色谱-质谱联用法。其中,高效液相色谱-质谱联用技术分析前样品预处理简单,一般不需水解或衍生化,可直接用于药物及其代谢产物的同时分离和鉴定,随着色谱联用技术的完善与仪器的普及,高效液相色谱及其联用技术已经成为体内药物分析的首要手段。气相色谱法适用于分析易挥发、热稳定的药物,通过化学衍生化技术可使应用范围大大增加。

1. 气相色谱法

本法的特点是具有较强的分离分析能力。在最佳测定条件下可分离检测化学结构类似的药物及其代谢产物和血样中的内源性杂质。该法适用于具有挥发性或经衍生化后具有挥发性的药物及其代谢产物的测定。

2. 高效液相色谱法

高效液相色谱法具有快速、灵敏度高、分离效能好、流动相选择范围广、高沸点及对热不稳定的化合物均可分离等优点,因此,广泛用于体内药物浓度的测定。

实 例 分 析

左卡尼汀血药浓度的测定(高效液相色谱法)

（1）色谱条件：用十八烷基硅烷键合硅胶为填充剂；以 0.1%甲酸的乙腈溶液-10 mol/L 醋酸铵（70∶30）为流动相；检测波长为 205 nm；流速为 0.7 mL/min。

（2）血浆样品处理：40 μL内标工作溶液(托特罗定 50 μg/mL)加到 0.2 mL 血浆中，涡旋，加 0.4 mL 乙腈，涡旋，以 3000 r/min 离心 10 min，取 10 μL 上清液，加 5 mL 流动相稀释，进样分析。左卡尼汀保留时间为 5.3 min。

二、体内药物分析的应用

（一）治疗药物监测

治疗药物监测(therapeutic drug monitoring,TDM)是指在临床进行药物治疗过程中，定时采集患者的血液(尿液或唾液)，并测定其中的药物浓度，以便根据患者的具体情况，使给药方案个体化，从而达到满意的疗效及避免发生毒副作用，同时也可以为药物过量中毒的诊断和处理提供有价值的实验室依据。对于治疗安全浓度范围窄，治疗剂量与中毒剂量接近，毒副作用强，具有非线性药代动力学特征，长期使用的药效和毒性不明确，以及联合用药可能发生相互作用的药物，如部分抗癫痫药、抗心律失常药、强心苷类药、抗生素、抗精神病药、抗哮喘药、抗恶性肿瘤药和一些解热镇痛药，通常应当进行治疗药物监测。

（二）药动学参数测定

药动学参数(PK parameters)是反映药物在体内动态变化规律的一些常数，定量描述了药物在体内经时过程的动力学特点及作用变化规律，是临床合理制订给药方案的主要依据之一，同时也是评价药物制剂质量的重要指标。常用的药动学参数如下。

（1）血药浓度：药物吸收后在血浆内的总浓度，包括与血浆蛋白结合的或在血浆中游离的药物，有时也可泛指药物在全血中的浓度。

（2）血药浓度-时间曲线：简称药时曲线，指血药浓度随时间变化的动态过程，以血药浓度为纵坐标、时间为横坐标绘制的曲线。

（3）药峰浓度(C_{max})：给药后出现的血药浓度最高值。该参数是反映药物在体内吸收速度和吸收程度的重要指标。

（4）达峰时间(T_{max})：给药后达到药峰浓度所需的时间。该参数反映药物进入体内的速度，吸收速度快则达峰时间短。

（5）药物清除半衰期($t_{1/2}$)：血浆药物浓度下降一半所需要的时间。其长短可反映体内药物消除速度。

（6）药时曲线下面积(AUC)：血药浓度曲线对时间轴所包围的面积。该参数是评价药物吸收程度的重要指标，反映药物进入体循环的相对量。

（7）清除率(clearance,Cl)：机体清除器官在单位时间内清除药物的血浆体积，即单位时间内有多少体积的血浆中所含药物被机体清除。清除率是体内肝脏、肾脏和其他所有消除器官清除药物的总和。

（8）表观分布容积(apparent volume of distribution,V_d)：当血浆和组织内药物分布达到平衡后，体内药物按此时的血浆药物浓度在体内分布时所需的体液体积。

（9）平均驻留时间(MRT)：药物分子在体内停留时间的平均值，表示从体内消除 63.2%药物所需要的时间。当药动学过程具有线性特征时才能计算该参数。

（10）生物利用度（bioavailability，F）：即经血管外途径给药后吸收进入全身血液循环的药物的相对量。生物利用度可分为绝对生物利用度和相对生物利用度。

三、兴奋剂检测方法简介

（一）兴奋剂的概念

随着运动竞技在全球的普及和发展，运动员体内兴奋剂检测已经成为体内药物分析的一个重要应用领域。兴奋剂在英语中原意为"供赛马使用的一种鸦片麻醉混合剂"。运动员为提高成绩而最早服用的药物大多属于兴奋剂药物，尽管后来被禁用的兴奋剂（doping）是指运动员在训练和比赛时，为改善体力或心理状态、提高运动成绩而使用的化学的、合成的或异常途径进入体内的生理物质，但并不是都具有兴奋性（如利尿剂），甚至有的还具有抑制性（如β受体拮抗剂），国际上对禁用药物仍习惯沿用兴奋剂的称谓。因此，如今通常所说的兴奋剂不再是单指那些起兴奋作用的药物，而实际上是对禁用药物的统称。

（二）兴奋剂的品种

世界反兴奋剂机构发布了《2017年禁用清单国际标准》（简称《禁用清单》）。《禁用清单》于2017年1月1日起正式生效，该清单严格而详细地将兴奋剂划分为三种禁用情况：①所有场合（赛内和赛外）禁用的物质（S0～S5）和方法（M1～M3）；②赛内禁用的物质（S6～S9）和方法；③特殊项目禁用物质（P1～P2）。

禁用药物及禁用方法如下：S0. 未获批准的物质；S1. 蛋白同化制剂；S2. 肽类激素、生长因子、相关物质和模拟物；S3. β_2受体激动剂；S4. 激素及代谢调节剂；S5. 利尿剂和掩蔽剂；S6. 刺激剂；S7. 麻醉剂；S8. 大麻（酚）类；S9. 糖皮质激素类；P1. 乙醇；P2. β受体拮抗剂；M1. 篡改血液和血液成分；M2. 化学和物理篡改；M3. 基因兴奋剂。

国家体育总局、中华人民共和国商务部、国家卫健委、中华人民共和国海关总署、国家药品监督管理总局2021年12月30日联合发布《2022年兴奋剂目录公告》，将兴奋剂品种分为7种：①蛋白同化制剂；②肽类激素；③麻醉药品；④刺激剂（含精神药品）；⑤药品类易制毒化学品；⑥医疗用毒性药品；⑦其他品种。共367个兴奋剂。

（三）兴奋剂检测方法简介

1. 兴奋剂检测的难度

（1）兴奋剂及其代谢产物的种类多，变化大：禁用的三百多种药物以原形或以1个或多个代谢物的形式存在于人体体液中，因此，需要检测和确证的化合物多达几百种。此外，用药后的不同时间，兴奋剂在体内的浓度不断发生变化，也给兴奋剂检测带来一定的难度。

（2）兴奋剂在人体体液中的浓度很低：兴奋剂在人体体液中的浓度常常是纳克每毫升数量级甚至更低的浓度，因此对检测的灵敏度要求很高。

（3）要求准确定性和定量：兴奋剂的检测工作对运动员的运动寿命负有法律责任，不能有丝毫的疏漏和差错。检测者要对每一种药物的代谢动力学及光谱分析有全面的了解和足够的分析参考资料。所以，要准确地进行兴奋剂的定量分析和判断其是否超出了允许的水平，是一项难度较大的工作。

2. 兴奋剂检测方法

（1）尿样检测：尿样是兴奋剂检测的理想样品。其优点在于取样方便，对人体无损害，尿液中的药物或代谢产物浓度高，尿液中的其他干扰少。

分析过程主要分筛选和确认两个过程。筛选即对所有的样品进行过筛，当发现某样品可能存在某种药物或代谢产物时，再对此样品进行该药物的确认分析。在进行药物的确认分析时，尿样要重新提取，此提取过程与空白尿（即不含有此药物的尿样）和阳性尿样（即服用过该药物后留的尿样）同时进行，以确保万无一失。

（2）血样分析：血样检测的目的主要是补充尿样分析方法的不足。

→ 本单元知识点

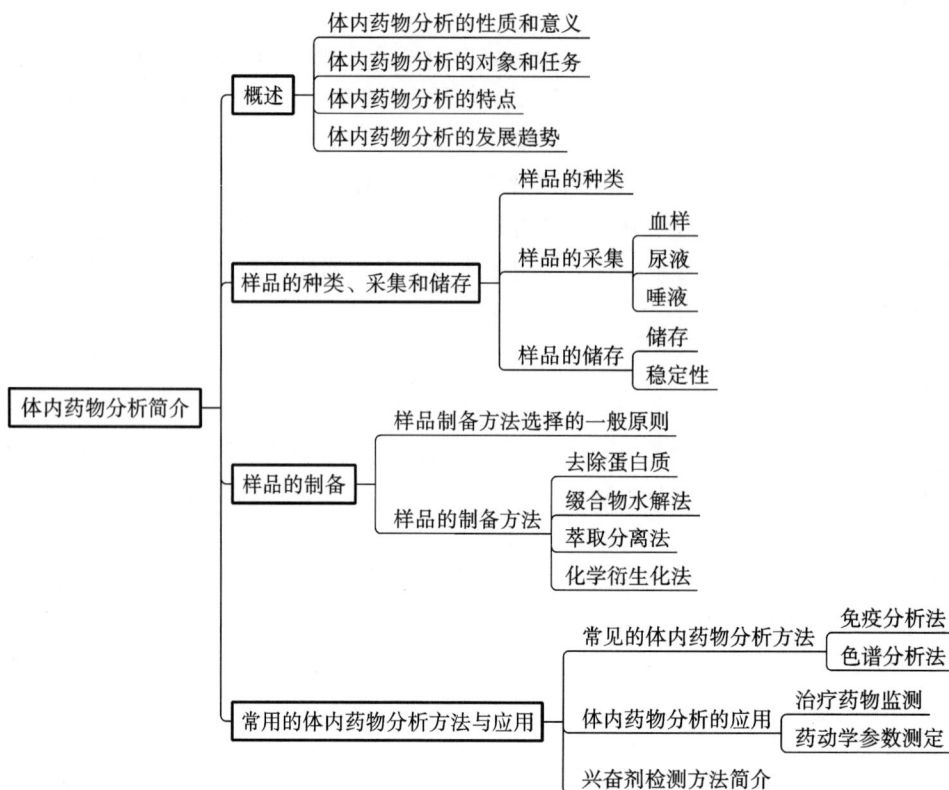

体内药物分析简介
- 概述
  - 体内药物分析的性质和意义
  - 体内药物分析的对象和任务
  - 体内药物分析的特点
  - 体内药物分析的发展趋势
- 样品的种类、采集和储存
  - 样品的种类
  - 样品的采集
    - 血样
    - 尿液
    - 唾液
  - 样品的储存
    - 储存
    - 稳定性
- 样品的制备
  - 样品制备方法选择的一般原则
  - 样品的制备方法
    - 去除蛋白质
    - 缀合物水解法
    - 萃取分离法
    - 化学衍生化法
- 常用的体内药物分析方法与应用
  - 常见的体内药物分析方法
    - 免疫分析法
    - 色谱分析法
  - 体内药物分析的应用
    - 治疗药物监测
    - 药动学参数测定
  - 兴奋剂检测方法简介

→ 同步能力检测题

同步能力检测答案

一、选择题

（一）单项选择题

1. 溶剂提取时，水相的最佳 pH 值选择，从理论上讲，对于碱性药物的最佳 pH 值应是（   ）。

A. 高于药物的 pK_a 值 1~2 个 pH 单位　　　　B. 低于药物的 pK_a 值 1~2 个 pH 单位

C. 等于药物的 pK_a 值　　　　　　　　　　　D. 与药物的 pK_a 值无关

2. 在治疗药物监测中，应用最为广泛的一种分析方法是（   ）。

A. 放射免疫法（RIA）　　　　　　　　　　　B. 酶免疫法（EIA）

C. 荧光免疫法（FIA）　　　　　　　　　　　D. 游离基免疫法（FRAT）

3. 用高效液相色谱法测定体内样品描述错误的是（   ）。

A. 快速、灵敏度高、分离效能好

B. 对多组分药物及其代谢产物可同时分别定量

C. 对高沸点及对热不稳定的化合物均可分离

D. 结果重现性不好

（二）多项选择题

1. 蛋白质的除去常用的方法有（   ）。

A. 加入沉淀剂和变性试剂　　　　　B. 加入可与水混溶的有机溶剂　　　　　C. 酶消化法

D. 加入水　　　　　　　　　E. 增加样品的取样量

2. 体内药物分析的发展趋势是(　　)。

A. 仪器化　　　　　　　　　B. 自动化　　　　　　　　　C. 微机化

D. 网络化　　　　　　　　　E. 优先化

二、问答题

1. 体内药物分析的对象是什么？

2. 常用的体内药物分析方法有哪些？

（王文宇）

药物分析实验

实验一　药物分析基本实训技能训练

一、实验目标

（1）认识药物分析常用玻璃仪器的名称和用途。

（2）会洗涤药物分析常用的玻璃仪器。

（3）能正确使用药物分析常用的玻璃仪器和分析天平。

二、实验原理

药物分析常用的玻璃仪器（移液管、吸量管、容量瓶、滴定管）的洗涤方法和操作方法，分析天平的基本操作。

三、仪器与试药

（1）仪器与用具：烧杯（50 mL）、移液管（5 mL）、吸量管（10 mL）、容量瓶（50 mL）、锥形瓶（250 mL）、酸式滴定管（25 mL）、碱式滴定管（25 mL）、称量瓶、电子天平（万分之一）等。

（2）试液与试药：1 mol/L 乳酸钠溶液、氯化钠、NaOH 滴定液（0.1000 mol/L）、HCl 滴定液（0.0500 mol/L）等。

四、操作方法

1. 仪器的洗涤

根据具体情况对相关仪器选用不同的洗涤方法进行洗涤，以内壁能被水均匀润湿而不挂水珠为度。

2. 溶液稀释

（1）吸取 8.30 mL 1 mol/L 乳酸钠溶液准确稀释成 50 mL，平行操作 2 份。

（2）吸取 5 mL 1 mol/L 乳酸钠溶液准确稀释成 50 mL，平行操作 2 份。

3. 溶液配制

取约 1 g 的 NaCl，精密称定，溶解，准确配成 50 mL 的溶液，平行操作 2 份。

4. 酸碱滴定

（1）用 NaOH 滴定液（0.1000 mol/L）滴定 HCl 滴定液（0.05000 mol/L）20 mL，以酚酞为指示剂，平行操作 2 份，记录消耗的体积。

（2）用 HCl 滴定液（0.05000 mol/L）滴定 NaOH 滴定液（0.1000 mol/L）10 mL，以甲基橙为指示剂，平行操作 2 份，记录消耗的体积。

五、注意事项

实验中的注意事项见表 10-1。

表 10-1 实验中的注意事项

项目	操作要点	注意事项
1. 仪器洗涤	根据具体情况选择不同的洗涤方法	滴定管、移液管、吸量管、容量瓶等都不能用毛刷刷洗；要求内壁能被水均匀润湿而不挂水珠；如使用铬酸洗液，要注意安全
2. 称量操作	(1) 称量前的准备：清洁、检查干燥剂、调水平和零点	干燥剂是否失效，水平的调节方法
	(2) 称量操作：减重法称量操作的正确性，平行操作两份，记录	敲击样操作手法正确，无遗撒，要求称量值在规定范围内（规定量的±10%），读数、记录要正确
	(3) 后处理：清洁和填写使用记录	先关闭天平，后清洁。
3. 样品溶解、转溶、定容	(1) 检漏、溶解、转移操作正确而规范	转移时要用玻璃棒引流，玻璃棒和容量瓶成135°角，定量转移，不遗漏
	(2) 初匀和定容正确而规范	加入适量溶剂后(3/4)旋摇，进行初匀；向容量瓶内加入的液体离液面标线0.5~1 cm时，应改用胶头滴管小心滴加，最后使液体的弯月面最低点与标线正好相切
	(3) 混匀：振摇15次，操作正确	上下翻转振摇15次，每次晃动溶液2次
4. 移液管，吸量管的操作	(1) 移液管、吸量管的选择、检查、洗涤和润洗	不能直接从待取液容器中吸液润洗
	(2) 移液管、吸量管的吸液：吸液、擦、调零等	吸液要吸到最高刻度以上，并用滤纸条拭干移液管下端外壁；调零时，管要垂直，尖嘴靠壁调零
	(3) 移液操作	无滴漏
	(4) 放液：垂直、靠壁和停留	注意放液的速度，停留的位置、手势和时间；停靠时间有标明"快"的停3 s以上，无标明"快"的停15 s以上；如有标"吹"字的，则要用吸耳球吹出管尖的液体
5. 滴定操作	(1) 滴定管的检查：检漏及其他检查	酸式：活塞转动是否灵活，如不灵活或者漏水需涂抹凡士林 碱式：胶管是否老化，如老化或者漏水需更换胶管、玻璃珠
	(2) 滴定管的洗涤：洗涤方法、洗涤剂的选择、洗涤次数、润洗	润洗3次，内壁能被水均匀润湿而不挂水珠
	(3) 装液：方法正确，不洒管外	装液要装到零刻度线以上，待装液直接装入，不经其他容器
	(4) 排气和调零方法正确而规范	调零：手持管位置应在液面上方；滴定前管尖残液处理：可用瓶外壁蹭去，滴定前复查"0"
	(5) 滴定操作正确、熟练	滴定与摇瓶操作要配合良好；滴速控制适当；接近终点控制半滴
	(6) 终点判断和读数准确	让滴定管垂直，视线与刻度、凹液面最低处平行，读至小数点后两位。滴后1~2 min读数；读数前检查有无气泡、管尖端是否挂液滴

六、思考题

（1）写出所用仪器的名称和用途。

（2）把仪器按洗涤方法归类，并写出不同洗涤方法的洗涤流程。

（3）写出溶液稀释、溶液配制的操作流程。

（李玉婷）

实验二　水杨酸的熔点测定

一、实验目标

（1）掌握熔点测定的方法原理。

（2）掌握熔点测定的毛细管样品制备方法和自动熔点测定仪的使用。

（3）熟悉熔点测定的意义和应用。

（4）了解熔点测定仪的结构。

二、实验原理

物质的熔点是其物态由固态转变（熔化）为液态的温度，包括由固体熔化成液体的温度，或熔融同时分解的温度，或在熔化时初熔至全熔经历的温度范围，缩写为 m.p.。熔融同时分解是指某一药品在一定温度产生气泡、上升、变色或浑浊等现象。"初熔"是指供试品在毛细管内开始局部液化出现明显液滴时的温度。"终熔"是指供试品全部液化时的温度。"熔距"是指初熔与终熔的温度差值。熔点测定方法主要有毛细管法和自动熔点测定仪法。

作为化学物质的物理常数，熔点的测定可以用于鉴别药物、检查药物的纯杂程度。原理主要是根据物质熔点产生时的温度测定值与药典的性状项下的熔点标准值对比。如熔距值可反映供试品的化学纯度，当供试品存在多晶型现象时，在保证化学纯度的基础上，熔距值大小也可反映其晶型纯度。

三、仪器与试药

（1）仪器与用具：自动熔点仪、温度计（分浸型，具有 0.5 ℃刻度，经熔点测定用对照品校正）、b 形管（Thiele 管）、测定用毛细管（由中性硬质玻璃管制成，长 9 cm 以上，内径 0.9～1.1 mm，壁厚 0.10～0.15 mm，一端熔封；当所用温度计浸入传温液面以下大于 6 cm 时，管长应适当增加，使露出液面长度在 3 cm 以上）、点滴板、玻璃管（50～70 cm）、酒精灯、表面皿、烧杯、胶塞等。

（2）试液与试药：水杨酸（AR，熔点 158～161 ℃）、液体石蜡等。

四、操作方法

根据《中国药典》（2020 年版）四部通则（0612）熔点测定法，依照供试品的性质不同，熔点测定法分为下列三种：第一法，测定易粉碎的固体药品；第二法，测定不易粉碎的固体药品（如脂肪、脂肪酸、石蜡、羊毛脂等）；第三法，测定凡士林或其他类似物质。各品种项下未注明时，均是指第一法，包括传温液加热法和自动熔点仪测定法。

1. 传温液加热法

（1）制备供试品：取水杨酸适量，研成细粉，干燥备用。取适量细粉放入点滴板的空穴中，用熔点测定用毛细管开口端插入药物堆中，使药物进入管内，轻击管壁或借助长短适宜的洁净玻璃管，垂直放在表面皿或其他适宜的硬质物体上，将毛细管自上口放入使自由落下，反复数次，使粉末紧密集结在毛细管的熔封端，重复几次，将药品夯实，装入供试品的高度约为 3 mm。研磨和填装药物要迅速，装入的药物要结实，这样受热才均匀。

（2）安装熔点测定装置：将提勒（Thiele）管（b 形管）固定在铁架台上，装入液体石蜡，使液面高度室温下位于提勒管上侧交叉处。装好样品的毛细管下端蘸一点硅油润湿后黏附于温度计下端,样品部分应靠在温度计水银球的中部,可用橡皮圈或毛细管夹将毛细管紧缚在温度计上,再用带缺口的胶塞插入提勒管,温度计水银球以恰好在提勒管的两侧管中部为宜。

(3)药品熔点测定:开始时控制温度,先用酒精灯的外焰预热整个测定管,将传温液加热,使每分钟升高 $5\sim6$ ℃,使温度上升至较规定的熔点下限低 $8\sim10$ ℃时,调节升温速度为 $1.0\sim1.5$ ℃/min,加热熔点测定管下侧管的末端。小火加热过程中注意观察药品的变化情况,是否出现发毛、收缩、塌落及完全透明,记录实验数据。待传温液冷至 30 ℃以下时,重复测定第二份样品,用同样方法重复测定第三份样品,求其平均值,得出实验结果。

测定熔融同时分解的供试品时,方法如上述,但调节升温速度为 $2.5\sim3.0$ ℃/min;供试品开始局部液化时(或开始产生气泡时)的温度作为初熔温度;供试品固相消失全部液化时的温度作为终熔温度。遇有固相消失不明显时,应以供试品分解物开始膨胀上升时的温度作为终熔温度。某些药品无法分辨其初熔、终熔时,可以将发生突变时的温度作为熔点。

2. 自动熔点仪测定法

自动熔点仪利用电热块空气加热法测定,有两种测光方式:一种是透射光方式,另一种是反射光方式;某些仪器兼具两种测光方式。部分自动熔点仪可置多根毛细管同时测定。

(1)制备供试品:分取经干燥处理的供试品适量,置熔点测定用毛细管中(同 A 法)。

(2)药品熔点测定:将自动熔点仪加热块加热至较规定的熔点下限低 $8\sim10$ ℃时,将装有供试品的毛细管插入加热块中,继续加热,调节升温速度为 $1.0\sim1.5$ ℃/min,重复测定 3 次,取其平均值,即得。

自动熔点仪的温度示值要定期采用熔点标准品进行校正,若对自动熔点仪测定法测定结果持有异议,应以传温液加热法测定结果为准。必要时,测定结果的准确性需经 A 法验证,数据记录入表 10-2 中。

表 10-2 水杨酸的熔点测定

次数	测定初熔温度/℃	测定终熔温度/℃	测定起始温度/℃
1			
2			
3			
平均值/℃			

五、注意事项

(1)平行实验中或者完成后,传温液要足够冷却方可回收。温度计冷却后擦去传温液,方可用水冲洗,避免炸裂。

(2)供试品的制备:供试品必须研细并经干燥才能使测定结果准确。熔点下限为 135 ℃以上,受热不分解的供试品,可在 105 ℃干燥;熔点在 135 ℃以下或受热分解的供试品,可在五氧化二磷干燥器中干燥过夜或用其他适宜的干燥方法干燥,如恒温减压干燥。要注意的是毛细管外的样品粉末要擦干净以免污染热浴液体,如果发现漏管,应弃去,另换一根毛细管重新制样。

(3)温度计:《中国药典》(2020 年版)规定用分浸型具有 0.5 ℃刻度的温度计,校正时温度计浸入传温液的深度应与测定供试品时浸入传温液的深度一致。

(4)传温液:供试品熔点在 80 ℃以下时传温液用水,供试品熔点在 80 ℃以上时传温液用硅油或液体石蜡。

(5)测定管:如果传温液加热法用其他容器进行测定,需要注意温度计水银球部的底端应与容器的底部距离 2.5 cm 以上(用内加热的容器,温度计水银球与加热器上表面距离 2.5 cm 以上)或使用经对照品校正后的电阻式数字温度计,加入传温液以使传温液受热后的液面在温度计的分浸线处。

六、思考题

（1）熔点测定法为什么可以作为药物的鉴别和纯度检查方法？

（2）熔点标准值收载在《中国药典》（2020 年版）药物正文的哪个部分？

（刘慧娟）

实验三　10％氯化钾注射液的含量测定（折光率测定法）

一、实验目标

（1）掌握阿贝折射仪的使用方法及维护。

（2）熟悉用折光率因素法测定药物含量的基本原理及方法，并能进行测定及有关计算。

（3）了解阿贝折射仪的基本结构。

二、实验原理

根据药物浓度与折光率的关系式：

$$c = \frac{n - n_0}{F} \tag{10-1}$$

式中，c 为供试品的含量，g/100 mL；n 为一定温度下（通常为 20 ℃）测得药物溶液的折光率；n_0 为同温度时溶剂的折光率；F 为折光率因数（即药物溶液浓度每增减 1％时，溶液折光率的变化）。

由上式可知，计算药物的浓度，必须先测出药物在一定浓度（与所求供试品浓度接近）范围内的 F 值，然后把 F 值代入式（10-1），根据测定的折光率（n）与同温度水的折光率（n_0），计算药物的浓度。

三、仪器与试药

（1）仪器与用具：阿贝折射仪、容量瓶（50 mL）、烧杯（100 mL）等。

（2）试液与试药：氯化钾（AR）、中性乙醚等。

四、操作方法

1. 氯化钾折光率因数（F）值的测定

（1）配制标准氯化钾溶液：取 130 ℃干燥至恒重的氯化钾（AR）约 5 g，精密称定，用水溶解后，转移至 50 mL 容量瓶中并稀释至刻度，摇匀，即得。同法共配制 4 份标准氯化钾溶液。

（2）测定折光率：用已校正的阿贝折射仪的用法中所述的测定方法，分别测定以上配制的 4 份标准氯化钾溶液的折光率，并同时测定同温度水的折光率，按表 10-3 做好记录，用式（10-2）分别计算氯化钾的折光率因数（F）值，结果取其平均值。

$$F = \frac{n_{标} - n_0}{c} \tag{10-2}$$

表 10-3　10％氯化钾溶液的 F 值

次数	氯化钾溶液浓度％	折光率	同温度水折光率	计算 F 值	F 平均值
1					
2					
3					
4					

2. 10％氯化钾注射液的含量测定

用已校正的阿贝折射仪，按折射仪用法中所述的测定方法，测定氯化钾溶液的折光率，同时测定同温度水的折光率。按下列公式计算氯化钾溶液的含量或标示量的百分比。

含量的百分比计算公式：

$$c = \frac{n_{样} - n_0}{F}$$

标示量的百分比计算公式：

$$氯化钾注射液标示量(\%) = \frac{\dfrac{n_{样} - n_0}{F}\%}{10\%} \times 100\%$$

《中国药典》(2020 年版)规定本品含氯化钾(KCl)应为标示量的 95.0%～105.0%。

五、注意事项

(1) 仪器必须置于有充足光线和干燥的地方,必须注意保护折射仪棱镜,镜面不能有刻痕。

(2) 本实验所用的水,除另有规定外,均指纯化水。

(3) 测定标准溶液或供试液的折光率时,每份实验需要读数三次,三次读数相差不能大于0.0003,取其平均值为测定的折光率。

(4) 因温度对折光率有影响,故测定时最好采用恒温水浴装置。

六、思考题

(1) 为什么可用测定折光率的方法来鉴别药物和进行药物的含量测定?

(2) 在使用和保管阿贝折射仪时,应注意哪些问题?

(孙智勇)

实验四　高效液相色谱法测定双黄连口服液中黄芩苷含量

一、实验目标

(1) 掌握高效液相色谱仪的使用方法。

(2) 能用高效液相色谱法进行含量测定的计算。

二、实验原理

双黄连口服液由金银花、黄芩、连翘组方而成,其主要功效为疏风解表、清热解毒。黄芩苷是其主要有效成分之一,是双黄连口服液质量控制的重要指标。由于中成药中成分复杂,干扰组分较多,所以《中国药典》(2020 年版)选择高效液相色谱法来测定双黄连口服液中黄芩苷的含量。

三、仪器与试药

(1) 仪器与用具:高效液相色谱仪、储液瓶、容量瓶、天平、超声清洗仪、移液管。

(2) 试液与试药:双黄连口服液[每支装 10 mL(每毫升相当于饮片 1.5 g)]、黄芩苷对照品、甲醇(色谱纯)、冰醋酸、纯化水。

四、操作方法

(1) 色谱条件与系统适用性试验:以十八烷基硅烷键合硅胶为填充剂;以甲醇-水-冰醋酸(50：50：1)为流动相;检测波长为 274 nm。理论板数按黄芩苷峰计算应不低于 1500。

(2) 对照品溶液的制备:取黄芩苷对照品适量,精密称定,加 50% 甲醇制成每毫升含 0.1 mg 的溶液,即得。

(3) 供试品溶液的制备:精密量取本品 1 mL,置 50 mL 容量瓶中,加 50% 甲醇适量,超声处理20 min,放置至室温,加 50% 甲醇稀释至刻度,摇匀,即得。

(4) 测定法:分别精密吸取对照品溶液与供试品溶液各 5 μL,注入高效液相色谱仪,测定,即得。

本品每毫升含黄芩以黄芩苷（$C_{21}H_{18}O_{11}$）计，不得少于 10.0 mg。

五、注意事项

（1）用移液管精密量取样品的时候，应避免气泡的产生影响结果的准确性。

（2）对照品溶液和供试品溶液配制好以后，都应用孔径小于 0.45 μm 的微孔滤膜过滤。

六、思考题

（1）在使用高效液相色谱仪时，应注意哪些问题？

（2）如何计算本实验中样品中黄芩苷的含量？

（邹妍琳）

实验五　纯化水的质量检查

一、实验目标

（1）熟悉纯化水需要检查的项目及各项检查原理。

（2）熟悉各项杂质检查限度的计算。

（3）学会纯化水各项检查的操作技能。

二、实验原理

（1）酸碱度：利用规定的指示剂的变色范围控制供试液中酸、碱性杂质限度。纯化水通过采用甲基红指示液的显色来控制酸度，通过溴麝香草酚蓝指示液的显色来控制碱度，即纯化水的酸碱度控制在 pH 4.2～7.6。

（2）硝酸盐：利用硝酸的氧化性，将二苯胺氧化成有色化合物，检出限度为 0.5 μg，但氧化剂有干扰。

（3）亚硝酸盐：利用亚硝酸盐在酸性条件下与具有芳香第一胺结构的对氨基磺酰胺反应生成重氮盐，再与盐酸萘乙二胺偶合而显色。

（4）氨：利用氨与碱性碘化钾反应显色。

（5）电导率：检查纯化水的电导率可在一定程度上控制水中电解质总量。

（6）易氧化物：利用易氧化物的还原性，可与氧化剂高锰酸钾发生氧化还原反应使高锰酸钾溶液褪色。

（7）不挥发物：使试样在一定温度下加热一定时间后，以加热后试样重量与加热前试样重量的百分比表示。

（8）重金属：硫代乙酰胺在弱酸性条件下水解，产生硫化氢，与重金属离子生成黄色到棕黑色的硫化物混悬液。

（9）微生物限度：将适当孔径的滤膜放入滤器，过滤样品，由于滤膜的作用而将微生物保留在膜的表面上。将滤膜放在培养基上培养，营养物和代谢产物通过滤膜的微孔进行交换，在滤膜表面培养出的菌落可以计数，并与样品量相关。

三、仪器与试药

（1）仪器与用具：试管、量筒、胶头滴管、纳氏比色管、刻度吸管、移液管、容量瓶、试剂瓶、具塞量筒、蒸发皿、水浴锅、电导率仪、冰浴装置、蒸馏装置、电子天平、电炉、恒温干燥箱等。

（2）试液与试药：甲基红指示液、溴麝香草酚蓝指示液、10%氯化钾溶液、0.1%二苯胺硫酸溶液、硫酸、标准硝酸盐溶液（每 1 mL 相当于 1 μg NO_3^-）、对氨基苯磺酰胺的稀盐酸溶液（1→100）、盐酸萘乙二胺溶液（0.1→100）、标准亚硝酸盐溶液（每 1 mL 相当于 1 μg NO_2^-）、碱性碘化汞钾试液、氯化铵溶液、无氨水、稀硫酸、高锰酸钾滴定液(0.02 mol/L)、醋酸盐缓冲液(pH 3.5)、硫代乙酰胺试液、标准铅溶液(每 1 mL 相当于 10 μg Pb^{2+})、R2A 琼脂培养基、纯化水等。

四、操作方法

(1) 酸碱度:取本品 10 mL,加甲基红指示液 2 滴,不得显红色;另取本品 10 mL,加溴麝香草酚蓝指示液 5 滴,不得显蓝色。

(2) 硝酸盐:取本品 5 mL 置试管中,于冰浴中冷却,加 10% 氯化钾溶液 0.4 mL 与 0.1% 二苯胺硫酸溶液 0.1 mL,摇匀,缓缓滴加硫酸 5 mL,摇匀,将试管于 50 ℃ 水浴中放置 15 min,溶液产生的蓝色与标准硝酸盐溶液[取硝酸钾 0.163 g,加水溶解并稀释至 100 mL,摇匀,精密量取 1 mL,加水稀释成 100 mL,再精密量取 10 mL,加水稀释成 100 mL,摇匀,即得(每 1 mL 相当于 1 μg NO$_3^-$)]0.3 mL,加无硝酸盐的水 4.7 mL,用同一方法处理后的颜色比较,不得更深(0.000006%)。

(3) 亚硝酸盐:取本品 10 mL,置纳氏比色管中,加对氨基苯磺酰胺的稀盐酸溶液(1→100)1 mL 与盐酸萘乙二胺溶液(0.1→100)1 mL,产生的粉红色,与标准亚硝酸盐溶液[取亚硝酸钠 0.750 g(按干燥品计算),加水溶解,稀释至 100 mL,摇匀,精密量取 1 mL,加水稀释成 100 mL,摇匀,再精密量取 1 mL,加水稀释成 50 mL,摇匀,即得(每 1 mL 相当于 1 μg NO$_2^-$)]0.2 mL,加无亚硝酸盐的水 9.8 mL,用同一方法处理后的颜色比较,不得更深(0.000002%)。

(4) 氨:取本品 50 mL,加碱性碘化汞钾试液 2 mL,放置 15 min;如显色,与氯化铵溶液(取氯化铵 31.5 mg,加无氨水适量使溶解并稀释成 1000 mL)1.5 mL,加无氨水 48 mL 与碱性碘化汞钾试液 2 mL 制成的对照液比较,不得更深(0.00003%)。

(5) 电导率:可使用在线或离线电导率仪,记录测定温度。在表 10-4 中,测定温度对应的电导率即为限度值。若测定温度未在表 10-4 中列出,则应采用线性内插法计算得到限度值。若测定的电导率不大于限度值,则判为符合规定;若测定的电导率大于限度值,则判为不符合规定。

表 10-4 温度和电导率的限度(纯化水)

温度/℃	电导率/(μS · cm^{-1})	温度/℃	电导率/(μS · cm^{-1})
0	2.4	60	8.1
10	3.6	70	9.1
20	4.3	75	9.7
25	5.1	80	9.7
30	5.4	90	9.7
40	6.5	100	10.2
50	7.1		

(6) 易氧化物:取本品 100 mL,加稀硫酸 10 mL,煮沸后,加高锰酸钾滴定液(0.02 mol/L)0.10 mL,再煮沸 10 min,粉红色不得完全消失。

(7) 不挥发物:取本品 100 mL,置 105 ℃ 恒重的蒸发皿中,在水浴上蒸干,并在 105 ℃ 干燥至恒重,遗留残渣不得过 1 mg。

(8) 重金属:取本品 100 mL,加水 19 mL,蒸发至 20 mL,放冷,加醋酸盐缓冲液(pH 3.5)2 mL 与水适量使成 25 mL,加硫代乙酰胺试液 2 mL,摇匀,放置 2 min,与标准铅溶液 1.0 mL 加水 19 mL 用同一方法处理后的颜色比较,不得更深(0.00001%)。

(9) 微生物限度:取本品不少于 1 mL,经薄膜过滤法处理,采用 R2A 琼脂培养基,于 30～35 ℃ 培养不少于 5 d,依法检查,1 mL 供试品中需氧菌总数不得过 100 CFU。

五、注意事项

(1) 比色时应将两支比色管同置白色背景上,在光线充足处,自上而下观察。

(2) 无硝酸盐或无亚硝酸盐的水可取无氨水或去离子水。

六、思考题

（1）纳氏比色管的使用中应注意什么？

（2）无氨水如何制备？如果检查中不使用无氨水会产生什么影响？

（3）如何设计本次检验的检验报告书？

（方丽波）

实验六　氯化钠的质量分析

一、实验目标

（1）掌握氯化钠的鉴别方法。

（2）掌握氯化钠杂质检查项目内容与操作方法。

（3）熟悉氯化钠的含量测定原理与操作方法。

二、实验原理

氯化钠的质量分析包括鉴别、一般杂质检查（酸碱度、溶液的澄清度与颜色、铁盐、重金属、砷盐等检查）、含量测定。由于氯化钠中含有氯离子，可与银离子形成氯化银凝乳状沉淀，可利用这一性质进行鉴别和含量测定。

三、仪器与试药

（1）仪器与用具：试管、锥形瓶、容量瓶、铂丝、玻璃棒、电磁炉、纳氏比色管、检砷装置、水浴锅、分析天平、酸碱滴定管等。

（2）试液与试药：氯化钠、稀硝酸、硝酸银试液、氨试液、稀盐酸、15％碳酸钾溶液、焦锑酸钾试液、纯化水、溴麝香草酚蓝指示液、氢氧化钠滴定液（0.02 mol/L）、盐酸滴定液（0.02 mol/L）、过硫酸铵、30％硫氰酸铵溶液、标准铁溶液、标准铅溶液、醋酸盐缓冲液（pH 3.5）、硫代乙酰胺试液、醋酸铅棉花、溴化汞试纸、锌粒、碘化钾试液、酸性氯化亚锡试液、硝酸银滴定液（0.1 mol/L），2％糊精溶液，2.5％硼砂溶液、荧光黄指示液等。

四、操作方法

1. 性状

本品为无色、透明的立方形结晶或白色结晶性粉末；无臭，味咸，在水中易溶，在乙醇中几乎不溶。

2. 鉴别试验

（1）取供试品溶液，加稀硝酸使成酸性后，滴加硝酸银试液，即生成白色凝乳状沉淀；分离，沉淀加氨试液即溶解，再加稀硝酸酸化后，沉淀复生成。

（2）取铂丝，用盐酸湿润后，蘸取供试品，在无色火焰中燃烧，火焰即显鲜黄色。

（3）取供试品约 100 mg，置 10 mL 试管中，加水 2 mL 溶解，加 15％碳酸钾溶液 2 mL，加热至沸，应不得有沉淀生成；加焦锑酸钾试液 4 mL，加热至沸；置冰水中冷却，必要时，用玻璃棒摩擦试管内壁，应有致密的沉淀生成。

3. 杂质检查

（1）酸碱度检查：取本品 5.0 g，加水 50 mL 溶解后，加溴麝香草酚蓝指示液 2 滴，如显黄色，加氢氧化钠滴定液（0.02 mol/L）0.10 mL，应变为蓝色；如显蓝色或绿色，加盐酸滴定液（0.02 mol/L）0.20 mL，应变成黄色。

（2）溶液的澄清度与颜色检查：取本品 5.0 g，加水 25 mL 溶解后，溶液应澄清无色。

（3）铁盐检查：取本品 5.0 g，加水溶解使成 25 mL，移置 50 mL 纳氏比色管中，加稀盐酸 4 mL 与过硫酸铵 50 mg,用水稀释使成 35 mL 后,加 30％硫氰酸铵溶液 3 mL,再加水适量稀释成 50 mL,摇匀;精密量取标准铁溶液 1.5 mL 移置 50 mL 纳氏比色管中,用以上相同方法制得对照液;观察供试管的颜色,与对照管相比不得更深(0.0003％)。

(4) 重金属检查:取纳氏比色管三支,甲管中加标准铅溶液(含 Pb 10 μg/mL)一定量与醋酸盐缓冲液(pH 3.5)2 mL 后,加水稀释至 25 mL。精密称取本品 5.0 g,置于乙管,加水 20 mL 溶解后,加醋酸盐缓冲液(pH 3.5)2 mL 与水适量,使成 25 mL。丙管中加入与乙管相同重量的供试品,加配制供试品溶液的溶剂适量使溶解,再加与甲管相同量的标准铅溶液与醋酸盐缓冲液(pH 3.5)2 mL 后,用溶剂稀释成 25 mL;再在甲、乙、丙三管中分别加硫代乙酰胺试液各 2 mL,摇匀,放置 2 min,同置白纸上,自上向下透视,当丙管中显出的颜色不浅于甲管时,乙管中显示的颜色与甲管比较,不得更深,要求含重金属不得超过 2 ppm。

(5) 砷盐检查。

①检砷装置的准备:取约 60 mg 醋酸铅棉花撕开成疏松状,叠加后用手轻搓成柱状体,用细铁丝导入导气管中,装管高度应为 60～80 mm。用镊子取出一片溴化汞试纸(不可用手接触生成砷斑的部分),剪成适当大小,置旋塞顶端平面(盖住导气管出口),旋紧旋塞,如图 10-1 所示。

②标准砷斑的制备:精密量取标准砷溶液 2 mL,置 A 瓶中,加盐酸 5 mL 与水 21 mL,再加碘化钾试液 5 mL 与酸性氯化亚锡试液 5 滴,在室温放置 10 min 后,加锌粒 2 g,立即将照上法装妥的导气管 C 密塞于 A 瓶上,并将 A 瓶置 25～40 ℃水浴中,反应 45 min,取出溴化汞试纸,即得(用铅笔标出砷斑外沿)。

③检查方法:取本品 5.0 g,加水 23 mL 溶解,置 A 瓶中,加盐酸 5 mL,照"标准砷斑的制备"自"再加碘化钾试液 5 mL"起,依法操作,即得供试品砷斑。观察、比较供试品砷斑和标准砷斑的颜色,应符合规定(0.00004％)。

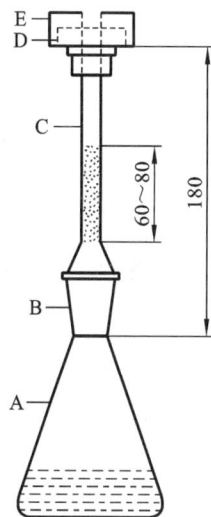

图 10-1 检砷装置(单位:mm)

4. 含量测定

取本品约 0.12 g,精密称定,加水 50 mL 溶解后,加 2％糊精溶液 5 mL、2.5％硼砂溶液 2 mL 与荧光黄指示液 5～8 滴,用硝酸银滴定液(0.1 mol/L)滴定。每毫升硝酸银滴定液(0.1 mol/L)相当于 5.844 mg 的 NaCl。根据《中国药典》(2020 年版)规定,本品按干燥品计算,含氯化钠(NaCl)不得少于 99.5％。

五、注意事项

(1) 注意平行原则,供试液与对照品应同时操作。

(2) 杂质检查中的比色或比浊操作,一般均在纳氏比色管中进行,在选用比色管时必须注意其大小相等、玻璃色质一致(最好不带任何颜色)、管上刻度高低一致(如有差别,不得相差 2 mm)。比色管使用后应立即冲洗,避免久置。不可用毛刷或去污粉等刷洗,以免划出条痕损伤比色管内壁而影响比色,应当用清洁液洗后,再用自来水、纯化水依次冲洗干净。

(3) 注意比色法观察时的正确方式。

(4) 铁盐检查时,光线和温度影响颜色的稳定性。光线促使硫氰酸铁还原或分解褪色,褪色的程度与光照时间成正比,氯化钠在检查过程中加硝酸处理可减少褪色现象,但必须加热煮沸除去氧化氮,否则与硫氰酸根作用生成红色亚硝酰硫氰化物(NOCNS)而影响比色。温度越高,褪色越快。

(5) 检查重金属时,如供试液在加硫代乙酰胺之前带有颜色,应在对照管中滴加少量稀焦糖液,如仍不能使两管的颜色一致,改用其他的方法。

(6) 标准铅溶液应在临用前精密量取标准储备液新鲜配制,防止铅水解而引起误差。

(7) 测砷时,锌粒的大小应以通过 1～2 号筛为宜,过细反应过快,过粗则反应太慢,可采用锌粒和锌粉各一半的方式加入。检砷装置:先在干燥的检砷管中装入长约 8 cm 的醋酸铅棉花,安装位置不宜过低(防止砷瓶中反应剧烈时,产生大量氢气将反应液带上来,沾湿醋酸铅棉花而影响砷斑的检出),同时,必须先将溴化汞试纸装好。加锌粒后,应立即将检砷瓶塞上,避免砷化氢气体逸出,影响结果的准确性。反应温度以 25~40 ℃ 为宜,如在冬季可置温水浴中。

六、思考题

1. 比色法观察时应该注意什么?

2. 检查重金属时,如供试液在加硫代乙酰胺之前就有颜色,应在对照管中滴加少量稀焦糖液,这属于什么消色法,如仍不能使两管的颜色一致,可以改用其他什么方法?

（魏新宇）

实验七　阿司匹林肠溶片的质量分析

一、实验目标

(1) 掌握阿司匹林肠溶片的鉴别方法。

(2) 熟悉阿司匹林肠溶片中游离水杨酸的检查原理和操作方法。

(3) 掌握高效液相色谱法测定阿司匹林肠溶片含量的原理、操作方法及结果计算。

(4) 熟悉片剂的分析方法。

二、实验原理

(1) 阿司匹林结构中不含游离的酚羟基,需水解后方可与三氯化铁发生显色反应。

(2) 阿司匹林易水解,生成水杨酸和醋酸,因此杂质检查中需检查游离水杨酸的限度。

(3) 由于阿司匹林肠溶片中常加入枸橼酸或酒石酸作稳定剂,对含量测定易产生干扰,因此应采用专属性强、灵敏度高、准确度好的高效液相色谱法测定含量。

三、仪器与试药

(1) 仪器与用具:容量瓶、漏斗、高效液相色谱仪、移液管、研钵。

(2) 试液与试药:市售阿司匹林肠溶片、三氯化铁试液、1%冰醋酸的甲醇溶液、水杨酸对照品、阿司匹林对照品、乙腈-四氢呋喃-冰醋酸-水(20∶5∶5∶70)。

四、操作方法

1. 性状

本品为肠溶包衣片,除去包衣后显白色。

2. 鉴别

(1) 取本品的细粉适量(相当于阿司匹林 0.1 g),加水 10 mL,煮沸,放冷,加三氯化铁试液 1 滴,即显紫堇色。

(2) 在含量测定项下记录的色谱图中,供试品溶液主峰的保留时间应与对照品溶液主峰的保留时间一致。

3. 检查

游离水杨酸的检查,应临用新制。取本品细粉适量(相当于阿司匹林 0.1 g),精密称定,置 100 mL 容量瓶中,加 1%冰醋酸的甲醇溶液振摇使阿司匹林溶解并稀释至刻度,摇匀,滤膜过滤,取续滤液。取水杨酸对照品约 15 mg,精密称定,置 50 mL 容量瓶中,加 1%冰醋酸的甲醇溶液溶解并稀释至刻度,摇匀,精密量取 5 mL,置 100 mL 容量瓶中,用 1%冰醋酸的甲醇溶液稀释至刻度,摇匀。用十八烷基硅烷键合硅胶为填充剂;以乙腈-四氢呋喃-冰醋酸-水(20∶5∶5∶70)为流动相;检测波长为 303

nm;进样体积 10 μL。理论板数按水杨酸峰计算不低于 5000。阿司匹林峰与水杨酸峰之间的分离度应符合要求。供试品溶液色谱图中如有与水杨酸峰保留时间一致的色谱峰,按外标法以峰面积计算,不得过阿司匹林标示量的 1.5%。

4. 含量测定

照高效液相色谱法(通则 0512)测定。

取本品 20 片,精密称定,充分研细,精密称取适量(相当于阿司匹林 10 mg),置 100 mL 容量瓶中,加 1% 冰醋酸的甲醇溶液强烈振摇使阿司匹林溶解并稀释至刻度,摇匀,滤膜过滤,取续滤液。另取阿司匹林对照品适量,精密称定,加 1% 冰醋酸的甲醇溶液溶解并定量稀释制成每毫升中约含 0.1 mg 的溶液。用十八烷基硅烷键合硅胶为填充剂;以乙腈-四氢呋喃-冰醋酸-水(20:5:5:70)为流动相;检测波长为 276 nm;进样体积 10 μL。理论板数按阿司匹林峰计算不低于 3000。阿司匹林峰与水杨酸峰之间的分离度应符合要求。精密量取供试品溶液与对照品溶液,分别注入液相色谱仪,记录色谱图。按外标法以峰面积计算。依据《中国药典》(2020 年版)二部中规定,本品含阿司匹林 ($C_9H_8O_4$)应为标示量的 93.0%~107.0%。

五、注意事项

(1) 严格按照仪器操作规程操作。

(2) 检查游离水杨酸时供试品溶液必须要临用前配制。

(3) 加入冰醋酸的目的是防止阿司匹林水解。

六、思考题

(1) 为什么在杂质检查项中阿司匹林供试品试液需临用前配制?

(2) 如何计算片剂的取样量?

(付恩桃)

实验八 盐酸普鲁卡因注射液的质量分析

一、实验目标

(1) 学会高效液相色谱仪的使用方法及维护。

(2) 掌握高效液相色谱法测定药物含量的基本原理及方法,并能进行测定及有关计算。

(3) 了解注射液的含量计算。

二、实验原理

(1) 盐酸普鲁卡因注射液中主要成分是盐酸普鲁卡因,其结构中具有芳伯氨基,具有芳香第一胺的性质,可发生重氮化-偶合反应;盐酸普鲁卡因分子结构中存在芳伯氨基、苯环、酯基等基团,可在红外光谱法中显示相应的吸收峰;盐酸普鲁卡因中含有氯离子,可发生氯化物鉴别(1)的反应。

(2) 盐酸普鲁卡因分子中有酯键,可发生水解反应,特别是注射液在制备时,受灭菌温度、时间、溶液 pH 值及贮藏时间等因素的影响,易水解生成对氨基苯甲酸和二乙氨基乙醇。对氨基苯甲酸可进一步脱羧转化为苯胺,使疗效下降,毒素增加,因此须检查对氨基苯甲酸。

采用高效液相色谱法,以外标法检查杂质时,杂质对照品法适用于有杂质对照品,而且进样量能够精确控制(以定量环或自动进样器进样)的情况。按照规定的浓度配制杂质对照品溶液和供试品溶液,分别取一定量注入液相色谱仪,测定杂质对照品溶液和供试品溶液中杂质等的相应峰面积,按外标法计算杂质浓度。

(3) 外标法常用于测定药物主成分或某个杂质的含量。外标法是以待测组分的纯品作为对照品,以对照品和试样中待测组分的峰面积或者峰高相比进行定量分析。进行外标法定量时,分别精密称(量)取一定量的对照品和试样,配制成溶液,分别进样相同体积的对照品溶液和试样溶液,在完全相同的色谱条件下,进行色谱分析,测得峰面积,计算,即得。

三、仪器与试药

(1) 仪器与用具:高效液相色谱仪、容量瓶(50 mL)、容量瓶(100 mL)、烧杯(100 mL)、烧杯(1000 mL)、量杯(10 mL)、量杯(1000 mL)、水浴锅、试管、试管架、胶头滴管等。

(2) 试液与试药:稀硝酸、硝酸银试液、氨试液、稀盐酸、0.1 mol/L 亚硝酸钠溶液、碱性 β-萘酚试液、甲醇(色谱纯)、超纯水、含 0.1% 庚烷磺酸钠的 0.05 mol/L 磷酸二氢钾溶液、对氨基苯甲酸对照品、盐酸普鲁卡因对照品、盐酸普鲁卡因注射液(2 mL:40 mg)等。

四、操作方法

1. 鉴别

(1) 取本品,照《中国药典》(2020 年版)二部盐酸普鲁卡因鉴别项下的鉴别(3)、(4)项试验,显相同的反应。具体方法如下。

①本品的水溶液显氯化物鉴别(1)的反应(通则 0301)。取供试品溶液,加稀硝酸使成酸性后,滴加硝酸银试液,即生成白色凝乳状沉淀;分离,沉淀加氨试液即溶解,再加稀硝酸酸化后,沉淀复生成。

②本品显芳香第一胺类的鉴别反应(通则 0301)。取供试品(相当于盐酸普鲁卡因 50 mg)加稀盐酸 1 mL,必要时缓缓煮沸使溶解,加 0.1 mol/L 亚硝酸钠溶液数滴,加与 0.1 mol/L 亚硝酸钠溶液等体积的 1 mol/L 脲溶液,振摇 1 min,滴加碱性 β-萘酚试液数滴,视供试品不同,生成由粉红色到猩红色的沉淀。

(2) 在含量测定项下记录的色谱图中,供试品溶液主峰的保留时间应与对照品溶液主峰的保留时间一致。

(3) 取本品(相当于盐酸普鲁卡因 80 mg,若规格为 2 mL:40 mg 则量取约 4 mL),水浴蒸干,残渣经减压干燥,依法测定。本品的红外吸收图谱应与对照的图谱(光谱集 397 图)一致。

2. 检查

(1) pH 值:应为 3.5~5.0(通则 0631)。

(2) 有关物质:照高效液相色谱法(通则 0512)测定。

①供试品溶液:精密量取本品适量,用水定量稀释制成每毫升中约含盐酸普鲁卡因 0.2 mg 的溶液。

②对照溶液:精密量取供试品溶液 1 mL,置 100 mL 容量瓶中,用水稀释至刻度,摇匀。

③对照品溶液:取对氨基苯甲酸对照品适量,精密称定,加水溶解并定量稀释制成每毫升中约含 2.4 μg 的溶液。

④系统适用性溶液:取供试品溶液 1 mL 与对照品溶液 9 mL,混匀。

⑤色谱条件:用十八烷基硅烷键合硅胶为填充剂;以含 0.1% 庚烷磺酸钠的 0.05 mol/L 磷酸二氢钾溶液(用磷酸调节 pH 值至 3.0)- 甲醇(68:32)为流动相;检测波长为 279 nm;进样体积为 10 μL。

⑥系统适用性要求:系统适用性溶液色谱图中,理论板数按对氨基苯甲酸峰计算不低于 2000,普鲁卡因峰与对氨基苯甲酸峰的分离度应大于 2.0。

⑦测定法:精密量取供试品溶液、对照溶液与对照品溶液,分别注入液相色谱仪,记录色谱图至主成分峰保留时间的 4 倍。

⑧限度:供试品溶液色谱图中如有与对氨基苯甲酸保留时间一致的色谱峰,按外标法以峰面积计算,不得过盐酸普鲁卡因标示量的 1.2%,其他杂质峰面积的和不得大于对照溶液的主峰面积(1.0%)。

(3) 渗透压摩尔浓度:取本品,依法检查(通则 0632),渗透压摩尔浓度比应为 0.9~1.1。

（4）细菌内毒素：取本品，可用 0.06 EU/mL 以上高灵敏度的鲎试剂，依法检查（通则 1143），每 1 mg 盐酸普鲁卡因中含细菌内毒素的量应小于 0.20 EU。

（5）其他：应符合注射剂项下有关的各项规定（通则 0102）。

3. 含量测定

照高效液相色谱法（通则 0512）测定（表 10-5）。

（1）供试品溶液：精密量取本品适量，用水定量稀释制成每毫升中含盐酸普鲁卡因 0.02 mg 的溶液。

（2）对照品溶液：取盐酸普鲁卡因对照品适量，精密称定，加水溶解并定量稀释制成每毫升中含 0.02 mg 的溶液。

（3）色谱条件：用十八烷基硅烷键合硅胶为填充剂；以含 0.1％庚烷磺酸钠的 0.05 mol/L 磷酸二氢钾溶液（用磷酸调节 pH 值至 3.0）-甲醇（68：32）为流动相；检测波长为 290 nm；进样体积为 10 μL。

（4）系统适用性要求：理论板数按普鲁卡因峰计算不低于 2000。普鲁卡因峰与相邻杂质峰的分离度应符合要求。

（5）测定法：精密量取供试品溶液与对照品溶液，分别注入液相色谱仪，记录色谱图。按外标法以峰面积计算，见式（10-3）。

$$百分含量（\%）= \frac{c_R \times \dfrac{A_X}{A_R} \times D \times V \times 每支容量}{m \times S} \times 100\% \qquad (10-3)$$

式中，A_X 为供试品峰面积；A_R 为对照品峰面积；c_R 为对照品浓度，g/mL；V 为供试品初配制体积，mL；D 为供试品稀释倍数；m 为供试品量，g；S 为供试品标示量，g。

表 10-5　盐酸普鲁卡因注射液高效液相色谱数据

次数	对照品		供试品		标示量/（%）
	保留时间	峰面积	保留时间	峰面积	
1					
2					
3					

《中国药典》（2020 年版）规定本品为盐酸普鲁卡因加氯化钠适量使成等渗的灭菌水溶液。含盐酸普鲁卡因（$C_{13}H_{20}N_2O_2 \cdot HCl$）应为标示量的 95.0％～105.0％。

五、注意事项

（1）实验器具要洗涤干净，配制时要注意"定量转移"供试品，避免供试品损失，影响含量的测定。

（2）含量测定时要时刻注意"定量"，配制时精密称定，溶解时全量转移，稀释时取液规范，以免影响含量测定的结果。

（3）高效液相色谱仪操作要规范、准确。

（4）根据实验计算结果，与药品标准规定进行比较，得出合理结论。

六、思考题

（1）高效液相色谱仪的组成包括哪几部分？

（2）为什么采用高效液相色谱仪时，进样前溶液需要用微孔滤膜过滤？

（孙全乐）

实验九　苯巴比妥的质量分析

一、实验目标

(1) 熟悉苯巴比妥的化学结构与分析方法的关系。

(2) 掌握用银量法对苯巴比妥进行含量测定。

二、实验原理

(1) 银盐反应:苯巴比妥可溶于碳酸钠溶液,与硝酸银试液反应,先生成可溶的一银盐,加入过量的硝酸银试液后,即产生难溶的白色二银盐沉淀。

(2) 铜盐反应:苯巴比妥在吡啶溶液中与铜吡啶试液反应,生成稳定的金属配合物,产生类似双缩脲的颜色反应。反应后,显紫色或产生紫色沉淀。

(3) 苯环的反应:苯巴比妥 C_5 位具有苯基取代,《中国药典》(2020 年版)采用苯环的硝化和缩合反应来鉴别。

(4) 苯巴比妥的含量测定:苯巴比妥的环状丙二酰脲在碱性条件下具有与银离子定量成盐的性质。《中国药典》(2020 年版)采用银量法测定苯巴比妥的含量,采用电位滴定法指示终点。电位滴定法采用两个不同的电极,一个为指示电极,其电极电位随溶液中被分析成分的离子浓度的变化而变化;另一个为参比电极,其电极电位固定不变。在到达滴定终点时,因被分析成分的离子浓度急剧变化而引起指示电极的电位突增或突减,此转折点称为突跃点。《中国药典》(2020 年版)规定,按干燥品计算,本品含苯巴比妥($C_{12}H_{12}N_2O_3$)不得少于 98.5%。

三、仪器与试药

(1) 仪器与用具:电位滴定仪、玻璃棒、烧杯、容量瓶、量筒、分析天平、称量瓶、称量纸、小钢勺、锥形瓶等。

(2) 试液与试药:苯巴比妥、碳酸钠、硝酸银、浓硫酸、亚硝酸钠、硫酸铜、吡啶、蒸馏水等。

四、操作方法

1. 苯巴比妥的鉴别

(1) 银盐反应:取本品约 0.1 g,加碳酸钠溶液 1 mL 与水 10 mL,振摇 2 min,过滤,滤液中逐滴加入硝酸银试液,即生成白色沉淀,振摇,沉淀溶解;继续滴加硝酸银试液至过量,此时沉淀不再溶解。

(2) 铜盐反应:取本品约 50 mg,加吡啶溶液(1→10)5 mL,溶解,加铜吡啶试液 1 mL,即显紫色或产生紫色沉淀。

(3) 苯环的特征反应。

①硫酸-亚硝酸钠反应:取本品约 10 mg,加硫酸 2 滴与亚硝酸钠约 5 mg,混合,即显橙黄色,随即转橙红色。②甲醛-硫酸反应:取本品约 50 mg,置试管中,加甲醛试液 1 mL,加热煮沸,冷却,沿管壁缓缓加硫酸 0.5 mL,使成两液层,置水浴中加热,接界面显玫瑰红色。

2. 苯巴比妥的检查

(1) 酸度:取本品 0.20 g,加水 10 mL,煮沸搅拌 1 min,放冷,过滤,取滤液 5 mL,加甲基橙指示液 1 滴,不得显红色。

(2) 乙醇溶液的澄清度:取本品 1.0 g,加乙醇 5 mL,加热回流 3 min,溶液应澄清。

(3) 有关物质:取本品,加流动相溶解并稀释成每毫升中含 1 mg 的溶液,作为供试品溶液;精密量取供试品溶液 1 mL,置 200 mL 容量瓶中,用流动相稀释至刻度,摇匀,作为对照溶液。照高效液相色谱法(通则 0512)测定,用辛烷基硅烷键合硅胶为填充剂;以乙腈-水(25∶75)为流动相,检测波长为 220 nm;进样体积为 5 μL。理论板数按苯巴比妥峰计算不低于 2500,苯巴比妥峰与相邻杂质峰间的分离度应符合要求。精密量取对照溶液与供试品溶液,分别注入液相色谱仪,记录色谱图至主成分峰保留时间的 3 倍。供试品溶液色谱图中如有杂质峰,单个杂质峰面积不得大于对照溶液主峰面积(0.5%),各杂质峰面积的和不得大于对照溶液主峰面积的 2 倍(1.0%)。

(4)中性或碱性物质:取本品 1.0 g,置分液漏斗中,加氢氧化钠试液 10 mL 溶解后,加水 5 mL 与乙醚 25 mL,振摇 1 min,分取醚层,用水振摇洗涤 3 次,每次 5 mL,取醚液经干燥滤纸过滤,滤液置 105 ℃ 恒重的蒸发皿中,蒸干,在 105 ℃ 干燥 1 h,遗留残渣不得超过 3 mg。

(5)干燥失重:取本品,在 105 ℃ 干燥至恒重,减失重量不得超过 1.0%(通则 0831)。

(6)炽灼残渣:不得超过 0.1%(通则 0841)。

3. 苯巴比妥的含量测定

取本品约 0.2 g,精密称定,加甲醇 40 mL 使溶解,再加新制的 3% 无水碳酸钠溶液 15 mL,照电位滴定法,用硝酸银滴定液(0.1 mol/L)滴定。注意观察滴定终点,并记录实验结果数据。每毫升硝酸银滴定液(0.1 mol/L)相当于 23.22 mg 的苯巴比妥($C_{12}H_{12}N_2O_3$)。

$$含量(\%) = \frac{V \times F \times T \times 10^{-3}}{m} \times 100\% \qquad (10\text{-}4)$$

式中,V 为硝酸银滴定液消耗的体积,mL;F 为滴定液的浓度校正因数;T 为滴定度,mg/mL;m 为供试品的取样量,g。

五、注意事项

(1)铜盐反应操作中注意防止过量碱的干扰,供试品溶液中每加硫酸铜试液 1 滴后,立刻观察沉淀的产生及颜色变化并及时记录。

(2)本实验中含量测定采用新制的硝酸银滴定液和 3% 无水碳酸钠溶液。

(3)滴定中的银电位在临用前可用稀硝酸迅速浸洗活化。

六、思考题

(1)苯巴比妥含量测定的原理是什么?

(2)电位滴定法指示终点时应注意的操作有哪些?

(王文宇)

实验十 磺胺嘧啶的质量分析

一、实验目标

(1)掌握磺胺嘧啶的鉴别原理和方法。

(2)掌握永停滴定法测定磺胺嘧啶的原理、方法及结果计算。

(3)熟悉磺胺嘧啶的杂质检查方法。

二、实验原理

(1)与硫酸铜的反应:磺胺类药物的磺酰氨基上的氢原子由于受磺酰基吸电效应的影响而比较活泼,使药物具有一定的酸性,在氢氧化钠溶液中生成钠盐后,与某些金属盐反应生成难溶性盐沉淀。常用的金属盐为硫酸铜。铜盐沉淀的颜色随取代基的不同而不同,常用于磺胺类药物的鉴别。

(2)红外光谱法:在红外光谱图中同一种化合物的红外吸收光谱基本相同,可以利用与已知标准图谱进行比较的方法对磺胺嘧啶进行鉴别。

(3)重氮化-偶合反应:磺胺嘧啶结构中具有游离芳伯氨基,在酸性溶液中与亚硝酸钠发生重氮化反应,生成重氮盐,重氮盐遇碱性 β-萘酚发生偶合反应,生成橙黄色至猩红色沉淀,可用于鉴别。重氮化反应可定量完成,用永停滴定法指示终点,用于含量的测定。

三、仪器与试药

（1）仪器与用具：红外光谱仪、永停滴定仪、电子天平、马弗炉、恒温干燥箱、棕色玻璃瓶、水浴锅、量筒、试管、纳氏比色管、扁形称量瓶、坩埚、电炉、干燥器、容量瓶、烧杯、锥形瓶等。

（2）试液与试药：磺胺嘧啶、蒸馏水、0.4%氢氧化钠溶液、硫酸铜试液、溴化钾（光谱纯）、稀盐酸、0.1 mol/L 亚硝酸钠溶液、1 mol/L 脲溶液、β-萘酚试液、酚酞指示液、氢氧化钠滴定液（0.1 mol/L）、氢氧化钠试液、黄色 3 号标准比色液、溴化钾（分析纯）、稀硝酸、标准氯化钠溶液、硝酸银试液、硫酸、硫化钠试液、标准铅溶液、浓氨试液、盐酸（1→2）、亚硝酸钠滴定液（0.1 mol/L）、基准对氨基苯磺酸等。

四、操作方法

（一）鉴别

（1）取供试品约 0.1 g，加水与 0.4%氢氧化钠溶液各 3 mL，振摇使溶解，过滤，取滤液，加硫酸铜试液 1 滴，即生成黄绿色沉淀，放置后变为紫色。

（2）取磺胺嘧啶 1～2 mg，溴化钾约 200 mg，置于玛瑙研钵中，研细后置于模具中，油泵加压，约 5 min 后取下模具，将制备好的溴化钾样品片置于红外光谱仪中测试。把绘制得到的图谱与已知标准图谱进行对照比较。本品的红外吸收图谱应与对照的图谱（光谱集 570 图）一致。

（3）取供试品约 50 mg，加稀盐酸 1 mL，必要时缓缓煮沸使溶解，加 0.1 mol/L 亚硝酸钠溶液数滴，加与 0.1 mol/L 亚硝酸钠溶液等体积的 0.1 mol/L 脲溶液，振摇 1 min，滴加碱性 β-萘酚试液数滴，生成橙黄色到猩红色沉淀。

（二）检查

（1）酸度：取供试品 2.0 g，加水 100 mL，置水浴中振摇加热 10 min，立即放冷，过滤；分取滤液 25 mL，加酚酞指示液 2 滴与氢氧化钠滴定液（0.1 mol/L）0.20 mL，应显粉红色。

（2）碱性溶液的澄清度与颜色：取供试品 2.0 g，加氢氧化钠试液 10 mL 溶解后，加水至 25 mL，溶液应澄清无色；如显色，与黄色 3 号标准比色液（《中国药典》（2020 年版）四部通则 0901 第一法）比较，不得更深。

（3）氯化物：取上述酸度项下剩余的滤液 25 mL，再加稀硝酸 10 mL 溶液，如不澄清，应过滤；置 50 mL 纳氏比色管中，加水使成约 40 mL，摇匀，即得供试品溶液。另取 5.0 mL 标准氯化钠溶液，置 50 mL 纳氏比色管中，加稀硝酸 10 mL，加水使成 40 mL，摇匀，即得对照品溶液。于供试品溶液与对照品溶液中，分别加入硝酸银试液 1.0 mL，用水稀释使成 50 mL，摇匀，在暗处放置 5 min，同置黑色背景上，从比色管上方向下观察、比较，不得更浓（0.01%）。

（4）干燥失重：取供试品约 1 g，置 105 ℃干燥至恒重的扁形称量瓶中，精密称定，在 105 ℃干燥至恒重，减失重量不得过 0.5%（《中国药典》（2020 年版）四部通则 0831）。

（5）炽灼残渣：取供试品 1.0～2.0 g，置已炽灼至恒重的坩埚中，精密称定，缓缓炽灼至完全炭化，放冷；加硫酸 0.5～1 mL 使湿润，低温加热至硫酸蒸气除尽后，在 700～800 ℃炽灼使完全灰化，移置干燥器内，放冷，精密称定后，再在 700～800 ℃炽灼至恒重，残渣不得过 0.1%（《中国药典》（2020 年版）四部通则 0841）。

（6）重金属：取供试品 1.0 g，加氢氧化钠试液 5 mL 与水 20 mL 溶解后，置纳氏比色管中，加硫化钠试液 5 滴，摇匀，与 1 mL 标准铅溶液（每 1 mL 相当于 10 μg）同样处理后的颜色比较，不得更深（0.001%）。

（三）含量测定

（1）亚硝酸钠的标定：取在 120 ℃干燥至恒重的基准对氨基苯磺酸约 0.5 g，精密称定，加水 30 mL 与浓氨试液 3 mL，溶解后，加盐酸（1→2）20 mL，搅拌，在 30 ℃以下用亚硝酸钠滴定液

(0.1 mol/L)迅速滴定。滴定时将滴定管尖端插入液面下 2/3 处,随滴随搅拌;至近终点时,将滴定管尖端提出液面,用少量水洗涤尖端,洗液并入溶液中,继续缓缓滴定,用永停滴定法(《中国药典》(2020年版)四部通则 0701)指示终点。每毫升亚硝酸钠滴定液(0.1 mol/L)相当于 17.32 mg 对氨基苯磺酸。根据亚硝酸钠滴定液的消耗量与对氨基苯磺酸的取用量,计算亚硝酸钠滴定液浓度。

(2) 含量测定:取供试品约 0.5 g,精密称定,照永停滴定法(《中国药典》(2020 年版)四部通则 0701),用亚硝酸钠滴定液(0.1 mol/L)滴定。每毫升亚硝酸钠滴定液(0.1 mol/L)相当于 25.03 mg $C_{10}H_{10}N_4O_2S$。按干燥品计算,含 $C_{10}H_{10}N_4O_2S$ 不得少于 99.0%。

五、注意事项

(1) 磺胺嘧啶与硫酸铜试液反应时,严格按要求加入碱量,使药品部分溶解,然后倾取上清液进行鉴别试验,可避免氢氧化铜沉淀的干扰。

(2) 重氮化反应速率较慢,故滴定不宜过快。

(3) 滴定时电磁搅拌的速率不宜过快,以不产生空气旋涡为好。

六、思考题

(1) 红外光谱法鉴别的注意事项有哪些?

(2) 简述磺胺嘧啶含量测定的原理。

(黄　艳)

实验十一　异烟肼的质量分析

一、实验目标

(1) 掌握异烟肼的结构特征和性质分析。

(2) 掌握异烟肼的鉴别原理和方法。

(3) 熟悉异烟肼的杂质检查内容及原理。

(4) 熟悉溴酸钾法测定异烟肼含量的原理和方法。

二、实验原理

异烟肼(isoniazid)化学名为 4-吡啶甲酰肼($C_6H_7N_3O$),又称雷米封,分子量为 137.14,其结构式如下。

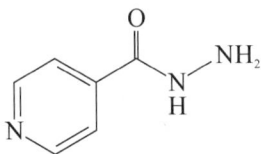

(1) 性状:本品为无色结晶,白色或类白色的结晶性粉末;无臭;遇光渐变质;本品在水中易溶,在乙醇中微溶,在乙醚中极微溶解;熔点为 170~173 ℃。

(2) 鉴别原理:利用具有还原性的酰肼基,与氧化性试剂氨制硝酸银发生银镜反应;根据在含量测定项下记录的高效液相色谱图中,供试品溶液主峰的保留时间应与对照品溶液主峰的保留时间一致;红外吸收图谱应与对照的图谱(光谱集 166 图)一致。

(3) 杂质检查原理:异烟肼结构含有可以水解的酰肼基,需要控制其酸碱度尽量避免水解;生产贮存过程中易发生水解产生游离肼的毒性杂质,可采用薄层色谱法进行杂质限度检查;酰肼基还原性强,易发生氧化变质,溶液会出现浑浊或显色,需要对其溶液的澄清度与颜色进行控制;另外,有关物质、干燥失重、炽灼残渣、重金属、无菌检查均应符合规定。

（4）含量测定原理：利用酰肼基的还原性，在强酸性溶液中，可用溴酸钾滴定液直接滴定，可以根据稍过量的 BrO_3^- 与反应生成的 Br^- 作用产生 Br_2，使溶液呈浅黄色而自身指示终点，但灵敏度不高。通常加入甲基橙或甲基红为指示剂，终点前指示剂在酸性溶液中呈红色，化学计量点后，微量的 Br_2 氧化破坏指示剂使红色骤然褪去，指示终点。

《中国药典》（2020 年版）规定异烟肼利用高效液相色谱法进行含量测定，按干燥品计算，含 $C_6H_7N_3O$ 应为 98.0%～102.0%。溴酸钾法作为氧化还原滴定分析法中的经典方法，目前仍是普通实验室需要掌握的常规操作技能，因此本实验用溴酸钾法进行异烟肼的含量测定。

三、仪器与试药

（1）仪器与用具：电子天平、pH 计（酸度计）、量筒（10 mL、50 mL、100 mL）、容量瓶（100 mL、1000 mL）、25 mL 酸式滴定管、试管、棕色玻璃瓶等。

（2）试液与试药：异烟肼、盐酸、氨制硝酸银溶液（取硝酸银 1 g，加水 20 mL 溶解后，滴加氨试液，随加随搅拌，至初起的沉淀将近全溶，过滤，即得。本液应置于棕色瓶中，在暗处保存）、甲基橙指示液（取甲基橙 0.1 g，加水 100 mL 使溶解，即得）、溴酸钾滴定液（0.01667 mol/L，取溴酸钾 2.8 g，加水溶解并稀释至 1000 mL，摇匀，并准确标定，即得）、对照液（取比色用重铬酸钾液 3.0 mL 与比色用硫酸铜液 0.10 mL，用水稀释至 250 mL）、丙酮-水（1∶1）、硫酸肼、硅胶 G 薄层板、异丙醇-丙酮（3∶2）展开剂等。

四、操作方法

（一）鉴别

取本品约 10 mg，置试管中，加水 2 mL 溶解后，加氨制硝酸银试液 1 mL，即发生气泡与黑色浑浊，并在试管壁上生成银镜。

（二）杂质检查

（1）酸碱度：取本品 0.50 g，加水 10 mL 溶解后，用 pH 计测定 pH 值应为 6.0～8.0。

（2）溶液的澄清度与颜色：取本品 1.0 g，加水 10 mL 溶解后，溶液应澄清无色；如显浑浊，与 1 号浊度标准液（通则 0902 第一法）比较，不得更浓；如显色，与同体积的对照品溶液比较，不得更深。

（3）游离肼：照薄层色谱法试验，色谱条件采用硅胶 G 薄层板，以异丙醇-丙酮（3∶2）为展开剂，溶剂用丙酮-水（1∶1）。取本品适量，加溶剂溶解并定量稀释制成每毫升中约含 0.1 g 的供试品溶液。取硫酸肼对照品适量，加溶剂溶解并定量稀释制成每毫升中约含 80 μg（相当于游离肼 20 μg）的对照品溶液。取异烟肼与硫酸肼各适量，加溶剂溶解并稀释制成每毫升中分别含异烟肼 0.1 g 与硫酸肼 80 μg 的混合溶液作为系统适用性溶液，所显游离肼与异烟肼的斑点应完全分离，游离肼的 R_f 值约为 0.75，异烟肼的 R_f 值约为 0.56，符合系统适用性要求。分别吸取供试品溶液、对照品溶液与系统适用性溶液各 5 μL，分别点于同一薄层板上，展开，晾干，喷以乙醇制对二甲氨基苯甲醛试液，15 min 后检视。限度要求为在供试品溶液主斑点前方与对照品溶液主斑点相应的位置上，不得显黄色斑点。

（4）有关物质：照高效液相色谱法（《中国药典（2020 年版）》通则 0512）测定。

（5）干燥失重：取本品，在 105 ℃ 干燥至恒重，减失重量不得过 0.5%（《中国药典》（2020 年版）通则 0831）。

（6）炽灼残渣：取本品 1.0 g，依法检查（《中国药典》（2020 年版）通则 0841），遗留残渣不得过 0.1%。

（7）重金属：取炽灼残渣项下遗留的残渣，依法检查（《中国药典》（2020 年版）通则 0821 第二法），含重金属不得过百万分之十。

（8）无菌：取本品，用适宜溶剂溶解后，经薄膜过滤法处理，依法检查（《中国药典》（2020 年版）通则 1101），应符合规定，供无菌分装用。

（三）含量测定

溴酸钾滴定法：取异烟肼精密称定 0.2 g，置于 100 mL 容量瓶中，加水适量，振摇使异烟肼溶解并稀释至刻度，摇匀，用干燥滤纸过滤。精密量取续滤液 25 mL，加水 50 mL、盐酸 20 mL 与甲基橙指示液 1 滴，用溴酸钾滴定液缓缓滴定至粉红色消失。每 1 mL 溴酸钾滴定液（0.01667 mol/L）相当于 3.429 mg $C_6H_7N_3O$，计算并分析。

五、注意事项

（1）若供试品为注射液可直接使用，若为片剂，应先进行处理并过滤，然后称取适量的样品，照上述方法进行，实验现象应与原料药相同。

（2）用于银镜反应的试管必须洗涤干净，否则会影响银镜现象的观察。

（3）操作过程中要注意含量测定时必须精密称定药品，精密量取稀释溶液。

（4）实验结果需要出具翔实的记录和报告，并分析结果、给出结论。

六、思考题

（1）生产储存中如何减少特殊杂质游离肼的产生？

（2）除银镜反应外，还可采用哪些反应鉴别异烟肼？

（刘慧娟）

实验十二　维生素 B_{12} 注射液的质量分析

一、实验目标

（1）掌握维生素 B_{12} 注射液鉴别及含量测定的基本原理及方法。

（2）熟悉维生素 B_{12} 注射液的质量分析项目。

（3）学会紫外-可见分光光度计的使用及维护方法。

二、实验原理

维生素 B_{12} 是含 Co 的有机化合物，分子中含有共轭体系，其注射液为粉红色至红色的澄明液体，可以用紫外-可见分光光度法对其进行鉴别和含量测定。

维生素 B_{12} 在 278 nm、361 nm、550 nm 处有最大吸收，根据其吸收光谱及最大吸收波长处的吸光度比值，可进行鉴别；利用其在 361 nm 波长处测得吸光度（A），根据吸光系数法可以求出注射液中 B_{12} 的含量，以维生素 B_{12} 在 316 nm 的吸光系数（$E_{1\,cm}^{1\%}$）为 207 进行计算，即得。

《中国药典》（2020 年版）规定本品含维生素 B_{12} 应为标示量的 90.0%～110.0%。

三、仪器与试药

（1）仪器与用具：紫外-可见分光光度计、pH 计、澄明度检测仪、石英比色皿（1 cm）、容量瓶（棕色）、烧杯、移液管、量筒、一次性注射器、胶头滴管等。

（2）试液与试药：维生素 B_{12} 注射液（1 mL：0.5 mg）、纯化水。

四、操作方法

（一）性状检查

本品为粉红色至红色的澄明液体。

（二）鉴别试验

取含量测定项下的供试品溶液适量，照紫外-可见分光光度法测定，并绘制其在 200～700 nm 处的吸收光谱，本品应在 361 nm 与 550 nm 的波长处有最大吸收；361 nm 波长处的吸光度与 550 nm 波长处的吸光度的比值应为 3.15～3.45。

（三）检查

（1）pH 值：用 pH 计进行测定，本品 pH 值应为 4.0～6.0（通则 0631）。

（2）其他：应符合注射剂项下有关的各项规定（通则 0102）。

（四）含量测定

照紫外-可见分光光度法（通则 0401）测定，避光操作。

（1）供试品溶液的配制：精密量取维生素 B_{12} 注射液（1 mL：0.5 mg）适量，用水定量稀释成每毫升中约含维生素 B_{12} 25 μg 的溶液，作为供试品溶液，备用。

（2）含量测定：取供试品溶液适量，照紫外-可见分光光度法测定，在 361 nm 的波长处测定吸光度，按维生素 B_{12}（$C_{63}H_{88}CoN_{14}O_{14}P$）的吸光系数（$E_{1\,cm}^{1\%}$）为 207 计算，即得。

$$含量（\%） = \frac{\dfrac{A}{E_{1\,cm}^{1\%}} \times \dfrac{1}{100} \times D \times 每支容量 \times 1000}{V_{样} \times S} \times 100\% \tag{10-5}$$

式中，A 表示测得的吸光度；$E_{1\,cm}^{1\%}$ 表示百分吸光系数；D 表示稀释倍数；$V_{样}$ 表示注射液体积，mL；S 表示标示量，g。

五、注意事项

（1）本实验所指的水，除另有规定外，均为纯化水。

（2）维生素 B_{12} 遇光易分解，在含量测定过程中注意避光操作。

六、思考题

（1）为什么维生素 B_{12} 可用紫外-可见分光光度法来进行鉴别和含量测定？

（2）在使用紫外-可见分光光度计时，应注意哪些问题？

（蔡兴东）

实验十三　维生素 C 的质量分析

一、实验目标

（1）掌握用碘量法测定维生素 C 的基本原理及方法，并能进行测定及有关计算。

（2）学会正确鉴别和检查维生素 C。

（3）掌握维生素 C 的质量检验程序和方法，能够规范书写检验原始记录及检验报告书。

二、实验原理

（1）维生素 C 分子中含有连二烯醇的结构，具有极强的还原性，易被硝酸银氧化为去氢维生素 C，同时生成黑色单质银沉淀；2,6-二氯靛酚为一种染料，其氧化型在酸性介质中为玫瑰红色，碱性介质中为蓝色，其与维生素 C 作用后，可生成还原型——无色的酚亚胺。

（2）重金属检查的原理：硫代乙酰胺在弱酸性条件下水解，产生硫化氢，与微量重金属离子生成黄色到棕色的硫化物均匀混悬液，与一定量标准铅溶液经同法处理后所呈颜色比较，可判断供试品中重金属含量是否符合规定。

（3）含量测定的原理：维生素 C 具有强还原性，可被不同的氧化剂定量氧化，故可用氧化还原滴定法测定其含量，常用碘量法。

三、仪器与试药

（1）仪器与用具：试管、纳氏比色管、滴定管、锥形瓶、分析天平、WRS-1B 数字熔点仪等。

(2)试液与试药:维生素 C、硝酸银试液、二氯靛酚钠试液、碘滴定液(0.05 mol/L)、淀粉指示液(5 g/L)等。

四、操作方法

(一)性状

(1)外观性状:取一定量的供试品,置白色纸上用肉眼仔细观察其颜色、晶型等。本品为白色结晶或结晶性粉末,应符合规定。

(2)熔点:取本品适量,按 WRS-1B 数字熔点仪操作规程依法测定,本品的熔点为 $190 \sim 192$ ℃,应符合规定。

(二)鉴别

(1)取本品 0.2 g,加水 10 mL 溶解后,分成两等份,在一份中加硝酸银试液 0.5 mL,即生成银的黑色沉淀。在另一份中,加二氯靛酚钠试液 1～2 滴,试液的颜色即消失。

(2)取本品,按傅里叶变换红外光谱仪操作规程依法测定本品的红外吸收图谱,并与对照的图谱(光谱集 450 图)对比,应符合规定。

(三)检查

(1)溶液的澄清度与颜色:取本品 3.0 g,加水 15 mL,振摇使溶解,溶液应澄清无色;如显色,将溶液经 4 号垂熔玻璃漏斗过滤,取滤液,照紫外-可见分光光度法(通则 0401),在 420 nm 的波长处测定吸光度,不得过 0.03。

(2)重金属:取本品 1.0 g,加水溶解成 25 mL,依法检查(通则 0821 第一法),含重金属不得过百万分之十。

(四)含量测定

(1)取本品约 0.2 g,精密称定,加新沸过的冷水 100 mL 与稀醋酸 10 mL 使溶解,加淀粉指示液 1 mL,立即用碘滴定液(0.05 mol/L)滴定,至溶液显蓝色并在 30 s 内不褪。每 1 mL 碘滴定液(0.05 mol/L)相当于 8.806 mg 的 $C_6H_8O_6$。

(2)计算维生素 C 的含量。

$$含量(\%) = \frac{V \times T \times F \times 10^{-3}}{m} \times 100\%$$

(3)结果判断:本品含 $C_6H_8O_6$ 不得少于 99.0%。

(4)整理原始记录,发出检验报告书。

五、注意事项

(1)维生素 C 与碘滴定液反应的物质的量之比为 1:1,因此滴定度 $T = 0.05 \times 176.13 = 8.806$ (mg/mL)。

(2)在酸性介质中维生素 C 受空气中氧的氧化作用减小,故加入稀醋酸使滴定在酸性溶液中进行。但为了防止被氧化,供试品溶于酸后仍需立即滴定。

六、思考题

(1)测定中为什么要加入稀醋酸?
(2)维生素 C 含量测定中为什么要采用新沸的冷水?

(邓礼荷)

实验十四　青霉素钠的质量分析

一、实验目标

(1) 学会正确鉴别、检查青霉素钠和测定青霉素钠的含量。

(2) 熟悉紫外-可见分光光度计、高效液相色谱仪的操作。

二、实验原理

(1) 青霉素钠含有钠离子,因此显示钠盐的鉴别反应。

(2) 青霉素钠含有共轭结构,具有紫外特征吸收。

三、仪器与试药

(1) 仪器与用具:铂丝、分析天平等。

(2) 试液与试药:盐酸、磷酸盐缓冲液、乙腈等。

四、操作方法

1. 青霉素钠的性状及鉴别

(1)性状:青霉素钠为白色结晶性粉末;无臭或微有特异性臭;有引湿性;遇酸、碱或氧化剂等即迅速失效,水溶液在室温放置易失效。本品在水中极易溶解,在乙醇中溶解,在脂肪油或液体石蜡中不溶。

(2)鉴别:①在含量测定项下记录的色谱图中,供试品溶液主峰的保留时间应与对照品溶液主峰的保留时间一致。②本品的红外吸收图谱应与对照的图谱(光谱集 222 图)一致。③本品显钠盐鉴别(1)的反应(《中国药典》(2020 年版)通则 0301)。

2. 钠盐的鉴别

(1) 取铂丝,用盐酸湿润后,蘸取供试品,在无色火焰中燃烧,火焰即显鲜黄色。

(2) 取供试品约 100 mg,置 10 mL 试管中,加水 2 mL 溶解,加 15%碳酸钾溶液 2 mL,加热至沸,不得有沉淀生成;加焦锑酸钾试液 4 mL,加热至沸;置冰水中冷却,必要时,用玻棒摩擦试管内壁,应有致密的沉淀生成。

3. 检查

(1) 酸碱度:取本品,加水制成每毫升中含 30 mg 的溶液,依法测定(通则 0631),pH 值应为 5.0～7.5。

(2) 溶液的澄清度与颜色:取本品 5 份,各 0.30 g,分别加水 5 mL 使溶解,溶液应澄清无色;如显浑浊,与 1 号浊度标准液(通则 0902 第一法)比较,均不得更浓;如显色,与黄色或黄绿色 1 号标准比色液(通则 0901 第一法)比较,均不得更深。

(3) 吸光度:取本品,精密称定,加水溶解并定量稀释制成每毫升中约含 1.80 mg 的溶液,照紫外-可见分光光度法(通则 0401),在 280 nm 与 325 nm 波长处测定,吸光度均不得大于 0.10;在 264 nm 波长处有最大吸收,吸光度应为 0.80～0.88。

(4) 干燥失重:取本品,在 105 ℃干燥,减失重量不得过 0.5%(通则 0831)。

4. 含量测定

(1) 供试品溶液:取本品适量,精密称定,加水溶解并定量稀释制成每毫升中约含 1 mg 的溶液。

(2) 对照品溶液:取青霉素对照品适量,精密称定,加水溶解并定量稀释制成每毫升中约含 1 mg 的溶液。

(3) 系统适用性溶液:取青霉素系统适用性对照品适量,加水溶解并稀释制成每毫升中约含 1 mg 的溶液。

（4）色谱条件：用十八烷基硅烷键合硅胶为填充剂；以磷酸盐缓冲液（取磷酸二氢钾 10.6 g，加水至 1000 mL，用磷酸调节 pH 值至 3.4)-甲醇(72：14)为流动相 A，乙腈为流动相 B，流动相 A-流动相 B(85：15)等度洗脱；检测波长为 225 nm；进样体积为 20 μL。系统适用性溶液色谱图应与标准图谱一致。

（5）测定法：精密量取供试品溶液与对照品溶液，分别注入液相色谱仪，记录色谱图。按外标法以峰面积计算，其结果乘以 1.0658，即为供试品中 $C_{16}H_{17}N_2NaO_4S$ 的含量。

五、注意事项

本实验所指的水，除另有规定外，均为纯化水。

六、思考题

（1）按照化学结构分类，抗生素药物可以分成哪几大类？试列举对应大类的 2～3 种药物。

（2）液相色谱仪测定药物含量的方法有哪些？

（余　杰）

实验十五　葡萄糖氯化钠注射液的质量分析

一、实验目标

（1）学会正确使用旋光仪、紫外-可见分光光度计，能进行仪器的维护。

（2）掌握旋光度测定法测定葡萄糖含量的原理、操作方法，会进行结果计算。

（3）掌握法扬司法测定氯化钠含量的原理、操作方法和结果判断。

（4）掌握葡萄糖氯化钠注射液的质量检验程序和方法，能够规范书写检验原始记录及检验报告书。

二、实验原理

按《中国药典》(2020 年版)对葡萄糖氯化钠注射液进行以下项目的检查。

本品为葡萄糖或无水葡萄糖与氯化钠的灭菌水溶液，含葡萄糖（$C_6H_{12}O_6 \cdot H_2O$）与氯化钠（NaCl）均应为标示量的 95.0%～105.0%。

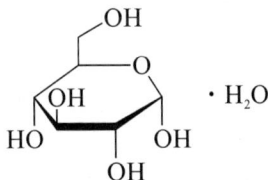

1. 性状

本品为无色澄明液体，应符合注射剂项下澄明度的要求。

2. 鉴别

（1）葡萄糖为多羟基醛糖，具有还原性，与费林试剂（碱性酒石酸铜试液）反应，生成红色的氧化亚铜沉淀。

（2）本品含氯化钠，显氯化物和钠盐的鉴别反应。

3. 检查

（1）pH 值：检查注射液中总的酸性杂质，应符合药品质量标准的要求。

（2）5-羟甲基糠醛：葡萄糖水溶液在弱酸条件下稳定，但在高温加热灭菌时，葡萄糖易脱水分解，产生 5-羟甲基糠醛（有毒物质）等杂质，导致注射液变黄、产生沉淀或溶液 pH 值的下降，从而影响制剂的稳定性及用药的安全性,因此要对其进行杂质限度的检查。

5-羟甲基糠醛具有共轭双键结构,在 284 nm 波长处有紫外吸收,而葡萄糖无此吸收,因而利用药物与杂质紫外吸收性质的差异进行杂质的限度检查,通过规定在 284 nm 处的吸光度不得超过 0.25 来控制 5-羟甲基糠醛的含量。

(3)重金属:检查能与硫代乙酰胺显色的金属杂质。

4. 含量测定

(1)葡萄糖:葡萄糖分子中含有 5 个不对称碳原子,具有旋光性,可采用旋光法测定其含量。根据旋光度与浓度 c 的比例关系(如式(10-6)所示),可计算药物的含量。

$$[\alpha]_D^T = \frac{100\alpha}{L \times c} \rightarrow c = \frac{100\alpha}{L \times [\alpha]_D^T} \rightarrow 含量(\%) = \frac{\alpha}{L \times [\alpha]_D^T} \times 100\% \tag{10-6}$$

式中,D 表示钠光谱的 D 线;$[\alpha]_D^T$ 表示比旋度;α 表示测得的旋光度;T 表示测定时的温度,℃;L 表示测定管的长度,dm;c 表示每 100 mL 溶液中含有被测物的重量,g(按干燥品或无水物计)。

本实验中,式(10-6)中的 α 为含有一个结晶水葡萄糖的旋光度,而《中国药典》(2020 年版)中葡萄糖的比旋度为 $+52.6°\sim+53.2°$ 指的是无水葡萄糖的比旋度,所以式(10-6)中的浓度 c 要进行重量换算。

根据 $C_6H_{12}O_6$(分子量:180.16),$C_6H_{12}O_6 \cdot H_2O$(分子量:198.17),代入式(10-6),简化得葡萄糖氯化钠注射液中葡萄糖含量的计算公式为

$$含量(\%) = \frac{\alpha \times 2.0852 \times n}{L \times 标示量} \times 100\% \tag{10-7}$$

式中,n 表示注射液的稀释倍数。

(2)氯化钠:用法扬司法测定氯化钠含量的原理,以 $AgNO_3$ 标准溶液滴定 Cl^- 时,以荧光黄指示液来指示滴定终点。荧光黄指示液是一种有机弱酸,用 HFIn 表示,它在溶液中解离出黄绿色的 FIn^- 离子。

$$HFIn \rightleftharpoons H^+ + FIn^-$$

在化学计量点前,溶液中有剩余的 Cl^- 存在,AgCl 沉淀吸附 Cl^- 而带负电荷,因此荧光黄阴离子不被吸附而留在溶液中显黄绿色。当滴定进行到化学计量点后,AgCl 沉淀吸附 Ag^+ 而带正电荷,吸附溶液中的 FIn^-,导致荧光黄的结构发生变化,溶液变为粉红色,指示终点的到达。

滴定前　　　　HFIn $\rightleftharpoons$ H$^+$ + FIn$^-$　　（呈黄绿色）

终点前　　Cl^- 过量:AgCl·Cl$^-$ + FIn$^-$　　（仍然呈黄绿色）

终点时　　Ag^+ 过量:AgCl·Ag$^+$ + FIn$^-$ $\rightleftharpoons$ AgCl·Ag$^+$(FIn$^-$)　（粉红色）

根据消耗 $AgNO_3$ 滴定液的体积,计算氯化钠的含量:

$$含量(\%) = \frac{V \times T \times F \times 每支容量}{V_s \times S} \times 100\% \tag{10-8}$$

式中,V 表示供试品消耗滴定液的体积;V_s 表示供试品的取样量,mL;F 表示滴定液浓度校正因数;T 表示滴定度。

三、仪器与试药

(1)仪器与用具:WZZ-1 自动旋光仪、TU 1810 型紫外-可见分光光度计、澄明度检测仪、pHS-3C 酸度计、容量瓶(100 mL,50 mL)、试管、移液管、量筒、纳氏比色管。

(2)试液与试药:碱性酒石酸铜试液、稀硝酸、硝酸银试液、氨试液、铂丝、盐酸、标准铅溶液、醋酸盐缓冲液、硫代乙酰胺试液、氨试液、2%糊精溶液、2.5%硼砂溶液、荧光黄指示液、硝酸银滴定液(0.1 mol/L)。

四、操作方法

(一)性状

取本品适量,置澄明度检测仪黑色背景前,从水平方向观察,溶液应无色澄明。本品为无色的澄

明液体,应符合规定。

(二) 鉴别

(1) 取本品,缓缓滴入微温的碱性酒石酸铜试液中,即生成氧化亚铜的红色沉淀。

(2) 氯化物的鉴别反应:取本品 1 mL,加水 9 mL 稀释后,加稀硝酸使成酸性后,滴加硝酸银试液,即生成白色凝乳状沉淀;分离,沉淀加氨试液即溶解,再加稀硝酸酸化后,沉淀复生成。

(3) 钠盐的鉴别反应:取铂丝,用盐酸湿润后,蘸取供试品,在无色火焰中燃烧,火焰即显鲜黄色。

(三) 检查

(1) pH 值:取本品适量,按 pHS-3C 酸度计标准操作规程依法测定,pH 值应为 3.5~5.5。

(2) 5-羟甲基糠醛:精密量取本品适量(相当于葡萄糖 0.1 g),置 50 mL 容量瓶中,加水稀释至刻度,摇匀,照紫外-可见分光光度法(通则 0401)在 284 nm 的波长处测定,吸光度不得大于 0.25。

(3) 重金属:取本品适量(相当于葡萄糖 3 g),蒸发至约 20 mL,放冷,加醋酸盐缓冲液(pH 3.5) 2 mL 与水适量使成 25 mL,依法检查(通则 0821 第一法),含重金属不得过百万分之五。

(4) 其他:应符合注射剂项下有关的各项规定(通则 0102)。

(四) 含量测定

(1) 葡萄糖:精密量取本品适量(相当于葡萄糖 10 g),置 100 mL 容量瓶中,加氨试液 0.2 mL,用水稀释至刻度,摇匀,静置 10 min,在 25 ℃时,按照 WZZ-1 自动旋光仪标准操作规程,以纯水为空白溶液调零,测定旋光度,记录结果,将测得的旋光度与 2.0852 相乘,即得供试品中含有 $C_6H_{12}O_6 \cdot H_2O$ 的重量(g)。

(2) 氯化钠:精密量取本品 10 mL(含氯化钠 0.9%),加水 40 mL,加 2% 糊精溶液 5 mL、2.5% 硼砂溶液 2 mL 与荧光黄指示液 5~8 滴,用硝酸银滴定液(0.1 mol/L)滴定。每 1 mL 硝酸银滴定液 (0.1 mol/L)相当于 5.844 mg 的 NaCl。

(3) 结果判断:本品含葡萄糖($C_6H_{12}O_6 \cdot H_2O$)与氯化钠(NaCl)均应为标示量的 95.0%~ 105.0%。

五、注意事项

(1) 使用酸度计测定供试品的 pH 值前,应将玻璃电极球膜用纯水浸泡 24 h 以上,进行活化。

(2) 重金属检查时取 30 mL 葡萄糖注射液(相当于 3 g 葡萄糖),其体积已超过重金属检查中规定的总体积(27 mL),故应将注射液置水浴上蒸发浓缩至约 20 mL 后,再进行检查。蒸发时,不可将蒸发皿直火加热,以防出现局部炭化现象而影响比色结果。

(3) 硝酸银滴定液应置棕色玻璃瓶中密闭保存,以防遇光析出金属银。

(4) 葡萄糖含量测定时,加入氨试液的目的是加速葡萄糖变旋现象达到平衡,使溶液的旋光度尽快达到稳定状态。

六、思考题

(1) 氯化钠的含量测定中,加 2% 糊精溶液、2.5% 硼砂溶液分别起什么作用?

(2) 简述 5-羟甲基糠醛检查的目的及方法。

(邓礼荷)

实验十六 诺氟沙星的质量分析

一、实验目标

(1) 掌握诺氟沙星的鉴别及含量测定方法。

（2）熟悉诺氟沙星的杂质检查方法。

（3）学会高效液相色谱仪的使用及维护方法。

二、实验原理

诺氟沙星化学名为1-乙基-6-氟-1,4-二氢-4-氧代-7-(1-哌嗪基)-3-喹啉羧酸($C_{16}H_{18}FN_3O_3$)，分子量为319.24，其结构如下：

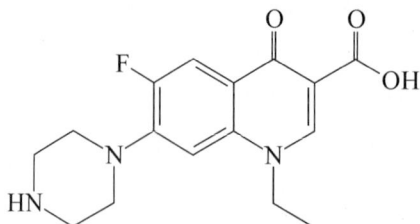

诺氟沙星为第三代喹诺酮类抗菌药，具有广谱抗菌作用，特别是对需氧革兰阴性杆菌具有较高的抗菌活性。

诺氟沙星药物在生产过程中易引入或产生药物以外的其他物质，如中间体、副产物等有关物质。诺氟沙星除需要检查"溶液的澄清度""干燥失重""炽灼残渣""重金属"等一般杂质外，还应做"有关物质"检查。《中国药典》(2020年版)采用高效液相色谱法进行诺氟沙星中有关物质检查。

《中国药典》(2020年版)规定本品的鉴别采用薄层色谱法或高效液相色谱法；含量测定采用高效液相色谱法。

按干燥品计算，本品含诺氟沙星($C_{16}H_{18}FN_3O_3$)应为98.5%～102.0%。

三、仪器与试药

（1）仪器与用具：烘箱、马弗炉、自动熔点仪、高效液相色谱仪、紫外灯、硅胶G薄层板、层析缸、称量瓶、干燥器、铂坩埚、分析天平、容量瓶、烧杯、移液管、量筒、胶头滴管等。

（2）试液与试药：诺氟沙星、诺氟沙星对照品、环丙沙星对照品、依诺沙星对照品、三氯甲烷、甲醇、乙腈、盐酸、磷酸、三乙胺、浓氨溶液、干燥剂、纯化水等。

四、操作方法

（一）性状

本品为类白色至淡黄色结晶性粉末；无臭；有引湿性。本品在 N,N-二甲基甲酰胺中略溶，在水或乙醇中极微溶解；在醋酸、盐酸或氢氧化钠溶液中易溶。

采用自动熔点仪测定本品的熔点，本品熔点应为218～224 ℃（通则0612）。

（二）鉴别

1. 薄层色谱法鉴别

（1）供试品溶液：取本品适量，加三氯甲烷-甲醇(1∶1)制成每毫升中含2.5 mg的溶液。

（2）对照品溶液：取诺氟沙星对照品适量，加三氯甲烷-甲醇(1∶1)制成每毫升中含2.5 mg的溶液。

（3）色谱条件：采用硅胶G薄层板，以三氯甲烷-甲醇-浓氨溶液(15∶10∶3)为展开剂。

（4）测定法：吸取供试品溶液与对照品溶液各10 μL，分别点于同一薄层板上，展开，晾干，置紫外灯(365 nm)下检视。

（5）结果判定：供试品溶液所显主斑点的位置与荧光应与对照品溶液主斑点的位置与荧光相同。

2. 高效液相色谱法鉴别

在含量测定项下记录的色谱图中，供试品溶液主峰的保留时间应与对照品溶液主峰的保留时间一致。

以上(1)、(2)两项可选做一项。

（三）检查

1. 溶液的澄清度的检查

取本品 5 份，各 0.50 g，分别加氢氧化钠试液 10 mL 溶解后，溶液应澄清；如显浑浊，与 2 号浊度标准液（通则 0902 第一法）比较，均不得更浓。

2. 有关物质的检查

照高效液相色谱法（通则 0512）测定。

（1）供试品溶液配制：取本品适量，精密称定，加 0.1 mol/L 盐酸溶液适量（每 12.5 mg 诺氟沙星加 0.1 mol/L 盐酸溶液 1 mL）使溶解，用流动相 A 定量稀释制成每毫升中约含 0.15 mg 的溶液。

（2）对照溶液配制：精密量取供试品溶液适量，用流动相 A 定量稀释制成每毫升中含 0.75 μg 的溶液。

（3）杂质 A 对照品溶液配制：取杂质 A 对照品约 15 mg，精密称定，置 200 mL 容量瓶中，加乙腈溶解并稀释至刻度，摇匀，精密量取适量，用流动相 A 定量稀释制成每毫升中约含 0.3 μg 的溶液。

（4）系统适用性溶液配制：称取诺氟沙星对照品、环丙沙星对照品和依诺沙星对照品各适量，加 0.1 mol/L 盐酸溶液适量使溶解，用流动相 A 稀释制成每毫升中含诺氟沙星 0.15 mg、环丙沙星和依诺沙星各 3 μg 的混合溶液。

（5）色谱条件：用十八烷基硅烷键合硅胶为填充剂；以 0.025 mol/L 磷酸溶液（用三乙胺调节 pH 值至 3.0±0.1）-乙腈（87∶13）为流动相 A，乙腈为流动相 B，按表 10-6 进行线性梯度洗脱；检测波长为 278 nm 和 262 nm；进样体积为 20 μL。

表 10-6　色谱流动相

时间/min	流动相 A/(%)	流动相 B/(%)
0	100	0
10	100	0
20	50	50
30	50	50
32	100	0
42	100	0

（6）系统适用性要求：系统适用性溶液色谱图（278 nm）中，诺氟沙星峰的保留时间约为 9 min。诺氟沙星峰与环丙沙星峰和诺氟沙星峰与依诺沙星峰间的分离度均应大于 2.0。

（7）测定法：精密量取供试品溶液、对照溶液与杂质 A 对照品溶液，分别注入液相色谱仪，记录色谱图。

（8）限度要求：供试品溶液色谱图中如有杂质峰，杂质 A（262 nm）按外标法以峰面积计算，不得过 0.2%。其他单个杂质（278 nm）峰面积不得大于对照溶液主峰面积（0.5%）；其他各杂质峰面积的和（278 nm）不得大于对照溶液主峰面积的 2 倍（1.0%）；小于对照溶液主峰面积 0.1 倍的峰忽略不计。

3. 干燥失重检查

取本品，在 105 ℃干燥至恒重，减失重量不得过 1.0%（通则 0831）。

4. 炽灼残渣检查

取本品 1.0 g，置铂坩埚中，依法检查（通则 0841），遗留残渣不得过 0.1%。

5. 重金属检查

取炽灼残渣项下遗留的残渣，依法检查（通则 0821 第二法），含重金属不得过百万分之十五。

（四）含量测定

照高效液相色谱法（通则 0512）测定。

(1) 供试品溶液配制:取本品约 25 mg,精密称定,置 100 mL 容量瓶中,加 0.1 mol/L 盐酸溶液 2 mL 使溶解后,用水稀释至刻度,摇匀,精密量取 5 mL,置 50 mL 容量瓶中,用流动相稀释至刻度,摇匀。

(2) 对照品溶液配制:取诺氟沙星对照品约 25 mg,精密称定,置 100 mL 容量瓶中,加 0.1 mol/L 盐酸溶液 2 mL 使溶解后,用水稀释至刻度,摇匀,精密量取 5 mL,置 50 mL 容量瓶中,用流动相稀释至刻度,摇匀。

(3) 系统适用性溶液配制:称取诺氟沙星对照品、环丙沙星对照品和依诺沙星对照品各适量,加 0.1 mol/L 盐酸溶液适量使溶解,用流动相稀释制成每毫升中含诺氟沙星 25 μg、环丙沙星和依诺沙星各 5 μg 的混合溶液。

(4) 色谱条件:用十八烷基硅烷键合硅胶为填充剂;以 0.025 mol/L 磷酸溶液(用三乙胺调节 pH 值至 3.0$\pm$0.1)-乙腈(87:13)为流动相;检测波长为 278 nm;进样体积为 20 μL。

(5) 系统适用性要求:系统适用性溶液色谱图中,诺氟沙星峰的保留时间约为 9 min。诺氟沙星峰与环丙沙星峰和诺氟沙星峰与依诺沙星峰间的分离度均应大于 2.0。

(6) 测定法:精密量取供试品溶液与对照品溶液,分别注入液相色谱仪,记录色谱图。按外标法以峰面积计算。

五、注意事项

(1) 薄层色谱法中在薄层展开前,薄层板需预先用展开剂充分饱和后,再进行展开,以防止边缘效应,提高准确度。

(2) 高效液相色谱法中,流动相在使用前和样品在进样前均需用微孔滤膜(0.45 μm)进行过滤处理,以防止较大颗粒被带入色谱系统中导致高效液相色谱仪产生损坏或堵塞。

(3) 干燥失重检查中,样品加热干燥结束后,应立即放入干燥器中冷却,然后称定重量。

(4) 炽灼残渣检查项目中,如供试品分子结构中含有碱金属或氟元素,可腐蚀瓷坩埚,应使用铂坩埚。因本品含氟,所以要选用铂坩埚。

六、思考题

(1) 薄层色谱法中,为什么薄层板在展开前需预先用展开剂进行饱和?

(2) 在使用高效液相色谱仪时,应注意哪些问题?

(3) 本品在炽灼残渣检查中,为什么要使用铂坩埚?

(蔡兴东)

附　　录

一、熔点测定装置组成

熔点测定装置组成见附图 1 和附图 2。

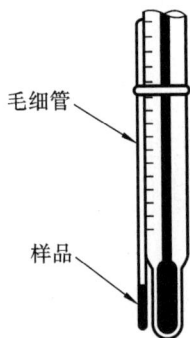

附图 1　样品毛细管和温度计位置

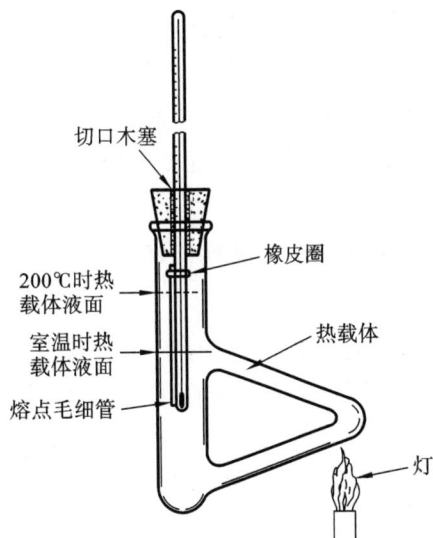

附图 2　提勒管示意图

二、阿贝折射仪的构造及使用方法

（一）阿贝折射仪的构造

阿贝折射仪的构造见附图 3，包括下列主要部分。

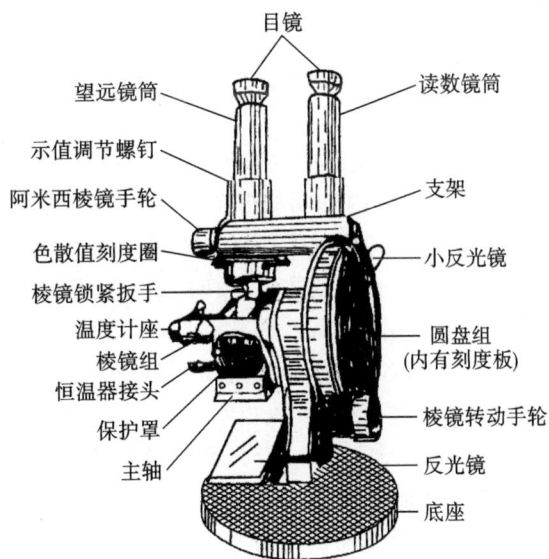

附图 3　阿贝折射仪的构造

（1）镜筒部分：光线由反光镜入棱镜，再经过消色散棱镜（又称阿米西棱镜）消除由于棱镜及被测物所产生的色散而形成一条沿黄色钠光 D 线光路的光线，又经过透镜将明暗分界线成像于十字标线板，最后经目镜成像于视野中。

（2）棱镜部分：包括两块高折光率的铅质玻璃棱镜。上面一块为光滑面的主要棱镜，下面一块为磨砂面的棱镜，作为辅助用，以盛放供试品。当光线被反射进入下棱镜时，其磨砂表面变成无限多的光源，以各种角度通过供试液层，入射到上棱镜，经折射后，以临界光线为限进入目镜而呈明暗分界线的视野。上下棱镜合并时，中间有 0.1～0.15 mm 的空隙。两棱镜接触面的金属框上有凹槽一条，便于滴加挥发性供试品。棱镜四周有流水的金属槽，借橡皮管与恒温水浴连接，调节温度，金属槽旁有一小孔，可插入小型温度计。

（3）扇形部分：其中有刻度尺柄与镜筒以一平行轴连接，前后移动；刻度尺上面刻有钠光照射在（20±5）℃时折光率的数字，并附有读数放大镜，旁有一棱镜转动手轮，调节转动手轮，读数的刻度尺可前后移动。

（4）反光镜：可使光线充分射入棱镜内。

（5）保护罩：一个金属罩，用来遮盖棱镜前方的透光圆窗。

阿贝折射仪的准确度可达±0.0002，测定折光率的范围为 1.3000～1.7000。

（二）阿贝折射仪的使用方法

1. 仪器的安装

将折射仪置于有充分阳光的平台（不可受日光直射），使棱镜上透光处朝向光源，并装上温度计。必要时用橡皮管将测量棱镜和辅助棱镜上保温夹套的进出口与恒温水浴串接起来，恒温温度以折射仪上的温度计读数为准。

2. 仪器的校正

折射仪的校正，一般以水为校正标准，20 ℃时折光率为 1.3330。

（1）棱镜的清洗：松开锁扭，将辅助棱镜拉开，使其磨砂斜面处于水平位置，用擦镜纸蘸取中性乙醚，轻拭上下棱镜的镜面。

（2）水的加入：待镜面干燥后，用橡皮头滴管滴加水 2～3 滴于辅助棱镜的毛镜面（注意管尖不要触及镜面），闭合上下棱镜。

（3）对光：打开圆盘组上的小反光镜，使光线射入，调节棱镜转动手轮，至刻度盘标尺上的示值为最小，调节反光镜，使入射光射入棱镜，同时从目镜观察，使视野中最亮。调节目镜，使视野内十字交叉最清晰。

（4）粗调：调节棱镜转动手轮，使刻读盘标尺上的示值逐渐增大，直至观察到视野中出现彩色光带或黑白临界线为止。

（5）消色散：旋转阿米西棱镜手轮，使视野内虹彩消失并成为一清晰的明暗临界线，见附图4(a)。

（6）精调：调节棱镜转动手轮，使视野内的明暗临界线恰好位于十字交叉线的交点上，见附图 4(b)。如此时又呈现微色散，必须重调阿米西棱镜手轮，使临界明暗清晰。

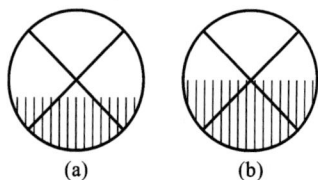

附图 4　阿贝折射仪视野图

（7）读数：读数时先打开圆盘组上的小反光镜，使光线射入，然后从读数镜筒中读出标尺上相应的示值及测定时的温度。为了减小由于眼睛疲劳引起的误差，应重复三次，取其平均值为结果（但三个读数相差不能大于 0.0002）。

如在 20 ℃时，其折光率为 1.3329～1.3331，即表示折射仪是正确的。如在 20 ℃时，其折光率在 1.3329～1.3331 以外，此时须调节棱镜转动手轮，使刻度盘示值恰好在 1.3330，然后用钥匙插入目镜筒旁"示值调节螺钉"的小方孔内轻轻转动螺丝，直至视野内明暗临界线恰好位于十字交叉点。

3. 供试液的测定

（1）将已校正好的折射仪，用滤纸吸干水分，再用擦镜纸蘸取乙醚，轻拭上下棱镜面。

（2）待乙醚挥发后用橡皮头吸管，滴 2～3 滴供试液在辅助棱镜的镜面上，紧合棱镜，同上校正法操作,调节视野内明暗临界线至恰好位于十字交叉点上。

(3)读取标尺上的示值并记下测定时的温度,即为该温度时供试液的折光率。

(4)测定完毕后,随即用滤纸条吸去供试液,然后滴加水于棱镜上,再用滤纸条吸干(勿擦),反复洗涤三次,最后用擦镜纸轻轻擦拭干净。

三、TU1810 型紫外-可见分光光度计的使用方法及注意事项

(一)TU1810 型紫外-可见分光光度计的使用方法

(1)开机:打开计算机和仪器电源开关。

(2)仪器初始化:在计算机窗口上双击"UVWin 紫外软件 V6.0.0"的图标,进入仪器初始化界面后,仪器进行自检,大约需要 4 min。仪器自检通过后,则需预热 30 min 后,方可使用。

(3)光度测量参数设置:①设置波长;②设置光度模式(一般为 Abs);③设置重复测量次数,是否取平均值;④设置测量时间间隔。

(4)校零:在第一个样品池中放入参比溶液,进行校零。

(5)测量:倒掉取出的参比溶液,放入样品溶液,进行光度测量,即可测出样品的 Abs 值。

(6)关机:①单击"GOTOλ"将波长定位到 500 nm,然后退出紫外操作系统;②依次关掉主机、计算机等电源;③清洁桌面,填写仪器使用登记表。

(二)TU1810 型紫外-可见分光光度计的使用注意事项

(1)测定波长在 360 nm 以上时,可用玻璃比色皿;波长在 360 nm 以下时,要用石英比色皿。比色皿外部要用吸水纸吸干,不能用手触摸光面的表面。

(2)仪器配套的比色皿不能与其他仪器的比色皿单个调换。如需增补,应经校正后方可使用。

(3)开关样品室盖时,应小心操作,防止损坏关门开关。

(4)不测量时,应使样品室盖处于开启状态,否则会使光电管疲劳,数字显示不稳定。

(5)当光线波长调整幅度较大时,需稍等数分钟才能工作。因光电管受光后,需有一段响应时间。

(6)仪器要保持干燥、清洁。

四、WZZ-1 自动旋光仪的使用方法及注意事项

(一)WZZ-1 自动旋光仪的使用方法

1. 操作前的准备

(1)测定条件除另有规定外,测定温度为 20 ℃。对测定温度有严格要求的供试品,在测定前将仪器及供试品置规定环境温度的恒温室内至少 2 h。

(2)接通电源前检查样品室内应无异物,确定旋光仪光源开关置于"+"交流挡,电源开关和示数开关应放在关的位置(向下);检查仪器旋转位置是否合适,钠光灯启辉后,不得再搬动仪器,以免损坏钠光灯。

2. 接通电源

(1)将仪器电源插头插入 220 V 交流电源插座上,并接好地线,如使用的交流电压不稳定,可使用 1 kV 电子稳压器。

(2)开启电源开关,钠光灯经辉光放电,瞬间启辉点燃,但发光不稳,至少预热 15 min,待钠光灯呈现稳定的橙黄色后,将旋光仪光源开关扳至"—"(直流)挡。如钠光灯熄灭,可能是预热时间不够,可将光源开关上下重复扳动 1~2 次,使钠光灯点燃。测定时旋光仪光源开关应保持在"—"位置,即应使钠光灯在直流电下工作。

3. 测定操作

(1)开启示数开关(向上扳),用调零手轮调节仪器的示数值为零点。反复按下复测键,使指示值偏离零点,放开复测键,示数盘应回到零处。示数盘上红色示值为左旋,黑色示值为右旋,如有偏离,可再用手轮调节,反复用复测按钮按放 3 次,使其偏离后再回至零点或停点,记录 3 次平均值即为仪

器的零点。

（2）将试样管一端螺帽放上皮垫和盖玻片（盖玻片应紧靠试样管）拧紧。从另一端注入水或供试品溶剂，先洗涤试样管后注满，将另一盖玻片盖上，放上皮垫，拧紧螺帽，将两端盖玻片用擦镜纸擦干，如有气泡可摇动试样管使气泡浮入凸颈内。

关闭示数开关（向下扳），打开样品室盖，将试样管置于样品室内试样管槽上，关闭样品室盖，开启示数开关，按3（1）所述测定零点或停点，如测定值为停点，则计算时扣除停点的读数即为零点。

（3）关闭示数开关（向下扳），取出试样管，倒出空白溶液，注入供试液少量，冲洗数次后装满供试品溶液，同上操作，取3次平均值再扣除水或溶剂的读数，即为供试品溶液的旋光度。

4. 关机

（1）测定结束后，依次关闭示数开关、光源开关和电源开关，取出试样管洗净、晾干，样品室内可放硅胶吸湿。

（2）登记使用时间和仪器状况。

（二）WZZ-1 自动旋光仪的使用注意事项

（1）如旋光度超出仪器测量范围，仪器在±45°处能自动停止，此时取出试样管，按一下样品室内的复位开关按钮，仪器即能自动回零。

（2）如直流供电产生故障，也可使用交流供电，但稳定性不好，仪器必须按规程检定性能，符合要求方可使用，如有异常现象，应随时检测。

参 考 文 献

［1］ 梁现蕊,张会晨,何小媛,等. 阿卡波糖中杂质的分离富集方法研究［J］. 浙江工业大学学报,
2017,45(3):289-293.

［2］ 李翔. 托吡司特原料中的溶剂残留测定［J］. 安徽卫生职业技术学院学报,2021,20(2):91-
92,95.

［3］ 国家药典委员会. 中华人民共和国药典［S］. 北京:中国医药科技出版社,2020.

［4］ 杭太俊. 药物分析［M］. 北京:化学工业出版社,2019.

［5］ 徐宁,刘燕. 药物分析［M］. 武汉:华中科技大学出版社,2020.

［6］ 孙莹,刘燕. 药物分析［M］. 北京:人民卫生出版社,2021.

［7］ 张骏,方应权. 药物分析［M］. 北京:高等教育出版社,2017.